100 Casos en el Paciente Politraumatizado

100 Casos en el Paciente Politraumatizado

Directores

Fernando Javier Turégano Fuentes
Jefe de Sección, Unidad de Cirugía de Urgencias,
Hospital General Universitario Gregorio Marañón, Madrid.
Profesor Asociado, Departamento de Cirugía de Urgencias,
Facultad de Medicina, Universidad Complutense de Madrid.

Pablo Rafael Ottolino Lavarte
Médico Especialista, Unidad de Trauma y Urgencia, Área de Cirugía,
Hospital Dr. Sótero del Río, Puente Alto, Chile.
Profesor Asociado, Departamento de Cirugía, Facultad de Medicina,
Pontificia Universidad Católica de Chile.

María Dolores Pérez Díaz
Facultativa Especialista de Área, Servicio de Cirugía General y del Aparato Digestivo,
Hospital General Universitario Gregorio Marañón, Madrid.
Profesora Asociada, Departamento de Cirugía, Facultad de Medicina,
Universidad Complutense de Madrid.

Salvador Navarro Soto
Jefe de Departamento, Servicio de Cirugía General y Digestiva,
Hospital Universitario Parc Tauli, Sabadell, Barcelona.
Catedrático, Departamento de Cirugía, Facultad de Medicina,
Universidad Autónoma de Barcelona.

José Manuel Aranda Narváez
Facultativo Especialista de Área, Unidad de Trauma y Cirugía de Urgencias,
Unidad de Gestión Clínica de Cirugía General, Digestiva y Trasplante,
Hospital Regional Universitario de Málaga.
Profesor Asociado, Departamento de Cirugía, Obstetricia y Ginecología,
Facultad de Medicina, Universidad de Málaga.

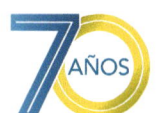
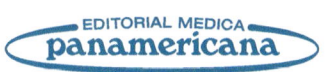

Desde 1953 formando Profesionales de la Salud

Buenos Aires - Bogotá - Madrid - México
www.medicapanamericana.com

Los editores han hecho todos los esfuerzos para localizar a los poseedores del copyright del material fuente utilizado. Si inadvertidamente hubieran omitido alguno, con gusto harán los arreglos necesarios en la primera oportunidad que se les presente para tal fin.

Gracias por comprar el original. Este libro es producto del esfuerzo de profesionales que, con su dedicación en el arte y la ciencia de curar o enseñar, han encontrado tiempo para escribir esta obra.
Respetar la propiedad intelectual es evitar reproducir, descargar, distribuir o compartir estos contenidos a través de cualquier medio sin el permiso del autor y del editor.

Las ciencias de la salud están en permanente cambio. A medida que las nuevas investigaciones y la experiencia clínica amplían nuestro conocimiento, se requieren modificaciones en las modalidades terapéuticas y en los tratamientos farmacológicos. Los autores de esta obra han verificado toda la información con fuentes confiables para asegurarse de que esta sea completa y acorde con los estándares aceptados en el momento de la publicación. Sin embargo, en vista de la posibilidad de un error humano o de cambios en las ciencias de la salud, ni los autores, ni la editorial o cualquier otra persona implicada en la preparación o la publicación de este trabajo, garantizan que la totalidad de la información aquí contenida sea exacta o completa y no se responsabilizan por errores u omisiones o por los resultados obtenidos del uso de esta información. Se aconseja a los lectores confirmarla con otras fuentes. Por ejemplo, y en particular, se recomienda a los lectores revisar el prospecto de cada fármaco que planean administrar para cerciorarse de que la información contenida en este libro sea correcta y que no se hayan producido cambios en las dosis sugeridas o en las contraindicaciones para su administración. Esta recomendación cobra especial importancia con relación a fármacos nuevos o de uso infrecuente.

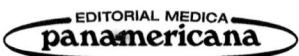

Visite nuestra página web:
http://www.medicapanamericana.com

ARGENTINA
Maipú 1300 (C 1300 ACT)
Ciudad Autónoma de Buenos Aires, Argentina
Tel.: (54-11) 5031-6919
e-mail: info@medicapanamericana.com

COLOMBIA
Carrera 7a A. N.º 69-19 - Bogotá DC - Colombia
Tel.: (57-1) 235-4068
e-mail: infomp@medicapanamericana.com.co

ESPAÑA
Sauceda, 10 - 5ª planta - 28050 Madrid, España
Tel.: (34-91) 131-78-00
e-mail: info@medicapanamericana.es

MÉXICO
Av. Miguel de Cervantes Saavedra, n.º 233, piso 8, oficina 801
Col. Granada, Alcaldía Miguel Hidalgo
CP 11520 Ciudad de México, México
Tel.: (52-55) 5250-0664
e-mail: infomp@medicapanamericana.com.mx

ISBN: 978-84-9110-598-5 (Versión impresa + Versión digital)
ISBN: 978-84-9110-599-2 (Versión digital)

© 2025, EDITORIAL MÉDICA PANAMERICANA, S. A.
Sauceda, 10, 5ª planta - 28050 Madrid
Depósito legal: M-22230-2024
Impreso en España

Coordinadores

Cristina Rey Valcárcel
Facultativa Especialista de Área, Servicio
de Cirugía General y del Aparato Digestivo,
Hospital General Universitario Gregorio Marañón,
Madrid.
Colaboradora Docente, Departamento
de Cirugía, Facultad de Medicina,
Universidad Complutense de Madrid.

Francisca García-Moreno Nisa
Profesora Asociada, Departamento de Cirugía
y Ciencias Médicas y Sociales, Facultad de Ciencias
de la Vida, Universidad de Alcalá de Henares, Madrid.

Luis Manuel Richard Sonences
Médico Especialista, Unidad de Cirugía General,
Unidad de Politraumatizados, Hospital Dr. Domingo
Luciani, El Llanito, Caracas, Venezuela.

Colaboradores

Alexandrino, Henrique
Especialista en Cirugía General, Servicio de Cirugía,
Hospitais da Universidade de Coimbra,
Portugal.

Arana Íñiguez, Íñigo
Facultativo Especialista de Área, Unidad de Pared
Abdominal, Área Clínica de Cirugía,
Hospital Universitario de Navarra.

Aranda Narváez, José Manuel
Facultativo Especialista de Área, Unidad de Trauma
y Cirugía de Urgencias, Unidad de Gestión Clínica
de Cirugía General, Digestiva y Trasplante,
Hospital Regional Universitario de Málaga.
Profesor Asociado, Departamento de Cirugía,
Obstetricia y Ginecología, Facultad de Medicina,
Universidad de Málaga.

Ashkenazi, Itamar
Especialista en Cirugía General, Rambam Health
Care Campus, Haifa, Israel.

Barillaro Segade, Guillermo Fabián
Médico Especialista, Servicio de Emergencias,
Hospital Interzonal General de Agudos
Dr. Oscar Alende de Mar del Plata, Argentina.

Benjumea Carrasco, Antonio
Facultativo Especialista de Área, Servicio de Cirugía
Ortopédica y Traumatológica, Hospital General
Universitario Gregorio Marañón, Madrid.

Betalleluz Pallardel, Jenner Rusman
Médico Especialista, Unidad de Cirugía,
Hospital de Emergencias José Casimiro Ulloa,
Lima, Perú.

Profesor Asociado, Departamento de Medicina
Humana, Facultad de Ciencias de la Salud,
Universidad Científica del Sur, Lima, Perú.

Caicedo Holguín, Isabella
Médico Expecialista, Centro de investigaciones
clínicas, Hospital Universitario Fundación Valle del Lili,
Cali, Colombia.

Campos Serra, Andrea
Facultativa Especialista de Área, Unidad de Cirugía
de Urgencias, Servicio de Cirugía General y del
Aparato Digestivo, Hospital Universitario Parc Taulí,
Sabadell, Barcelona.

Carbonell Caicedo, Juan Pablo
Médico Expecialista, Servicio de Cirugía Vascular,
Hospital Universitario Fundación Valle del Lili,
Cali, Colombia.

Castro Viafara, Leidy Daniela
Asistente de Investigación de Cirugía Vascular,
Centro de Investigaciones Clínicas,
Fundación Valle del Lili, Cali, Colombia.

Ceballos Esparagón, José Juan
Jefe de Servicio, Servicio de Cirugía General
y del Aparato Digestivo, Hospital Vithas,
Las Palmas de Gran Canaria.

Chana Rodríguez, Francisco
Facultativo Especialista de Área, Servicio
de Cirugía Ortopédica y Traumatológica,
Hospital General Universitario Gregorio Marañón.
Madrid.
Profesor Asociado, Departamento de Cirugía,
Facultad de Medicina, Universidad Complutense
de Madrid.

Colombari Monteiro, Renan Carlo
Médico Interno Residente, Servicio de Cirugía General
y del Aparato Digestivo, Hospital General Universitario
Gregorio Marañón, Madrid.

Contreras Contreras, Yovany Rafael
Facultativo Especialista de Área, Unidad de
Politraumatizados, Servicio de Cirugía General,
Hospital Dr. Domingo Luciani, Caracas, Venezuela.
Monitor Docente, Área de Simulación Clínica,
Facultad de Medicina, Universidad Central
de Venezuela.

Crego Vita, Diana María
Facultativa Especialista de Área, Servicio
de Traumatología y Cirugía Ortopédica, Hospital
General Universitario Gregorio Marañón, Madrid.
Profesora Asociada, Departamento de Cirugía,
Facultad de Medicina, Universidad de Alcalá, Madrid.

Cuende Díez, Miguel
Médico Interno Residente, Servicio de Cirugía General
y del Aparato Digestivo, Hospital General Universitario
Gregorio Marañón, Madrid.

De la Cruz Arnanz, Ignacio
Médico Interno Residente, Servicio de Cirugía Plástica,
Estética y Reparadora, Hospital General Universitario
Gregorio Marañón, Madrid.
Colaborador Docente, Facultad de Medicina,
Universidad Complutense de Madrid.

De la Fuente Regaño, Lydia
Facultativa Especialista de Área, Servicio
de Neurocirugía, Hospital General Universitario
Gregorio Marañón, Madrid.

De Oliveira Almeida, Ana Catarina
Médica Interna Residente, Servicio de Cirugía General,
Centro Hospitalar e Universitário de Coimbra,
Portugal.

Durán Muñoz-Cruzado, Virginia
Facultativa Especialista de Área, Unidad de Urgencias
y Trauma, Servicio de Cirugía General
y del Aparato Digestivo, Hospital Universitario
Virgen del Rocío, Sevilla.
Profesora Contratada Doctora, Departamento
de Anatomía Humana y Fisiología, Universidad
Internacional Isabel I de Castilla, Burgos.

Fonseca Ortiz, Juan Carlos
Médico Especialista, Servicio de Cirugía,
Hospital Universitario Dr. Jesús María Casal Ramos,
Araure, Venezuela.
Docente, Departamento de Clínica y Médico
Quirúrgicas, Área de Clínica Quirúrgica,
Facultad de Medicina, Universidad Experimental
Rómulo Gallegos, Venezuela.

Franco Herrera, Rocío
Facultativa Especialista de Área, Servicio de Cirugía
General y del Aparato Digestivo,
Hospital Rey Juan Carlos, Madrid.

García Boyano, Fernando
Facultativo Especialista de Área, Servicio de
Angiología y Cirugía Vascular, Hospital General
Universitario Gregorio Marañón, Madrid.
Colaborador Docente, Departamento de Cirugía,
Facultad de Medicina, Universidad Complutense
de Madrid.

García Marín, Alberto
Médico Especialista. Servicio de Cirugía General,
Área de Trauma y Urgencias, Hospital Universitario
Fundación Valle del Lili, Cali, Colombia.
Profesor Titular, Dirección de Especialidades
Médico-Quirúrgicas, Área de Cirugía General,
Facultad de Ciencias de la Salud, Universidad Icesi,
Cali, Colombia.

García-Moreno Nisa, Francisca
Profesora Asociada, Departamento de Cirugía
y Ciencias Médicas y Sociales, Facultad de Ciencias
de la Vida, Universidad de Alcalá de Henares, Madrid.

González Heredia, Liliher
Médica Especialista, Servicio de Cirugía,
Hospital Dr. Domingo Luciani, Caracas, Venezuela.
Profesora Asociada, Cátedra de Anatomía, Facultad
de Medicina, Universidad Central de Venezuela.

Gràcia Roman, Raquel
Facultativa Especialista de Área, Unidad de Cirugía
de Urgencias, Servicio de Cirugía General
y del Aparato Digestivo, Hospital Universitario
Parc Taulí, Sabadell, Barcelona.

Gresa Lliso, Ricardo
Médico Interno Residente, Servicio de
Traumatología, Hospital General Universitario
Gregorio Marañón.

Gutiérrez Andreu, Marta
Facultativa Especialista de Área, Servicio de Cirugía
General y del Aparato Digestivo, Hospital Universitario
12 de Octubre, Madrid.

Gutiérrez Cañas, Sandra Milena
Facultativa Especialista de Área, Unidad de Cirugía
General, Servicio de Cirugía de Trauma
y Emergencias, Clínica Imbanaco, Cali,
Valle del Cauca, Colombia.

Hernández Oaknin, Hanna
Facultativa Especialista de Área, Unidad de Trauma
Cirugía de Urgencias, Hospital Universitario Nuestra
Señora de la Candelaria, Santa Cruz de Tenerife.

Hörrer, Tal
Cirujano Vascular, Departamento de Cirugía
Cardiotorácica y Vascular, Hospital Universitario
de Orebro, Suecia.

Huerta Martínez, Luís Javier
Facultativa Especialista de Área, Servicio de Cirugía
Torácica, Hospital General Universitario Gregorio
Marañón, Madrid.
Profesor Colaborador, Departamento de Cirugía,
Área de Cirugía Torácica, Facultad de Medicina,
Hospital General Universitario Gregorio Marañón,
Madrid.

Lasso Vázquez, José María
Jefe de Servicio, Servicio de Cirugía Plástica
y Reparadora, Hospital General Universitario
Gregorio Marañón, Madrid.
Profesor Asociado, Departamento de Cirugía,
Área de Cirugía Plástica y Reparadora,
Facultad de Medicina, Universidad Complutense
de Madrid.

Ligero Ramos, José Manuel
Facultativo Especialista de Área, Servicio de
Angiología y Cirugía Vascular, Hospital General
Universitario Gregorio Marañón, Madrid.
Profesor Asociado, Departamento de Cirugía,
Facultad de Medicina, Universidad Complutense
de Madrid.

Llaquet Bayo, Heura
Facultativa Especialista de Área, Unidad de Cirugía
de Urgencias, Servicio de Cirugía General
y del Aparato Digestivo, Hospital Universitario Parc
Taulí, Sabadell, Barcelona.

Martín García, Sergio
Médico Interno Residente, Servicio de Neurocirugía,
Hospital General Universitario Gregorio Marañón,
Madrid.

Martín-Albo Caballero, Lorena
Facultativa Especialista de Área, Servicio
de Cirugía Torácica, Hospital General Universitario
Gregorio Marañón, Madrid.
Profesora Colaboradora, Departamento de Cirugía,
Área de Cirugía Torácica, Facultad de Medicina,
Hospital General Universitario Gregorio Marañón,
Madrid.

Martínez Casas, Isidro
Facultativo Especialista de Área, Unidad
de Urgencias y Trauma, Cirugía General y del Aparato
Digestivo, Hospital Universitario Virgen del Rocío,
Sevilla.

Mateo Sierra, Olga
Facultativa Especialista de Área, Servicio
de Neurocirugía, Hospital General Universitario
Gregorio Marañón, Madrid.

Profesora Asociada, Departamento de Cirugía.
Área de Neurocirugía, Facultad de Medicina,
Universidad Complutense de Madrid.

Méndez Rivera, Mario Napoleón
Médico Especialista. Departamento de Emergencia
de Adultos, Hospital San Juan de Dios, Guatemala.
Docente titular, Área de Cirugía y Medicina
de Emergencia, Facultad de Ciencias Médicas,
Universidad de San Carlos de Guatemala.

Mesquita, Carlos
Jefe de Servicio, Servicio de Cirugía General
y de Emergencia, Centro Hospitalar e Universitário
de Coimbra, Portugal.

Millán Lozano, Mauricio
Especialista en Cirugía General, Unidad de Cirugía
General, Servicio de Cirugía de Trasplantes,
Fundación Valle del Lili, Cali, Colombia.

Miñán Arana, Fernando David
Facultativo Especialista de Área, Unidad Quirúrgica,
Servicio de Cirugía General, Área de UCI -
Emergencia, Hospital de Especialidades Dr. Abel
Gilbert Pontón, Guayaquil, Ecuador.
Profesor Asociado, Escuela de Postgrado, Facultad
de Ciencias Médicas, Universidad Espíritu Santo,
Guayaquil, Ecuador.

Mohseni, Shahin
Profesor Asociado, Departamento de Ciencias Médicas
y Cirugía, Hospital Universitario de Orebro, Suecia.

Montmany Vioque, Sandra
Facultativa Especialista de Área, Unidad
Esofagogástrica, Servicio de Cirugía General,
Hospital Universitario Parc Taulí, Sabadell.
Profesora Asociada, Departamento de Cirugía,
Facultad de Medicina, Universitat Autònoma de
Barcelona.

Montón Condón, Soledad
Jefa de Servicio, Unidad de Cirugía General,
Servicio de Cirugía General y del Aparato Digestivo,
Hospital García Orcoyen, Estella, Navarra.

Monzón Torres, Bárbaro Ignacio
Jefe de Sección, Unidad de Traumatología,
Servicio de Cirugía, Steve Biko Academic
Hospital, Pretoria, Sudáfrica.

Moreno Cuervo, Álvaro
Médico Interno Residente, Servicio de Angiología
y Cirugía Vascular, Hospital General Universitario
Gregorio Marañón, Madrid.

Moreno Salazar, Tatiana
Médica Interna Residente, Servicio de Cirugía General
y del Aparato Digestivo, Hospital General Universitario
Gregorio Marañón, Madrid.

Muñoz Campaña, Anna
Facultativa Especialista de Área, Unidad de Cirugía de Urgencias, Servicio de Cirugía General y del Aparato Digestivo, Hospital Universitario Parc Taulí, Sabadell, Barcelona.

Muñoz Chaves, Carlos Andrés
Médico Especialista, Unidad de Urgencias, Departamento de Cirugía de Trauma y Emergencias, Área de Cirugía General, Hospital Universitario del Valle, Cali, Colombia.

Navarro Soto, Salvador
Jefe de Departamento, Servicio de Cirugía General y Digestiva, Hospital Universitario Parc Tauli, Sabadell.
Catedrático, Departamento de Cirugía, Facultad de Medicina, Universidad Autónoma de Barcelona.

Neumann Ordóñez, Willy Jesús
Facultativo Especialista de Área. Servicio de Cirugía General, Hospital de Emergencia Ate Vitarte, Lima, Perú.
Profesor Contratado Doctor, Unidad de Simulación Crítica, Facultad de Medicina Humana, Universidad Peruana Cayetano Heredia, Perú.

Olivares Quílez, Martín
Médico Interno Residente, Servicio de Cirugía Plástica, Estética y Reparadora, Hospital General Universitario Gregorio Marañón, Madrid.

Otegi Altolagirre, Joseba Ibai
Facultativo Especialista de Área,
Servicio de Cirugía General, Hospital Universitario de Navarra.

Ottolino Lavarte, Pablo Rafael
Médico Especialista, Unidad de Trauma y Urgencia, Área de Cirugía, Hospital Dr. Sótero del Río, Puente Alto, Chile.
Profesor Asociado, Departamento de Cirugía, Facultad de Medicina, Pontificia Universidad Católica de Chile.

Palacios Rodríguez, Helmer
Especialista en Cirugía General, Unidad de Cirugía General, Servicio de Trauma y Emergencias, Fundación Valle del Lili, Cali, Colombia.
Profesor Contratado Doctor, Departamento de Cirugía General, Facultad de Medicina y Ciencias de la Salud, Universidad Icesi, Cali, Colombia.

Pareja Ciuro, Felipe
Facultativo Especialista de Área, Unidad de Cirugía de Urgencias y Trauma, Cirugía General y del Aparato Digestivo, Hospital Universitario Virgen del Rocío, Sevilla.
Profesor Asociado, Departamento de Cirugía, Facultad de Medicina, Universidad de Sevilla.

Pelloni, Maria
Médico Especialista, Unidad de Urgencias y Trauma, Servicio de Cirugía General, Hospital Universitario de Gran Canaria Dr. Negrín, Las Palmas de Gran Canaria.

Pérez, Federico Ariel
Médico Interno Residente, Servicio de Cirugía General, Área de Trauma, Hospital Interzonal General de Agudos Dr. Oscar Alende de Mar del Plata, Argentina.

Pérez Díaz, Mª Dolores
Facultativa Especialista de Área, Servicio de Cirugía General y del Aparato Digestivo, Hospital General Universitario Gregorio Marañón, Madrid.
Profesora Asociada, Departamento de Cirugía, Facultad de Medicina, Universidad Complutense de Madrid.

Pérez Lara, Almudena
Facultativa Especialista de Área, Unidad de Neurorradiología, Unidad de Gestión Clínica de Radiología, Hospital Regional Universitario de Málaga.

Piñera Díaz, Alberto
Médico Interno Residente, Unidad de Cirugía de Urgencias, Servicio de Cirugía General, Hospital Universitario de Navarra.

Prosperi Giannone, Alejandro
Médico Interno Residente, Servicio de Cirugía General y del Aparato Digestivo, Hospital General Universitario Gregorio Marañón, Madrid.

Puyana, Juan Carlos
Profesor Titular, Departamento de Cirugía General, Cirugía General y Cirugía de Trauma, University of Pittsburgh Medical Center, Estados Unidos.

Rahy Martín, Aida Cristina
Coordinadora de Sección, Unidad de Trauma y Cirugía de Urgencias, Servicio de Cirugía General, Hospital Universitario de Gran Canaria Dr. Negrín, Las Palmas de Gran Canaria.
Profesora Asociada, Departamento de Ciencias Médicas y Quirúrgicas, Área de Medicina, Facultad de Ciencias de la Salud, Universidad de Las Palmas de Gran Canaria.

Ramos Jiménez, Rafael Gabriel
Médico Especialista, Departamento de Cirugía General, Cirugía General y Cirugía de Trauma, University of Pittsburgh Medical Center, Estados Unidos.

Ramos Perkis, Juan Pablo
Médico Especialista, Unidad de Trauma y Urgencia, Área de Cirugía, Hospital Dr. Sótero del Río, Puente Alto, Chile.

Rey Simó, Ignacio
Facultativo Especialista de Área, Unidad de Cirugía
Hepatobiliopancreática y Trasplantes,
Servicio Cirugía General y del Aparato Digestivo,
Complexo Hospitalario Universitario de A Coruña.

Rey Valcárcel, Cristina
Facultativa Especialista de Área, Servicio de Cirugía
General y del Aparato Digestivo, Hospital General
Universitario Gregorio Marañón, Madrid.
Colaboradora Docente, Departamento de Cirugía,
Facultad de Medicina, Universidad Complutense
de Madrid.

Richard Sonences, Luis Manuel
Médico Especialista, Unidad de Cirugía General,
Unidad de Politraumatizados, Hospital Dr. Domingo
Luciani, El Llanito, Caracas, Venezuela.

Rodríguez de la Calle, Julio
Facultativo Especialista de Área, Unidad de Angiología
y Cirugía Vascular, Hospital Universitario
12 de Octubre, Madrid.

Romacho López, Laura
Facultativa Especialista de Área. Unidad de Trauma
y Cirugía de Urgencias, Unidad de Gestión Clínica
de Cirugía General, Digestiva y Trasplante,
Hospital Regional Universitario de Málaga.
Profesora Asociada, Departamento de Cirugía,
Obstetricia y Ginecología, Facultad de Medicina,
Universidad de Málaga.

Ruiz Lucea, Javier
Médico Interno Residente, Servicio de Medicina
Intensiva, Hospital Universitario de Navarra.

Salamea Molina, Juan Carlos
Jefe de Servicio, Unidad de Trauma y Urgencias,
Servicio de Trauma y Urgencias, Hospital Vicente
Corral Moscoso, Cuenca, Ecuador.
Profesor Titular, Departamento de Ciencias Básicas,
Área de Fisiología, Facultad de Medicina, Universidad
del Azuay, Cuenca, Ecuador.

Sánchez Ortiz, Álvaro
Facultativo Especialista de Área, Servicio de Cirugía
de Tórax, Área de Cirugía General,
Fundación Valle del Lili, Cali, Colombia.
Profesor Contratado Doctor, Departamento de Cirugía
General, Facultad de Medicina y Ciencias de la Salud,
Universidad Icesi, Cali, Colombia.

Sánchez Pérez, Coral
Facultativa Especialista de Área, Servicio de Cirugía
Ortopédica y Traumatológica, Hospital General
Universitario Gregorio Marañón, Madrid.

Santos, Eva
Especialista en Cirugía, Unidad de Cirugía
Hepatobiliar y Pancreática, Servicio de Cirugía

General, Serviço de Saúde da Região Autónoma
da Madeira, Portugal.

Scolarici, Ayelen
Médico Interno Residente, Servicio de Cirugía General,
Hospital Interzonal General de Agudos
Dr. Oscar Alende de Mar del Plata, Argentina.

Silver, David
Médico Especialista, Departamento de Cirugía
General, Cirugía General y Cirugía de Trauma,
University of Pittsburgh Medical Center, Estados Unidos.

Simón Adiego, Carlos María
Jefe de Servicio, Servicio de Cirugía Torácica,
Hospital General Universitario Gregorio Marañón,
Madrid.
Profesor Asociado, Departamento de Cirugía,
Área de Cirugía Torácica, Facultad de Medicina,
Universidad Complutense de Madrid.

Talal El Abur, Issa
Facultativo Especialista de Área, Servicio de Cirugía
General y del Aparato Digestivo, Hospital Royo
Villanova, Zaragoza.

Tamayo González, Irene
Médica Interna Residente, Unidad de
Neurorradiología, Unidad de Gestión Clínica de
Radiología, Hospital Regional Universitario de Málaga.

Titos García, Alberto
Facultativa Especialista de Área, Unidad de Trauma
y Cirugía de Urgencias, Unidad de Gestión Clínica
de Cirugía General, Digestiva y Trasplante,
Hospital Regional Universitario de Málaga.

Tousidonis Rial, Manuel
Facultativo Especialista de Área, Unidad de Cirugía.
Servicio de Cirugía Oral y Maxilofacial,
Hospital General Universitario Gregorio Marañón,
Madrid.
Profesor Asociado, Departamento de Cirugía,
Área de Cirugía Oral y Maxilofacial, Facultad
de Medicina, Universidad Complutense de Madrid.

Turégano Fuentes, Fernando
Jefe de Sección, Unidad de Cirugía de Urgencias,
Hospital General Universitario Gregorio Marañón,
Madrid.
Profesor Asociado, Departamento de Cirugía
de Urgencias, Facultad de Medicina,
Universidad Complutense de Madrid.

Valderrama Marcos, José Francisco
Facultativo Especialista de Área, Unidad
de Cardiología y Cirugía Cardiovascular,
Servicio de cirugía Cardiovascular, Hospital Regional
Universitario de Málaga.
Colaborador Honorario, Facultad de Medicina,
Universidad de Málaga.

Vivas Arizaleta, José Félix
Jefe del Servicio, Servicio de Cirugía 2,
Hospital Domingo Luciani, Caracas, Venezuela.
Profesor Universitario, Cátedra de Técnica Quirúrgica,
Escuela Luis Razetti, Facultad de Medicina,
Universidad Central de Venezuela.

Yánez Benítez, Carlos José
Facultativo Especialista de Área, Servicio
de Cirugía General y del Aparato Digestivo,
Hospital Royo Villanova, Zaragoza.
Colaborador Docente, Departamento de Cirugía.
Ginecología y Obstetricia, Facultad de Medicina,
Universidad de Zaragoza.

Yuste García, Pedro
Jefe de Sección, Unidad de Cirugía General,
Servicio de Cirugía General y del Aparato Digestivo,
Hospital Universitario 12 de Octubre, Madrid.
Profesor Asociado. Departamento de Cirugía,
Facultad de Medicina, Universidad
Complutense de Madrid.

Zinco Acosta, Analia
Medico Especialista, Unidad de Trauma
y Urgencia, Hospital Dr. Sotero del Río,
Puente Alto, Chile.

Prólogo

En el dinámico y a menudo impredecible mundo de la cirugía de urgencia, el manejo de pacientes politraumatizados representa uno de los desafíos más complejos y exigentes para los cirujanos de urgencias. *100 Casos de Pacientes Politraumatizados* es una obra que surge de la necesidad de proporcionar una guía práctica y detallada para abordar estas situaciones críticas con la mayor eficacia posible.

Este libro se adentra en el universo del traumatismo grave, ofreciendo una perspectiva única y enriquecedora a través del análisis de 100 casos reales. Cada uno de estos casos ha sido cuidadosamente seleccionado y narrado con el objetivo de ilustrar no solo la diversidad de escenarios que pueden presentarse, sino también las distintas estrategias y decisiones que se deben tomar en el momento crítico.

En el libro han participado cirujanos españoles, liderados por Fernando Turégano, pionero de la cirugía de traumatismos y urgencias en Europa, al igual que Dolores Pérez, Salvador Navarro y José Aranda; de Latinoamérica como Pablo Ottolino y Luis Richard, todos con amplia experiencia en traumatismos, y colaboradores de países como Portugal, Suecia, Israel, Sudáfrica y Estados Unidos. Este equipo ha logrado generar un contraste con verdadero balance por las diferencias de incidencia en los distintos mecanismos de traumatismos propios de cada una de sus regiones, así como también de los recursos diagnósticos y terapéuticos, todos son instructores habituales en cursos de traumatismos a nivel local e internacional. En la descripción de muchos de los casos han intervenido múltiples cirujanos en formación, que han aportado en no pocas ocasiones sugerencias muy útiles.

La obra está dirigida tanto a residentes de cirugía como a cirujanos experimentados que se enfrentan diariamente a la realidad del traumatismo. Cada caso se presenta con una descripción detallada de los signos y síntomas, el abordaje diagnóstico, las intervenciones realizadas y las lecciones aprendidas.

Aurelio Rodríguez
Fundador de la Sociedad Panamericana de Trauma

Prefacio

100 Casos en el Paciente Politraumatizado constituye, sin duda, una obra original en el campo de la cirugía. Se aleja de los clásicos tratados sobre traumatismos y se inscribe en el aprendizaje orientado al problema, tan de actualidad en los últimos años. Hay muy pocos libros sobre casos de pacientes traumatizados fuera del ámbito militar, y estamos convencidos de que los casos reales enseñan mucho más que las charlas teóricas extraídas de los manuales habituales; así lo demuestra la experiencia docente de la mayoría de los cursos de formación que se imparten sobre este tema.

El libro va dirigido tanto a cirujanos en formación, como a especialistas que no tienen una exposición diaria ni frecuente al paciente politraumatizado, situación para la mayoría de cirujanos en muchos países de nuestro entorno. No hay equipos de traumatismos con dedicación preferente o específica a estos pacientes en las guardias de nuestros centros. Predomina una gran dispersión en las grandes ciudades con muchos hospitales y, salvo honrosas excepciones, no existe la acreditación de centros de traumatismos según el modelo norteamericano o de algunos otros países. Son los propios equipos de actuación prehospitalaria los que designan los centros de referencia para llevar a pacientes en grandes urbes, pero en general, esta designación no está refrendada ni apoyada oficialmente. Ello contribuye de manera evidente a que la exposición al paciente traumatizado grave para la mayoría de los cirujanos sea esporádica.

En el libro han participado cirujanos con mucha experiencia, españoles, latinoamericanos y de algún otro país, algunos de los cuales trabajan en países con una gran incidencia de traumatismo penetrante y son instructores habituales en cursos de formación a nivel local e internacional. También han intervenido cirujanos en formación con aportaciones muy útiles en la descripción de muchos de los casos.

A pesar de que en el entorno europeo el traumatismo cerrado es mucho más frecuente, se ha procurado mantener un equilibrio en la descripción de casos provocados por los dos mecanismos fundamentales causantes de lesiones. Se ha puesto un especial cuidado en evitar la palabra *accidente* cuando el origen de la lesión ha sido una colisión de tráfico. Puede resultar extraño por el uso tan habitual del término, pero es una tendencia desde hace unos años entre algunos profesionales. Un *accidente* se asocia con un suceso inevitable, algo que ha ocurrido como consecuencia del azar o de la mala suerte; sin embargo, sabemos que más de la mitad de las colisiones de tráfico ocurren por causas perfectamente evitables (velocidad excesiva, consumo de sustancias, conducir con sueño, despiste al volante, etc.), y no deben ser denominados *accidentes*. Lo demuestran la epidemiología y las estadísticas que se publican desde hace años. Es algo semántico, pero que tiene su importancia, y en este libro se ha querido hacer pedagogía en este sentido.

Se ha seguido la filosofía y metodología de dos de los cursos de formación más reconocidos y seguidos internacionalmente, el ATLS (*Advanced Trauma Life Support*) y el DSTC (*Definitive Surgery for Trauma Care*). Todos los casos expuestos son casos reales atendidos por los autores de los diversos capítulos, y siguen una descripción uniforme con el acrónimo MIST (*mechanism, injuries, vital signs, treatment*) en atención prehospitalaria, y los hallazgos de la revisión primaria y secundaria a nivel hospitalario. Con ello, se ha pretendido colocar al lector en el contexto inicial a la llegada del paciente con cierta claridad, al igual que se hace con la descripción de casos en los cursos de formación en general y en particular en el *Experto Universitario en el Manejo del Paciente Politraumatizado a través de Casos*, que ha servido de base a este libro.

Los casos presentados abarcan todas las regiones anatómicas incluidas en la escala AIS (*Abbreviated Injury Scale*), e ilustran cómo el paciente politraumatizado es un paciente muy especial, cuya situación clínica y hemodinámica puede cambiar en un instante, y que puede ser muy complejo de manejar inicialmente. El equipo responsable de su atención debe hacer gala de experiencia, capacidad de decisión ante la incertidumbre inicial, y saber actuar con base en protocolos institucionales, que no deben faltar en todos aquellos centros que reciban con frecuencia este tipo de pacientes.

La descripción de los casos se ha realizado de una manera concisa y secuencial, huyendo de literatura innecesaria. Se ha puesto especial énfasis en describir el índice de *shock* a la llegada, que aparece reflejado en bastantes casos siguiendo la corriente de los últimos años, así como la puntuación en las escalas de gravedad del traumatismo y la probabilidad de supervivencia (o de muerte) de acuerdo con la metodología TRISS (*Trauma Injury Severity Score*), que también aparece reflejada en algunos casos, y con la que cada vez es más necesario familiarizarse, ya que contribuirá como lo ha hecho desde hace unos años el *lenguaje* ATLS, a que todos los profesionales vayamos hablando también un lenguaje común en la *segunda hora* de la atención al paciente.

Los lectores podrán observar que en una mayoría de casos se menciona el *control de daños*, lo que demuestra que, en general, se describen pacientes graves y en situación de inestabilidad hemodinámica, que son los que nos preocupan realmente en nuestra práctica. En la versión digital se incorporan vídeos de técnicas que facilitan su comprensión para una futura aplicación de ellas.

También se ha hecho hincapié, en bastantes casos, en cómo se habría actuado si en el centro de atención no se dispusiera de toda la moderna tecnología para el control del sangrado. Además, no se han ocultado los errores claros o potenciales de actuación, pues se aprende mucho más de ellos que de los pacientes en los que creemos haber actuado de manera correcta y cuyo desenlace final ha sido satisfactorio.

Un aspecto muy importante son los puntos clave o enseñanzas señalados al final de cada caso. En ellas los autores han plasmado sus conclusiones y lecciones aprendidas, y viene a ser como un repaso teórico final del tema, pero pasado por el filtro de la experiencia real. Don Gregorio Marañón decía que, en Medicina, «la experiencia es ese polvillo que deja el roce diario entre nuestra teoría y nuestra práctica». Es precisamente ese poso o polvillo el que han querido transmitir al lector los autores de esta obra.

Finalmente, estamos convencidos de que *100 Casos en el Paciente Politraumatizado* no es solo un libro, es una herramienta esencial que busca fomentar la reflexión, el análisis crítico y la mejora continua en el manejo del paciente con traumatismo grave. Invitamos a los lectores a sumergirse en estas páginas, no solo para adquirir conocimientos, sino también para desarrollar la empatía y el compromiso necesarios para salvar vidas en los momentos más críticos.

Los directores

Abreviaturas

AAST: American Association for the Surgery of Trauma.

ABCDE: vía aérea, respiración (*breathing*), circulación, déficit neurológico, exposición.

ADR: adrenalina.

AE: angioembolización.

AINE: antiinflamatorios no esteroideos.

AIS: escala abreviada de lesiones (Abbreviated Injury Scale).

ALT: alanina-aminotransferasa.

AMPLIA: alergias, medicación habitual, patologías previas, libaciones y últimos alimentos, ambiente y eventos relacionados.

Angio-TC: angiografía por tomografía computarizada.

AO Spine: Grupo de Trabajo para Aspectos de Fusión Ósea (Arbeitsgemeinschaft für Osteosynthesefragen).

AP: anteroposterior.

APTT: tiempo de tromboplastina parcial activada (*activated partial thromboplastin time*).

AST: aspartato-transaminasa.

ATLS: soporte vital avanzado en traumatismos (Advanced Trauma Life Support).

ATX: ácido tranexámico.

BUN: nitrógeno ureico en sangre (*blood urea nitrogen*).

CAT: cierre abdominal temporal.

CH: concentrado de hematíes.

CIV: contraste intravenoso.

CK: creatina-cinasa.

CK-MB: fracción MB de la creatina-cinasa.

ClCa: cloruro cálcico.

COT: cirugía ortopédica y traumatología.

CPAP: presión positiva continua en las vías respiratorias (*continuous positive airway pressure*).

CPK: creatina-fosfocinasa.

CPRE: colangiopancreatografía retrógrada endoscópica.

CPT: componente plasmático de tromboplastina.

CPT: trifosfato de citidina.

DB: defecto de bases.

DDI: días de ingreso.

DSTC: Definitive Surgery for Trauma Care.

EB: exceso de bases.

ECG: escala de coma de Glasgow.

EEG: electroencefalograma.

e-FAST: ecografía abdominal enfocada para el traumatismo extendida (*extended-focused abdominal sonography for trauma*).

EIC: espacio intercostal.

EPO: eritropoyetina.

ETE: ecocardiograma transesofágico.

EVA: escala visual analógica.

EVOH: alcohol vinílico de etileno (*ethylene-vinyl-alcohol*).

FA: fibrilación auricular.

FC: frecuencia cardíaca.

FEVI: fracción de eyección del ventrículo izquierdo.

FII: fosa ilíaca izquierda.

FiO$_2$: fracción inspirada de oxígeno.

FMO: fallo multiorgánico.

FR: frecuencia respiratoria.

GC: gasto cardíaco.

GOT: glutamato-oxalacetato-transaminasa.

GPT: glutamato-piruvato-transaminasa.

HAB: herida por arma blanca.

HAF: herida por arma de fuego.

Hb: hemoglobina.

HCD: hipocondrio derecho.

HCO$_3$: bicarbonato.

Hto: hematócrito.

IC: índice cardíaco.

ICa: calcio ionizado (*ionized calcium*).

ICNR: [pupilas] isocóricas y normorreactivas.

IMV: incidente con múltiples víctimas.

INR: cociente internacional normalizado (*international normalized ratio*).

IOT: intubación orotraqueal.

ISS: puntuación de gravedad de la lesión (Injury Severity Score).

i.v.: vía intravenosa.

KDIGO: Kidney Disease: Improving Global Outcomes.

LDH: lactato-deshidrogenasa.

LHD: lóbulo hepático derecho.

LHI: lóbulo hepático izquierdo.

LID: lóbulo inferior derecho.

LII: lóbulo inferior izquierdo.

Linfo-SPECT: linfotomografía de emisión monofotónica (*single-photon emission computed tomography*).

LPD: lavado peritoneal diagnóstico.

lpm: latidos por minuto.

LSD: lóbulo superior derecho.

MESS: puntuación de gravedad de la extremidad gravemente dañada (Mangled Extremity Severity Score).

MID: miembro inferior derecho.

MII: miembro inferior izquierdo.

MIST: mecanismo de la lesión, lesiones identificadas (*injuries*), signos y síntomas, tratamiento.

MMII: miembros inferiores.

MMSS: miembros superiores.

MNO: manejo no operatorio.

MSD: miembro superior derecho.

MSI: miembro superior izquierdo.

MVC: murmullo vesicular conservado.

NA: noradrenalina.

NISS: nueva puntuación de gravedad de la lesión (New Injury Severity Score).

NPT: nutrición parenteral total.

OMV: apertura ocular, respuesta motora, respuesta verbal [en la escala de coma de Glasgow].

PA: presión arterial.

P_aCO_2: presión arterial parcial de dióxido de carbono.

PAFI: presión arterial/fracción inspirada [de oxígeno].

PAM: presión arterial media.

PAS: presión arterial sistólica.

P_aO_2: presión arterial parcial de oxígeno.

PC: plasma congelado.

pCO_2: presión parcial de dióxido de carbono.

PCR: parada cardiorrespiratoria.

PCR: proteína C-reactiva.

PEEP: presión positiva al final de la espiración (*positive end-expiratory pressure*).

PFC: plasma fresco congelado.

PIA: presión intraabdominal.

PIC: presión intracraneal.

PICNR: pupilas isocóricas y normorreactivas.

pO_2: presión parcial de oxígeno.

PPP: *packing* pélvico preperitoneal.

PTM: protocolo de transfusión masiva.

PTT: tiempo de tromboplastina parcial (*partial thromboplastin time*).

RCP: reanimación cardiopulmonar.

REA: unidad de reanimación.

REBOA: oclusión endovascular con balón de la aorta para reanimación (*resuscitative endovascular balloon occlusion of the aorta*).

REVOVC: REBOA colocado en la vena cava inferior.

RM: resonancia magnética.

ROTEM: tromboelastografía (tromboelastometría) rotacional (*rotational thromboelastometry*).

rpm: respiraciones por minuto.

RTS: puntuación para traumatismos revisada (Revised Trauma Score).

rTTPa: cociente (*ratio*) de tiempo de tromboplastina parcial activada.

RVI: radiología vascular intervencionista.

Rx: radiografía.

SAMU: servicio de asistencia médica de urgencias.

$SatO_2$: saturación de oxígeno.

SCQ: superficie corporal quemada.

SEM: servicios de emergencias médicas.

SI: índice de *shock* (Shock Index).

SIMV: ventilación sincronizada intermitente (*synchronized intermittent mandatory ventilation*).

SIRS: síndrome inflamatorio de respuesta sistémica.

SNG: sonda nasogástrica.

SpO_2: saturación de oxígeno por pulsioximetría.

SSF: suero salino fisiológico.

SU: servicio de urgencias.

SvO_2: saturación venosa de oxígeno.

TASH: hemorragia grave asociada a traumatismos (Trauma Associated Severe Hemorrhage).

TC: tomografía computarizada.

TCE: traumatismo craneoencefálico.

TEE: ecocardiografía transesofágica (*transesophageal echocardiography*).

TEG: tromboelastograma.

TEVAR: reparación aórtica endovascular torácica (*thoracic endovascular aortic repair*).

TLICS: gravedad y puntuación de la clasificación de las lesiones toracolumbares (Thoraco-lumbar Injury Classification Severity and Score).

TP: tiempo de protrombina.

TPNT: tratamiento con presión negativa tópica.

TRISS: puntuación de la gravedad de lesiones y traumatismos (Trauma Injury Severity Score).

TT: traqueostomía.

TTP: tiempo de tromboplastina parcial.

TTPa: tiempo de tromboplastina parcial activada.

TVP: trombosis venosa profunda.

UCI: unidad de cuidados intensivos.

UCIP: unidad de cuidados intensivos pediátricos.

UH: unidades Hounsfield.

VAC: cicatrización asistida por vacío (*vacuum-assisted closure*).

VCI: vena cava inferior.

VIH: virus de la inmunodeficiencia humana.

VVS: variación del volumen sistólico.

Índice

Prólogo XI

Prefacio XIII

Abreviaturas XV

SECCIÓN I. CABEZA-CUELLO   1

Coordinadora: Francisca García-Moreno Nisa

1   Traumatismo craneoencefálico cerrado quirúrgico 3
    O. Mateo Sierra, S. Martín García y L. de la Fuente Regaño

2   Traumatismo craneoencefálico cerrado no quirúrgico 7
    O. Mateo Sierra, S. Martín García y L. de la Fuente Regaño

3   Traumatismo craneoencefálico penetrante 11
    L. de la Fuente Regaño, S. Martín García y O. Mateo Sierra

4   Traumatismo craneoencefálico cerrado quirúrgico descartado por edad 13
    O. Mateo Sierra, S. Martín García y L. de la Fuente Regaño

5   Traumatismo cerrado maxilofacial grave 17
    M. Tousidonis Rial

6   Traumatismo vascular cervical 21
    P. R. Ottolino Lavarte, J. P. Ramos Perkis y A. Zinco Acosta

7   Traumatismo cervical penetrante con lesión vascular (I) 23
    J. C. Salamea Molina y F. D. Miñán Arana

8   Traumatismo cervical penetrante con lesión vascular (II) 27
    P. Yuste García, M. Gutiérrez Andreu y J. Rodríguez de la Calle

9   Traumatismo penetrante con lesión de la vía aérea 31
    M. N. Méndez Rivera

10   Traumatismo penetrante con lesión faringoesofágica 33
    R. G. Ramos Jiménez, D. Silver y J. C. Puyana

11   Traumatismo cerrado con lesión vascular cervical 35
    F. García-Moreno Nisa

12   Traumatismo cerrado con lesión vascular cervicocraneal 37
    M. D. Pérez Díaz y T. Moreno Salazar

13   Traumatismo cerrado con lesión vascular 39
    G. F. Barillaro Segade, F. A. Pérez y A. Scolarici

14   Traumatismo cerrado con lesión de la vía aérea 43
    L. Romacho López, I. Tamayo González, A. Pérez Lara, A. Titos García y J. M. Aranda Narváez

15   Traumatismo cerrado con lesión vertebromedular 47
    S. Martín García, O. Mateo Sierra y L. de la Fuente Regaño

SECCIÓN II. CERVICOTORÁCICO Y TÓRAX — 51

Coordinador: Luis Manuel Richard Sonences

16 Traumatismo cerrado con lesión de vasos subclavios — 53
L. M. Richard Sonences, L. González Heredia y J. C. Fonseca Ortiz

17 Traumatismo torácico cerrado con lesión de vasos subclavios — 55
J. M. Aranda Narváez, J. F. Valderrama Marcos, A. Titos García y L. Romacho López

18 Traumatismo penetrante con lesión de vasos subclavios (I) — 59
A. García Marín, I. Caicedo Holguín, L. D. Castro Viafara y J. P. Carbonell Caicedo

19 Traumatismo penetrante con lesión de vasos subclavios (II) — 63
W. J. Neumann Ordóñez e Y. R. Contreras Contreras

20 Traumatismo cerrado con lesión de grandes vasos (I) — 67
B. I. Monzón Torres

21 Traumatismo cerrado con lesión de grandes vasos (II) — 71
F. García-Moreno Nisa

22 Traumatismo cerrado con lesión de grandes vasos (III) — 75
F. J. Turégano Fuentes, R. C. Colombari Monteiro y M. Cuende Díez

23 Traumatismo cerrado con lesión cardíaca — 79
B. I. Monzón Torres

24 Traumatismo cerrado con lesión pleuropulmonar (I) — 81
A. García Marín, Á. Sánchez Ortiz e I. Caicedo Holguín

25 Traumatismo cerrado con lesión pleuropulmonar (II) — 85
W. J. Neumann Ordóñez y J. R. Betalleluz Pallardel

26 Traumatismo cerrado con lesión pleuropulmonar (III) — 89
C. M. Simón Adiego, L. Huerta Martínez y L. Martín-Albo Caballero

27 Traumatismo penetrante con lesión de grandes vasos — 93
A. García Marín, H. Palacios Rodríguez e I. Caicedo Holguín

28 Traumatismo torácico con lesión vascular — 97
L. M. Richard Sonences y J. C. Fonseca Ortiz

29 Traumatismo penetrante con lesión cardíaca (I) — 99
L. M. Richard Sonences y P. R. Ottolino Lavarte

30 Traumatismo penetrante con lesión cardíaca (II) — 101
A. García Marín, I. Caicedo Holguín y S. M. Gutiérrez Cañas

31 Traumatismo penetrante con lesión cardíaca (III) — 105
L. M. Richard Sonences y L. González Heredia

32 Traumatismo penetrante con lesión pleuropulmonar (I) — 109
B. I. Monzón Torres

33 Traumatismo penetrante con lesión pleuropulmonar (II) — 113
C. J. Yánez Benítez, L. M. Richard Sonences e I. Talal El Abur

SECCIÓN III. TORACOABDOMINAL — 117

Coordinadora: Francisca García-Moreno Nisa

34 Traumatismo cerrado con lesión diafragmática — 119
S. Navarro Soto y S. Montmany Vioque

35 Traumatismo penetrante con lesión diafragmática (I) — 123
J. C. Salamea Molina y F. D. Miñán Arana

36 Traumatismo penetrante con lesión diafragmática (II) — 125
M. N. Méndez Rivera

37 Traumatismo cerrado con abordaje bicavitario simultáneo — 127
R. G. Ramos Jiménez y J. C. Puyana

38 Traumatismo contuso con abordaje bicavitario simultáneo — 129
W. J. Neumann Ordóñez e Y. R. Contreras Contreras

39 Traumatismo penetrante con abordaje bicavitario simultáneo (I) 133
L. M. Richard Sonences, J. F. Vivas Arizaleta y L. González Heredia

40 Traumatismo penetrante con abordaje bicavitario simultáneo (II) 137
M. N. Méndez Rivera

SECCIÓN IV. ABDOMEN 141

Coordinadora: Cristina Rey Valcárcel

41 Traumatismo cerrado con hemoperitoneo y control de daños (I) 143
R. G. Ramos Jiménez y J. C. Puyana

42 Traumatismo cerrado con hemoperitoneo y control de daños (II) 145
G. F. Barillaro Segade, F. A. Pérez y A. Scolarici

43 Traumatismo cerrado con hemoperitoneo y control de daños (III) 149
J. J. Ceballos Esparragón, A. C. Rahy Martín y M. Pelloni

44 Traumatismo penetrante con hemoperitoneo y control de daños (I) 153
A. García Marín, C. A. Muñoz Chaves e I. Caicedo Holguín

45 Traumatismo penetrante con hemoperitoneo y control de daños (II) 157
G. F. Barillaro Segade, F. A. Pérez y A. Scolarici

46 Traumatismo cerrado con lesión hepática (I) 161
P. R. Ottolino Lavarte y W. J. Neumann Ordóñez

47 Traumatismo cerrado con lesión hepática (II) 165
F. D. Miñán Arana y J. C. Salamea Molina

48 Traumatismo cerrado con lesión hepática (III) 169
S. Navarro Soto y S. Montmany Vioque

49 Traumatismo cerrado con lesión hepática (IV) 173
L. M. Richard Sonences y J. C. Fonseca Ortiz

50 Traumatismo penetrante con lesión hepática (I) 175
P. R. Ottolino Lavarte y W. J. Neumann Ordóñez

51 Traumatismo penetrante con lesión hepática (II) 179
F. J. Turégano Fuentes, R. C. Colombari Monteiro y M. Cuende Díez

52 Traumatismo penetrante con lesión hepática (III) 183
A. García Marín, M. Millán Lozano e I. Caicedo Holguín

53 Traumatismo cerrado con lesión esplénica (I) 187
F. Pareja Ciuro, V. Durán Muñoz-Cruzado e I. Martínez Casas

54 Traumatismo cerrado con lesión esplénica (II) 191
J. J. Ceballos Esparragón, M. Pelloni, A. C. Rahy Martín y H. Hernández Oaknin

55 Traumatismo penetrante con lesión esplénica 195
G. F. Barillaro Segade, F. A. Pérez y A. Scolarici

56 Traumatismo cerrado con lesión renal 199
R. Gràcia Roman y A. Campos Serra

57 Traumatismo penetrante con lesión renal 203
A. García Marín, C. A. Muñoz Chaves e I. Caicedo Holguín

58 Traumatismo cerrado con lesión pancreatoduodenal (I) 207
P. R. Ottolino Lavarte y W. J. Neumann Ordóñez

59 Traumatismo cerrado con lesión pancreatoduodenal (II) 211
S. Navarro Soto y S. Montmany Vioque

60 Traumatismo cerrado con lesión pancreatoduodenal (III) 215
E. Santos, A. C. de Oliveira Almeida, H. Alexandrino y C. Mesquita

61 Traumatismo penetrante con lesión pancreatoduodenal (I) 219
M. D. Pérez Díaz y T. Moreno Salazar

62 Traumatismo penetrante con lesión pancreatoduodenal (II) 221
M. N. Méndez Rivera

63 Traumatismo cerrado con lesión gastrointestinal 223
    H. Llaquet Bayo y A. Campos Serra

64 Traumatismo penetrante con lesión gastrointestinal 225
    A. Muñoz Campaña y A. Campos Serra

65 Traumatismo cerrado con lesión colorrectal 227
    A. C. de Oliveira Almeida, E. Santos, H. Alexandrino y C. Mesquita

66 Traumatismo abdominal penetrante con lesión cólica 231
    M. D. Pérez Díaz y T. Moreno Salazar

67 Traumatismo cerrado con lesión vesical 233
    C. Rey Valcárcel, A. Prosperi Giannone y R. Franco Herrera

68 Traumatismo penetrante con lesión vesical 237
    W. J. Neumann Ordóñez e Y. R. Contreras Contreras

69 Traumatismo cerrado con lesión vascular mayor 241
    C. Rey Valcárcel, R. Franco Herrera y A. Prosperi Giannone

70 Traumatismo penetrante con lesión vascular mayor (I) 245
    J. M. Ligero Ramos, F. García Boyano y Á. Moreno Cuervo

71 Traumatismo penetrante con lesión vascular mayor (II) 249
    C. J. Yánez Benítez, L. M. Richard Sonences, S. Mohseni y T. Hörer

72 Traumatismo penetrante con lesión vascular mayor (III) 253
    B. I. Monzón Torres

73 Traumatismo cerrado con hematoma retroperitoneal en la zona I 255
    M. D. Pérez Díaz y T. Moreno Salazar

74 Traumatismo penetrante con hematoma retroperitoneal en la zona II 259
    W. J. Neumann Ordóñez y P. R. Ottolino Lavarte

75 Traumatismo cerrado con hematoma retroperitoneal en la zona II 263
    A. Titos García, J. M. Aranda Narváez y L. Romacho López

76 Traumatismo penetrante con hematoma retroperitoneal en la zona II 267
    F. J. Turégano Fuentes, R. C. Colombari Monteiro y M. Cuende Díez

77 Traumatismo cerrado con lesión de pared abdominal 271
    F. J. Turégano Fuentes, R. C. Colombari Monteiro y M. Cuende Díez

78 Traumatismo cerrado en paciente embarazada 273
    C. Sánchez Pérez, D. M. Crego Vita, F. Chana Rodríguez y A. Benjumea Carrasco

79 Traumatismo penetrante en paciente embarazada 277
    B. I. Monzón Torres

SECCIÓN V. PELVIS Y EXTREMIDADES   279

Coordinadora: Francisca García-Moreno Nisa

80 Paciente respondedor transitorio (I) 281
    P. Yuste García y M. Gutiérrez Andreu

81 Paciente respondedor transitorio (II) 285
    S. Montón Condón, J. Ruiz Lucea, A. Piñera Diaz, I. Arana Íñiguez y J. I. Otegi Altolagirre

82 Paciente respondedor transitorio (III) 291
    C. Rey Valcárcel

83 Paciente no respondedor (I) 295
    L. M. Richard Sonences y P. R. Ottolino Lavarte

84 Paciente no respondedor (II) 297
    P. Yuste García y M. Gutiérrez Andreu

85 Traumatismo penetrante de pelvis con inestabilidad hemodinámica 301
    I. Rey Simó

86 Traumatismo cerrado de miembro inferior con fractura y lesión neurovascular (I) 305
    F. Chana Rodríguez, R. Gresa Lliso y C. Sánchez Pérez

87   Traumatismo cerrado de miembro inferior con fractura y lesión neurovascular (II) 309
     F. Chana Rodríguez, R. Gresa Lliso y C. Sánchez Pérez

88   Traumatismo cerrado de miembro inferior con fractura y lesión neurovascular (III) 311
     F. D. Miñán Arana y J. C. Salamea Molina

89   Traumatismo penetrante de miembro inferior con/sin fracturas y lesión neurovascular 315
     L. M. Richard Sonences, J. F. Vivas Arizaleta y L. González Heredia

90   Traumatismo penetrante de miembro inferior con cirugía reconstructiva compleja 319
     J. M. Lasso Vázquez e I. de la Cruz Arnanz

91   Traumatismo cerrado de miembro superior con fracturas y lesión neurovascular 327
     F. Chana Rodríguez, R. Gresa Lliso y C. Sánchez Pérez

92   Lesión penetrante vascular de miembro superior 329
     L. M. Richard Sonences, J. F. Vivas Arizaleta y L. González Heredia

SECCIÓN VI. MISCELÁNEA   333

Coordinador: Luis Manuel Richard Sonences

93   Traumatismo cerrado por explosión (lesiones primarias) 335
     I. Ashkenazi y F. J. Turégano Fuentes

94   Traumatismo penetrante por explosión (lesiones secundarias) (I) 337
     I. Ashkenazi y F. J. Turégano Fuentes

95   Traumatismo penetrante por explosión (lesiones secundarias) (II) 339
     I. Ashkenazi y F. J. Turégano Fuentes

96   Quemaduras graves 341
     J. M. Lasso Vázquez y M. Olivares Quílez

97   Herida por asta de toro (I) 347
     M. D. Pérez Díaz y T. Moreno Salazar

98   Herida por asta de toro (II) 349
     M. D. Pérez Díaz y T. Moreno Salazar

99   Traumatismo pediátrico cerrado 351
     L. M. Richard Sonences y L. González Heredia

100 Traumatismo pediátrico penetrante 353
     L. M. Richard Sonences y J. F. Vivas Arizaleta

Índice analítico 357

Cabeza-cuello

I

1 • Traumatismo craneoencefálico cerrado quirúrgico

2 • Traumatismo craneoencefálico cerrado no quirúrgico

3 • Traumatismo craneoencefálico penetrante

4 • Traumatismo craneoencefálico cerrado quirúrgico descartado por edad

5 • Traumatismo cerrado maxilofacial grave

6 • Traumatismo vascular cervical

7 • Traumatismo cervical penetrante con lesión vascular (I)

8 • Traumatismo cervical penetrante con lesión vascular (II)

9 • Traumatismo penetrante con lesión de la vía aérea

10 • Traumatismo penetrante con lesión faringoesofágica

11 • Traumatismo cerrado con lesión vascular cervical

12 • Traumatismo cerrado con lesión vascular cervicocraneal

13 • Traumatismo cerrado con lesión vascular

14 • Traumatismo cerrado con lesión de la vía aérea

15 • Traumatismo cerrado con lesión vertebromedular

CASO

1

PRESENTACIÓN DEL CASO

Varón de 51 años trasladado desde el hospital del área a centro terciario por traumatismo craneoencefálico (TCE). El paciente es llevado inicialmente por los servicios de emergencia extrahospitalaria al hospital más cercano por caída en la vía pública desde su propia altura, con TCE y crisis convulsiva inmediata de corta duración.

O. Mateo Sierra, S. Martín García y L. de la Fuente Regaño

REVISIÓN PRIMARIA

En la valoración inicial se procede con la evaluación de la vía aérea (A), la respiración (B), la circulación (C), el déficit neurológico (D) y la exposición (E):

A: vía aérea permeable, collarín cervical.
B: normoventilación con saturación basal del 95 %.
C: hemodinámicamente estable, ritmo sinusal, presión arterial (PA) de 120/75 mmHg, frecuencia cardíaca (FC) de 80 lpm.
D: escala de coma de Glasgow (ECG) de 14/15 (O3M6V5), pupilas isocóricas y normorreactivas (ICNR) y sin focalidad.
E: herida incisocontusa parietal derecha de aspecto superficial. Sin otras lesiones.

Por la puntuación en la ECG inicial, se considera un TCE leve (**Tabla 1-1**) y, por la herida superficial, el diagnóstico es de TCE cerrado. Se cierra la herida craneal con grapas.

La crisis epiléptica implica un mayor riesgo de lesión intracraneal.

Se informa de que es un paciente con antecedentes de enolismo crónico, procedente de otro país y que no habla correctamente castellano (lo que puede limitar la valoración verbal de la ECG).

La analítica no muestra alteraciones de interés.

La tomografía computarizada (TC) craneal sin contraste muestra hematoma epidural temporal derecho (>50 mL) asociado a fractura craneal lineal, focos contusivos intracerebrales múltiples, hemorragia subaracnoidea difusa y un desplazamiento de la línea media de 4,6 mm (**Fig. 1-1**).

Ante el diagnóstico TCE cerrado con hematoma epidural con desplazamiento de línea media (entre otras lesiones), se solicita traslado a centro terciario con pauta de levetiracetam al 20 % i.v. (pautado como tratamiento de hipertensión intracraneal, aunque en este momento por la situación clínica no esté documentada, ya que presenta una puntuación en la ECG de 14/15). Se descarta lesión cervical y se retira collarín.

Los *scores* iniciales son: Abbreviated Injury Scale (AIS) de 4, Injury Severity Score (ISS) de 16, New Injury Severity Score (NISS) de 16 y y Shock Index (SI) de 0,67.

REVISIÓN SECUNDARIA

A su llegada al box vital del centro terciario (a los 40 minutos desde la TC inicial), el paciente se mantiene respirato-

Tabla 1-1. Valoración del nivel de consciencia por la escala de coma de Glasgow (ECG) y clasificación de la gravedad del TCE de acuerdo con ella

ECG: O + M + V = 3-15					
Apertura ocular (O)		**Respuesta motora (M)**		**Respuesta verbal (V)**	
		Obedece órdenes	6		
		Localiza el dolor	5	Apropiada	5
Espontánea	4	Defensa al dolor	4	Confusa	4
A la orden	3	Flexión anormal	3	Inapropiada	3
Al dolor	2	Extensión anormal	2	Incomprensible	2
No	1	No	1	No	1
Total ocular	1-4	Total motora	1-6	Total verbal	1-5
Gravedad del TCE según puntuación en la ECG					
TCE leve		ECG = 14-15 (previamente incluía ECG = 13)			
TCE moderado		ECG = 9-13 (previamente ECG solo de 9-12)			
TCE grave		ECG < 8 (requiere intubación)			

ria y hemodinámicamente estable (ritmo sinusal, PA de 160/85 mmHg, FC de 65 lpm), con evidente disminución de nivel de consciencia, ECG de 10/15 (O3M6V1), junto con anisocoria (pupila derecha midriática y arreactiva, pupila izquierda media y reactiva). No emite ni comprende lenguaje (puede estar limitado por el idioma extranjero), pero mantiene una movilización normal de los miembros (el aspecto motor de la ECG es el más importante de los tres, por lo que, a pesar del deterioro, hay un estado neurológico considerado recuperable).

Los *scores* actuales son: AIS de 5, ISS de 25, NISS de 25 y SI de 0,41.

Ante este deterioro, está indicada la cirugía urgente del hematoma epidural, por lo que ya en el box vital se extrae nueva analítica y pruebas cruzadas para posible transfusión.

Se inician las maniobras de protección cerebral con sedación e intubación orotraqueal y el tratamiento con medidas antiedema cerebral (suero hiperosmolar/manitol).

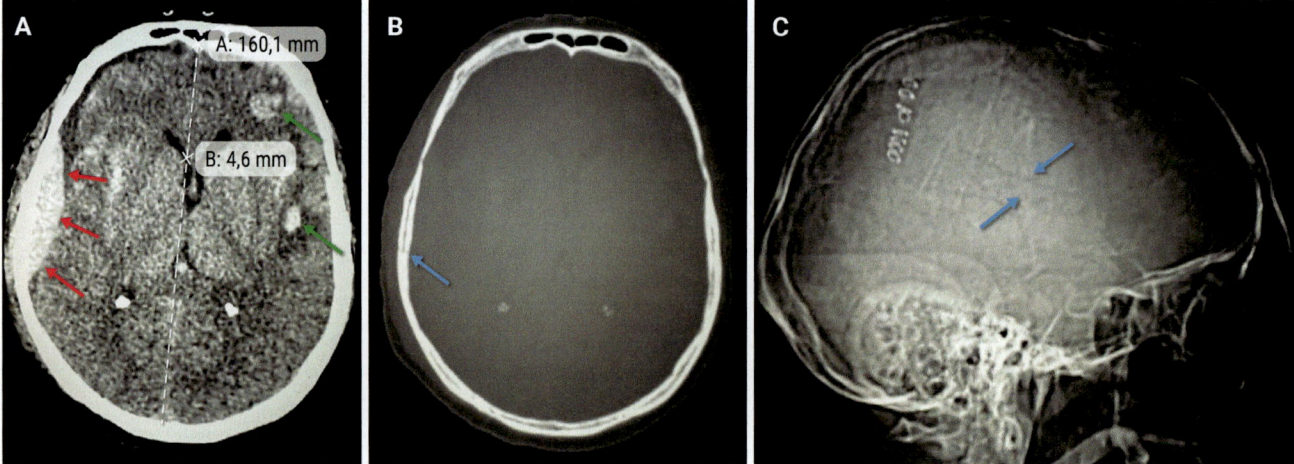

Figura 1-1. La TC craneal inicial. A la izquierda, imagen axial de TC que muestra hematoma epidural hiperdenso de mediano tamaño (flechas rojas) con desplazamiento de la línea media de 4,6 mm y contusiones cerebrales (flechas verdes); en el centro, imagen de la fractura craneal causante del hematoma epidural en la ventana ósea de TC; a la derecha, escanograma inicial con imagen de radiografía lateral que muestra la fractura lineal (flechas azules) y las grapas en la herida incisocontusa tratada.

Con el diagnóstico de ingreso, hematoma epidural con desplazamiento de línea media, y la exploración actual con parálisis del III par craneal derecho, podría considerarse el traslado directo a quirófano (**Tabla 1-2**). Sin embargo, debido a la estabilidad hemodinámica con respuesta motora normal, y a la existencia de múltiples lesiones en la TC inicial y, sobre todo, al tiempo transcurrido desde esta, se decide la repetición emergente de TC craneal por si precisara un tratamiento quirúrgico más complejo.

Con frecuencia, las hemorragias de la TC inicial aumentan en las primeras horas y, sobre todo, tras la evacuación de hematomas, por lo que el paciente podría requerir otra cirugía inmediata tras evacuar el hematoma epidural diagnosticado previamente.

En caso de que el paciente ya presentara crisis hipertensiva, bradicardia y trastorno respiratorio (tríada de Cushing), estaría indicada la cirugía emergente, y tras esta se repetiría la segunda TC para controlar el resto de las lesiones.

En la segunda TC craneal realizada (**Fig. 1-2**) se muestra un incremento del hematoma epidural derecho con compresión del tronco cerebral (que explica la midriasis derecha), nuevos hematomas subdurales temporales bilaterales,

Tabla 1-2. Características generales de los hematomas epidurales traumáticos

Hematoma epidural craneal traumático		
Etiología	**Epidemiología**	**Clínica**
• Hemorragia arterial o venosa con fractura craneal • Puede aparecer sin fractura craneal	• Descrita en el 10 % de los TCE • La causa arterial es la más frecuente y aguda • La causa venosa puede ser más diferida	• Deterioro progresivo con afectación del tronco cerebral y con parálisis del III par ipsilateral antes de bajar el nivel de consciencia (hematoma típico a nivel temporal, muy cerca del tronco cerebral) • Deterioro tras intervalo lúcido (menos frecuente) • Asintomático (en lesiones menores)
Diagnóstico		
TC cerebral sin contraste urgente	Lesión hiperdensa extraaxial biconvexa que no cruza suturas (a diferencia del hematoma subdural), en general, con fractura craneal adyacente. Puede presentar zonas hipodensas por sangrado activo (*swirl-sign*). Se ha de vigilar la compresión medial del tronco	
Tratamiento		
Cirugía con craneotomía	Craneotomía y evacuación con hemostasia de punto sangrante (no es evacuable a través de trépanos). Cirugía indicada en hematomas de >30 mL, o con deterioro neurológico, o con desplazamiento de la línea media. Puede no tratarse en casos asintomáticos o de pequeño tamaño	
Pronóstico		
Mortalidad	Del 15 % en hematomas epidurales globalmente. La mortalidad es mínima en los pacientes con lesión epidural única y tratada de forma precoz. La mortalidad se eleva si hay asociación de otras lesiones de peor pronóstico, entre las que destacan el hematoma subdural y la hemorragia subaracnoidea	

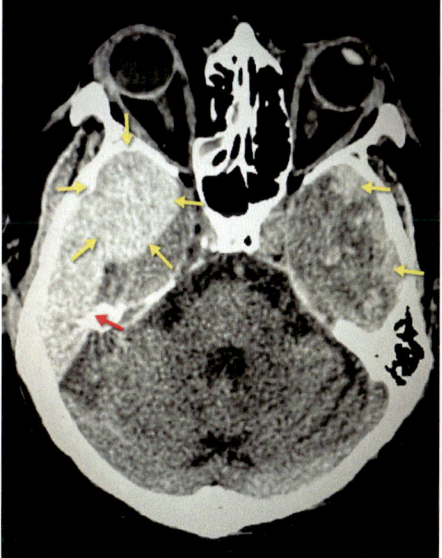 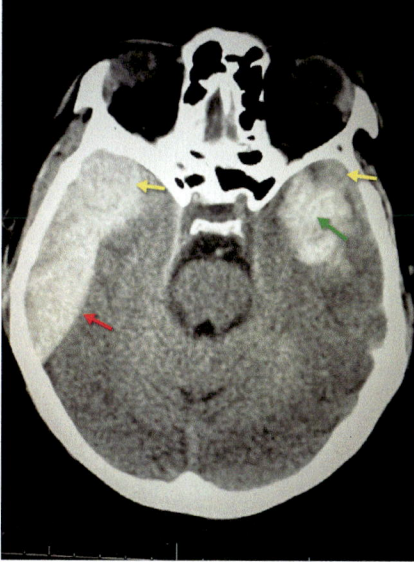 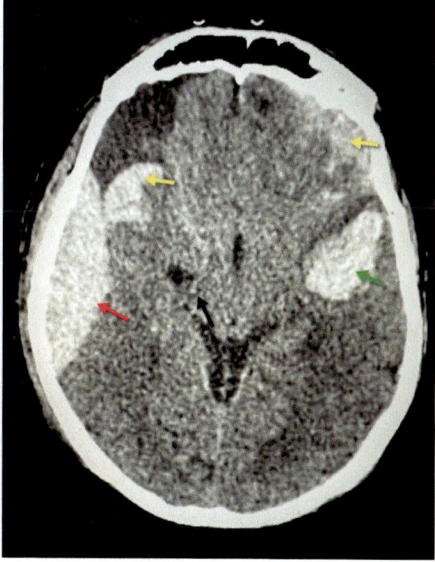

Figura 1-2. TC craneal al ingreso en el centro terciario. Imágenes axiales de TC que muestran la progresión radiológica de las lesiones. Crecimiento del hematoma epidural biconvexo en todos los cortes (flechas rojas), desarrollo de un gran hematoma subdural en parte anterior al epidural y menor a nivel contralateral (flechas amarillas), y desarrollo de una gran contusión temporal izquierda (flechas verdes). La compresión del tronco se muestra en la imagen de la derecha (flecha negra); se aprecia el asta temporal y lóbulo temporal medial a esta sobre el mesencéfalo.

incremento de volumen de las contusiones (a nivel temporal izquierdo explican el empeoramiento del lenguaje) y signos de hipertensión intracraneal.

Por la existencia de múltiples lesiones hemorrágicas intracraneales con efecto de masa creciente respecto a la TC anterior, se procede al traslado a quirófano y a realizar la evacuación de las lesiones en orden de prioridad por su riesgo vital y funcional.

El tratamiento quirúrgico del hematoma epidural debe realizarse por craneotomía según el tamaño del hematoma, en general, centrada en el área temporal, que es donde se localizan la mayor parte de estas lesiones.

En este caso que asocia un hematoma subdural contralateral muy amplio y contusiones, por lo que la cirugía requiere un abordaje más amplio, con la craneotomía denominada *trauma flap* y, con frecuencia, no va a poder reponerse hueso en esa cirugía inicial (**Fig. 1-3**).

EN EL QUIRÓFANO

En primer lugar, se interviene el lado derecho, que muestra la compresión del tronco cerebral. Se realiza craneotomía frontotemporal y se evacúa un voluminoso hematoma epidural que ejerce elevada presión sobre el cerebro. Posteriormente, se evacúa un hematoma subdural y una contusión subyacente. El cerebro queda sin tensión, por lo que se repone el hueso subyacente y se cierra por planos.

En segundo lugar, se interviene el lado izquierdo por un abordaje frontotemporal con evacuación de un hematoma subdural y de la contusión subyacente del lóbulo temporal de gran tamaño. A pesar de la evacuación en este lado, se mantiene una elevada presión (por las otras lesiones profundas), por lo que no se repone el hueso (se envía a banco de huesos) y se cierra con plastia dural y por planos.

Figura 1-3. TC craneal con reconstrucción 3D preoperatoria (no requerida para la cirugía). En la imagen superior izquierda se muestra el mayor efecto de masa en el lado derecho, preferentemente por el hematoma epidural. En la imagen central se muestra la incisión para evacuación del hematoma epidural que debe cubrir todo el hematoma y llegar a la base craneal (arco cigomático). En la imagen inferior izquierda se muestra el escanograma posoperatorio con la incisión del lado derecho marcada con una flecha roja y con reposición de hueso (miniplacas óseas); la incisión contralateral por ser para hematoma subdural agudo izquierdo (flecha amarilla) es mucho mayor (*trauma flap*) y no se repone hueso.

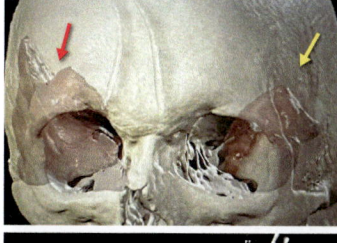
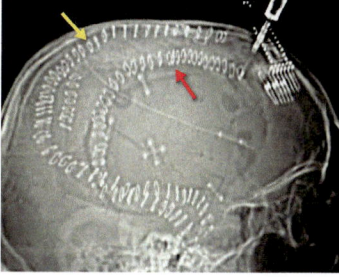
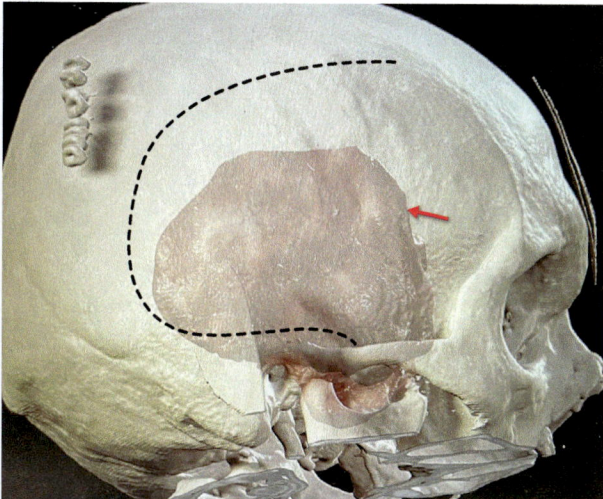

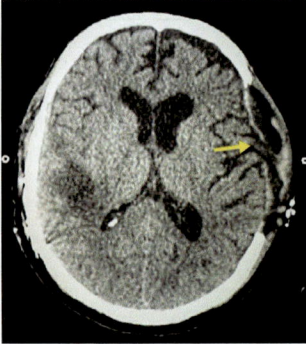 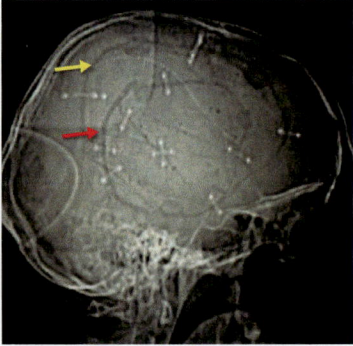 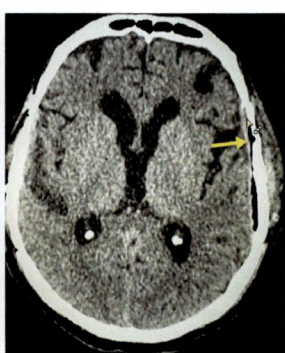

Figura 1-4. TC craneal tras cirugía con craniectomía descompresiva en lado izquierdo (flecha amarilla) y evacuación de las hemorragias tratadas. En el centro, imagen tras reposición del hueso de modo diferido en un escanograma craneal, con identificación del área de craniectomía previa (flecha amarilla, lado izquierdo) y del área del hueso de la craneotomía (flecha roja, lado derecho). A la derecha, corte axial de TC craneal tras la reposición del hueso de la craniectomía izquierda (flecha amarilla).

Al finalizar el procedimiento, se inserta un sensor de monitorización de presión intracraneal (PIC) que muestra una presión cerebral normal (PIC de 8 mmHg), lo que implica un buen pronóstico.

EVOLUCIÓN POSOPERATORIA

En la unidad de cuidados intensivos, la evolución es favorable, con PA de 140-150 mmHg, FC de 60-75 lpm (con bradicardias asociadas a medicación sedante que ceden al retirarla), saturaciones > 95 % con fracción inspirada de oxígeno (FiO_2) de 0,3 y PIC menor a 15 mmHg en todo momento. Las pupilas se normalizan tras la cirugía y no se detecta focalidad ni complicaciones en las heridas quirúrgicas. La TC de control muestra resolución de las lesiones

operadas (v. **Fig. 1-3**) y, en sucesivas TC, se objetiva una reducción de las contusiones profundas. El paciente puede ser extubado a los siete días de la cirugía y presenta como incidencias una agitación intensa (por el TCE y el antecedente de enolismo) y traqueobronquitis, que se resuelven con tratamiento médico.

A los 27 días del TCE, se traslada a planta. Se realiza la reposición del colgajo óseo izquierdo cuando se objetiva ausencia de tensión en el área de craniectomía, con TC de control sin complicaciones (**Fig. 1-4**). La evolución final es favorable con recuperación de nivel de consciencia (ECG de 15/15), sin focalidad, aunque con trastorno de conducta y cognitivo. Se desconoce si el paciente previamente al TCE presentaba deterioro cognitivo. El alta hospitalaria al centro rehabilitador se realiza un mes después del paso a planta.

 CLAVES DEL CASO

- La valoración inicial de gravedad de los TCE según la ECG es una herramienta orientativa. En caso de TCE considerados leves por su buen nivel de consciencia, puede existir un deterioro posterior, sobre todo, en casos de crisis al inicio, alteración de la coagulación y TCE de alta energía.
- El hematoma epidural habitualmente es secundario a sangrado arterial y puede tener una evolución muy rápida. La localización temporal de estas lesiones hace que la compresión del tronco y del III par (midriasis) sean precoces y puedan aparecer antes de los síntomas graves de hipertensión intracraneal (cefalea intensa, vómitos y descenso de la ECG).
- Los hematomas epidurales requieren cirugía emergente si muestran deterioro neurológico o desplazamiento de línea media o compresión del tronco (parálisis del III par y tríada de Cushing).
- Aunque el intervalo lúcido es sugestivo de los hematomas epidurales, la presentación clínica es variable e, incluso pueden ser asintomáticos en casos de hematomas epidurales pequeños.

- La existencia de múltiples lesiones en la primera TC craneal es un criterio de mal pronóstico, por lo que estos pacientes deben tener una monitorización estrecha en la unidad de cuidados intensivos y TC de control precoz.
- No hay evidencia de que se precise el uso de manitol antes de los síntomas de compresión de tronco en un paciente con ECG de 14/15.
- Se recomienda el tratamiento anticomicial en los pacientes con TCE y crisis en la fase aguda. Si bien en las guías se recomienda fenitoína (no actualizadas), el tratamiento más usado en los últimos años es levetiracetam.
- La cirugía se prioriza según la gravedad de las lesiones múltiples. La cirugía precoz puede lograr la evacuación de las lesiones quirúrgicas y, con ello, el control de la PIC, pero la afectación global por el TCE puede generar secuelas no recuperables, especialmente en la esfera cognitiva.
- En los hematomas epidurales aislados el pronóstico es muy bueno si el tratamiento es precoz y es una de las lesiones traumáticas con mejores tasas de recuperación.

BIBLIOGRAFÍA

Bergmans SF, Schober P, Schwarte LA, Loer SA, Bossers SM. Prehospital fluid administration in patients with severe traumatic brain injury: a systematic review and meta-analysis. Injury. 2020;51(11):2356-67.

Brain Trauma Foundation. Guidelines for the management of severe TBI. 4ª ed. Palo Alto: Brain Trauma Foundation; 2016.

Khairat A, Waseem M. Epidural hematoma. 2022 Aug 7. En: StatPearls [Internet]. Treasure Island (FL): StatPearls Publishing; 2022 Jan–.

Venkatakrishna R. Management of acute moderate and severe traumatic brain injury. UpToDate [consulta el 3 de febrero de 2023]. 2022. Disponible en: https://www.uptodate.com.

Wu R, Shi J, Cao J, Mao Y, Dong B. Two occurrences of delayed epidural hematoma in different areas following decompressive craniectomy for acute subdural hematoma in a single patient: a case report. BMC Surg. 2017; 17(1):123.

CASO
2

PRESENTACIÓN DEL CASO

Un varón de 53 años es llevado a urgencias por los servicios de emergencia extrahospitalarios por encontrarlo en la vía pública con bajo nivel de consciencia y signos de traumatismo craneoencefálico (TCE) cerrado.

O. Mateo Sierra, S. Martín García y L. de la Fuente Regaño

REVISIÓN PRIMARIA

En la valoración inicial se procede con la evaluación de la vía aérea (A), la respiración (B), la circulación (C), el déficit neurológico (D) y la exposición (E):

A: vía aérea permeable.
B: normoventilación, murmullo vesicular conservado y saturación del 94 %.
C: hemodinámicamente estable, rítmico, presión arterial (PA) de 163/68 mmHg, frecuencia cardíaca (FC) de 78 lpm.
D: estuporoso, escala de coma de Glasgow (ECG) 7/15 (O1M5V1), pupilas muy mióticas, isocóricas y normorreactivas (ICNR) y sin focalidad aparente.
E: contusión de partes blandas en la zona occipital izquierda; sin otras lesiones.

Se desconocen los antecedentes del paciente. Al ingreso está febril, 38,5 °C, con mal estado general y con ausencia de cuidado personal. A su llegada a box vital se pauta naloxona por la miosis detectada y se consigue una mínima y transitoria mejoría del nivel de consciencia, que persiste con ECG de 7/15.

- En general, la afectación por sustancias tóxicas o por trastornos metabólicos reduce más la puntuación de la ECG en los aspectos de respuesta ocular y verbal, como ocurre en este caso, dada la mejoría relativa con naloxona, mientras que las lesiones traumáticas graves afectan a la respuesta motora.

- El paciente presenta una ECG de 7/15, por lo que se considera un TCE grave y requiere sedación e intubación orotraqueal desde el inicio.

- Muestra evidencia de TCE cerrado, sin lesiones externas y, si bien se desconoce su duración, la coexistencia de un bajo nivel de consciencia y de un TCE con fiebre debe hacer pensar en una posible neumonía por broncoaspiración. Para que esta se desarrolle requiere un período de tiempo, de modo que no suele ser evidente en el TCE hiperagudo, pero podría presentarse si el paciente ha permanecido inconsciente varias horas.

Se completa el estudio con:

- Analítica: destaca hemoglobina de 13,8 g/dL, plaquetas de 138×10^3/uL, leucocitos de $12,7 \times 10^3$/uL, neutrófilos de $11,3 \times 10^3$/uL, fibrinógeno de 535 mg/dL, proteína C-reactiva de 20 mg/L. En la analítica de orina se detectan benzodiacepinas.

- Tomografía computarizada (TC) craneal sin contraste (**Fig. 2-1**): se detectan lesiones hiperdensas múltiples compatibles con contusiones cerebrales en las regiones temporales anteriores y frontales basales de modo bilateral (flechas verdes). Ninguna de estas lesiones presenta tamaño superior a 30 mL. La distribución de estas lesiones se relaciona con las lesiones por contragolpe tras el TCE a nivel occipital (contusión epicraneal). Se identifica un halo hipodenso alrededor de estas contusiones compatible con edema local por lesiones de varias horas de evolución. Se detecta también hemorragia subaracnoidea difusa (flechas

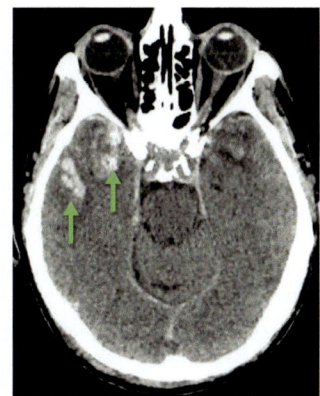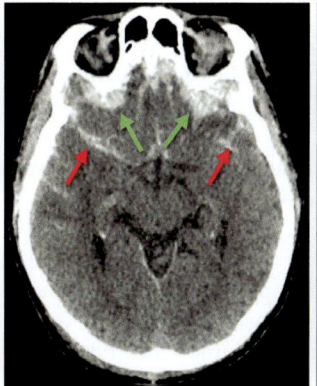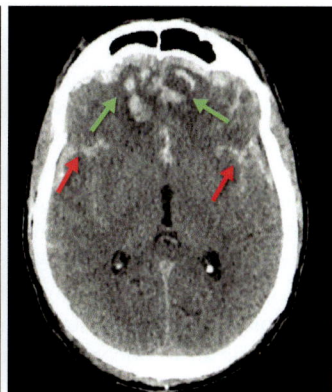

Figura 2-1. TC craneal inicial. Cortes axiales de TC craneal sin contraste que muestran numerosas lesiones postraumáticas que incluyen: lesiones hiperdensas intracerebrales a nivel frontal y temporal basales de modo bilateral (flechas verdes), compatibles con lesiones por contragolpe tras TCE occipital; hemorragia subaracnoidea difusa en las cisternas silvianas bilaterales y surcos de la convexidad (flechas rojas). No se detecta compresión de tronco ni desplazamiento de la línea media.

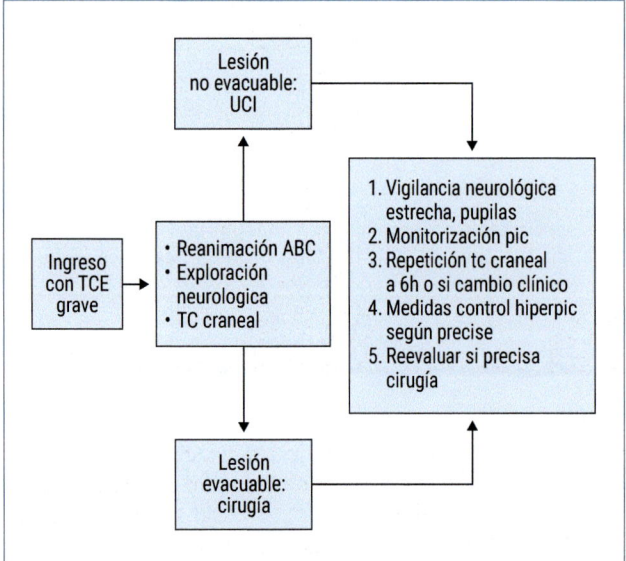

Figura 2-2. Gráfico de manejo general de los TCE graves cerrados en los que no hay una lesión evacuable quirúrgicamente.

Tabla 2-1. Características generales de las contusiones cerebrales	
Definición	Lesión hemorrágica traumática intracerebral
Fisiopatología	Producen destrucción del tejido cerebral. Progresan y aumentan su edema en las primeras horas por la liberación de mediadores inflamatorios. El efecto tóxico-metabólico de la sangre incrementa la lesión secundaria cerebral
Epidemiología	Es una de las lesiones más habituales de los TCE graves. Su pronóstico empeora en caso de ser múltiples y si están asociados a hemorragia subaracnoidea o a hematomas subdurales
Diagnóstico	TC craneal urgente sin contraste. Repetir en las primeras horas
Tratamiento	Monitorización de la PIC, ingreso en unidad de neurocríticos
Indicación de cirugía	Individualizar tratamiento. En general, valorar cirugía si hay: • Deterioro progresivo, PIC no controlada • Contusión con efecto masa y resecable • Contusión temporal > 20 mL o signos de compresión de tronco • Desviación de línea media > 5 mm

rojas). No hay desplazamiento de la línea media ni signos de compresión del tronco cerebral.

• Radiografía (Rx) de tórax: consolidación en el lóbulo inferior derecho compatible con proceso neumónico por broncoaspiración. Callos de fracturas antiguas en arcos costales.

El diagnóstico de contusiones cerebrales múltiples y hemorragia subaracnoidea en un paciente con ausencia de desplazamiento de línea media o signos de compresión del tronco cerebral implica la necesidad de ingreso en una unidad de cuidados intensivos neurocríticos con monitorización de la presión intracraneal (PIC) junto con la repetición de una TC craneal en un plazo corto de tiempo para descartar complicaciones y necesidad de cirugía (**Fig. 2-2**).

La existencia de edema pericontusivo en la TC craneal inicial implica que las contusiones llevan algún tiempo de evolución, no son hiperagudas. Es esperable el incremento de edema en los primeros días según la evolución natural de las contusiones cerebrales (**Tabla 2-1**), por lo que se deben mantener controles seriados de TC craneal al principio de la evolución.

Los *scores* iniciales son: Abbreviated Injury Scale (AIS) de 4, Injury Severity Score (ISS) de 16, New Injury Severity Score (NISS) de 16 y Shock Index (SI) de 0,48.

REVISIÓN SECUNDARIA

El paciente ingresa en la unidad de cuidados intensivos con sedoanalgesia e intubación, y en las primeras horas se mantiene febril, con saturaciones del 96 % con oxígeno suplementario, tendente a la hipotensión (presión arterial sistólica [PAS] de 100 mmHg) que remonta con sueroterapia. Está rítmico, con buen patrón de diuresis, y con PIC de 11 mmHg. En todo momento mantiene una correcta presión de perfusión cerebral y se objetiva miosis y reactividad pupilar estables, sin poder ser valorada ya la respuesta motora por sedación.

Se inicia antibioticoterapia para la neumonía con control estrecho de la temperatura por el efecto de elevación de la PIC que conlleva. A pesar de los antibióticos, el infiltrado pulmonar empeora en la primera semana:

• Por la PIC controlada, no precisa una escalada de las medidas antiedema cerebral.
• Se repite TC craneal de control a las 6 horas del ingreso y no se objetivan cambios.
• A las 48 horas y con PIC normales, se repite nueva TC craneal, que no detecta cambios.
• Se mantiene el tratamiento médico con sedación y antibioticoterapia.

EVOLUCIÓN

El paciente presenta en las primeras semanas complicaciones respiratorias por neumonía asociada a ventilación mecánica por *Klebsiella pneumoniae*. A los 20 días del ingreso y ante esta evolución desfavorable, se realiza traqueostomía cuando el estado del paciente lo permite. Se mantiene hemodinámicamente estable con tendencia a la hipertensión, que precisa medicación para su control.

A nivel neurológico, una vez mejorada la condición respiratoria, con TC de control iniciales sin signos de complicación y con PIC normales, se realizan ventanas de sedación para valorar la evolución. Al descender la sedación, el paciente mantiene pupilas ICNR, sin conexión con el medio, con respuesta flexora en miembros derechos y sin respuesta en hemicuerpo izquierdo.

Ante el cambio en la exploración respecto al ingreso (al inicio el paciente no presentaba focalidad motora), se requiere descartar una complicación mediante pruebas complementarias:

Figura 2-3. TC craneal evolutiva. Cortes axiales de TC craneal sin contraste que muestran la evolución radiológica favorable de las lesiones previas, que ya aparecen como hipodensas y de menor tamaño, sin complicaciones asociadas.

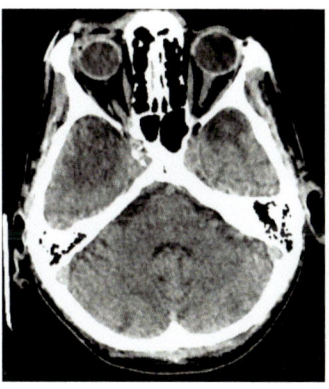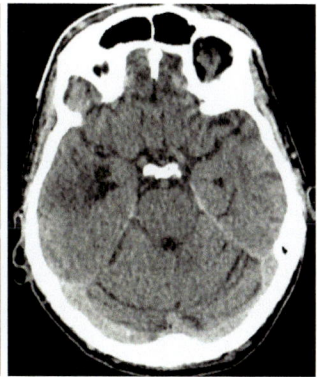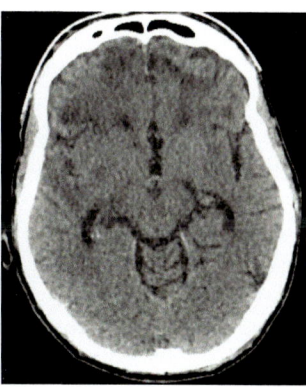

- TC craneal (**Fig. 2-3**): detecta evolución de las lesiones ya conocidas, sin complicación.
- Electroencefalograma (EEG): muestra signos de encefalopatía difusa moderada-grave y signos compatibles con crisis epilépticas en el hemisferio derecho.

Se inicia el tratamiento anticomicial con levetiracetam, que, en principio, no está indicado en ausencia de crisis, y se obtiene una mejoría progresiva del nivel de consciencia, aunque persiste la focalidad. Tolera la retirada de sedación progresiva. A los 35 días del ingreso, el paciente es trasladado a planta con ECG de 9/15 (O2M5V2), con limitada conexión con el medio, sin obedecer órdenes, con pupilas ICNR y hemiparesia grave derecha. Precisa traqueostomía y gastrostomía por ausencia de control de la vía aérea. El paciente es trasladado a un centro médico de media estancia para valorar mejoría y realizar rehabilitación.

 CLAVES DEL CASO

- El TCE con ECG ≤ 8 es grave y requiere intubación para la protección de la vía aérea y un diagnóstico precoz de las lesiones que puedan ser susceptibles de cirugía.
- En los pacientes con TCE grave puede haber factores que empeoren el daño inicial traumático como puede ser el consumo de tóxicos que agraven el grado de consciencia. En este caso, el bajo nivel de consciencia por el TCE y por las benzodiacepinas pudo favorecer el desarrollo de la neumonía de inicio.
- Los pacientes con TCE grave deben mantener una adecuada perfusión y oxigenación cerebral y un control estrecho de la PIC, por lo que el ingreso en unidades de neurocríticos es esencial.
- Las contusiones cerebrales pueden requerir cirugía cuando mantienen un tamaño y una localización que permita la evacuación quirúrgica sin incremento de la morbilidad. En caso de lesiones múltiples, de tamaño < 30 mL, profundas y, sobre todo, en ausencia de efecto masa, desplazamiento de línea media o hipertensión intracraneal no precisan cirugía.

- Desde el momento inicial, las contusiones se muestran como lesiones hiperdensas intracerebrales, y a lo largo de las primeras horas se incrementa el edema alrededor de estas lesiones, que aparecerá en TC craneales seriadas como un halo hipodenso.
- Los TCE graves tienen mayor tendencia a presentar crisis que pueden estar controladas con la sedación. Ante cualquier deterioro neurológico no explicable por imagen, está indicado el EEG. El tratamiento anticomicial profiláctico no está indicado en las guías, pero sí en caso de crisis.
- Entre las complicaciones más frecuentes del TCE grave, están las complicaciones respiratorias desde el comienzo y que pueden requerir mantener la sedación durante más tiempo y limitan la exploración funcional.
- A pesar del tratamiento precoz, la morbimortalidad por contusiones cerebrales, especialmente si presentan ECG ≤ 8 inicial, es elevada.

BIBLIOGRAFÍA

Brain Trauma Foundation. Guidelines for the management of severe TBI. 4ª ed. Palo Alto: Brain Trauma Foundation; 2016.

Gaillard F, Baba Y, Yap J. Cerebral hemorrhagic contusion. Radiopaedia [consulta el 6 de febrero de 2023]. Disponible en: https://radiopaedia.org/.

Pellot JE, De Jesús O. Cerebral contusion. [Updated 2022 Aug 29]. En: StatPearls [Internet]. Treasure Island (FL): StatPearls Publishing; 2022 Jan-.

Venkatakrishna R. Management of acute moderate and severe traumatic brain injury. UpToDate [consulta el 3 de febrero de 2023] 2022. Disponible en: https://www.uptodate.com.

CASO 3	PRESENTACIÓN DEL CASO
	Se presenta el caso de un paciente varón de 35 años, sin antecedentes de interés, que acude al servicio de urgencias hospitalarias tras sufrir una herida incisa en la región frontotemporal izquierda con una radial.

L. de la Fuente Regaño, S. Martín García y O. Mateo Sierra

REVISIÓN PRIMARIA

En la valoración inicial se procede con la evaluación de la vía aérea (A), la respiración (B), la circulación (C), el déficit neurológico (D) y la exposición (E):

A: sin evidencia de obstrucción de la vía aérea.
B: Murmullo vesicular conservado y simétrico, movilización simétrica de ambos hemitórax. Adecuada saturación basal de oxígeno.
C: hemodinámicamente estable, con buen relleno capilar.
D: consciente y orientado en las tres esferas. Pupilas isocóricas normorreactivas. Pares craneales sin alteraciones. Fuerza y sensibilidad conservadas en extremidades. Presenta herida incisa frontotemporal izquierda de, aproximadamente, 15 cm de longitud con abundante sangrado. A través de la herida se observa fractura del hueso frontal, sin exposición del parénquima cerebral.
E: No se objetivan heridas ni hematomas en el resto del cuerpo.

REVISIÓN SECUNDARIA

Se realiza lavado y sutura inicial de la herida por parte de cirugía general. Asimismo, se pauta profilaxis antitetánica y antibiótica con cefazolina (2 g) y gentamicina (240 mg). El estudio analítico fue normal. En la tomografía computarizada (TC) de cráneo se observa herida cortante en partes blandas frontal, pterional y temporal izquierdas con hematoma asociado y enfisema subcutáneo. Presenta afectación

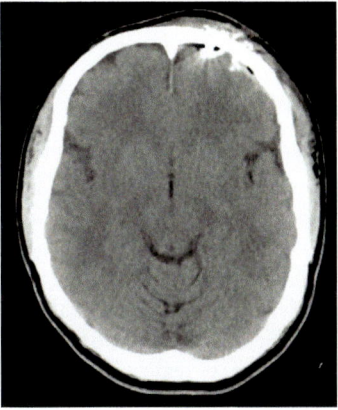

Figura 3-2. TC donde se observa la presencia de un cuerpo extraño metálico intracraneal.

de la escama del hueso frontal en forma de fractura con múltiples fragmentos. Asocian algunas burbujas de neumoencéfalo y un hematoma subdural de hasta 5 mm en convexidad frontal en la región frontobasal y en la fosa craneal media. En contacto con la tabla interna del hueso frontal izquierdo y próximo a la herida cortante, se identifica un cuerpo extraño metálico intracraneal (**Figs. 3-1, 3-2, 3-3 y 3-4**). El paciente es valorado por neurocirugía, que indica cirugía urgente para extracción del fragmento metálico intracraneal.

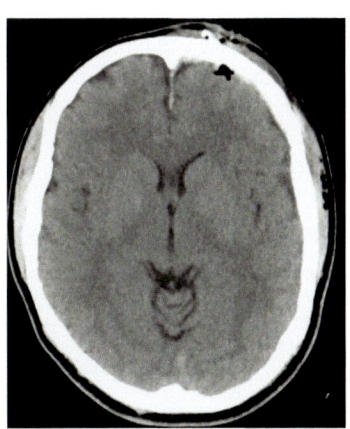

Figura 3-3. TC donde se observa burbuja de neumoencéfalo.

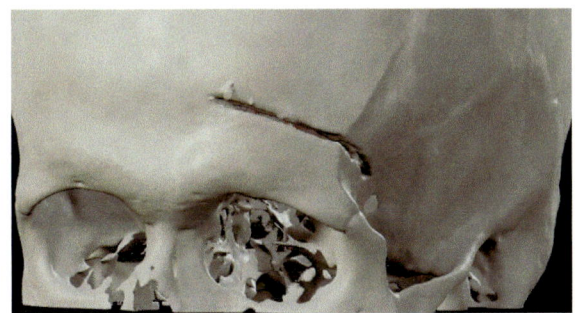

Figura 3-1. Reconstrucción de la fractura de hueso frontal.

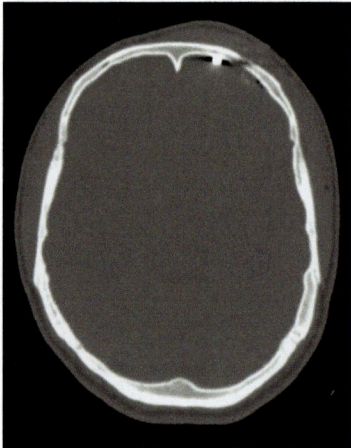

Figura 3-4. TC de cráneo con ventana de hueso donde se observa la fractura de hueso frontal.

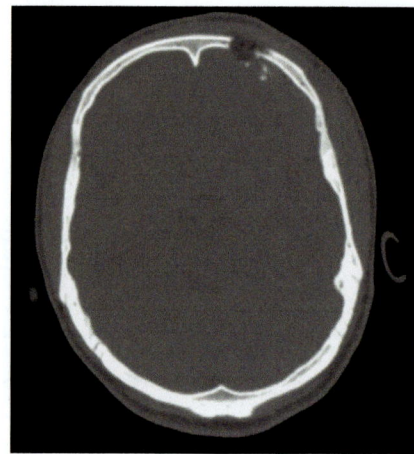

Figura 3-5. TC de cráneo posquirúrgica con ventana de hueso tras la extirpación de los fragmentos metálicos.

EN EL QUIRÓFANO

Bajo anestesia general, con el paciente colocado en decúbito supino, se procede a la reapertura de la herida incisa frontal izquierda con exposición de la línea de fractura. Se amplía el trazo de la fractura en su margen medial e inferior usando un laminótomo. Se observa laceración dural con exposición del parénquima frontal. Se identifica y se extrae la esquirla metálica que se observaba en las pruebas de imagen. Finalmente, se realiza hemostasia del lecho quirúrgico, sellado de la fractura con cera de hueso y cierre de la herida con puntos.

EVOLUCIÓN POSTOPERATORIA

Tras la cirugía, el paciente permanece afebril y hemodinámicamente estable, sin focalidad neurológica de nueva aparición, con buen control del dolor con analgesia de primer escalón. La herida quirúrgica presenta buen aspecto, sin signos de infección ni dehiscencia. Se realiza TC de cráneo de control, en la que no se observan datos sugestivos de complicación (**Fig. 3-5**). Dada la buena evolución, se decide el alta con tratamiento antibiótico con amoxicilina y ácido clavulánico durante dos semanas y seguimiento en consultas externas de neurocirugía.

 CLAVES DEL CASO

- Entre aquellos pacientes que han sufrido un traumatismo craneal penetrante es relativamente frecuente la presencia de fracturas hundidas abiertas. Se trata de una potencial emergencia neuroquirúrgica, debido al elevado riesgo de infección. Sin embargo, no en todos los casos es necesario el tratamiento quirúrgico.
- Las indicaciones para tratamiento quirúrgico en este tipo de fracturas son las siguientes:
  - Presencia de déficit neurológico.
  - Sospecha clínica o mediante prueba de imagen de lesión de la duramadre (fístula de líquido cefalorraquídeo [LCR], neumoencéfalo en TC, etc.).
  - Hematoma intracraneal significativo subyacente a la fractura.

  - Hundimiento de más de 1 cm o mayor del grosor del hueso craneal.
  - Implicación del seno frontal.
  - Contaminación de la herida.
  - Deformidad estética.
- En el caso que se presentaba anteriormente, además de la indicación quirúrgica por la presencia de un cuerpo extraño metálico, hay indicación quirúrgica por la sospecha mediante TC de lesión en la duramadre.
- En aquellos pacientes con presencia de cuerpos extraños intracraneales, es apropiado iniciar cobertura antibiótica empírica, dado el riesgo de infección. Si es posible, se recomienda recoger muestras del objeto para cultivo.

BIBLIOGRAFÍA

D'Agostino R, Kursinskis A, Parikh P, Letarte P, Harmon L, Semon G. Management of penetrating traumatic brain injury: operative versus non-operative Intervention. J Surg Res. 2021;257:101-6.

Greenberg MS. Gunshot wounds and non-missile penetrating brain injuries. En: Handbook of neurosurgery. 9ª ed. Nueva York: Thieme Medical Publishers; 2020. p. 944-9.

Greenberg MS. Skull fractures. En: Handbook of neurosurgery. 9ª ed. Nueva York: Thieme Medical Publishers; 2020. p. 917-25.

CASO

4

PRESENTACIÓN DEL CASO

Un varón de 83 años es llevado a urgencias por los servicios de emergencia extrahospitalarios por politraumatismo secundario a un atropello. Según los testigos, el paciente caminaba autónomamente por la vía pública en el momento del impacto.

En la primera valoración, destaca un bajo nivel de consciencia con balbuceo, movilización activa de los cuatro miembros y no obedece órdenes. Presenta una escala de coma de Glasgow (ECG) de 9/15 (O2M5V2). Por ECG baja, paciente frágil y atropello, se procede a sedación e intubación orotraqueal (IOT) antes del traslado al centro terciario. Se mantiene con estabilidad hemodinámica (120/80 lpm) y respiratoria (saturaciones >95 % con oxígeno suplementario).

O. Mateo Sierra, S. Martín García y L. de la Fuente Regaño

REVISIÓN PRIMARIA

En la valoración inicial se procede con la evaluación de la vía aérea (A), la respiración (B), la circulación (C), el déficit neurológico (D) y la exposición (E):

A: IOT, porta collarín cervical.

B: murmullo vesicular conservado, movilización simétrica de ambos hemitórax, saturación del 100 % con oxígeno suplementario por IOT. No presenta heridas ni hematomas.

C: rítmico, hemodinámicamente estable, presión arterial (PA) de 100/86 mmHg, frecuencia cardíaca (FC) de 94 lpm. Pelvis inestable y llega con cinturón pélvico, con buen relleno capilar. Hematuria en sonda vesical. No hay otros puntos de sangrado activo.

D: sedoanalgesiado, ECG de 3/15 (O1M1V1), pupilas mióticas, isocóricas y normorreactivas (ICNR); el resto no es valorable. Presenta una herida incisa en la región ciliar derecha.

E: heridas en los miembros inferiores y crepitación de la pala ilíaca izquierda.

Se desconocen los antecedentes del paciente y el estudio se completa con:

- Analítica:
  - Hemograma: hemoglobina (Hb) de 12 g/dL, plaquetas de 134 ×10³/μL, leucocitos de 15,7×10³/μL, neutrófilos de 13,4 ×10³/μL.
  - Hemostasia: tiempo de protrombina (PT) de 29,1 segundos (10,5-13,5), cociente internacional normalizado (INR) de 2,42 (0,8-1,2), fibrinógeno de 406 mg/dL, tiempo de tromboplastina parcial activada (APTT) de 42,7 segundos (27-38), ratio APTT de 1,42 (0,8-1,3).
  - Bioquímica y proteínas: normales, proteína C-reactiva de 0,2 mg/dL.
- Tomografía computarizada (TC) craneal sin contraste (**Fig. 4-1**): se detecta una contusión frontal basal derecha de 22 mL (flecha verde), que no ejerce efecto de masa ni desplaza la línea media; no hay signos de compresión de tronco (flecha azul). Se aprecian múltiples focos de hemorragia subaracnoidea traumática en los surcos cerebrales (flechas rojas) y hemorragia intraventricular en el asta occipital derecha (asterisco). No se aprecian lesiones en la TC cervical asociada.
- TC toracoabdominopélvica (**Fig. 4-2**): hemotórax derecho de escasa cuantía (flechas azules); fracturas de arcos costales 1º y 2º posteriores derechos; fractura vertical del ala sacra izquierda y fractura multifragmentaria de ambas

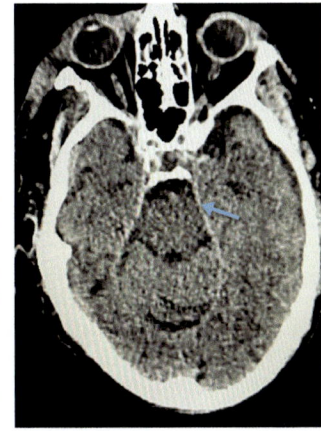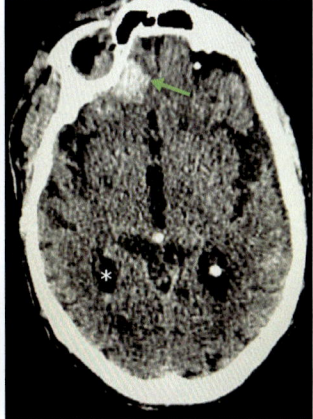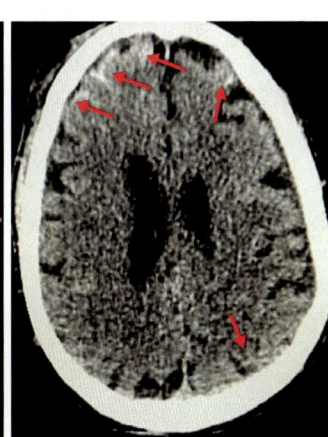

Figura 4-1. TC craneal inicial sin contraste. Aparecen cortes axiales en la ventana de valoración cerebral en los que se objetiva una lesión hiperdensa intracerebral frontal basal derecha (flecha verde), junto con signos de hemorragia subaracnoidea difusa en surcos (flechas rojas), sin signos de compresión del tronco cerebral (flecha azul).

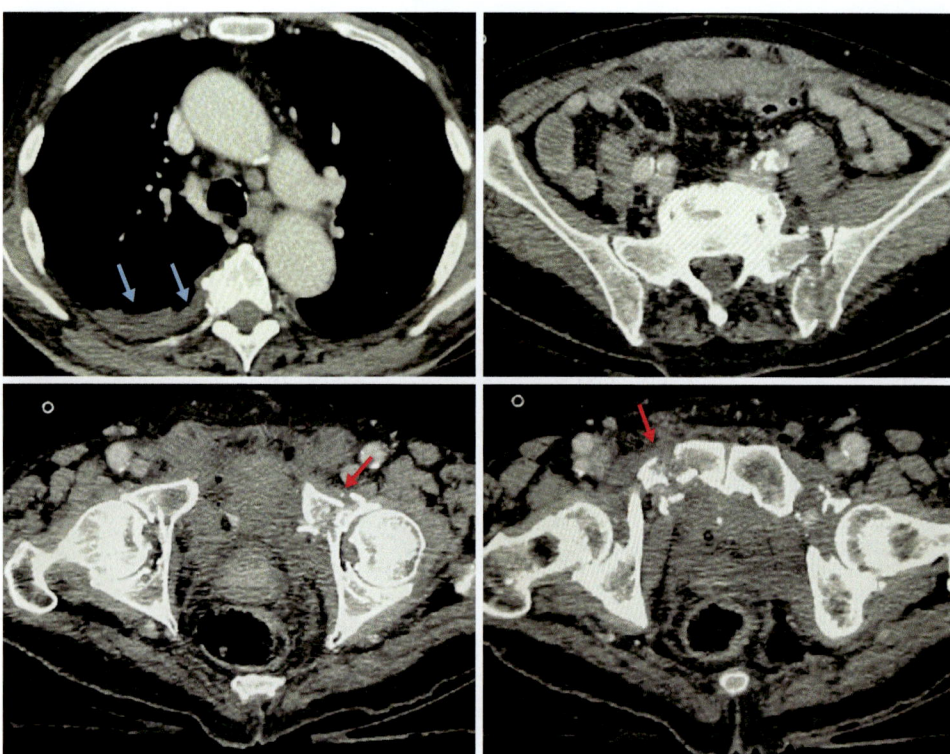

Figura 4-2. TC toracoabdominopél-vica inicial. Los cortes axiales mues-tran hemotórax derecho de escasa cuantía (flechas azules) y fracturas de ala sacra y de ramas ilepubianas e isquiopubianas (flechas rojas).

ramas ileopubianas e isquiopubianas (flechas rojas); hematoma subcutáneo en región de trocánter mayor izquierdo de 4 cm con sangrado activo.

Los *scores* iniciales son: Abbreviated Injury Scale (AIS) de 10, Injury Severity Score (ISS) de 36, New Injury Severity Score (NISS) de 36, Shock Index (SI) de 0,94.

Se trata de un paciente de más de 80 años, con traumatismo craneoencefálico (TCE) moderado por ECG inicial, con mecanismo lesional de alta energía (atropello), con politraumatismo con focos de posible sangrado activo, aunque se mantiene hemodinámicamente estable, y con alteración en la coagulación compatible con pauta de anticoagulantes.

La lesión intracraneal más frecuente en la población geriátrica es el hematoma subdural crónico, que es una patología con un pronóstico mucho más favorable. Precisa ingreso en unidad de cuidados intensivos (UCI) de traumatismos y neurocríticos con monitorización de la presión intracraneal (PIC); es un paciente previamente autónomo y ahora está con IOT.

Si bien es prioritaria la monitorización de la PIC en todo TCE grave para su tratamiento precoz, en este caso, no es posible insertar el catéter hasta la corrección de la coagulopatía, porque se introduce a nivel intracerebral, y sería un foco de hemorragia segura. Al no poder contar con la monitorización de la PIC, no se puede conocer si se está produciendo algún deterioro intracraneal por exploración (por la sedación), y requiere TC craneal precoz.

En el contexto del politraumatismo grave, se precisa una presión arterial sistólica (PAS) >100 mmHg para asegurar una adecuada perfusión cerebral. Desde la recogida con PAS de 120 mmHg hasta el ingreso en el hospital con PAS de 100 mmHg, ya hay un leve deterioro hemodinámico.

Las lesiones extracraneales deben, asimismo, tener un tratamiento precoz tanto porque pueden presentar un riesgo vital (que se reduce mucho en los centros especializados en traumatismos y con los protocolos de transfusión masiva y de tratamiento intravascular), como por el efecto que provocan sobre la lesión cerebral. Además, se debe considerar el contexto del paciente mayor de 80 años, del que se desconocen aún antecedentes, aunque se mostraba independiente en la vía pública antes del atropello.

REVISIÓN SECUNDARIA

El paciente ingresa en la UCI con sedoanalgesia e intubación, ya con tratamiento emergente para la corrección de la anticoagulación.

Se logra contactar con familiares, que aportan antecedentes del paciente, entre los que destacan:

- Miocardiopatía dilatada no isquémica: fracción de eyección del ventrículo izquierdo (FEVI) del 30 %.
- Fibrilación auricular (FA).
- Anticoagulación con acenocumarol (p. ej., Sintrom).

El paciente comienza con inestabilidad hemodinámica en la primera hora (PAS de 70 mmHg), con FC de 110 lpm, arrítmico en FA y precisa dosis crecientes de noradrenalina (NA). En la analítica repetida, destaca Hb de 9,2 g/dL, plaquetas de $110 \times 10^3/\mu L$ y gran coagulopatía, a pesar del tratamiento, con INR de 3,76 y APTT de 42,6 segundos. Se realizan medidas intensivas con politransfusión y traslado a la sala de radiología

Figura 4-3. TC craneal repetida por deterioro sin contraste. Los cortes axiales en la ventana de valoración cerebral muestran una evolución desfavorable con incremento de la contusión cerebral frontal derecha (flechas verdes), con desplazamiento de línea media y herniación subfalcial y uncal, con compresión del tronco (flecha azul). Se detectan más lesiones de hemorragia subaracnoidea traumática (flechas rojas) y ha aparecido un hematoma subdural agudo (flechas amarillas) y una hemorragia intraventricular masiva (asterisco).

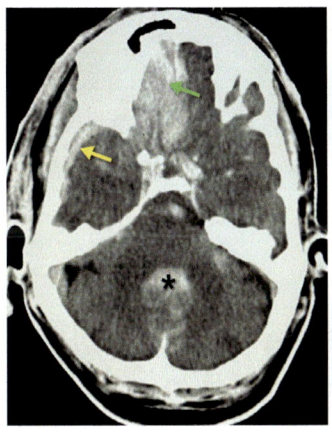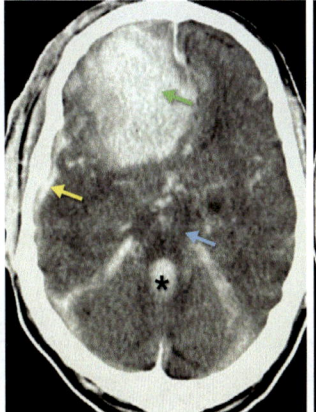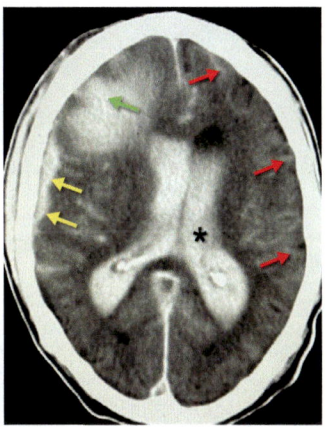

intervencionista para embolización del sangrado arterial. Se logra el control completo de los puntos sangrantes.

EVOLUCIÓN

Tras la embolización terapéutica, el paciente regresa a la unidad de reanimación con requerimiento mantenido de NA para mantener la PA. Hay descompensación de la FA con respuesta ventricular rápida a 130 lpm, que requiere bolos repetidos de amiodarona. En el aspecto respiratorio, se mantiene estable; en el neurológico, se detecta una dilatación de la pupila derecha (la contusión inicialmente detectada era derecha), por lo que se traslada para TC de modo urgente.

En la TC craneal sin contraste (**Fig. 4-3**), destaca voluminoso resangrado de la contusión frontal derecha (flechas verdes), abierta al sistema ventricular con hemorragia intraventricular aguda (asterisco), con incremento de los focos de hemorragia subaracnoidea en surcos (flechas rojas) y aparición de un hematoma subdural laminar en el lado derecho (flechas amarillas). Actualmente, la contusión provoca hipertensión intracraneal con signos de herniación subfalcial y uncal derechas. Esta última produce compresión del tronco cerebral (flecha azul):

- El diagnóstico de la complicación se ha realizado cuando se han mostrado signos de compresión del tronco cerebral (midriasis derecha) a solo 3 horas del TCE.
- El incremento del tamaño de la contusión en tan corto período de tiempo ya es, en sí mismo, un criterio de mal pronóstico. El hecho de que afecte a todo el lóbulo frontal derecho generaría daños por el TCE que no serían recuperables a esta edad, aunque en un paciente joven se podría plantear la cirugía (siempre en caso de que se controlara la hemostasia).
- En caso de plantearse una actitud hacia la cirugía en este paciente, requeriría varios procedimientos (evacuación de la contusión, craniectomía descompresiva, drenaje ventricular, etc.) y el contexto de la edad y el politraumatismo no estarían justificados por la nula posibilidad de supervivencia sin daño cerebral catastrófico (no recuperable) (**Tabla 4-1**).

Tabla 4-1. Características del TCE grave en pacientes geriátricos

Epidemiología	• Cada vez es más frecuente la presentación de TCE en este grupo de edad • Aunque la mayoría son por mecanismos de baja energía, la fragilidad derivada de la edad y de la comorbilidad implica una evolución más grave • Se ha de diferenciar siempre del hematoma subdural crónico, mucho más frecuente en población geriátrica, de mejor pronóstico y, habitualmente, con tratamiento quirúrgico

Pronóstico	• Lesiones en su mayor parte por caída desde su propia altura
	• Las lesiones producidas por colisiones de tráfico muestran una mayor mortalidad que en pacientes jóvenes
	• La atrofia cerebral por la edad puede hacer que el inicio clínico sea diferido:
	  – La medicación anticoagulante/antiagregante añade un grado de riesgo elevado
	  – La mortalidad por TCE grave en este grupo es >80 %

Diagnóstico	• TC craneal urgente sin contraste. En caso de anticoagulación, es importante sospechar la posible lesión intracraneal porque el paciente, inicialmente, puede mostrarse oligosintomático
Tratamiento	• La monitorización de la PIC, el ingreso en unidad de neurocríticos y el tratamiento quirúrgico se individualizan según calidad de vida basal, lesiones en la TC craneal, la posibilidad de recuperación y la valoración con la familia

Se informa a la familia del mal pronóstico neurológico y se limita el esfuerzo terapéutico. El paciente fallece a las 9 horas del politraumatismo.

CLAVES DEL CASO

- El TCE con ECG ≤ 8 es grave y requiere IOT. En situaciones de TCE moderado (ECG de 9-12) y colisión de alta energía y/o agitación intensa, también está indicada la IOT de inicio.
- En la población geriátrica la lesión intracraneal más frecuente por TCE es el hematoma subdural crónico, que aparece en TCE leves, diferido y muestra buen pronóstico con cirugía. Debe diferenciarse por completo de las lesiones por TCE grave.
- El trastorno de la coagulación incrementa el riesgo de un agravamiento rápido de las lesiones hemorrágicas cerebrales, por lo que la corrección en un TCE grave debe ser emergente.
- Aunque la monitorización de la PIC en el TCE grave es esencial, especialmente en los pacientes con IOT (sedados, no explorables), se debe realizar con una coagulación normal.

- La evolución neurológica en politraumatizados graves con coagulopatía grave solo se podría conocer con una ventana de sedación (no recomendable en fase aguda) o con TC craneal.
- Las complicaciones del politraumatismo grave como la hipotensión, el *shock* hemorrágico y la coagulopatía aguda son peor toleradas en los pacientes frágiles (por edad, por insuficiencia cardíaca). Incluso en ausencia del TCE asociado, el riesgo vital de este paciente es elevado.
- La evolución de las hemorragias cerebrales traumáticas puede ser ominosa en las primeras horas. El planteamiento de la cirugía depende, principalmente, de la posibilidad de recuperación, sobre todo, en estas edades, y del procedimiento que haya que realizar.

BIBLIOGRAFÍA

Hadley G, Billingsley S, Nakagawa S, Durkin C. Head injury in the elderly. Clin Med (Lond). 2019 Sep;19(5):428-429.

Venkatakrishna R. Management of acute moderate and severe traumatic brain injury. UpToDate [consulta el 9 de febrero de 2023]. 2022. https://www.uptodate.com.

Won SY, Dubinski D, Brawanski N, Strzelczyk A, Seifert V, Freiman TM, et al. Significant increase in acute subdural hematoma in octo- and nonagenarians: surgical treatment, functional outcome, and predictors in this patient cohort. Neurosurg Focus. 2017;43(5):E10.

Yee G, Jain A. Geriatric head injury. [Updated 2022 Aug 8]. En: StatPearls [Internet]. Treasure Island (FL): StatPearls Publishing; 2022 Jan-.

CASO
5

PRESENTACIÓN DEL CASO

Paciente varón de 40 años, que es trasladado a urgencias por el servicio de emergencias médicas (SEM) tras una colisión de tráfico.

El paciente no presenta alergias medicamentosas ni otros antecedentes médicos de interés. El mecanismo primario de lesión ha sido la colisión lateral con otro vehículo en un cruce a velocidad moderada. No refiere pérdida de consciencia tras el traumatismo. Tras saltar el *airbag* del vehículo, refiere traumatismo con objeto que no sabe identificar en el lado izquierdo del cuello y sangrado a dicha altura. Los sanitarios refieren que parte del volante se ha desprendido y ha causado una herida penetrante maxilofacial con sangrado profuso y respuesta parcial a medidas compresivas. Se adjunta imagen (**Fig. 5-1**) del hallazgo de pérdida parcial del volante tras saltar el *airbag* del vehículo. Según el esquema MIST (mecanismo de la lesión, lesiones identificadas, signos y síntomas y tratamientos aplicados hasta la llegada al hospital, por sus siglas en inglés):

- **M**: colisión de tráfico.
- **I**: herida cervical izquierda con hemorragia activa.
- **S**: disfonía.
- **T**: collarín cervical.

M. Tousidonis Rial

REVISIÓN PRIMARIA

En la valoración inicial se procede con la evaluación de la vía aérea (A), la respiración (B), la circulación (C), el déficit neurológico (D) y la exposición (E):

A: vía aérea permeable, disfonía, herida cervical con hemorragia activa (comprimida), hematoma cervical anterior leve.
B: respira con normalidad (leve taquipnea).
C: estable hemodinámicamente con tendencia a la taquicardia y a la hipertensión.
D: escala de coma de Glasgow (ECG) de 15/15. Pupilas isocóricas.

Presenta compresión de herida cervical con sangrado activo a nivel de tercio inferior facial y herida penetrante por objeto no identificado, pero referido como un trozo de volante desprendido por el *airbag* tras la colisión.

REVISIÓN SECUNDARIA

Se realiza una tomografía computarizada (TC) que confirma sangrado una tomografía computarizada que confirma sangrado a nivel cervical, por lo que se decide intervención quirúrgica urgente para control del sangrado.

EN EL QUIRÓFANO

Tras la inducción anestésica, se observan restos hemáticos en cavidad oral y en la vía aerodigestiva. Se realiza IOT, dificultosa, pero sin complicaciones asociadas. Con la laringoscopia directa se observan, además de restos hemáticos, cambios inflamatorios en la glotis y en la supraglotis previamente inadvertidos y no visibles en la TC. En los hallazgos operatorios destaca una herida penetrante que expone el hueso

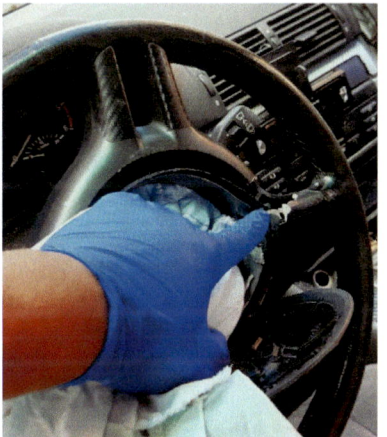

Figura 5-1. Trozo de volante desprendido por el *airbag* y que ha producido el traumatismo cervicofacial penetrante con sección de la arteria facial izquierda. Pese al accidente de tráfico mediante colisión de vehículos, el origen del traumatismo maxilofacial grave ha sido secundario al impacto del trozo de volante desprendido, algo inusual. Fotografía realizada por los servicios de urgencias extrahospitalarias.

mandibular, sin presencia de periostio y que ha producido pérdida de sustancia y sangrado por rotura de la arteria y las venas faciales, ramas directas de la arteria carótida externa y de la vena yugular interna, respectivamente (**Fig. 5-2**). En la

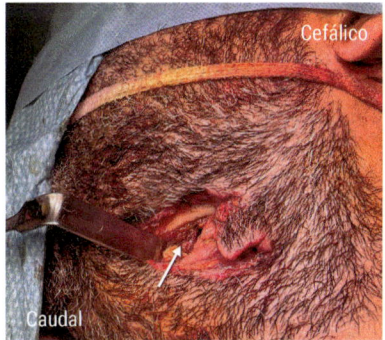

Figura 5-2. Herida penetrante que expone mandíbula. Ha producido pérdida de sustancia y sangrado arterial por rotura de la arteria y venas faciales, ramas directas de la arteria carótida externa y vena yugula interna, respectivamente.

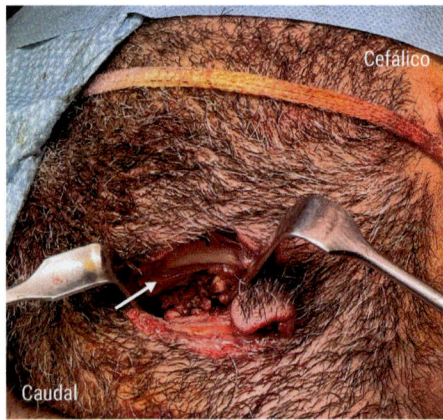

Figura 5-3. Abertura del platisma y afectación de la fascia cervical profunda en el territorio I cervical.

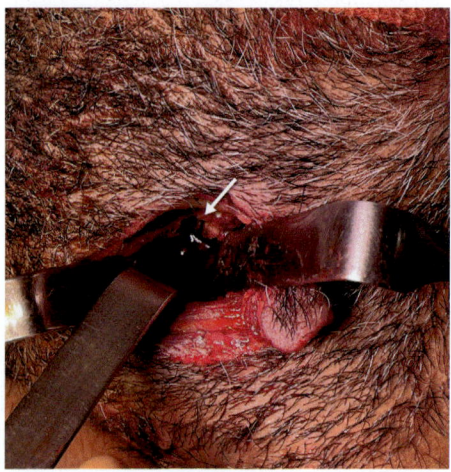

Figura 5-4. En la imagen se observa afectación profunda a nivel de la celda submaxilar, con extensión lesional hacia el suelo de la boca, que ha producido comunicación orocervical.

figura 5-3 se observa abertura del platisma y afectación de la fascia profunda del nivel I cervical. La **figura 5-4** muestra la afectación profunda en la celda submaxilar, con extensión de la lesión penetrante hacia el suelo de boca, lo que produce comunicación orocervical, que justifica la presencia de los restos hemáticos en la vía aerodigestiva.

Se consigue controlar el sangrado sin necesidad de ligar vasos principales. Tras el control vascular quirúrgico, se decide realizar nueva exploración de la vía aérea para reevaluación.

Mediante videolaringoscopia con Glidescope® (▶ **Vídeo 5-1**), se observa inflamación laríngea de la zona glótica y supraglótica, y se ha producido una alteración anatómica por edema postraumático. Se decide mantener la IOT y trasladar al paciente a la unidad de reanimación.

El procedimiento quirúrgico trascurre sin incidencias.

EVOLUCIÓN POSOPERATORIA

Tras la cirugía de control vascular, se realiza una TC de cráneo-cuello-tórax-abdomen-pelvis de control para descartar lesiones concomitantes que hayan podido pasar inadvertidas. En el estudio radiológico se observan los cambios inflamatorios a la

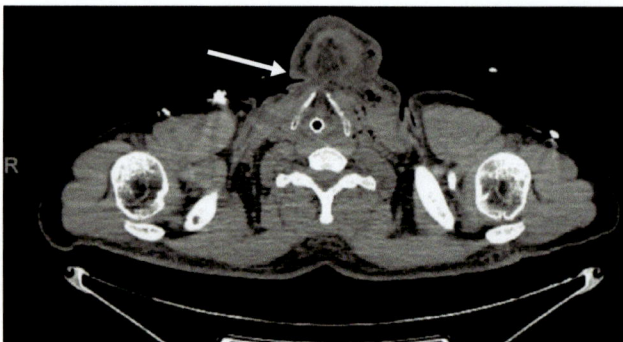

Figura 5-5. En la imagen se observa la práctica desaparición de la vía aérea a nivel de región laríngea e importante edema pretraqueal.

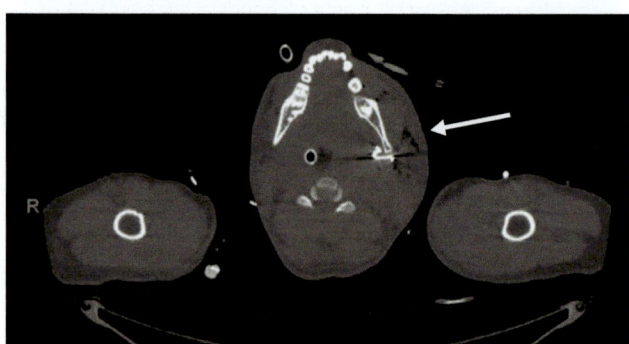

Figura 5-6. Se observa un importante edema orofaríngeo y la práctica ausencia de vía aérea permeable.

altura de la glotis y en la región cervical anterior (**Fig. 5-5**), el trayecto de la lesión (**Fig. 5-6**) y edema orofaríngeo (**Fig. 5-7**).

Debido a los cambios postraumáticos de la vía aérea superior con alteración de la glotis y la supraglotis, se mantuvo con taponamiento orofaríngeo e IOT. Se realizaron controles con videolaringoscopia directa con Glidescope® en la unidad de reanimación por parte del servicio de anestesia. El paciente se mantuvo siete días con IOT (se extubó cuando se resolvió el edema de glotis postraumático) y 48 horas con taponamiento orofaríngeo, sin sangrado tras la retirada.

Tras la extubación y pasadas 24 horas de control en la unidad de reanimación, el paciente fue trasladado a planta y se le dio el alta a los 12 días del posoperatorio.

Durante el ingreso en la unidad de reanimación, tuvo una traqueobronquitis aguda con aislamiento de *Haemophilus influenze* y *Staphylococcus aureus* sensible la meticilina en el

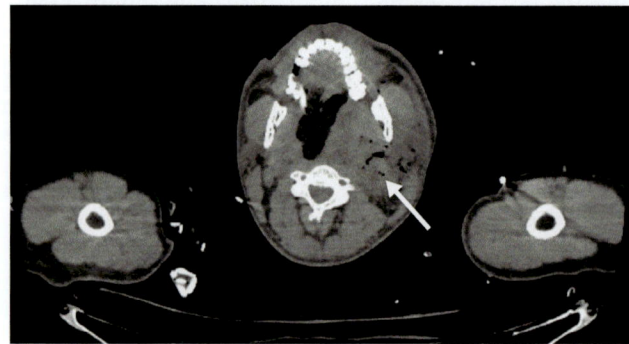

Figura 5-7. Edema orofaríngeo y cervical extenso.

lavado broncoalveolar. En la segunda semana posoperatoria presentó infección de la herida quirúrgica, que se resolvió con manejo conservador.

Durante el seguimiento en consultas, el paciente evolucionó de forma favorable. Presentó una disfonía, que se resolvió a los 14 días tras la colisión.

CLAVES DEL CASO

- En la evaluación inicial del paciente con traumatismo maxilofacial es imprescindible realizar una evaluación inicial sistemática (**ABCDE**).
- El traumatismo del área maxilofacial es uno de los traumatismos más frecuentes y abarca un amplio espectro, desde lo simple hasta lo complejo, asociando mortalidad en el traumatismo maxilofacial grave.
- Es preciso descartar siempre lesiones a otros niveles. Pero como se ha visto en este caso clínico, también es importante descartar lesiones directas en la región traqueal y laríngea que pueden asociar tanto morbilidad (vía aérea difícil) como mortalidad (incapacidad para poder intubar). La exploración física sigue siendo valiosa y precisa para llegar al diagnóstico y determinar el tratamiento. En la mayoría de los casos la TC debe usarse para la confirmación diagnóstica y siempre debe realizarse una reevaluación para ver qué hallazgos radiológicos se han subestimado o se han pasado por alto.
- El traumatismo cerrado maxilofacial suele dar lugar a patrones de fractura relativamente predecibles, debido a la presencia de contrafuertes faciales y las unidades esqueléticas funcionales resultantes. Sin embargo, en territorios cartilaginosos o de tejidos blandos, estos no son tan predecibles, por lo que es muy relevante entender el mecanismo de lesión. Los traumatismos maxilofaciales tanto por colisión de tráfico como por herida de bala predicen mayor gravedad de las lesiones que en las agresiones, las caídas y las lesiones deportivas, y hay que sospechar lesiones infrecuentes o trayectos inusuales.
- Siempre que sea posible, debe realizarse cirugía primaria.
- En el área cervicofacial es imprescindible el conocimiento de la anatomía vascular y de las fascias cervicales superficiales y profundas para sospechar lesiones traumáticas.
- Es preciso recordar que si la vía respiratoria esté permeable y el paciente está hemodinámicamente estable, es prudente no retrasar la evaluación de la cara en busca de lesiones óseas y de tejidos blandos. De hecho, las lesiones faciales pueden amenazar las vías respiratorias y pueden ser la fuente de una hemorragia masiva, lo que exige una evaluación o control urgente de la hemorragia en tales casos.

BIBLIOGRAFÍA

Boffano P, Kommers SC, Karagozoglu KH, Forouzanfar T. Aetiology of maxillofacial fractures: a review of published studies during the last 30 years. Br J Oral Maxillofac Surg. 2014;52(10):901-6.

Breeze J, Tong D, Gibbons A. Contemporary management of maxillofacial ballistic trauma. Br J Oral Maxillofac Surg. 2017;55(7):661-5.

Kraft A, Abermann E, Stigler R, Zsifkovits C, Pedross F, Kloss F, et al. Craniomaxillofacial trauma: synopsis of 14,654 cases with 35,129 injuries in 15 years. Craniomaxillofac Trauma Reconstr. 2012;5(1):41-50.

Mithani SK, St-Hilaire H, Brooke BS, Smith IM, Bluebond-Langner R, Rodríguez ED. Predictable patterns of intracranial and cervical spine injury in craniomaxillofacial trauma: analysis of 4786 patients. Plast Reconstr Surg. 2009;123(4):1293-301.

VandeGriend ZP, Hashemi A, Shkoukani M. Changing trends in adult facial trauma epidemiology. J Craniofac Surg. 2015;26(1):108-12.

 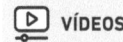 VÍDEOS

CASO 6

PRESENTACIÓN DEL CASO

Se trata de una mujer de 29 años que es traída a urgencias por el sistema prehospitalario del servicio de asistencia médica de urgencias (SAMU) básico, con tiempo aproximando de traslado de 18 minutos tras haber recibido un impacto de bala en la región cervical derecha. Tiene historia de sangrado en el lugar del hecho. Durante el traslado, se monitoriza y se mantiene con signos vitales inestables, con tendencia a la taquicardia y la hipotensión. Se le cateterizan dos accesos venosos periféricos y se le administran 2.000 mL de Ringer lactato. En vista de las condiciones de la paciente, el equipo prehospitalario decide garantizar la vía área mediante intubación orotraqueal (IOT). Ingresa en urgencias a los 25 minutos aproximadamente de ocurrido el evento.

P. R. Ottolino Lavarte, J. P. Ramos Perkis y A. Zinco Acosta

RESUMEN DE LA ESCENA PREHOSPITALARIA

Según el acrónimo MIST (mecanismo de la lesion, lesiones identificadas, signos y síntomas y tratamientos aplicados) de rescate, se dispone de los siguientes datos:

M: traumatismo penetrante en el cuello.
I: probable traumatismo vascular cervical.
S: presión arterial sistólica (PAS): 80/60 mmHg; frecuencia cardíaca (FC): 110 lpm y saturación de oxígeno (SatO$_2$): 87 %.
T: monitorización, oxígeno, IOT, cateterización de vía venosa y control de la hipotermia con mantas térmicas.

REVISIÓN PRIMARIA

A la llegada de la paciente, se verifica que se encuentra en parada cardiorrespiratoria. Por ello, se inician medidas de reanimación cardiopulmonar (RCP) avanzadas y se activa protocolo de transfusión masiva (PTM).

Se miden los signos vitales, cuyos valores son los siguientes:

- PAS: no detectable.
- FC: 25 lpm.
- Saturación periférica de oxígeno (SpO$_2$): 70 %.

En la valoración inicial, se procede con la evaluación de la vía aérea (**A**), la respiración (**B**), la circulación (**C**), el déficit neurológico (**D**) y la exposición (**E**):

A: vía aérea garantizada mediante IOT. Evaluada al ingreso (bien posicionada). Se procede, además, a la restricción de la movilidad cervical.
B: ventilación asistida com ambú. Asimetría del tórax. No se palpa crujido ni deformidad. No hay enfisema subcutáneo. En la auscultación, el volumen de los ruidos respiratorios no mostraba alteraciones. Se realizó ecografía abdominal enfocada para el traumatismo (e-FAST) sin evidencia de hemotórax ni neumotórax.

C: se encuentra hemodinámicamente inestable, en franco estado de *shock*. Su piel está tibia y pálida. El llenado capilar es inferior a 3 segundos. Se encuentra en parada cardiorrespiratoria, por lo que se inicia RCP avanzada y, en tres ciclos, la paciente recupera la estabilidad. Se coloca una sonda de Foley hemostática por la herida en el cuello, a pesar de no evidenciar sangrado activo en el momento de la llegada a urgencias. Se sustituyen los catéteres venosos por catéteres de alto flujo y de inmediato se transfunden 2 unidades de glóbulos rojos (primer *cooler* del PTM). Los signos vitales se midieron en dos oportunidades, con un intervalo de 5 minutos entre cada toma. Se evidencia una respuesta satisfactoria a la reanimación. e-FAST: negativa.
D: paciente intubada con difícil valoración neurológica. No se aprecian signos de focalidad neurológica. Pupilas simétricas y normorreactivas a la luz.
E: al retirarle la ropa, no se encuentran lesiones mayores. Se observan múltiples escoriaciones en el tórax anterior y posterior derecho, abdomen y miembros superiores. Se cubre a la paciente con una manta térmica. La temperatura corporal es de 36,7 °C.

REVISIÓN SECUNDARIA

Tras la valoración inicial y las medidas instauradas, la paciente está en ritmo sinusal y con respuesta transitoria a la reanimación. Es llevada directamente a quirófano, donde se realiza una cervicotomía lateral derecha.

PROCEDIMIENTO

Durante la realización de la cervicotomía, se evidencia la sonda de Foley *in situ* en el lecho de la herida y con contención exitosa del sangrado (**Fig. 6-1**). Llama la atención que, al realizar la disección el paquete vasculonervioso del cuello, se encuentra indemne y el sangrado, al retirar la sonda de Foley, se origina más posteriormente. Por ello, se piensa en lesión de arteria vertebral en zona II. En tal sentido, se procede a establecer el control proximal de en zona I, para lo que se realiza

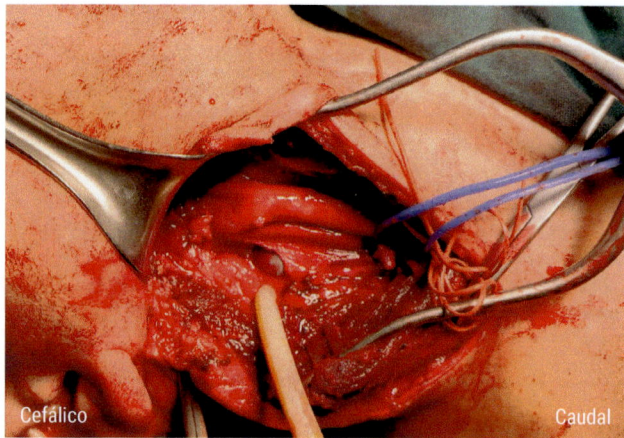

Figura 6-1. Cervicotomía lateral derecha en la que se evidencia la sonda de Foley como balón hemostático.

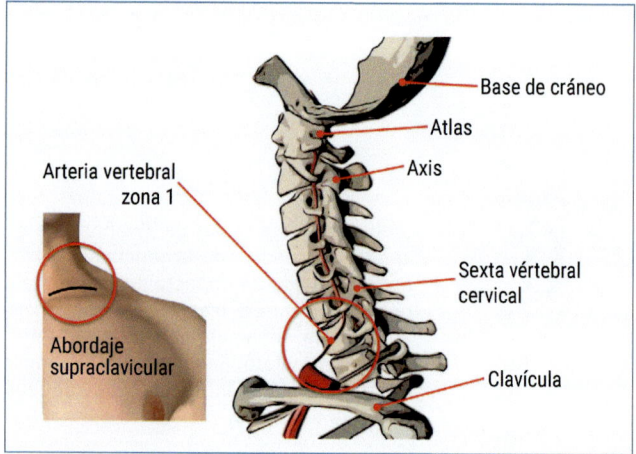

Figura 6-2. Abordaje supraclavicular y detalle de la arteria vertebral en la zona 1I.

la extensión del abordaje cervical a supraclavicular ipsilateral. Se ubica la arteria vertebral en zona I para el control proximal y se procede a colocar un parche de de cera de hueso de hueso en el área de la lesión de la arteria vertebral lesionada, con lo cual se controla (**Fig. 6-2**).

EVOLUCIÓN

La paciente evoluciona de forma tórpida con lesión cerebral difusa, la cual tiene relación con la parada cardiorrespiratoria inicial. Fallece a la semana de hospitalización.

CLAVES DEL CASO

- Se debe sospechar lesión de la arteria vertebral en todo sangrado posterior en el cuello.
- La mejor opción para lesiones vertebrales es la intravascular, siempre y cuando las condiciones del paciente lo permitan.
- El lugar de acceso quirúrgico de la arteria vertebral es en zona I y II, ya que las zonas III y IV son, si se quiere, inaccesibles para el cirujano general. Hay que recordar que la zona I es la región más expedita para el control vascular proximal, para lo cual se requiere un abordaje supraclavicular.
- En la mayoría de los casos, la ligadura es el procedimiento más realizado.

BIBLIOGRAFÍA

David Richardson J, Franklin GA, Lukan JK, Carrillo EH, Spain DA, Miller FB, et al. Evolution in the management of hepatic trauma: a 25-year perspective. Ann Surg. 2000;232(3):324-30.

Lee CK, Gray L, Maguire J. Traumatic vertebral artery injury: detailed clinicopathologic and morphometric analysis of 6 cases. Am J Forensic Med Pathol. 2009;30(2):134-6.

Malhotra AK, Fabian TC, Croce MA, Gavin TJ, Kudsk KA, Minard G, et al. Blunt hepatic injury: a paradigm shift from operative to nonoperative management in the 1990's. Ann Surg. 2000;231(6):804-13.

Morales-Uribe CH, Sanabria-Quiroga AE, Sierra -Jones JM. Vascular trauma in Colombia: experience of a level I trauma center in Medellín. Surg Clin North Am. 2002;82(1):195-210.

Ottolino P, Vivas L. Manejo integral del paciente politraumatizado. 2ª ed. Caracas: Editorial Médica Panamericana; 2010.

Peng CW, Chou BT, Bendo JA, Spivak JM. Vertebral artery injury in cervical spine surgery: anatomical considerations, management, and preventive measures. Spine J. 2009;9(1):70-6.

Rodríguez Montalvo F, Viteri Y, Vivas L, Ottolino P. Trauma hepático. En: Rodríguez Montalvo F (ed.). Manejo del paciente politraumatizado. Bogotá: Editorial Distribuna; 2008.

CASO
7

PRESENTACIÓN DEL CASO

Varón de 22 años se encontraba en un bar, sentado ingiriendo alcohol, durante una discusión con su conviviente, ella se levanta de su silla y le propina una puñalada descendente con un cuchillo cortante de mesa que le causa una herida a nivel supraclavicular izquierdo. Inmediatamente, llaman del local al servicio de atención prehospitalaria. Estos encuentran a un paciente, sentado en la silla, agitado, con dolor, pálido y disneico. Es colocado en una tabla espinal, se administra oxígeno con gafas nasales y se cubre la herida con un apósito. Es llevado de inmediato a un servicio de urgencias (**Fig. 7-1**).

J. C. Salamea Molina y F. D. Miñán Arana

REVISIÓN PRIMARIA

Según el acrónimo MIST (mecanismo de la lesion, lesiones identificadas, signos y síntomas y tratamientos aplicados) de rescate, se dispone de los siguientes datos:

M: lesión por arma blanca.
I: herida penetrante en la región supraclavicular izquierda.
S: disneico, pálido y sudoroso.
T: oxígeno en gafas nasales a 5 L/min y tabla espinal.

Es llevado al hospital en ambulancia por el servicio de atención prehospitalaria. El tiempo transcurrido desde la lesión es de 20 minutos. En la valoración inicial, se procede con la evaluación de la vía aérea (**A**), la respiración (**B**), la circulación (**C**), el déficit neurológico (**D**) y la exposición (**E**):

A: vía área permeable.
B: disnea, 18 rpm, saturación de oxígeno (SatO$_2$) del 90 %, ventilación disminuida, sobre todo, en el lado izquierdo.
C: pálido, sudoroso y frío, presión arterial (PA) de 100/60 mmHg, frecuencia cardíaca (FC) de 140 lpm.
D: escala de coma de Glasgow de (ECG) 14/15 (intoxicación alcohólica), pupilas isocóricas y normorreactivas.

E: herida de 3 cm de longitud en fosa supraclavicular izquierda, antecedente de sangrado en el prehospitalario, al momento cubierta con apósito, manchado con sangre, sin sangrado externo evidente.

REVISIÓN SECUNDARIA

En la revisión secundaria no se identifica ninguna otra lesión o patología. Historia AMPLIA (alergias, medicación habitual, patologías previas, libaciones y últimos alimentos y ambiente y eventos relacionados):

A: sin alergias.
M: sin tratamientos previos.
P: sin enfermedades médicas previas.
LI: tequila, sal y limón hasta hace 20 minutos.
A: los descritos al inicio del caso.

El paciente es llevado por el equipo de traumatología al tomógrafo. Se realiza un tomografía computarizada (TC) simple y con contraste de la región cervical y del tórax (**Fig. 7-2**).

La TC revela un colapso pulmonar izquierdo por hemotórax de grado III, más lesión de vasos subclavios izquierdos.

EN EL QUIRÓFANO

El paciente es llevado directamente al quirófano desde la sala de tomografía. Se coloca en decúbito supino; bajo anestesia general, se realiza intubación orotraqueal, se prepara el campo operatorio desde el ángulo de la mandíbula hasta la región inguinal, se colocan campos operatorios y se solicita tener lista caja quirúrgica para tórax, abdomen y cirugía vascular.

Se realiza una esternotomía con ayuda de una sierra de Gigli, con extensión de cervicotomía transversal izquierda, para realizar el control proximal y distal de la lesión de vasos subclavios izquierdos (**Fig. 7-3**).

Tras realizar las incisiones en la piel y el tejido celular subcutáneo, se procede al control vascular distal y a la identificación del confluente yugulosubclavio izquierdo (▶ **Vídeo 7-1**), a la altura de los vasos axilares, utilizando cinta umbilical

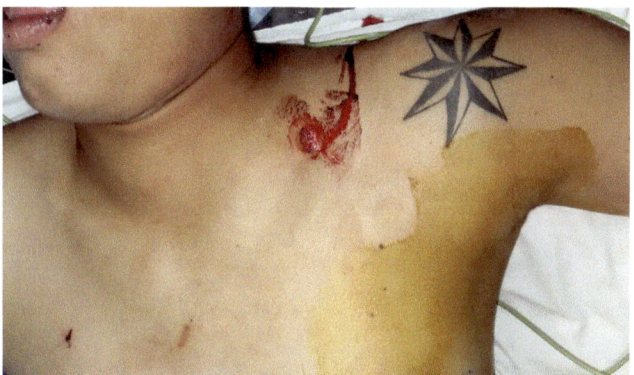

Figura 7-1. Paciente trasladado a un servicio de urgencias.

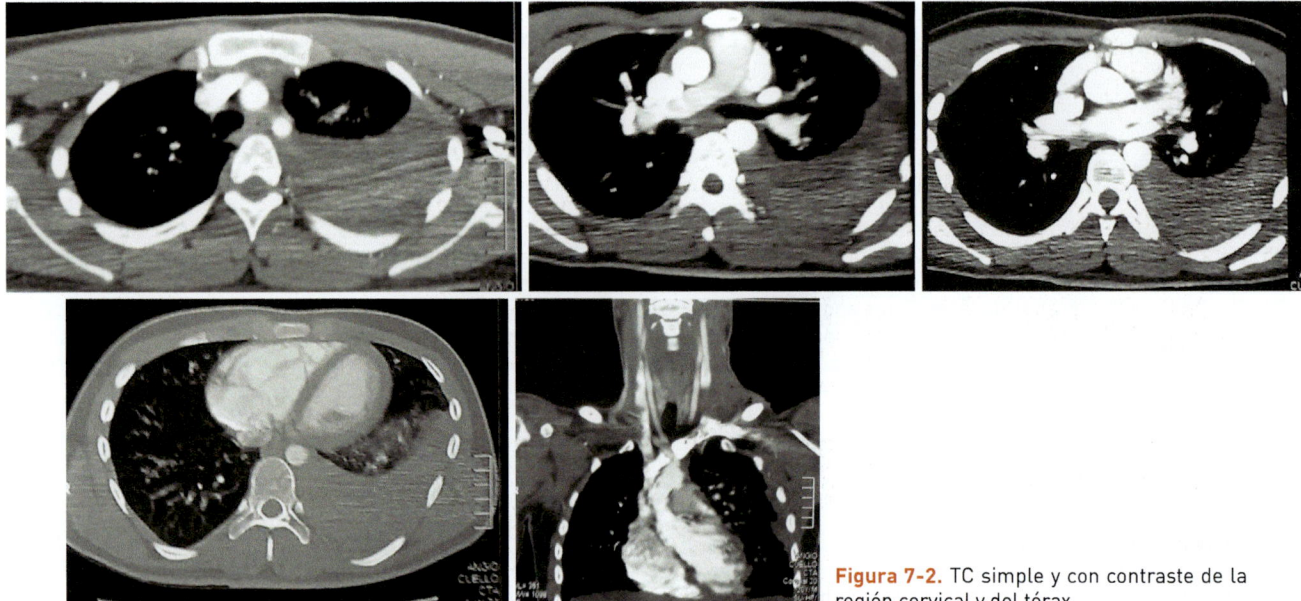

Figura 7-2. TC simple y con contraste de la región cervical y del tórax.

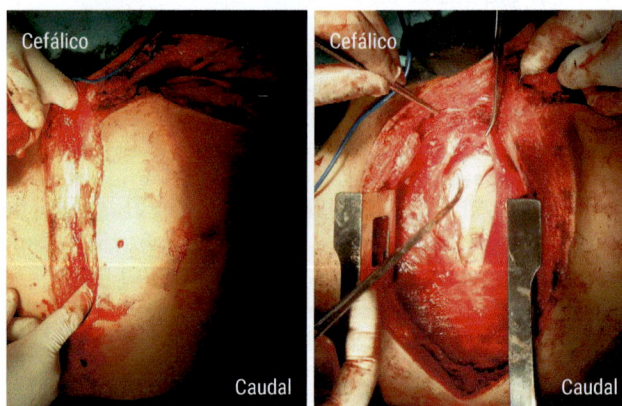

Figura 7-3. Lesión de vasos subclavios izquierdos.

Figura 7-5. Esternotomía.

(**Fig. 7-4**). Se realiza la esternotomía (**Fig. 7-5**) y el control proximal a nivel de la subclavia izquierda sobre el cayado de la aorta, mediante el uso de cinta umbilical (**Fig. 7-6**). En el momento de la disección se encuentra un sangrado abundante en la región de los vasos subclavios, que es manejado bajo presión digital por parte del ayudante (**Fig. 7-7**). Se logra identificar las lesiones y se presentan mediante la colocación de pinzas vasculares (**Fig. 7-8**). Se procede a realizar ligadura de la vena subclavia a nivel proximal y distal de la lesión (**Fig. 7-9**) y reparación primaria simple de la lesión anterior y posterior de la arteria subclavia. Para esto, se utiliza Prolene® vascular de 4/0 (**Fig. 7-10** y ▶ **Vídeo 7-2**).

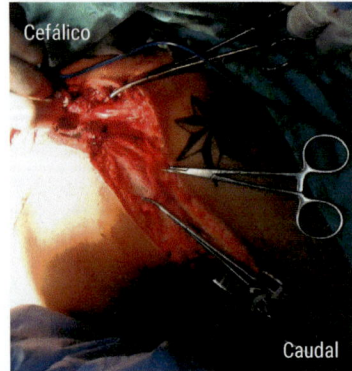

Figura 7-4. Imagen de los vasos axilares.

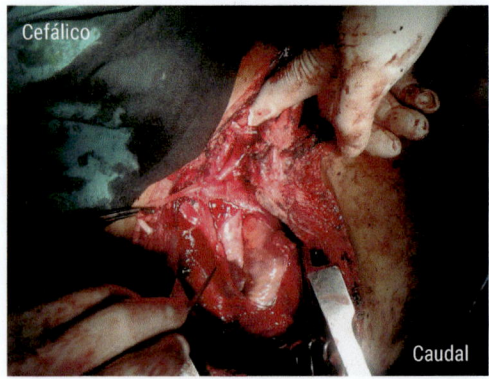

Figura 7-6. Imagen del cayado de la aorta.

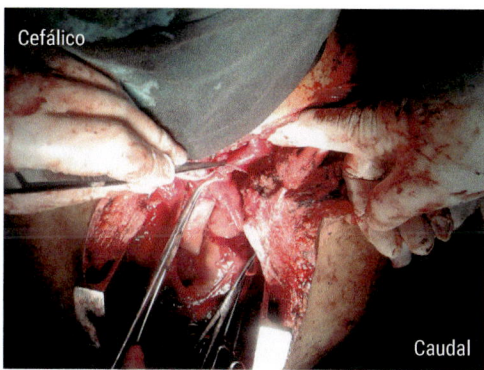

Figura 7-7. Sangrado abundante en la región de los vasos subclavios.

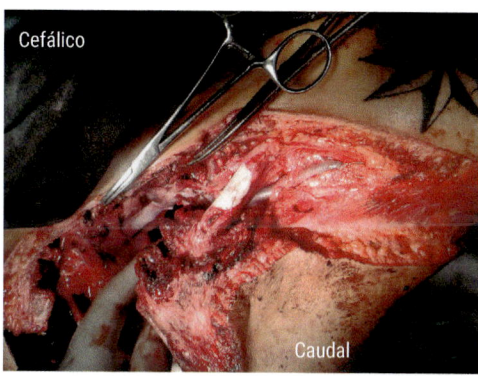

Figura 7-10. Sutura quirúrgica sintética para reparar la lesión de la arteria subclavia.

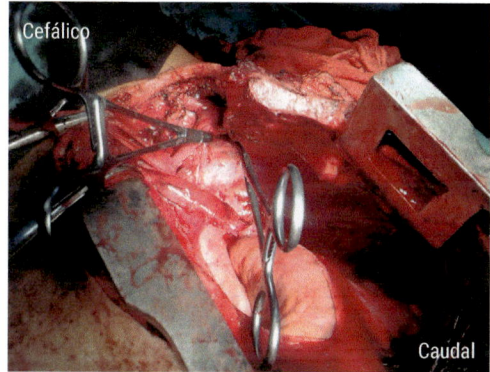

Figura 7-8. Colocación de las pinzas vasculares sobre las lesiones.

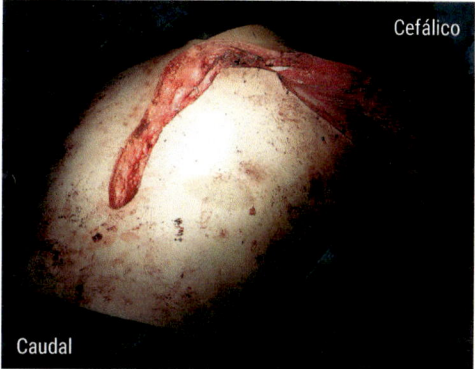

Figura 7-11. Colocación de tubo de toracostomía.

Tras realizar la ligadura de vasos sangrantes, la revisión de la hemostasia y verificar la perfusión de la arteria subclavia, se procede a la evacuación del hemotórax izquierdo, lavado del área quirúrgica y el hemitórax izquierdo. Se coloca un tubo de 28 F de toracostomía izquierda, y se procede al cierre del esternón con alambre del número 5 (**Fig. 7-11**) y al cierre de incisiones por planos. El paciente pasa intubado a la unidad de cuidados intensivos (UCI), para reanimación y tratamiento postoperatorio (**Fig. 7-12**).

EVOLUCIÓN POSOPERATORIA

El paciente está estable en la UCI, se cumplen los objetivos de reanimación en traumatismo y, aproximadamente, a las 20 horas, el personal de la UCI informa de que el brazo derecho se encuentra mal perfundido, no se palpa el pulso radial y el pulsioxímetro no es capaz de detectar ni onda de pulso, ni saturación de oxígeno. Con el paciente intubado, se procede a realizar una angiotomografía de los vasos del miembro superior. Se identifica una trombosis de la arteria subclavia izquierda (**Fig. 7-13**).

El paciente es llevado a quirófano para realizar una revascularización del miembro superior izquierdo; se planifica un injerto safeno invertido. Se toma la vena safena mayor del miembro inferior izquierdo (▶**Vídeo 7-3**), se prepara el injerto y se asegura la posición de las válvulas venosas (**Fig. 7-14**).

Se realiza apertura del esternón y de la cervicotomía transversa, exploración del área quirúrgica (▶**Vídeo 7-4**) e identificación de reparos anatómicos para realizar anastomosis desde el nacimiento de la subclavia hasta la parte distal de la arteria subclavia e inicio de la arteria axilar (▶**Vídeo 7-5**).

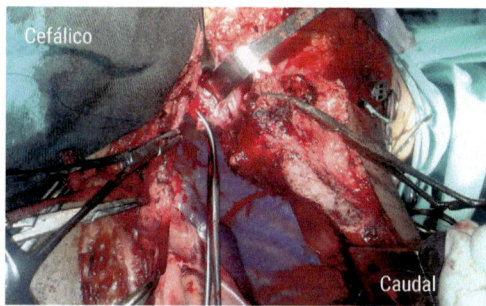

Figura 7-9. Ligadura de la vena subclavia a nivel proximal y distal de la lesión.

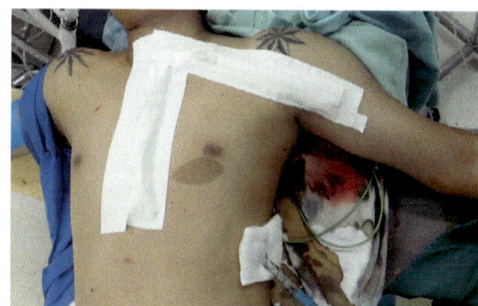

Figura 7-12. Ligadura de la vena subclavia a nivel proximal y distal de la lesión.

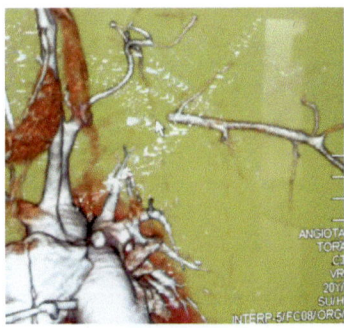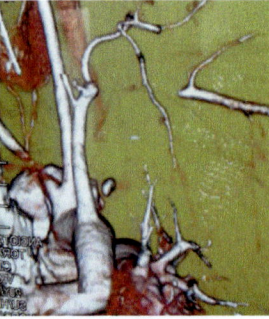

Figura 7-13. Angiotomografía que muestra trombosis de la arteria subclavia izquierda.

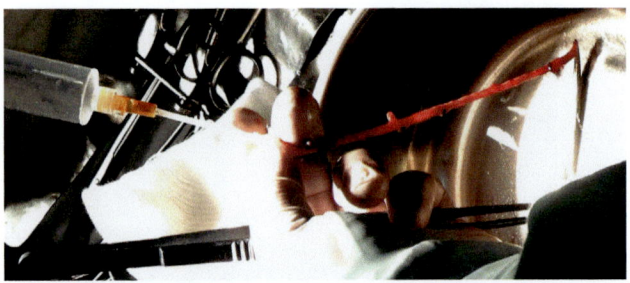

Figura 7-14. Posición asegurada de las válvulas venosas.

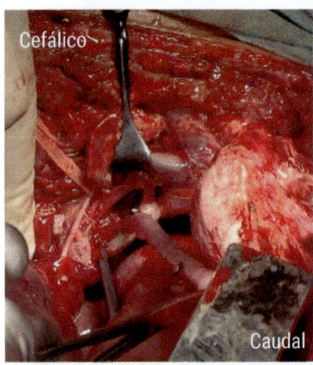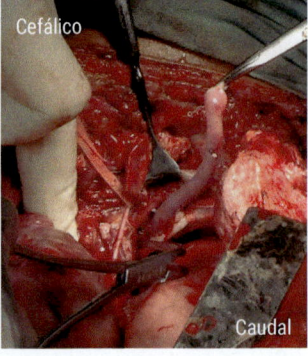

Figura 7-15. Ojal al inicio de la subclavia por encima de una pinza vascular y anastomosis del injerto safeno.

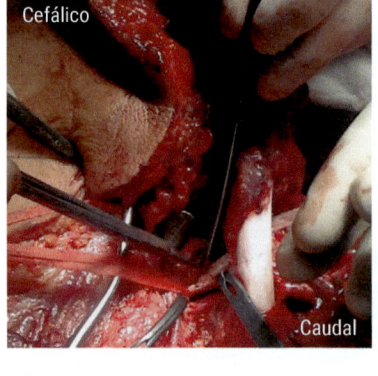

Figura 7-16. Anastomosis distal del injerto safeno hacia la arteria axilar.

Se coloca el injerto safeno invertido desde la base de la arteria subclavia sobre el cayado de la aorta, por debajo de la clavícula hacia la porción distal de la subclavia (▶ **Vídeo 7-6**).

Se realiza un ojal al inicio de la subclavia por encima de una pinza vascular y anastomosis del injerto safeno (**Fig. 7-15**). Se realiza la anastomosis distal del injerto safeno hacia la arteria axilar (**Fig. 7-16**). Se completan las anastomosis y se liberan las pinzas vasculares, se revisa la perfusión del injerto safeno y se controla mediante verificación del pulso a nivel del pulsioxímetro (▶ **Vídeo 7-7**). El paciente es dado de alta y pasa control en consultas externas un mes más tarde (**Fig. 7-17**).

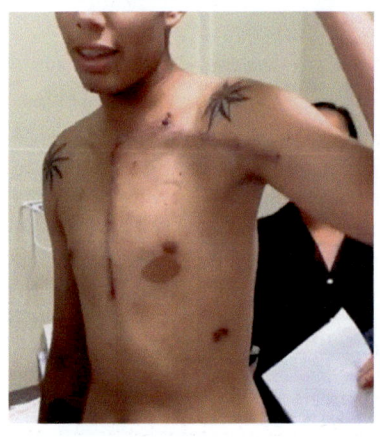

Figura 7-17. Control en consultas externas al mes del alta hospitalaria.

 CLAVES DEL CASO

- El traumatismo del opérculo torácico o cervicotorácico siempre será un desafío para el equipo de traumatismos.
- En el abordaje de pacientes de traumatismo complejo que se encuentren hemodinámicamente «inestables», es posible utilizar el tomógrafo como herramienta para ayudar a tomar decisiones.

- Para el abordaje de lesiones en el tórax, una excelente opción es la esternotomía, sobre todo, para tratar lesiones de vasos subclavios.
- El cirujano que deba resolver casos de traumatismo debe conocer y tener destrezas para el manejo de lesiones vasculares.

BIBLIOGRAFÍA

Naidoo S, Hardcastle TC. Traumatic injury to the great vessels of the chest. Mediastinum. 2021;5:26.

Ordóñez C, García C, Parra MW, Angamarca E, Guzmán-Rodríguez M, Orlas CP, et al. Implementation of a new single-pass whole-body computed tomography protocol: is it safe, effective and efficient in patients with severe trauma? Colomb Med (Cali). 2020;51(1):e4224.

Ordóñez CA, Parra MW, Holguín A, García C, Guzmán-Rodríguez M, Padilla N, et al. Whole-body computed tomography is safe, effective and efficient in the severely injured hemodynamically unstable trauma patient. Colomb Med (Cali). 2020;51(4):e4054362.

Tadayon N, Yavari N, Zarrintan S, Hosseini SM, Kalantar-Motamedi SMR. Management of traumatic subclavian artery injuries in a high-volume vascular surgery center in Iran. J Cardiovasc Thorac Res. 2020;12(2):145-9.

 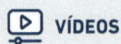 **VÍDEOS**

CASO 8

PRESENTACIÓN DEL CASO

Se trata de un paciente de 40 años con antecedentes personales del virus de la inmunodeficiencia humana (VIH) y hepatitis B, internado en un centro penitenciario y que ha sufrido una agresión con objeto punzante (palo de escoba) que le atraviesa el cuello. El orificio de entrada es subauricular derecho y el orificio de salida está en la zona submandibular izquierda (**Fig. 8-1**). Está estable hemodinámicamente. Presión arterial (PA): 150/90 mmHg, frecuencia respiratoria (FR): 20 rpm, y somnoliento. Escala de coma de Glasgow (ECG): 12. Se canaliza una vía intravenosa, se infunden 500 mL de suero salino. El tiempo transcurrido desde el incidente a su llegada al hospital es de 120 minutos.

P. Yuste García, M. Gutiérrez Andreu y J. Rodríguez de la Calle

REVISIÓN PRIMARIA

En la valoración inicial se procede con la evaluación de la vía aérea (A), la respiración (B), la circulación (C), el déficit neurológico (D) y la exposición (E):

A: intubado.
B: murmullo vesicular bilateral conservado. Saturación de oxígeno (SatO$_2$): 98 %.
C: PA: 135/100 mmHg. Frecuencia cardíaca (FC): 110 lpm. Se palpan pulsos femorales. No hay sangrado externo.
D: ECG de 3. Pupilas simétricas y normorreactivas.
E: temperatura 36 °C. Erosiones múltiples y un palo que atraviesa el cuello.

ATENCIÓN INICIAL

Monitorización. Se canaliza la vía subclavia derecha y se infunde suero salino de 500 mL.

Analítica: pH: 7,4; presión parcial de dióxido de carbono (pCO$_2$): 41 mmHg; presión parcial de oxígeno (pO$_2$): 160 mmHg; bicarbonato: 25 mEq/L; hemoglobina (Hb): 10,5 g/dL; hematócrito: 35 %; plaquetas: 237×1.000/µL; lactato: 0,8 mmol/L.

Coagulación: actividad de protombina: 79 %; tiempo de cefalina: 19 s; fibrinógeno: 33 mg/dL; cociente internacional normalizado (INR): 1,1.

Radiografía de tórax: sin hallazgos significativos.

REVISIÓN SECUNDARIA

En la revisión secundaria destacan:

- Cabeza y cuello: las lesiones descritas. Hematoma cervical izquierdo, sin crepitación.
- Tórax: normal.
- Abdomen: normal.
- Pelvis: normal.
- Extremidades: normal.
- Espalda: normal.

PRUEBAS COMPLEMENTARIAS

Dada la estabilidad hemodinámica del paciente, se decide realizar tomografía computarizada (TC) con contraste.

El primer problema surgió cuando el paciente no entraba en el aparato debido a la longitud del palo.

Se tuvo que cortar el palo con cuidado de no moverlo.

Los resultados de la TC fueron:

- Craneal: normal.
- Cervical: fractura del arco cigomático derecho. Cuerpo extraño (palo) con trayecto transversal descendente de derecha a izquierda desde el orificio subauricular derecho hasta el orificio submandibular izquierdo en el espacio prevertebral. Sección de arteria carótida derecha a 2 cm de la bifurcación (**Fig. 8-2**). La vena yugular interna derecha está permeable. La arteria carótida izquierda está desplazada por el palo. No se visualiza la región proximal de la vena yugular interna (**Fig. 8-3**). No se aprecian lesiones en la vía aérea, ni esofágicas.
- Toracoabdominopélvica: se aprecian consolidaciones pulmonares bilaterales sugestivas de broncoaspiración.

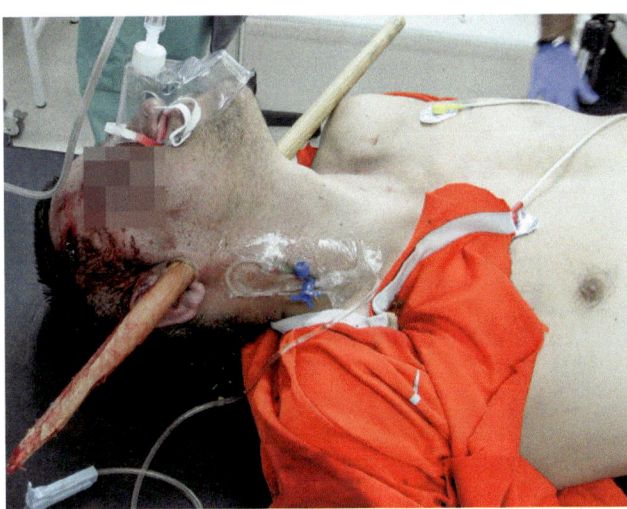

Figura 8-1. Cuerpo extraño cervical.

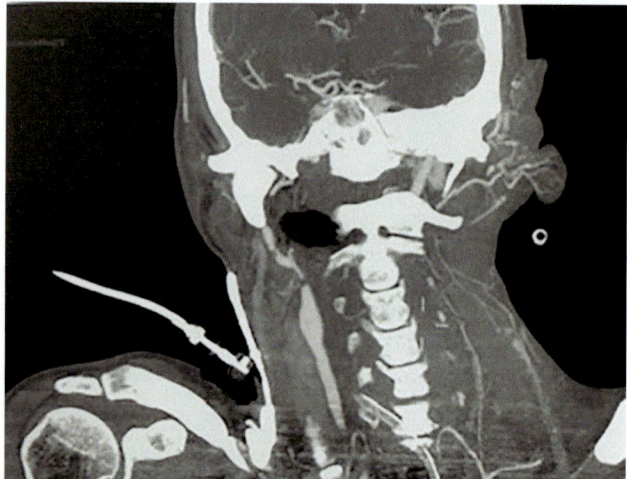

Figura 8-2. Tomografía computarizada cervical.

QUIRÓFANO

El paciente es trasladado a quirófano para la extracción del cuerpo extraño.

Se realiza cervicotomía lateral derecha. Se procede a la disección y control de las arterias carótida primitiva, externa e interna, así como de vena yugular interna. Se prosigue la disección distal de la arteria carótida interna, que pasa anterior al palo que la comprime; está íntegra. La vena yugular interna distal pasa posterior al palo y también está indemne (**Fig. 8-4**).

En la extracción del cuerpo extraño de derecha a izquierda, se objetiva sangrado profuso por el orificio izquierdo, donde, aparentemente, no había lesión vascular en la TC (**Fig. 8-5**).

Se amplía la incisión y se realiza cervicotomía lateral izquierda. Se procede a la disección de la vena yugular interna y se objetiva sección completa de esta. Se consigue control de cabo distal y se sutura con Prolene® de 4/0 y hemoclips. No hay posibilidad de reparación. Se procede a la sutura del cabo proximal. Las arterias carótidas están íntegras. Se coloca sonda orogástrica. No se objetivan lesiones en el esófago ni en la tráquea.

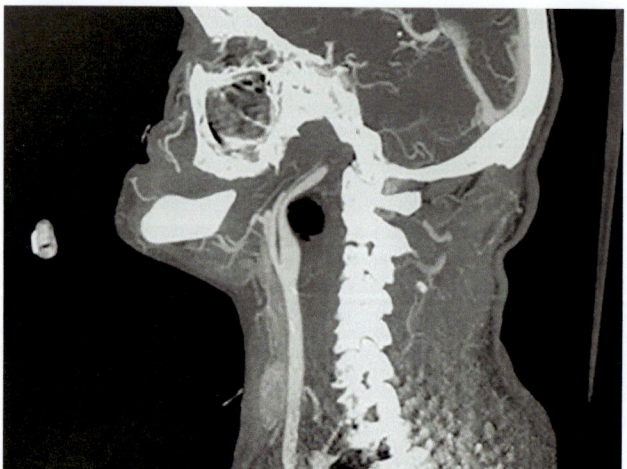

Figura 8-3. Tomografía computarizada cervical de corte lateral.

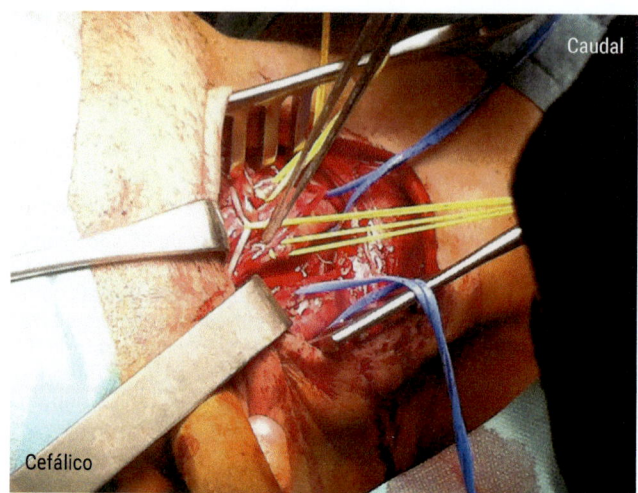

Figura 8-4. Disección quirúrgica cervical.

EVOLUCIÓN POSOPERATORIA

El paciente es trasladado a la unidad de cuidados intensivos hemodinámicamente estable.

Se instaura nutrición enteral por sonda orogástrica, antibioticoterapia de amplio espectro y heparina de bajo peso molecular (el segundo día).

El cuarto día se realiza resonancia magnética cerebral y arteriografía de troncos supraaórticos. No se muestra lesión del árbol vascular cervical. Hay infarto agudo cortical en la arteria cerebral media y arteria cerebral posterior en relación con émbolos trombóticos o ectasia vascular.

El undécimo día se realiza traqueostomía.

El día 24 recibe el alta de la unidad de cuidados intensivos.

No obedece órdenes, no emite lenguaje, dirige la mirada en ocasiones, no mueve las extremidades espontáneamente, aunque las mantiene contra gravedad.

Se le da el alta hospitalaria al centro penitenciario a los 120 días. El paciente obedece órdenes sencillas, con lenguaje entrecortado y deambula.

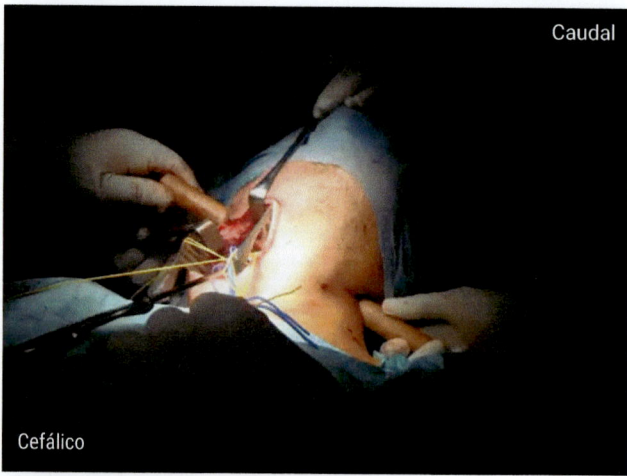

Figura 8-5. Disección quirúrgica cervical.

CLAVES DEL CASO

- Si el paciente está hemodinámicamente estable, se pueden realizar pruebas de imagen preoperatorias con el fin de obtener más información, aunque en este caso fueron contradictorias y pudieron condicionar la incisión inicial.
- La retirada del cuerpo extraño siempre debe ser en el quirófano bajo visión directa y con control de los grandes vasos.
- En este caso, la vía de abordaje debería haber sido, de entrada, la cervicotomía de Kocher ampliada bilateral con exposición de tráquea, esófago y grandes vasos, previa a la retirada del palo.
- Los tiempos de hemorragia y de isquemia son importantes para prevenir la lesión cerebral. En este paciente las lesiones isquémicas podrían tener relación con émbolos trombóticos secundarios a ectasia vascular por la compresión extrínseca del palo de madera y que fueran liberados tras su retirada.
- En estos pacientes la anticoagulación temprana puede ayudar a prevenir secuelas.

BIBLIOGRAFÍA

Borsetto D, Fussey J, Mavuti J, Colley S, Pracy P. Penetrating neck trauma: radiological predictors of vascular injury. Eur Arch Otorhinolaryngol. 2019;276(9):2541-7.

Li Z, Chen J, Qu X, Duan L, Huang C, Zhang D, et al. Management of a steel bar injury penetrating the head and neck: a case report and review of the literature. World Neurosurg. 2019;123:168-73.

Madsen AS, Bruce JL, Oosthuizen GV, Bekker W, Smith M, Manchev V, et al. Correlation between the level of the external wound and the internal injury in penetrating neck injury does not favour an initial zonal management approach. BJS Open. 2020;4(4):704-13.

Madsen AS, Kong VY, Oosthuizen GV, Bruce JL, Laing GL, Clarke DL. Computed tomography angiography is the definitive vascular imaging modality for penetrating neck injury: a South African experience. Scand J Surg. 2018;107(1):23-30.

Nowicki JL, Stew B, Ooi E. Penetrating neck injuries: a guide to evaluation and management. Ann R Coll Surg Engl. 2018;100(1):6-11.

Ronaldi AE, Polcz JE, Robertson HT, Walker PF, Bozzay JD, Dubose JJ, et al. A multi-registry analysis of military and civilian penetrating cervical carotid artery injury. J Trauma Acute Care Surg. 2021;91(2S Suppl 2): S226-32.

Steel BJ, Swansbury A, Wheeler LT. A 10-year study of penetrating head and neck injury by assault in the North East of England. Oral Maxillofac Surg. 2022;26(2):213-22.

| CASO 9 | PRESENTACIÓN DEL CASO |

PRESENTACIÓN DEL CASO

Se recibe en la sala de emergencias a un varón de 27 años trasladado por el cuerpo de rescate tras ser víctima de varias lesiones penetrantes por arma de fuego de 30 minutos de evolución. Según el esquema MIST (mecanismo de la lesión, lesiones identificadas, signos y síntomas y tratamientos aplicados hasta la llegada al hospital, por sus siglas en inglés):

- **M**: múltiples lesiones por arma de fuego.
- **I**: dos lesiones penetrantes por proyectil de arma de fuego. Orificio de entrada en la zona II lateral del cuello en el lado izquierdo a la altura del cartílago cricoides, con aparente salida en región infraescapular izquierda.
- **S**: taquipnea, palidez cutánea y hemorragia externa en el orificio de entrada cervical.
- **T**: compresión de la herida cervical.

M. N. Méndez Rivera

REVISIÓN PRIMARIA

Se evalúa al paciente en la sala de reanimación para cumplir los protocolos de atención inicial en trauma tismos. En el momento de la valoración inicial el paciente está consciente, orientado en tiempo, espacio y persona, y responde activamente al interrogatorio. Se muestra ansioso, quejumbroso y confuso.

En la valoración inicial se procede con la evaluación de la vía aérea (A), la respiración (B), la circulación (C), el déficit neurológico (D) y la exposición (E):

A: vía aérea permeable (el paciente responde correctamente), herida sangrante en la zona de la cara lateral izquierda de zona II del cuello.
B: 22 rpm, enfisema subcutáneo palpable en todo el lado izquierdo del tórax hasta el cuello, reducción de la ventilación en el hemitórax izquierdo con disminución del murmullo broncovesicular, no hay matidez. La saturación de oxígeno es del 81 %.
C: (paciente con signos de *shock*) ansioso, taquicárdico, con hipotensión, buen llenado capilar, pulsos periféricos palpables y débiles, palidez y sudoración en la piel y mucosas. Sangrado por la herida del cuello profusa. Presión arterial de 70/ 50 mmHg y frecuencia cardíaca de 100 lpm.
D: fetor enólico, consciente, orientado, escala de coma de Glasgow (ECG) de 14, no hay información sobre el estado de las pupilas.
E: no se encuentran otras lesiones penetrantes, ni signos que sugieran afección de otras regiones.

REVISIÓN SECUNDARIA. REANIMACIÓN

Se considera cuadro de hemorragia activa, por la herida del cuello, con sospecha de lesión vascular cervical, además de posible hemotórax.

Se administra oxígeno suplementario y se procede a la colocación de un tubo torácico izquierdo, que drena 300 mL de sangre y coágulos; el tubo permanece con burbujeo constante y salida de aire. La oximetría no mejora. Asimismo, se colocan dos vías periféricas de grueso calibre, por donde se

administran 500 mL de Ringer lactato, sin que se produzcan cambios en los signos vitales.

Tras las medidas realizadas para la reanimación, se reevalúa al paciente, y dado que este no mejora, se decide llevarlo inmediatamente a quirófano para realizar cervicotomía para controlar la hemorragia cervical.

REVISIÓN EN QUIRÓFANO

Se realiza abordaje por cervicotomía anterolateral izquierda, y se documenta infiltración de tejidos y una sección de la vena yugular externa derecha con sangrado activo, la cual se liga de inmediato.

Se evidencia un hematoma no creciente en la transición del estrecho torácico superior y la región inferior lateral izquierda del cuello, sin sangrado activo, pero con los tejidos infiltrados por el hematoma. El tubo torácico sigue con burbujeo continuo. Ante la sospecha de lesión de un vaso grande mediastinal y de lesión de vía aérea, probablemente del bronquio principal izquierdo, se decide abordar con esternotomía media.

Al realizar el abordaje, el hematoma en la región del estrecho torácico superior izquierdo se libera y se evidencia un sangrado profuso exanguinante con gasto de 700 mL en 2 minutos.

Se realiza control digital del sangrado que proviene de la vena yugular interna izquierda en la región del tronco braquiocefálico venoso y se documenta sección del 75 % de la vena yugular interna en la entrada del tronco braquiocefálico, por lo que se procede a realizar control definitivo con ligadura de esta proximal y distal con seda de 2/0.

Al tener el control del sangrado y continuar con la exploración, se evidencia una perforación de la cara anterior de la tráquea a 2 cm de la carina (con salida abundante de aire a presión con cada ventilación) sin pérdida de tejido y de alrededor de 5 cm en orientación horizontal. Se repara la herida afrontando los bordes con puntos separados con polipropileno de 3/0. Se comprueba el cierre, que queda sin fugas de aire.

Al realizar el cierre de esternotomía, se evidencia salida de líquido claro a través de un conducto en forma circular de aspecto de vaso de 2 cm de diámetro, que proviene de la región subclavia izquierda. Se identifica como conducto torácico y se liga.

Finalmente, se procede al cierre de la esternotomía. Se realiza dejando colocado el tubo torácico y un drenaje cerrado en la cervicotomía izquierda.

EVOLUCIÓN POSOPERATORIA

El paciente muestra buena evolución postoperatoria. Se retira el drenaje de cervicotomía a las 24 horas y el tubo torácico a los 6 días. Se le da el alta hospitalaria sin ninguna complicación.

CLAVES DEL CASO

- Las lesiones penetrantes en la zona de transición entre el tórax y el cuello son desafiantes, en especial las que provocan hemorragia, puesto que el acceso a los grandes vasos puede ser dificultoso y el sangrado de alto grado. Además, por la variedad de estructuras puede haber lesiones combinadas como en este caso.
- La elección del abordaje más adecuado es de vital importancia en estos casos. La llegada rápida y con buen acceso a la lesión es ideal. En algunas ocasiones deben hacerse extensiones de las incisiones.

- El tratamiento de la lesión de la vía aérea debe ser la reparación primaria. En los casos de lesiones complejas con pérdida de tejido, la derivación temporal con traqueostomía y reconstrucciones complejas diferidas es la mejor opción para salvar la vida.
- El material de sutura para cierre debe tener poca reacción, durabilidad y versatilidad. El polipropileno es uno de los materiales que cumplen estas exigencias.

BIBLIOGRAFÍA

Elias N, Thomas J, Cheng A. Management of laryngeal trauma. Oral Maxillofac Surg Clin North Am. 2021;33(3):417-27.
Kovacs G, Sowers N. Airway management in trauma. Emerg Med Clin North Am. 2018;36(1):61-84.

Welter S, Essaleh W. Management of tracheobronchial injuries. J Thorac Dis. 2020;12(10):6143-51.

CASO 10

PRESENTACIÓN DEL CASO

Un varón de 62 años se ve involucrado en un accidente con fuegos artificiales. El paciente recibe un impacto de un fuego artificial que acaba en una quemadura en el lado izquierdo del cuello. Es trasladado al hospital universitario como una activación de nivel 1 (máxima gravedad).

R. G. Ramos Jiménez, D. Silver y J. C. Puyana

REVISIÓN PRIMARIA

En la valoración inicial se procede con la evaluación de la vía aérea (A), la respiración (B), la circulación (C), el déficit neurológico (D) y la exposición (E):

A: vía aérea permeable.
B: sonidos respiratorios claros e iguales bilateralmente.
C: pulso radial normal (+2).
D: escala de coma de Glasgow (ECG) de 15.
E: expuesto sin dificultad, ninguna herida aparte de la quemadura en el lado izquierdo del cuello.

Respecto a los signos vitales destacan:

- Temperatura: 36,9 °C.
- Ritmo cardíaco: 79 lpm.
- Presión sanguínea: 146/96 mmHg.

REVISIÓN SECUNDARIA

En la revisión secundaria, los datos son los siguientes:

- General: responde a órdenes.
- Ocular: pupilas de 4 mm, simétricas y reactivas bilateralmente.
- Cabeza y cuello: normocefálico, cráneo intacto, quemadura de segundo grado (5 cm de diámetro), cuello cervical estabilizado en línea.
- Respiratorio: pulmones claros, respirando sin dificultad y expansión simétrica.

- Cardiovascular: ritmo regular, con pulso radial normal.
- Abdomen: suave, no distendido, ningún dolor a la palpación.
- Musculoesquelético: pelvis estable, extremidades superiores e inferiores sin evidencia de traumatismo o deformación.

Tras la revisión secundaria, el paciente es llevado al área de radiología para una tomografía computarizada (TC) cervical (**Fig. 10-1**). Después de obtener las imágenes, se le traslada al área preoperatoria, donde desarrolla dificultad respiratoria y su voz se torna ronca. Se procede a la intubación de emergencia y se le lleva a quirófano.

QUIRÓFANO

Después de una exploración del lado izquierdo del cuello que no revela ninguna herida, el paciente es evaluado con una endoscopia y una broncoscopia. No se encuentra ninguna lesión en la tráquea ni en el esófago. La laringoscopia revela una parálisis de las cuerdas vocales del lado izquierdo y abducción limitada de las cuerdas vocales del lado derecho. El resto del examen laringoscópico solo detecta edema de la mucosa sin sangrado ni heridas que expliquen el cuadro clínico.

Tras la exploración cervical y la triple endoscopia el paciente es llevado a la unidad de cuidados intensivos (UCI), donde desarrolla un hematoma cervical que es evacuado en la UCI. Requiere reexploración en el quirófano. No se encuentra ninguna causa para el sangrado en la reexploración. La herida se deja abierta y se coloca un vendaje hemostático con la intención de regresar al quirófano el día siguiente para reevaluar los tejidos y cerrar la incisión.

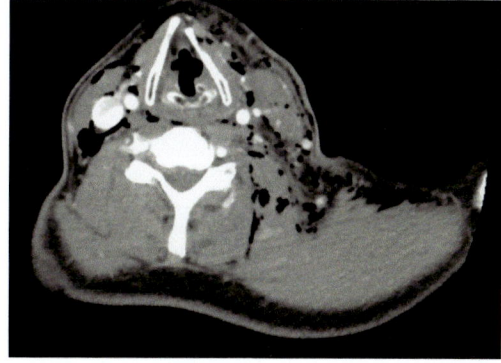
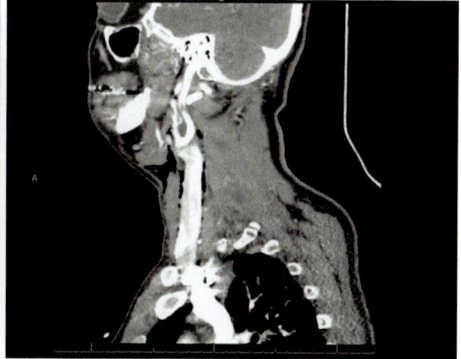

Figura 10-1. Imágenes axiales y sagitales de la lesión del paciente que demuestran enfisema subcutáneo que involucra los planos cervicales profundos y podría ser resultado de una lesión en la tráquea o el esófago.

EVOLUCIÓN POSOPERATORIA

El paciente se recupera en la UCI durante tres semanas y requiere múltiples intervenciones, incluyendo una traqueostomía y varias revisiones de la incisión cervical. Durante la segunda semana, se retira la ventilación mecánica y es transferido a una unidad médico-quirúrgica. Es dado de alta a su domicilio a los 60 días de su ingreso.

CLAVES DEL CASO

- Los impactos a gran velocidad en el área cervical pueden causar lesiones en los tejidos blandos, a las estructuras vasculares y a la región faringoesofágica incluyendo la tráquea.
- Un cambio en la voz o dificultad respiratoria tras un traumatismo cervical sugiere disfunción en la laringe, faringe o tráquea. Esta disfunción puede deberse a una herida en estas estructuras o compresión de las estructuras por un hematoma. El equipo médico debe mantener un gran nivel de vigilancia y actuar con inmediatez cuando un paciente con un traumatismo penetrante en el cuello desarrolla un cambio en la voz o dificultad respiratoria.
- La evaluación exhaustiva del paciente incluyendo exploración cervical y panendoscopia es la manera más prudente de manejar al paciente con traumatismo cervical penetrante y cambios en la voz o dificultad respiratoria.

BIBLIOGRAFÍA

Nowicki JL, Stew B, Ooi E. Penetrating neck injuries: a guide to evaluation and management. Ann R Coll Surg Engl. 2018;100(1):6-11.

CASO 11

PRESENTACIÓN DEL CASO

Se recibe un preaviso hospitalario: una mujer de 20 años ha sufrido una colisión en moto (es portadora de casco) contra un vehículo blindado. Los servicios de emergencias la encuentran con una presión arterial (PA) sistólica de 100 mmHg, frecuencia cardíaca (FC) de 47 lpm (Shock Index [SI] = 0,47), frecuencia respiratoria (FR) de 12 rpm y una puntuación de 3/15 en la escala de coma de Glasgow (ECG). Retiran el casco, realizan intubación orotraqueal, colocan dos vías intravenosas y la trasladan al hospital con inmovilización cervical y en una tabla espinal.

F. García-Moreno Nisa

REVISIÓN PRIMARIA

A su llegada a la sala de urgencias del hospital, se le realiza la revisión primaria y presenta la siguiente valoración respecto a la evaluación de la vía aérea (A), la respiración (B), la circulación (C) y el déficit neurológico (D):

A: intubada.
B: disminución del murmullo vesicular en hemitórax izquierdo y saturación de oxígeno al 97 %.
C: PA de 120/70 mmHg, FC de 100 lpm;
D: ECG de 3/15, pupilas anisocóricas, derecha midriática e izquierda miótica.

Según el protocolo de soporte vital avanzado en traumatismo (ATLS), se realiza radiografía de tórax y pelvis para descartar focos de sangrado, que, en este caso, son normales.

REVISIÓN SECUNDARIA

Se realiza la revisión secundaria. Destaca una importante deformidad facial con un desgarro a nivel de la lengua, un soplo en la auscultación de la carótida izquierda y una herida en el miembro inferior izquierdo con exposición de la tibia. Se desconocen los antecedentes personales.

La paciente está hemodinámicamente estable, por lo que se traslada para realizarle un tomografía computarizada (TC). Esta evidencia contusión hemorrágica a nivel temporal izquierdo, focos de hemorragia subaracnoidea, hemorragia intraventricular y edema cerebral difuso. También se observa fractura del cuerpo y de la rama derecha de la mandíbula, contusión pulmonar derecha y atelectasia completa del lóbulo pulmonar inferior izquierdo, probablemente por aspiración de sangre. La TC craneal y cervical se realiza sin contraste; de lo contrario, puede confundir con lesiones intracraneales.

Ante la presencia de un soplo cervical en la revisión secundaria, es necesario realizar una angio-TC cervical para descartar una lesión vascular.

EVOLUCIÓN EL CASO

Se realiza angio-TC cervical (**Fig. 11-1**) y se observa disección extracraneal de la arteria carótida interna izquierda.

Se realiza arteriografía (**Fig. 11-2**) y colocación del *stent* a las 14 horas del accidente, pero la paciente presenta lesiones isquémicas cerebrales no susceptibles de tratamiento neuroquirúrgico y en unas horas presenta muerte encefálica. Se donan sus órganos.

La Injury Severity Score (ISS) es de 25 y la New Injury Severity Score (NISS) es de 50.

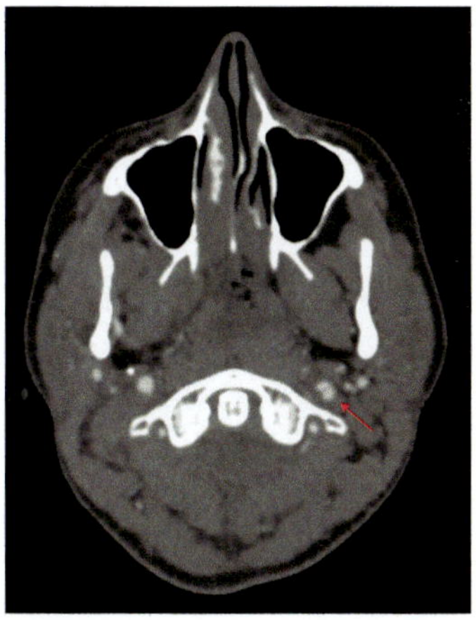

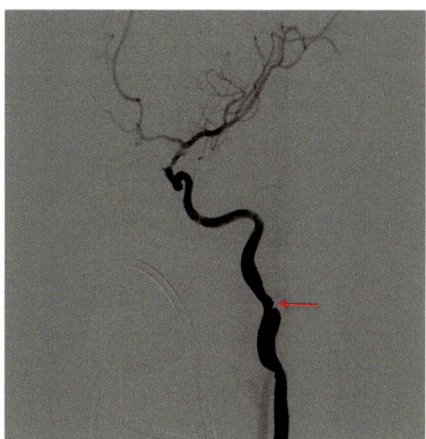

Figura 11-1. La flecha señala en la angio-TC cervical la disección de la arteria carótida interna izquierda.

Figura 11-2. La arteriografía muestra la disección de la arteria carótida interna izquierda.

CLAVES DEL CASO

- Se ha de realizar siempre auscultación de carótidas. Si presentan soplos, siempre habrá que realizar una angio-TC.
- Si hay lesión vascular, precisa tratamiento urgente por el alto riesgo de infarto cerebral.
- La antiagregación precoz está muy discutida.

BIBLIOGRAFÍA

Ordóñez CA, Pino LF, Badiel M, Sánchez AI, Loaiza J, Ballestas L, et al. Safety of performing a delayed anastomosis during damage control laparotomy in patients with destructive colon injuries. J Trauma. 2011;71(6):1512-8.

Sharpe JP, Magnotti LJ, Fabian TC, Croce MA. Evolution of the operative management of colon trauma. Trauma Surg Acute Care Open. 2017;2(1):e000092.

Shazi B, Bruce JL, Laing GL, Sartorius B, Clarke DL. The management of colonic trauma in the damage control era. Ann R Coll Surg Engl. 2017;99(1):76-81.

Yamamoto R, Logue AJ, Muir MT. Colon trauma: evidence based practices. Clin Colon Rectal Surg. 2018; 31(1):11-6.

CASO
12

PRESENTACIÓN DEL CASO

Los servicios de emergencias trasladan un varón de 15 años que ha sufrido un atropello de gran energía cuando esperaba en la parada del autobús. Lo encuentran con una presión arterial sistólica (PAS) menor de 60 mmHg, una frecuencia cardíaca (FC) de 57 lpm, (Shock Index [SI] de 0,95), frecuencia respiratoria (FR) de 6 rpm y una puntuación de 3 en la escala de coma de Glasgow (ECG). Le intuban orotraquealmente, le colocan dos vías i.v. y le infunden 2.000 mL de suero fisiológico en el traslado. Realizan inmovilización cervical, le colocan una faja pélvica y le trasladan sobre una tabla espinal.

M. D. Pérez Díaz y T. Moreno Salazar

REVISIÓN PRIMARIA

A su llegada a la sala de urgencias del hospital, se realiza la revisión primaria y presenta la siguiente valoración respecto a la evaluación de la vía aérea (A), la respiración (B), la circulación (C), el déficit neurológico (D) y la exposición (E):

A: intubado.
B: en la auscultación hay murmullo vesicular conservado en ambos hemitórax sin ruidos sobreañadidos, pero el pulsioxímetro no capta la saturación de oxígeno.
C: PA de 60/40 mmHg y FC de 110 lpm.
D: ECG de 3/15 con anisocoria.
E: temperatura de 36,2 °C.

Se realiza una radiografía de tórax y de pelvis y se observan fracturas costales y fractura de pelvis. Debido a su inestabilidad hemodinámica, se realiza una ecografía abdominal enfocada para el traumatismo (e-FAST) en la que se evidencia una escasa cantidad de líquido en el espacio de Morrison. Se activa el protocolo de transfusión masiva (PTM) y se comienza con perfusión de noradrenalina. Tras la transfusión de 2 concentrados de hematíes, se consigue una PAS de 90 mmHg, una frecuencia de 100 lpm y una saturación de oxígeno del 95 % con una fracción inspirada de oxígeno (FiO$_2$) de 0,5.

REVISIÓN SECUNDARIA

En la revisión secundaria, destaca la presencia de anisocoria, midriasis arreactiva y otorragia, por lo que se decide trasladar al paciente para realizar tomografía computarizada (TC).

En la TC craneal se evidencia fractura de la base del cráneo, fractura del hueso frontal, múltiples fracturas faciales y elevada sospecha de lesión bilateral de ambas carótidas internas. En la TC torácica se observa un neumotórax de escasa cuantía, contusión pulmonar derecha y fractura de las costillas derechas décima, undécima y duodécima. En la TC abdominal se ve una extensa laceración hepática de unos 10 cm (lesión de grado IV según la American Association for the Surgery of Trauma [AAST]) que se acompaña de un hematoma perihepático e hiliar. También hay una laceración en el riñón derecho

(grado II según la AAST), lesión traumática de la musculatura de la pared abdominal con sección de los músculos transversos y oblicuos del lado izquierdo y, a la altura de la pelvis, fractura de ramas isquiopubianas bilaterales y del ala sacra izquierda. Además, el paciente presenta fractura diafisaria del fémur derecho, fractura de tibia y peroné derechos, fractura de tibia izquierda y fractura de ambos húmeros.

Tras la transfusión de 4 concentrados de hematíes y 4 de plasma fresco, el paciente presenta: hemoglobina (Hb): 8,5 g/dL; hematócritos (Hto): 25 %; cociente internacional normalizado (INR): 1,74; pH: 7,16, y ácido láctico: 9. Se desactiva el PTM y se realiza una arteriografía cerebral que confirma la lesión contusa de ambas carótidas internas (**Fig. 12-1**).

El enfermo ingresa en reanimación, donde se observa palidez y frialdad del miembro inferior derecho, por lo que se hace una angiografía por TC (angio-TC) que evidencia una oclusión de la arteria poplítea derecha.

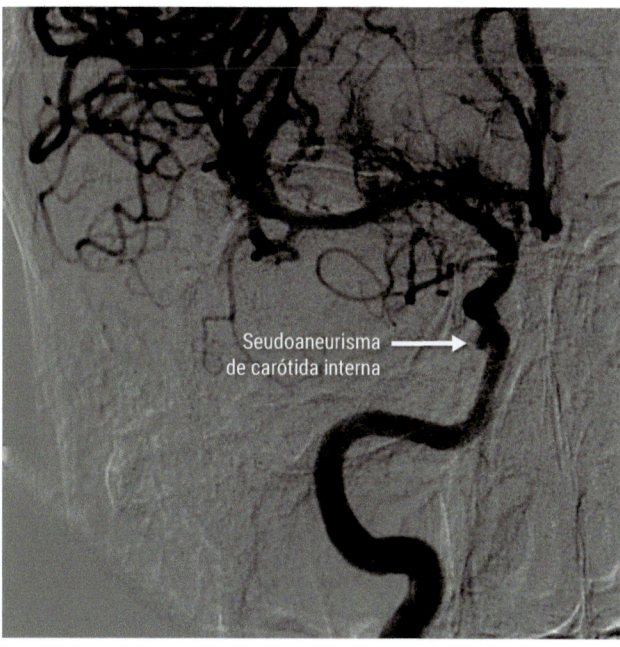

Seudoaneurisma de carótida interna

Figura 12-1. Seudoaneurisma de la arteria carótida interna derecha.

QUIRÓFANO

El paciente es trasladado a quirófano, donde se realiza reducción de las fracturas, fijación externa de las fracturas humerales y se explora la lesión poplítea, que presenta una contusión femoropoplítea con trombosis distal; se realiza revascularización con un *stent*.

EVOLUCIÓN DEL CASO

A las 48 horas el paciente presenta aumento de la presión intracraneal, por lo que se inicia tratamiento con manitol y, ante la falta de mejoría, se decide realizar una craniectomía descompresiva. Dos días más tarde, presenta un empeoramiento neurológico, se repite la angio-TC y hay progresión de la disección de la carótida derecha, por lo que se coloca un *stent* a dicho nivel (**Fig. 12-2**) y se comienza con la antiagregación. A pesar de ello, se mantiene el empeoramiento clínico y neurológico. A los cinco días se retira el soporte vital ante la irreversibilidad neurológica y el paciente es donante de órganos.

La Injury Severity Score (ISS) y la New Injury Severity Score (NISS) son de 48.

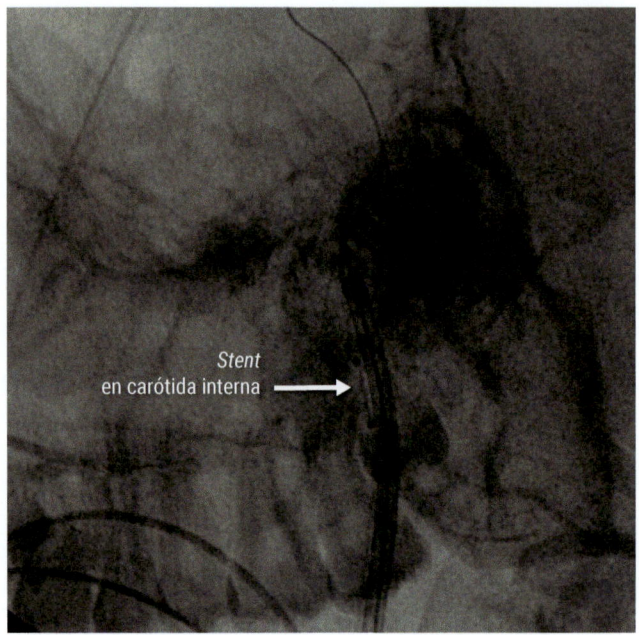

Stent
en carótida interna →

Figura 12-2. Endoprótesis colocada en la arteria carótida interna derecha.

CLAVES DEL CASO

- La lesión contusa de la arteria carótida se suele relacionar con colisiones de tráfico y siempre hay que sospecharla cuando haya signo del cinturón en el cuello.
- Ante la sospecha es importante realizar una angio-TC de cuello porque la TC cervical en el paciente politraumatizado se suele realizar sin contraste y no sirve para diagnosticar estas lesiones.

- Es muy importante realizar un diagnóstico precoz, porque cuando hay signos neurológicos el daño cerebral suele ser irreversible.
- El manejo habitual es mediante radiología intervencionista y anticoagulación.

BIBLIOGRAFÍA

Maiese M, Frati P, Manetti AC, De Matteis A, Di Paolo M, La Russa R, et al. Traumatic internal carotid artery injuries: do we need a screening strategy? Literature review, case report, and forensic evaluation. Curr Neuropharmacol. 2022;20(9):1752-73.

Rutman AM, Vranic JE, Mossa-Basha M. Imaging and management of blunt cerebrovascular injury. Radiographics. 2018;38(2):542-63.

Vellimana AK, Lavie J, Chatterjee AR. Endovascular considerations in traumatic injury of the carotid and vertebral arteries. Semin Intervent Radiol. 2021;38(1):53-63.

Wu L, Christensen D, Call L, Vranic J, Colip C, Hippe DS, et al. Natural history of blunt cerebrovascular injury: experience over a 10-year period at a level I trauma center. Radiology. 2020;297(2):428-35.

CASO

13

PRESENTACIÓN DEL CASO

Varón de 12 años que sufre traumatismo por aplastamiento. Según el acrónimo MIST (mecanismo de la lesión, lesiones identificadas, signos y síntomas y tratamientos aplicados hasta la llegada al hospital, por sus siglas en inglés) de rescate, se dispone de los siguientes datos:

- **M**: traumatismo cerrado por aplastamiento.
- **I**: traumatismo toracoabdominal.
- **S**: presión arterial sistólica (PAS): 80 mmHg; (FC) frecuencia cardíaca: 120 lpm; Shock Index (SI): 1,5; escala de coma de Glasgow (ECG): 13/15.
- **T**: oxígeno y cobertura con mantas. Sin vía venosa ni reanimación prehospitalaria.

G. F. Barillaro Segade, F. A. Pérez y A. Scolarici

REVISIÓN PRIMARIA

En la valoración inicial, se procede con la evaluación de la vía aérea (A), la respiración (B), la circulación (C), el déficit neurológico (D) y la exposición (E):

A: vía aérea permeable; cuello sin enfisema ni yugulares ingurgitadas, con tráquea centralizada.
B: entrada de aire disminuida; frecuencia respiratoria (FR): 28 rpm; saturación de oxígeno: 94 %.
C: sin hemorragia compresible; PAS: 60 mmHg; FC: 120 rpm; SI: 2.
D: ECG de 8/15.
E: sin datos relevantes.

MANEJO INICIAL

El manejo inicial consistió en:

- Intubación orotraqueal.
- Dos vías venosas en los antebrazos.
- Reanimación con 1.000 mL de Ringer lactato.
- Ecografía abdominal enfocada para el traumatismo (e-FAST): positiva en el abdomen y negativa en el tórax.
- Radiografías de tórax y pelvis en la sala de urgencias sin aparentes hallazgos patológicos traumáticos.
- Se tomó muestra sanguínea para análisis sistemático, incluyendo gasometría arterial y grupo sanguíneo.

REEVALUACIÓN

Al reevaluar, la PAS era de 80 mmHg, la FC de 110 lpm y el SI de 1,3.

Se recibe resultado de gasometría arterial: pH: 7,20; déficit de base: 8 mmol/L, y lactato: 3,7 mmol/L.

CONDUCTA

Se decidió llevar al paciente a quirófano para laparotomía exploradora en contexto de anormalidad hemodinámica. Si

bien la asistencia era realizada en un hospital de adultos, se consideró que el paciente no estaba en condiciones de un traslado a un centro pediátrico, dado su *shock* hipovolémico, y se prosiguió la asistencia en el mismo centro receptor inicial.

Se medicó con 1 g de ácido tranexámico intravenoso y se solicitaron 4 unidades de glóbulos rojos y 4 unidades de plasma fresco congelado.

En la inducción anestésica, presentó parada cardiorrespiratoria, por lo que se procedió a practicar toracotomía anterolateral izquierda para realizar masaje cardíaco y oclusión manual de la aorta torácica descendente por encima del diafragma. Recuperó rápidamente latidos cardíacos espontáneos y se procedió, entonces, con la laparotomía a través de incisión xifopubiana. Se halló hemoperitoneo de 1.500 mL y se colocaron *packings* con gasas en seis espacios intraperitoneales: en los dos subfrénicos, en el subhepático, en los dos mesentero-cólicos y en el fondo de saco de Douglas (**Fig. 13-1**).

Se comenzó a transfundir al paciente con 4 unidades de glóbulos rojos y 4 de plasma fresco congelado. Tras 10 minutos de reanimación y de compresión sobre la aorta torácica y

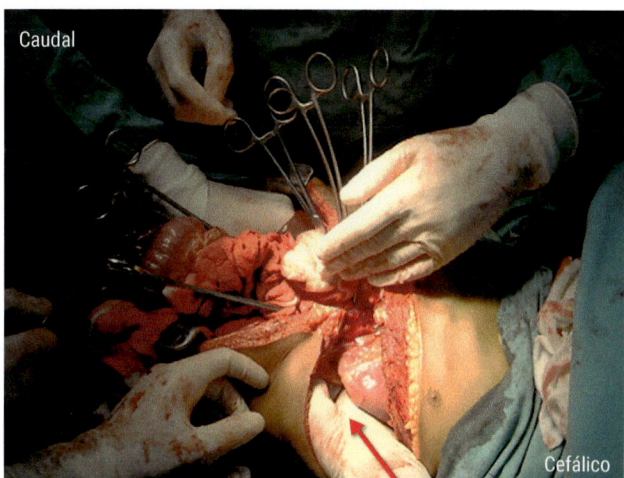

Figura 13-1. Toracotomía de reanimación con oclusión aórtica manual (flecha roja) y laparotomía con taponamientos con gasas en el abordaje inicial de este caso.

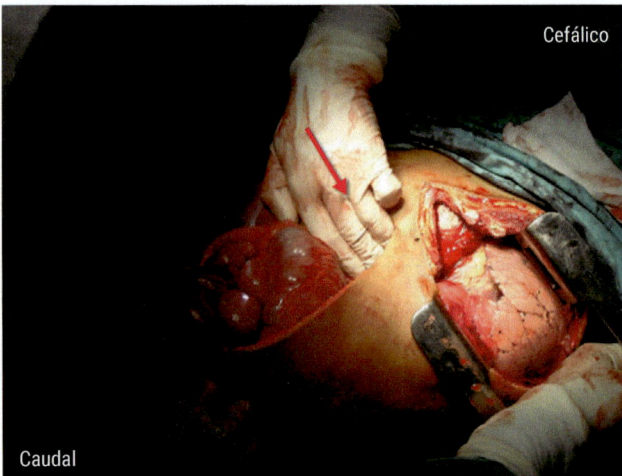

Figura 13-2. Compresión manual (flecha roja) sobre la zona retrohepática izquierda, desde donde provenía la causa del hemoperitoneo del paciente.

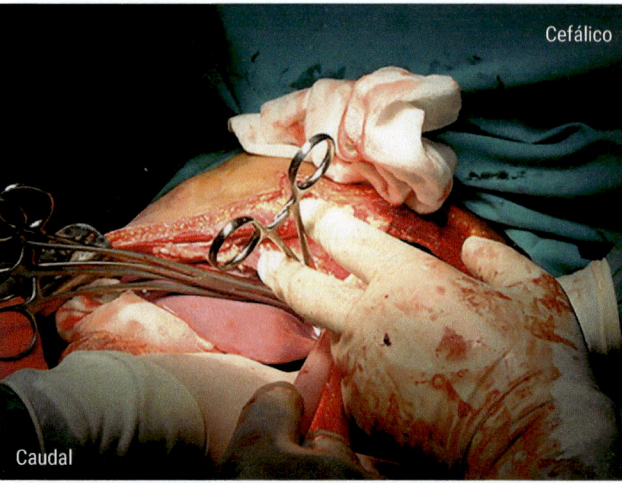

Figura 13-4. Oclusión con pinzas Allis de la herida tipo B en la unión de la vena suprahepática izquierda con la vena cava inferior para el control del sangrado que no había cedido con *packings*.

los *packings* VCIRH se elevó la PAS a 90 mmHg, y se conservó dicho valor tras retirar la oclusión aórtica.

Se retiraron los *packings* colocados y no se hallaron lesiones traumáticas, pero cuando se quitó el *packing* del espacio subfrénico izquierdo, se advirtió que se reiniciaba una hemorragia en ese espacio, a través de sangre oscura proveniente de la cara posterior del lóbulo izquierdo del hígado, que no presentaba laceraciones ni hematomas. Se realizó la maniobra de Pringle con oclusión del pedículo portal, pero este gesto no detuvo el sangrado retrohepático, sobre el cual debió volver a colocarse compresión manual (**Fig. 13-2**).

Se sospechó que podía tratarse de una lesión venosa yuxtahepática, con una laceración de la vena cava retrohepática o de su tributaria, la vena suprahepática izquierda (lesión hepática de grado V, según la clasificación de la American Association for the Surgery of Trauma [AAST] del año 2018, y lesión

yuxtahepática de clase B de la clasificación de Buckman) (**Fig. 13-3**). Ante el fracaso del *packing* como medida hemostática, se procedió a movilizar el lóbulo hepático izquierdo con sección del ligamento triangular izquierdo para un abordaje directo del foco sangrante. Se encontró una laceración en la unión de la vena suprahepática izquierda con la vena cava inferior retrohepática. Se ocluyó la herida con pinzas Allis para luego realizar una reparación de tal lesión con una sutura continua de polipropileno de 4/0 (**Figs. 13-4** y **13-5**).

Dada la presencia de coagulopatía visible en el campo operatorio, se recolocó un taponamiento con gasas perihepático y se finalizó la cirugía a modo de control de daños. Se practicó un cierre abdominal transitorio con un dispositivo de confección artesanal de terapia de presión negativa, mientras que la toracotomía anterolateral izquierda fue cerrada de modo anatómico. La duración de la cirugía fue de 70 minutos y en el transcurso de esta el paciente recibió 8 unidades de glóbulos rojos, 7 de plasma fresco congelado y 7 de plaquetas.

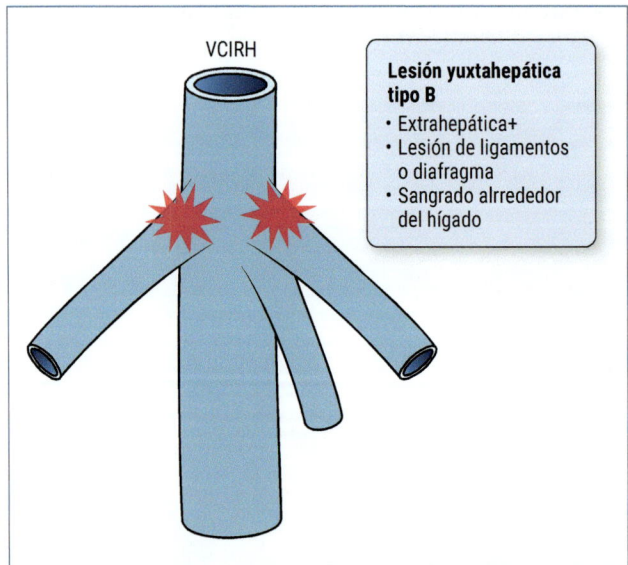

Figura 13-3. Tipo de lesión venosa yuxtahepática presente en este caso, de clase B, de acuerdo con la clasificación de Buckman. VCIRH: vena cava inferior retrohepática.

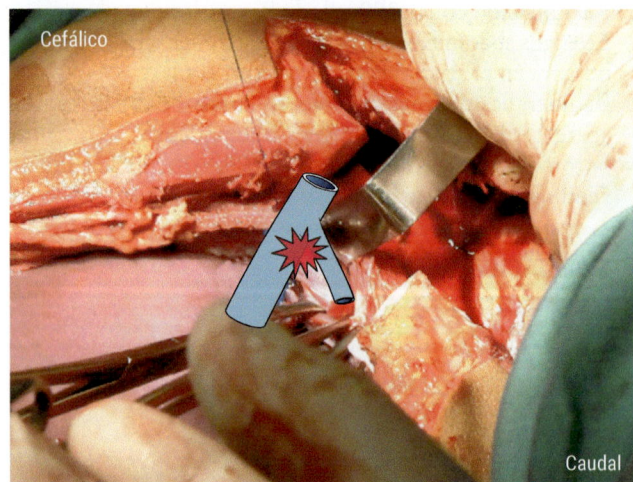

Figura 13-5. Sutura de la lesión yuxtahepática izquierda tipo B de la clasificación de Buckman, con gráfico ilustrativo de su ubicación anatómica.

Según el traumatismo padecido, los índices asignados fueron:

- Injury Severity Score (ISS): 25.
- Revised Trauma Score (RTS): 4,50.
- Trauma Injury Severity Score (TRISS): 75 %.

Después de la corrección de la coagulopatía y de la acidosis padecidas y optimizada la faz cardiorrespiratoria, el paciente retornó a quirófano para la fase 3 del control de daños, a las 24 horas de su primera cirugía. Sus análisis revelaron en ese momento un hematócrito del 28 %, gasometría con pH de 7,34, déficit de bases de 3 mmol/L y lactato de 2,6 mmol/L. En la reintervención se retiró el *packing* perihepático sin nuevas hemorragias y se cerró de modo anatómico el abdomen. En el día 7 desde su ingreso fue transferido a un hospital pediátrico para continuar con su postoperatorio y recuperación. Cursó una estancia prolongada en cuidados intensivos, con asistencia respiratoria mecánica durante 15 días, padeció dificultad respiratoria, neumonía asociada al respirador e infección de la herida. En el día 22 desde su traumatismo pudo ser trasladado a planta y obtuvo el alta hospitalaria el día 38.

CLAVES DEL CASO

- El ingreso del paciente, de 12 años, con grave *shock* hipovolémico por hemorragia intraabdominal, obligó a una cirugía sin posibilidad de tomografía previa y en el hospital de adultos que lo había recibido. Se le indicó ácido tranexámico y transfusión masiva desde el inicio, dada su afectación hemodinámica, y en la inducción anestésica requirió una toracotomía de reanimación antes de la laparotomía debido a un colapso hemodinámico. El centro no dispone de catéter REBOA (*resuscitative endovascular balloon occlusion of the aorta*), el cual podría haber tenido indicación en este paciente como medida de reanimación antes de su cirugía. Tras responder favorablemente al masaje cardíaco y a la oclusión manual de la aorta torácica, la cirugía prosiguió ya en un decidido modo de control de daños, dada la gravedad global del niño, con *packings* en los seis espacios peritoneales, mientras continuaba su transfusión masiva. Se halló una grave lesión hepática de grado V, cuyo sangrado no cedió con la maniobra de Pringle, dato característico de las lesiones venosas yuxtahepáticas. Al no ceder

el sangrado tampoco con un *packing* retrohepático en la zona, se debió proceder, en este caso, de un modo obligado y excepcional, a una movilización del lóbulo izquierdo del hígado para un abordaje directo de la lesión. La lesión fue calificada como tipo B de la clasificación de Buckman, es decir, una lesión de la vena suprahepática en su llegada a la vena cava inferior a nivel extrahepático.
- Para el control de la hemorragia, se ocluyó la herida con pinzas Allis y luego se procedió a una sutura continua con polipropileno de 4/0. Otra opción descrita para el control transitorio de estos sangrados es el pinzamiento lateral sobre las estructuras venosas afectadas.
- Dada la presencia de coagulopatía detectada clínicamente, como el centro no posee tromboelastógrafo para un diagnóstico más preciso del grado de coagulopatía, se debió recolocar el *packing* perihepático. La cirugía finalizó con un cierre anatómico de la toracotomía y un cierre transitorio del abdomen con un sistema de presión negativa, sin haber hallado otras lesiones.

BIBLIOGRAFÍA

Ball CG. Damage control resuscitation: history, theory and technique. Can J Surg. 2014;57(1):55-60.

Buckman RF Jr, Miraliakbari R, Badellino MM. Juxtahepatic venous injuries: a critical review of reported management strategies. J Trauma. 2000;48(5): 978-84.

Kozar RA, Crandall M, Shanmuganathan K, Zarzaur BL, Coburn M, Cribari C, et al. Organ injury scaling 2018 update: spleen, liver, and kidney. J Trauma Acute Care Surg. 2018;85(6):1119-22.

Roberts DJ, Duchesne J, Brenner ML, Pereira B, Cotton BA, Kirkpatrick AW, et al. Indications for the appropriate use of damage control surgery and damage control interventions in civilian trauma patients. J Endovasc Resusc Trauma Manag. 2021;5(1):13-23.

CASO 14

PRESENTACIÓN DEL CASO

Un varón de 21 años sufre una colisión mientras montaba en bicicleta. Explica que ha chocado frontalmente con la parte posterior de un coche y se ha golpeado el cuello con el alerón del vehículo.

En la escena de la colisión un viandante llama a emergencias, que acuden a asistir al paciente.

A su llegada, el paciente es capaz de hablar y mantiene una respiración adecuada sin trabajo respiratorio. Se aprecian restos hemáticos bucales que refiere que le han aparecido tras un golpe de tos. Tiene una presión arterial de 110/69 mmHg a 100 lpm. No presenta dolor abdominal a la palpación ni sangrado en otra zona. La pelvis no es dolorosa y sí estable. Está consciente y orientado.

El servicio de emergencias inmoviliza al paciente y le coloca un collarín cervical. En su traslado al hospital, comprueba que mantiene tensiones, le coloca unas gafas nasales y le administra 500 mL de lactato de Ringer y analgesia.

L. Romacho López, I. Tamayo González, A. Pérez Lara, A. Titos García y J. M. Aranda Narváez

REVISIÓN PRIMARIA

Al llegar al hospital, el paciente comenta ligera disnea y cierta ronquera. En la valoración inicial, se procede con la evaluación de la vía aérea (A), la respiración (B), la circulación (C), el déficit neurológico (D) y la exposición (E):

A: vía aérea permeable, pero con restos hemáticos. Hemoptisis franca durante la exploración. Dolor con la apertura bucal. Habla, pero con leve ronquera.

B: se aprecia enfisema subcutáneo bilateral en el cuello con aumento de volumen de este. Pérdida de las referencias anatómicas del cuello. Pequeño hematoma anterior en la zona II. Resulta difícil saber si la tráquea está alineada. Taquipnea (20 rpm). Elevación de ambos hemitórax con la inspiración. En la palpación, se aprecia enfisema en la zona superior del tórax. En la auscultación, se aprecia entrada de aire de forma bilateral y simétrica en ambos hemitórax. Se cambian las gafas nasales por un reservorio y se coloca un pulsioxímetro y se obtiene una saturación de oxígeno del 95 %. Se solicita una radiografía anteroposterior portátil de tórax (**Fig. 14-1**).

C: no se aprecia otro foco de sangrado salvo la hemoptisis. El pulso del paciente es fuerte y regular. Su presión arterial es de 101/47 mmHg a 81 lpm. No presenta dolor abdominal a la exploración. La pelvis está estable. Se coloca una segunda vía venosa y se administran 1.000 mL de lactato de Ringer. Se extrae muestra para analítica de sangre completa. En la analítica de sangre no hay hallazgos destacables.

D: pupilas isocóricas y normorreactivas. Escala de coma de Glasgow de 15. Movilización de las cuatro extremidades sin pérdida de fuerza ni sensibilidad.

E: no se aprecian lesiones a otro nivel. No tiene dolor al palpar las apófisis espinosas de las vértebras cervicales. Su temperatura es de 35,5 °C. Se coloca manta de calor al paciente.

Ante la estabilidad del paciente, y tras consultar el caso con el otorrinolaringólogo de guardia, se decide realizar una tomografía computarizada cervical (TC) con contraste i.v. (**Figs. 14-2** y **14-3**).

Las conclusiones de la prueba fueron:

- Fractura del asta derecha del hueso hioides no desplazada.
- Fractura del cuerno inferior izquierdo del cartílago tiroides.
- Marcada irregularidad de la columna aérea a nivel de la laringe supraglótica en relación con desgarros mucosos graves.
- Solución de continuidad parietal en relación con rotura laríngea, que condiciona escape aéreo masivo. Rotura anfractuosa con diámetro máximo de 5 mm en el plano axial.
- Enfisema subcutáneo que diseca planos musculares en la región cervical, el tórax superior, el mediastino, el canal vertebral y el canal medular.
- Tráquea sin alteraciones.
- No se observa sangrado activo arterial.

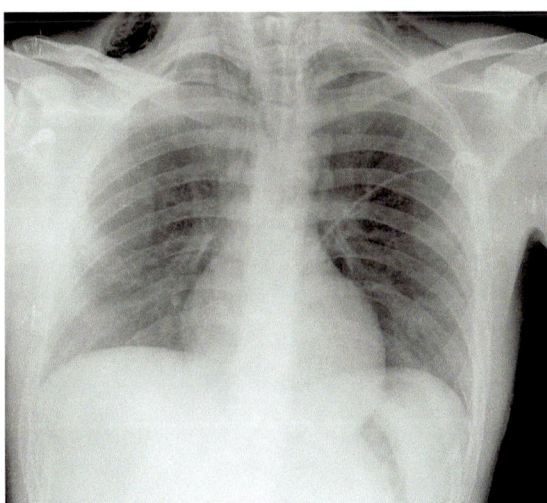

Figura 14-1. Enfisema de tejidos blandos y neumomediastino. También se identifican opacidades en vidrio deslustrado en ambos campos pulmonares inferiores, sobre todo, en el derecho, probablemente, secundarias a broncoaspiración/hipoventilación.

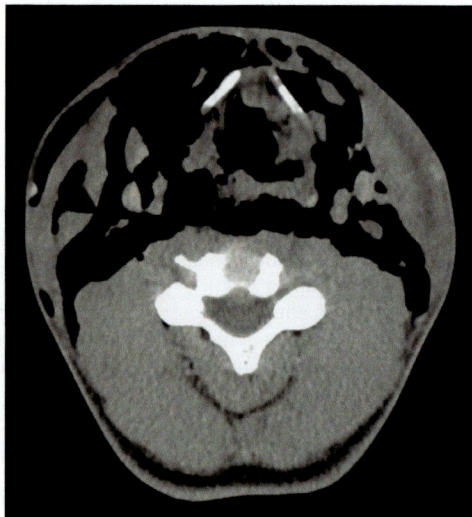

Figura 14-2. TC con contraste i.v.

A su llegada al área de observación tras la realización de la prueba, el paciente empieza con una afonía marcada, aumento de la disnea con mayor taquipnea (35 rpm) y tiraje. Su saturación es del 88 % y su presión arterial es de 100/45 mmHg a 110 lpm.

Dicho empeoramiento clínico precipita asegurar la vía aérea. Se realiza una intubación orotraqueal con fibrobroncoscopia. Se administra un sedante intravenoso y se evitan los relajantes musculares en dicho procedimiento.

REVISIÓN SECUNDARIA

Interrogando al paciente, antes de la intubación, refiere que no tiene alergias ni antecedentes médicos de interés. No se aprecia lesión ni herida a otro nivel.

EVOLUCIÓN

Tras la intubación, el paciente empieza con una saturación de O_2 del 98 %, regulariza la frecuencia cardíaca y mantiene una buena mecánica ventilatoria con fracción inspirada de oxígeno (FiO_2) del 40 %.

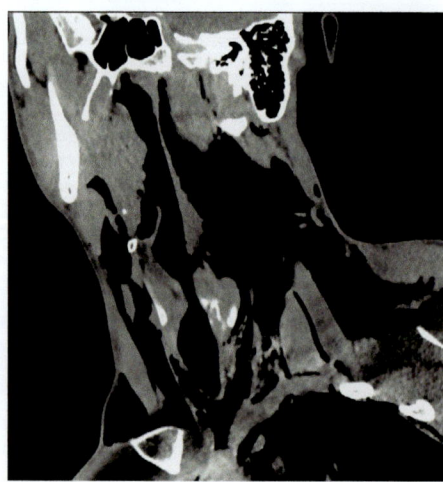

Figura 14-3. TC con contraste i.v.

Tabla 14-1. Clasificación de Schaefer-Fuhrman

Grupo	Características
1	Hematoma endolaríngeo menor, sin fractura detectable
2	Edema, hematoma, mínima disrupción mucosa sin exposición de cartílago o fracturas no desplazadas
3	Edema endolaríngeo masivo, laceraciones mucosas extensas, cartílago expuesto, fractura desplazada o inmovilidad de cuerda vocal
4	Idéntico al grupo 3, pero con disrupción de la laringe anterior, fracturas inestables, ≥2 líneas de fractura o lesión mucosa grave
5	Disrupción laringotraqueal completa

Se realiza una exploración endoscópica laríngea con un laringoscopio flexible en la que se aprecia una laringe móvil con pequeño hematoma paralaríngeo izquierdo y algún resto hemático a nivel supraglótico. No se observa la perforación a nivel mucoso.

Valorada la lesión con las imágenes de la TC y la laringoscopia, se clasifica como una lesión grado II de Schaefer-Fuhrman (**Tablas 4-1** y **4-2**). Se decide un manejo conservador de la lesión y traslado del paciente a la unidad de cuidados intensivos (UCI), donde se amplía el estudio con una esofagoscopia que descarta lesión esofágica. El paciente permanece estable y bien adaptado a la ventilación en todo momento.

A las 48 horas, se realizó una TC de control con mejoría del enfisema subcutáneo importante (**Fig 14-4**).

El quinto día de ingreso el paciente se autoextuba de forma accidental. Permanece eupneico, sin estridor laríngeo y con buena ventilación bilateral a la auscultación.

Después de 24 horas más de observación en la UCI, se traslada a planta y es dado de alta a los cuatro días con tratamiento analgésico, antibiótico y corticoides en descenso.

No ha presentado complicaciones laríngeas posteriores (**Fig. 14-5**).

Tabla 14-2. Tratamiento según el tipo de gravedad

Grupo	Características
1	Observación, administración de oxígeno humidificado, antibióticos, glucocorticoides, medicamentos antirreflujo, elevar la cabecera de la cama y reposo vocal
2	IOT/TT, evaluación endoscópica, antibióticos y glucocorticoides
3	Evaluación endoscópica, reparación quirúrgica abierta con o sin *stent* ± TT
4	Evaluación endoscópica, reparación quirúrgica abierta con *stent* ± TT
5	IOT/TT, evaluación endoscópica, reconstrucción, restauración o resección con anastomosis terminoterminal con o sin uso de *stent*

IOT: intubación orotraqueal; TT: traqueostomía.

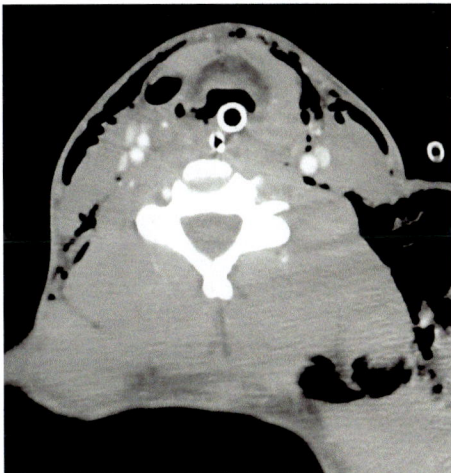

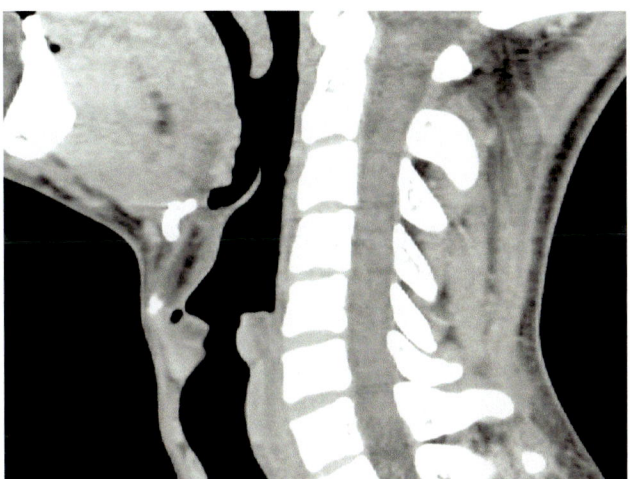

Figura 14-4. Disminución del enfisema de tejidos blandos y del neumomediastino. La columna aérea laríngea se define mejor y no se identifican los desgarros parietales más superficiales.

Figura 14-5. Desaparición del enfisema y curación de las lesiones laríngeas. Fracturas de cartílagos hioides y tiroides en fase de consolidación.

 CLAVES DEL CASO

- Es importante tener una elevada sospecha diagnóstica basándose en el mecanismo lesional y la clínica.
- Los mecanismos lesionales más frecuentes son:
    - La hiperextensión del cuello, que produce frecuentemente desgarros traqueales, fracturas verticales paramediales de laringe y tráquea e, incluso, una separación laringotraqueal completa.
    - Los golpes directos, que suelen lesionar los cartílagos tiroides y cricoides.
    - Hay un tipo de lesión concreta que combina ambos mecanismos, como la hiperextensión que se produce en una desaceleración repentina en una colisión de tráfico seguida por el choque frontal del cuello con el volante o el salpicadero.
- La clínica más frecuente de las lesiones de vía aérea a nivel cervical es:
    - Enfisema subcutáneo, presente en el 87 % de los pacientes.
    - Disnea, taquipnea y dificultad en el 59-100 %.
    - Hemoptisis en el 74 %.
    - Cambios en la voz (desde ronquera hasta afonía).
    - Neumotórax en el 17-70 %.
- En estos pacientes la clave y el gesto prioritario es asegurar la vía aérea.
- Si precisa intubación, es importante mantener al paciente con ventilación espontánea (no usar relajantes musculares), realizar la intubación bajo visión directa para evitar la creación de una falsa vía y evitar presión de ventilación intermitente positiva.
- Nunca se ha de realizar maniobra de presión cricoidea durante la intubación.
- El balón del tubo endotraqueal siempre debe quedar distal a la lesión.
- En lesiones extensas, se realizará una traqueostomía distal a la lesión con anestesia local.
- Los métodos diagnósticos fundamentales son la TC y la laringoscopia flexible para visualizar la lesión.
- El grado de lesión se recoge en la clasificación de Schaefer-Fuhrman.
- Dicho grado de lesión orienta el tratamiento.
- El 4-6 % de las lesiones laríngeas asocian lesiones esofágicas, más características en traumatismo penetrante; por ello, es importante realizar un esofagoscopia una vez que el paciente tenga la vía aérea segura.

BIBLIOGRAFÍA

Herrera MA, Tintinago LF, Victoria Morales W, Ordoñez CA, Parra MW, Betancourt-Cajiao M, et al. Damage control of laryngotracheal trauma: the golden day. Colomb Med (Cali). 2020 Dec 30;51(4):e4124599.

Kiser AC, O'Brien SM, Detterbeck FC. Blunt tracheobronchial injuries: treatment and outcomes. Ann Thorac Surg. 2001;71(6):2059-65.

Lee WT, Eliashar R, Eliachar I. Acute external laryngotracheal trauma: diagnosis and management. Ear Nose Throat J. 2006;85(3):179-85.

Mercer SJ, Jones CP, Bridge M, Clitheroe E, Morton B, Groom P. Systematic review of the anaesthetic management of non-iatrogenic acute adult airway trauma. Br J Anaesth. 2016;117:i49-59.

Moonsamy P, Sachdeva UM, Morse CR. Management of laryngotracheal trauma. Ann Cardiothorac Surg. 2018;7(2):210-6.

Ortiz A L, Barahona A L, Araya C P, Zamorano S R. Trauma laríngeo externo y fractura de cartílago tiroides: Revisión de la literatura. Rev Otorrinolaringol Cir Cabeza Cuello. 2019;79(4):465-72.

Petrone P, Velaz-Pardo L, Gendy A, Velcu L, Brathwaite CEM, Joseph DK. Diagnóstico, manejo y tratamiento de las lesiones cervicales traumáticas. Cir Esp. 2019;97(9):489-500.

Prokakis C, Koletsis EN, Dedeilias P, Fligou F, Filos K, Dougenis D. Airway trauma: a review on epidemiology, mechanisms of injury, diagnosis and treatment. J Cardiothorac Surg. 2014;9(1):117.

Schaefer SD. Management of acute blunt and penetrating external laryngeal trauma. Laryngoscope. 2014 Jan;124(1):233-44.

Viejo-Moreno R, García-Fuentes C, Mudarra-Reche C, Terceros-Almanza LJ, Chico-Fernández M. Lesión laríngea en el traumatismo cervical cerrado. Med Intens. 2019;43(8):503-7.

CASO
15

PRESENTACIÓN DEL CASO

Una mujer de 23 años sin antecedentes personales de interés es trasladada por los servicios de emergencia tras sufrir una caída desde, aproximadamente, 4 metros de altura.

S. Martín García, O. Mateo Sierra y L. de la Fuente Regaño

REVISIÓN PRIMARIA

Presenta la siguiente valoración inicial respecto a la evaluación de la vía aérea (A), la respiración (B), la circulación (C), el déficit neurológico (D) y la exposición (E):

A: vía aérea conservada.
B: ventilación adecuada en ambos campos pulmonares.
C: hemodinámicamente estable. Mantiene presiones de 135/85 mmHg con frecuencia cardíaca de 80 lpm.
D: pupilas isocórica y normorreactivas. GCS 15.
E: no se evidencian traumatismos evidentes ni zonas de sangrado activas.

REVISIÓN SECUNDARIA

sin alteraciones de fuerza ni sensibilidad. Los reflejos rotuliano y aquíleo están conservados bilateralmente. No presenta anestesia en silla de montar ni otros signos de alarma. El reflejo cutáneo abdominal está conservado. El reflejo cutáneo plantar flexor es bilateral. Refiere intenso dolor que se irradia a los miembros inferiores y que precisó analgesia con mórficos.

La analítica resultó anodina.

Al tratarse de una caída de gran altura, se realizó una tomografía computarizada (TC) (**Figs. 15-1** y **15-2**), en la que se evidenció fractura-aplastamiento del cuerpo vertebral de L1, con abombamiento del muro posterosuperior, que improntaba y condicionaba estenosis moderada del canal central. También se apreciaba línea de fractura en la lámina izquierda de L1, que se extendía hacia la apófisis espinosa y, caudalmente, hacia la lámina derecha. El resto de los cuerpos vertebrales dorsales y lumbares mostraban altura y morfología conservadas. No se evidenciaron claras líneas de fractura en la cintura pélvica. No se apreciaban otras lesiones asociadas.

La fractura correspondía a una A4 según la clasificación de la AO Spine (Arbeitsgemeinschaft für Osteosynthesefragen [Grupo de Trabajo para Aspectos de Fusión Ósea]) para fracturas toracolumbares. La puntuación en la escala TLICS *(*Thoraco-Lumbar Injury Classification Severity and Score*)* era de 4 (**Tabla 15-1**) y de grado E en la escala ASIA (American Spinal Injury Association).

Al tratarse de una fractura por aplastamiento con afectación de ambos platillos vertebrales y protrusión del muro posterior hacia el canal vertebral, así como una puntuación en la escala TLICS de 4, se decidió que el tratamiento más adecuado para la fractura era el quirúrgico.

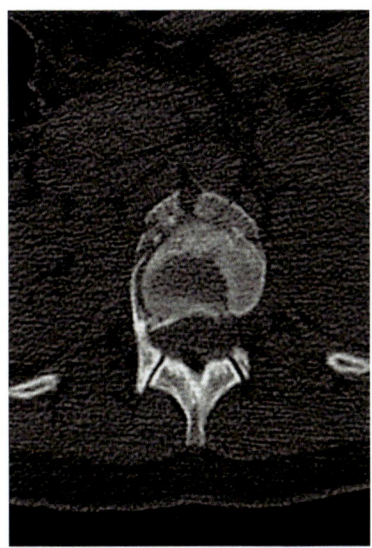

Figura 15-1. Corte axial de tomografía computarizada en el que se puede observar cómo el trazo afecta al muro posterior invadiendo el canal. Se observa que la conminución no es especialmente grave, motivo por el que se decidió reducción cerrada sin necesidad de realizar corpectomía y aportar soporte anterior.

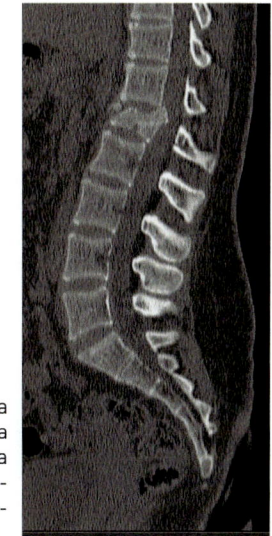

Figura 15-2. Corte sagital de TC de columna lumbar en el que se puede apreciar la fractura por estallido de L1. Se aprecia la afectación de ambos platillos vertebrales del muro posterior, que se encuentra desplazado hacia el canal vertebral.

Tabla 15-1. Escala TLICS para valoración y toma de decisión en fracturas toracolumbares

		TLICS 3 indicadores independientes			
1	Morfología (estabilidad inmediata)	• Compresión • Fractura por estallido • Traslación/rotación • Distracción	1 2 3 4	Radiografía TC	
2	Integridad del complejo ligamentoso posterior (estabilidad a largo plazo)	• Intacta • Sospechosa • Dañada	0 2 3	RM	
3	Estado neurológico	• Intacto • Radiculopatía • Lesión completa • Lesión incompleta • Cola de caballo	0 2 2 3 3	Examen físico	
	Indicadores	Necesidad de cirugía	0-3 4 >4	• No quirúrgico • Indicación según el cirujano • Quirúrgico	

RM: resonancia magnética; TC: tomografía computarizada; TLICS: Thoraco-Lumbar Injury Classification Severity and Score.

EN EL QUIRÓFANO

El día posterior a su llegada, se procedió a la intervención quirúrgica. Se realizó bajo monitorización neurofisiológica para controlar y evitar daños neuronales en una paciente con exploración neurológica sin alteraciones. Se administraron dosis de 2 g de cefazolina como tratamiento antibiótico profiláctico previo a la intervención.

Se colocó a la paciente en posición de decúbito prono y se realizó un abordaje percutáneo posterior a la columna lumbar, marcando previamente con control fluoroscópico el nivel de la fractura e infiltrando con anestesia local con bupivacaína y mepivacaína.

Bajo control fluoroscópico anteroposterior y lateral, se procedió a la inserción de tornillos transpediculares. Se colocaron tornillos monoaxiales en los niveles inmediatamente superiores e inferiores a la fractura (T12 y L2) y poliaxiales en la zona de fractura (**Figs. 15-3** y **15-4**). Posteriormente, se realizaron maniobras de reducción bajo control fluoroscópico y neurofisiológico. Una vez que se evidenció en las radiografías la correcta reducción de la fractura, se procedió a la colocación de barras laterales de titanio de 80 mm de longitud y cierre con tapones. Se realizaron radiografías finales de control (**Fig. 15-5**).

Posteriormente, se procedió al cierre de plano muscular y subcutáneo con puntos sueltos de sutura reabsorbible Vicryl® de 2/0 y piel con grapas.

EVOLUCIÓN POSOPERATORIA

En el posoperatorio el dolor fue controlado con perfusión de morfina, que se fue reduciendo progresivamente hasta poder ser retirada y manejada con analgesia de primer escalón.

Las heridas quirúrgicas presentaron buena evolución, sin datos de complicación. No se evidenció focalidad neurológica de nueva aparición durante el posoperatorio.

En la TC de control, se evidenció una adecuada reducción de la fractura, especialmente del elemento del muro posterior que improntaba sobre al canal, así como una correcta disposición del material de fijación, sin datos de complicación (**Fig. 15-6**).

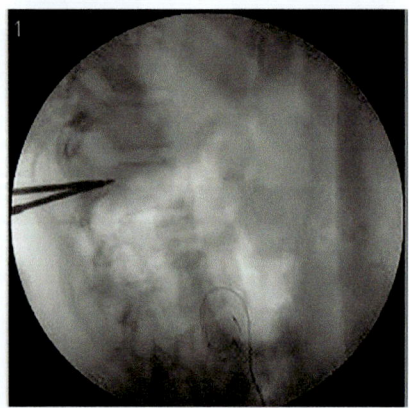

Figura 15-3. Marcaje del nivel con fluoroscopia en quirófano. Se observa la fractura del cuerpo y su pérdida de altura.

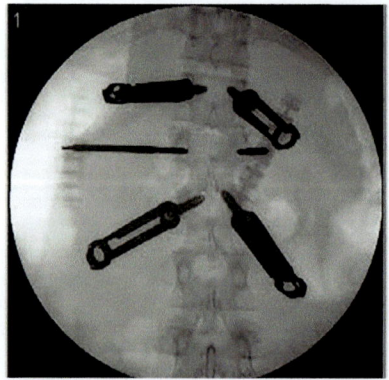

Figura 15-4. Colocación de tornillos transpediculares monoaxiales de manera percutánea en niveles inmediatamente superiores e inferiores al nivel de la fractura.

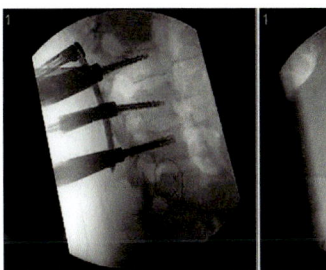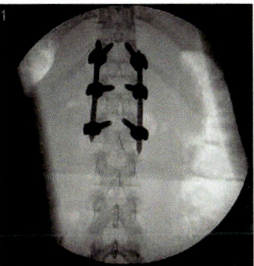

Figura 15-5. Controles inmediatamente posquirúrgicos de la fractura. Se observa la fijación transpedicular desde T12 hasta L2. Se aprecia la correcta reducción de la fractura tras las maniobras realizadas en quirófano.

Pudo iniciar deambulación autónoma en el posoperatorio inmediato. Dada la estabilidad clínica y la buena evolución, recibió el alta al tercer día posoperatorio. Actualmente, está en seguimiento en consultas externas con buena evolución.

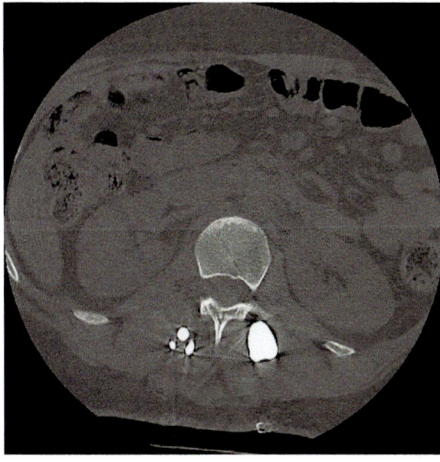

Figura 15-6. Control axial poscirugía en el cual se evidencia la correcta reducción de la fractura, especialmente del muro posterior, con el canal vertebral liberado.

CLAVES DEL CASO

- En este caso clínico, se pueden observar los aspectos fundamentales del manejo del traumatismo raquimedular.
- Inicialmente, son clave una anamnesis y una exploración física detalladas que permitan valorar una posible lesión medular subyacente.
- Las pruebas de imagen también aportan información útil para el manejo de los pacientes.
- En traumatismos leves, la radiografía simple suele ser la prueba de valoración inicial.
- En casos de politraumatismos y traumatismos de alta energía (como el presentado), se suele realizar una valoración multidisciplinaria en la sala de *shock* y realizar una TC de cuerpo entero para valorar también posibles lesiones viscerales.

- La resonancia magnética puede ayudar a tomar la decisión de intervenir a un paciente, ya que da información sobre la integridad de los complejos ligamentosos y los discos intervertebrales.
- En este caso, no fue necesaria, dado que la TC y la exploración fueron suficientes para clasificar la fractura fractura como quirúrgica.
- Las opciones quirúrgicas pueden ser múltiples en función de las características de la fractura.
- En este caso, la conminución del cuerpo no era lo suficientemente grave como para requerir una corpectomía y soporte adicional anterior, por lo que se optó por una reducción y fijación por vía posterior.
- En este tipo de cirugías, es obligatoria la monitorización neurofisiológica para evitar causar un daño neurológico o agravarlo.

BIBLIOGRAFÍA

Joaquim AF, Patel AA, Schroeder GD, Vaccaro AR. A simplified treatment algorithm for treating thoracic and lumbar spine trauma. J Spinal Cord Med. 2019;42(4):416-22.

Whitney E, Alastra AJ. Vertebral fracture. 2022 May 23. En: StatPearls [Internet]. Treasure Island (FL): StatPearls Publishing; 2022 Jan-.

Cervicotorácico y tórax

II

16 • Traumatismo cerrado con lesión de vasos subclavios

17 • Traumatismo torácico cerrado con lesión de vasos subclavios

18 • Traumatismo penetrante con lesión de vasos subclavios (I)

19 • Traumatismo penetrante con lesión de vasos subclavios (II)

20 • Traumatismo cerrado con lesión de grandes vasos (I)

21 • Traumatismo cerrado con lesión de grandes vasos (II)

22 • Traumatismo cerrado con lesión de grandes vasos (III)

23 • Traumatismo cerrado con lesión cardíaca

24 • Traumatismo cerrado con lesión pleuropulmonar (I)

25 • Traumatismo cerrado con lesión pleuropulmonar (II)

26 • Traumatismo cerrado con lesión pleuropulmonar (III)

27 • Traumatismo penetrante con lesión de grandes vasos

28 • Traumatismo torácico con lesión vascular

29 • Traumatismo penetrante con lesión cardíaca (I)

30 • Traumatismo penetrante con lesión cardíaca (II)

31 • Traumatismo penetrante con lesión cardíaca (III)

32 • Traumatismo penetrante con lesión pleuropulmonar (I)

33 • Traumatismo penetrante con lesión pleuropulmonar (II)

CASO
16

PRESENTACIÓN DEL CASO

Varón de 37 años acude 2 horas después de una colisión de tráfico. Ha sido un choque frontal contra un objeto fijo. Llevaba puesto el cinturón de seguridad. Ha sido llevado a un centro privado, donde queda a cargo de ortopedia y traumatología. Ingresa por una luxación acromioclavicular, por lo cual es inmovilizado y se deja en observación para posible cirugía ortopédica. Al segundo día es valorado por cirugía general por presentar aumento de volumen del brazo izquierdo.

Las constantes vitales en el momento del ingreso son: presión arterial (PA): 70/30 mmHg; saturación de oxígeno (SatO$_2$): 80 %; frecuencoa cardíaca (FC): 127 lpm; frecuencia respiratoria (FR): 22 rpm; saturación del brazo izquierdo: 0 %.

L. M. Richard Sonences, L. González Heredia y J. C. Fonseca Ortiz

REVISIÓN PRIMARIA

En la valoración inicial se procede con la evaluación de la vía aérea (A), la respiración (B), la circulación (C), el déficit neurológico (D) y la exposición (E):

A: permeable.

B: disneico, tórax simétrico hipoexpansible izquierdo y ruidos respiratorios disminuidos de ese mismo lado. Ecografía abdominal enfocada para el traumatismo extendida (e-FAST) izquierda positiva.

C: palidez cutaneomucosa, hipotensión y taquicardia evidenciada con trastornos vasomotores. Abdomen no doloroso, distendido, sin signos de irritación peritoneal. e-FAST negativa. En el brazo izquierdo, se evidencia equimosis supraclavicular, distalmente con edema y cambios de coloración, sin pulso radial ni cubital palpable, frío y con coloración violácea.

D: desorientado, con tendencia a la somnolencia (**Fig. 16-1**);

E: temperatura: 35 °C.

A pesar de ya no estar en las primeras horas de su ingreso, se realizan maniobras para reanimación inmediata por las condiciones actuales.

Se procede de la siguiente forma:

- Se coloca mascarilla con reservorio y se prepara para intubación endotraqueal.
- Se coloca tubo de tórax izquierdo de 34 F, que drena 300 mL de hemotórax con burbujeo moderado.
- Se reanima con 1.000 mL de solución de lactato de Ringer y se preparan aminas vasoactivas.
- Se toman muestras de gasometría arterial, que revela una acidosis metabólica con hipoxemia.

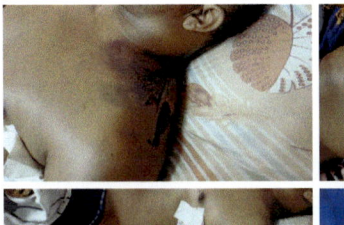
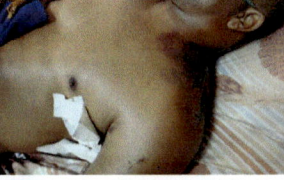
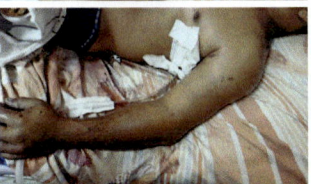
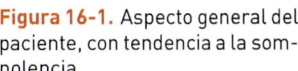
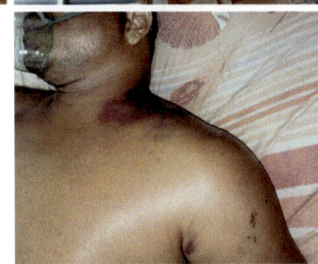

Figura 16-1. Aspecto general del paciente, con tendencia a la somnolencia.

- Se realiza ecografía Doppler, en la que se objetiva ausencia de flujo por debajo de la arteria braquial a la altura del tercio distal, con trombosis venosa profunda.
- La escala de MESS (Mangled Extremity Severity Score): 14 puntos.

En vista de los hallazgos clínicos y paraclínicos, se decide llevar a cirugía para la amputación del miembro superior junto con ortopedia.

Pasa a la unidad de cuidados intensivos en malas condiciones generales, con acidosis respiratoria.

CLAVES DEL CASO

- Los pacientes politraumatizados siempre deben ser tratados de forma integral. Jamás debe ser visto de forma aislada por una especialidad. En centros priva-

dos o sin una organización de atención de pacientes con traumatismo, estos errores suelen ocurrir. Por eso, un médico general o un cirujano general debe hacer el

(Continúa)

CLAVES DEL CASO (*Cont.*)

manejo inicial buscando siempre lesiones potencialmente letales.

- Las lesiones ortopédicas pueden ser engañosas. Las fracturas y las luxaciones pueden ocultar otro tipo de lesiones, especialmente en las extremidades, que deben ser valoradas en busca de signos blandos y duros de lesiones vasculares.
- La prioridad ante una lesión vascular es: vida, miembro y función. Nunca debe cambiarse el orden, a pesar de que la premisa del cirujano siempre debe ser recuperar el miembro lesionado. Cuando la vida está amenazada, la decisión de amputación debe tomarse sin dudas.
- Los signos clínicos de lesiones vasculares son de suma importancia. Proporcionan de una manera muy sencilla mucha información. Si hay signos duros, llegan a tener

una sensibilidad y especificad casi del 95 %; si hay signos blandos, estas llegan a ser del 30 al 40 %.

- Los estudios complementarios como la ecografía Doppler ayudan al diagnóstico e, incluso, pueden dar un registro objetivo en caso de decidir la amputación.
- La escala de MESS es una herramienta que se debe usar para objetivar el estado local y sistémico del paciente con lesión ortopédica. Esta escala establece que un paciente con más 7 puntos tiene un riesgo de complicación muy alta y, por eso, debe considerarse la amputación.
- La valoración terciara es de suma importancia. Es la que se hace tras una cirugía de control de daños, quizás en la unidad de cuidados intensivos o en una sala de hospitalización. El objetivo es buscar lesiones desapercibidas, en este caso, dos lesiones desapercibidas, una lesión vascular y un neumotórax.

BIBLIOGRAFÍA

Kou HW, Liao CH, Huang JF, Hsu CP, Wang SY, Ou yang CH, et al. Eighteen years' experience of traumatic subclavian vascular injury in a tertiary referral trauma center. Eur J Trauma Emerg Surg. 2019;45(6):973-8.

Matsagkas M, Kouvelos G, Peroulis M, Xanthopoulos D, Bouris V, Arnaoutoglou E. Endovascular repair of blunt axillo-subclavian arterial injuries as the first line treatment. Injury. 2016;47(5):1051-6.

Parra MW, Ordoñez CA, Pino LF, Millán M, Caicedo Y, Buchelli VR, et al. Damage control surgery for thoracic outlet vascular injuries: the new resuscitative median sternotomy plus REBOA. Colomb Med (Cali). 2021;52(2):e4054611.

Rehman ZU, Yousaf S, Ahmad T. Surgical management of subclavian and proximal axillary artery injuries. J Coll Physicians Surg Pak. 2021;31(12):1513-5.

Sciarretta JD, Asensio JA, Vu T, Mazzini FN, Chandler J, Herrerías F, et al. Subclavian vessel injuries: difficult anatomy and difficult territory. Eur J Trauma Emerg Surg. 2011;37:439-49.

Waller CJ, Cogbill TH, Kallies KJ, Ramírez LD, Cardenas JM, Todd SR, et al. Contemporary management of subclavian and axillary artery injuries-A Western Trauma Association multicenter review. J Trauma Acute Care Surg. 2017;83(6):1023-31.

Zambetti BR, Stuber JD, Patel DD, Lewis RH Jr, Huang DD, Zickler WP, et al. Impact of endovascular stenting on outcomes in patients with traumatic subclavian artery injury. J Am Coll Surg. 2022;234(4):444-9.

CASO 17

PRESENTACIÓN DEL CASO

Varón de 47 años deportista de élite (practica ciclismo de montaña). Tiene antecedentes de fractura de clavícula izquierda con necesidad de osteosíntesis ocho años antes del episodio actual. Por ausencia de sintomatología en relación con el material de fijación ósea, se había desestimado su retirada. No refiere otros antecedentes de interés ni alergias conocidas.

Acude a urgencias por sensación de frialdad y parestesias de la extremidad superior izquierda de 10 días de evolución. Ha sido valorado previamente en las urgencias de otros centros. En los últimos días se había añadido pérdida de la movilidad de la mano.

J. M. Aranda Narváez, J. F. Valderrama Marcos, A. Titos García y L. Romacho López

REVISIÓN PRIMARIA

Está consciente y orientado, con buen estado general, buena hidratación y perfusión. En la valoración inicial se procede con la evaluación de la vía aérea (A), la respiración (B), la circulación (C), el déficit neurológico (D) y la exposición (E):

A: permeable, consciente y está hablando.

B: ventilación simétrica, sin ruidos patológicos.

C: consciente. Normocoloreado. Asimetría de perfusión en las extremidades, con relleno capilar < 2 s y pulsos palpables en la derecha y > 2 s con ausencia de pulsos distales en la izquierda.

D: pupilas isocóricas y normorreactivas (PICNR), escala de coma de Glasgow de 15.

E: normotérmico y sin lesiones externas.

Constantes: presión arterial (PA) de 120/80 mmHg, frecuencia cardíaca (FC) de 85 lpm, frecuencia respiratoria (FR) de 12 rpm, temperatura de 37 °C.

REVISIÓN SECUNDARIA

La extremidad superior izquierda presenta ausencia de pulsos radial, cubital y braquial. Palidez, frialdad y cianosis de la mano izquierda, con relleno capilar > 2 s. Pérdida de fuerza de la mano de grado 2/5 (incapacidad para el vencimiento de la gravedad incluso sin resistencia).

No hay otras anomalías en el resto de la revisión secundaria.

ESTUDIOS COMPLEMENTARIOS

En los estudios complementarios destacan la analítica, la radiografía de tórax y la angio-TC de miembro superior izquierdo.

Analítica

Se realizan estudios de hematimetría, coagulación y bioquímica, que resultan normales.

Radiografía de tórax

Se detecta el material de osteosíntesis clavicular izquierda. No hay otros hallazgos a nivel de parénquimas pulmonares, mediastino ni partes óseas (**Fig. 17-1**).

Angiotomografía computarizada del miembro superior izquierdo

En la angio-TC se muestra invasión del tornillo medial del material de osteosíntesis a nivel de arteria subclavia izquierda, con contusión y defecto de repleción a dicho nivel, con repermeabilización posterior y en la zona axilar.

En el aspecto vascular, se objetiva oclusión completa del tercio distal de la arteria braquial a la altura de la flexura del codo. En el antebrazo solo se objetiva flujo en la arteria interósea anterior, con arteria cubital y radial sin flujo. Hay

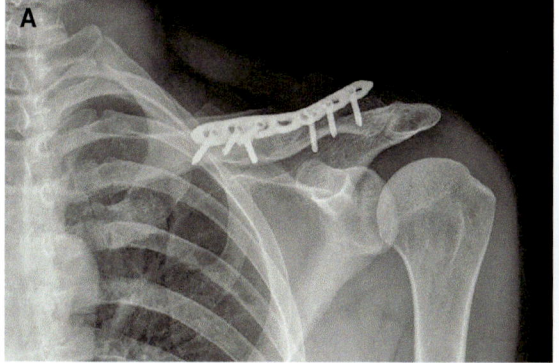
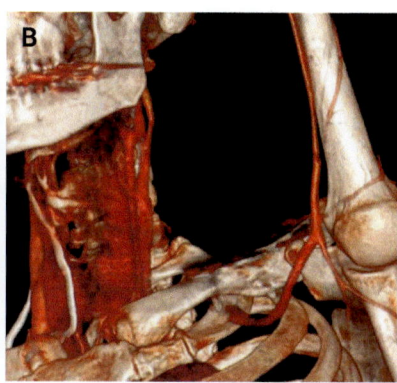

Figura 17-1. Radiografía simple (**A**) y reconstrucción en 3D (**B**) en la que se visualiza el material de osteosíntesis y su impactación sobre la arteria subclavia izquierda.

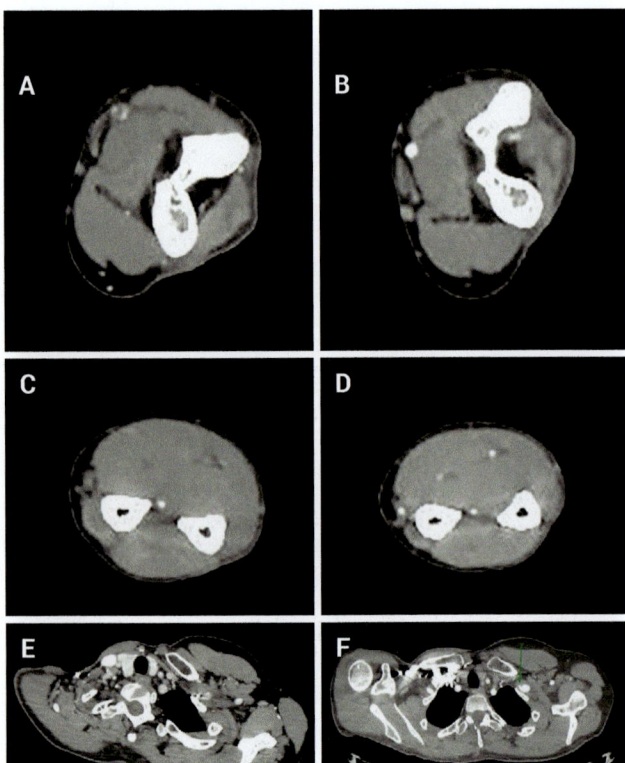

Figura 17-2. Angio-TC preoperatoria (izquierda) y control posquirúrgico (derecha). **A y B)** Corte transversal a nivel braquial, en el que se objetiva trombosis braquial preoperatoria con buena permeabilidad tras la trombectomía. **C y D)** Corte transversal en el antebrazo en el que, de forma preoperatoria, solo se objetiva flujo interóseo, con repermeabilización radial y cubital posoperatoria. **E y F)** Corte transversal subclavio en el que la impactación del cuerpo extraño sobre la arteria subclavia desaparece tras la cirugía, con buen flujo, aunque con un mínimo pseudoaneurisma residual.

ausencia completa de flujo arterial en la palma y el dorso de la mano (**Fig. 17-2**).

Se estima que, dado el prolongado intervalo libre desde la colocación del dispositivo de osteosíntesis hasta el traumatismo vascular, el episodio actual se relaciona con los microtraumatismos repetidos asociados a la actividad física habitual del paciente. Se inicia anticoagulación en dosis terapéutica y se programa de forma inmediata cirugía conjunta para extracción del material bajo control vascular híbrido percutáneo y abierto como profilaxis de una potencial hemorragia y terapéutico con repermeabilización distal. Con posterioridad se evaluará la funcionalidad del miembro ante el tiempo de evolución de la isquemia.

EN EL QUIRÓFANO

Se coloca al paciente en decúbito supino con el brazo izquierdo en cruz. Se realiza incisión simultánea humeral longitudinal inferior y supraclavicular.

Mediante el acceso humeral, se diseca la arteria humeral a nivel del codo, controlándola con *vessel-loops*. Se procede a heparinización sistémica y, mediante técnica de Seldinger, se canaliza la arteria con set de micropunción; con posterioridad se sustituye por introductor de 6F. A través de este, se introduce una guía que se avanza con visión radioscópica hasta la aorta ascendente. *Over-the-wire* se introducen catéter balón de oclusión, que se posiciona en la zona donde se observa el tornillo medial.

Mediante el acceso supraclavicular, se diseca la placa de osteosíntesis. Se localiza el tornillo incluido en la arteria subclavia y se procede a desenroscarlo de forma progresiva, comprobando la ausencia de sangrado hasta su extracción completa. El control angiográfico posextracción total revela la ausencia de extravasación de contraste, con rarefacción y ligera dilatación fusiforme distal a la zona contundida. Se estiman como hallazgos que no comprometen la vascularización distal ni constituyen potencial foco de sangrado postraumático, por lo que no se considera la necesidad de *stent* en este momento. Se retiran la guía y el introductor.

Tras volver al acceso humeral, a través de la arteriotomía humeral (que revela un buen aflujo con reflujo ausente), se introduce distalmente un catéter de Fogarty de 3 F que avanza más de 30 cm. Se realiza embolectomía y se extrae abundante trombo antiguo con forma cilíndrica. Inicial y posteriormente hay trombo fresco y se obtiene un excelente aflujo. Se infunde suero heparinizado, se procede al cierre de la arteriotomía y se finaliza la intervención con un buen latido distal (**Fig. 17-3** y ▶**Vídeo 17-1**).

Se procede al cierre por planos habitual de ambos accesos humeral y supraclavicular.

EVOLUCIÓN POSOPERATORIA

Se produce inmediata recuperación de la temperatura, coloración y saturación de oxígeno en los dedos de la mano izquierda. Recupera la función motora sin secuelas, de manera menos inmediata y más progresiva. La angio-TC de control muestra pequeño pseudoaneurisma subclavio residual y repermeabilización de las arterias radial y cubital (v. **Fig. 17-2**). Se le da el alta a los 10 días tras la cirugía con antiagregación.

En los controles en consulta a los tres y seis meses no hay cambios clínicos ni radiológicos y muestra buena recuperación morfológica y funcional de la extremidad.

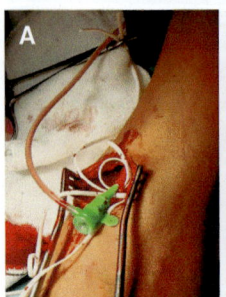
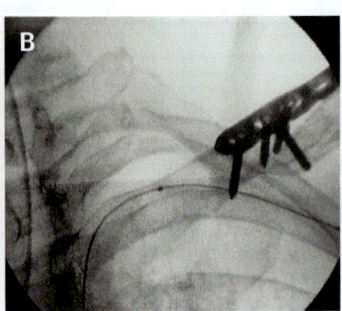
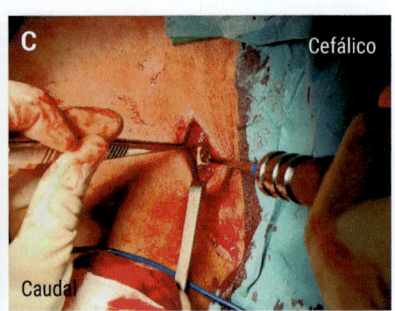

Figura 17-3. Distintos momentos de la intervención quirúrgica. Colocación de balón de oclusión por vía humeral (**A**), bajo control radioscópico (**B**). Bajo oclusión del flujo arterial, se procede a retirar el tornillo medial impactado sobre la subclavia (**C**).

CLAVES DEL CASO

- Los traumatismos de los vasos subclavios son infrecuentes. Constituyen tan solo el 5 % de todos los traumatismos vasculares, debido a su localización anatómica protegida por la clavícula y la caja torácica. La coexistencia de lesiones estructurales asociadas a traumatismo torácico como la fractura de clavícula, escápula o primera costilla constituyen indicativos de una potencial lesión vascular subclavia. La mayoría son de causa penetrante, y alrededor del 40 % se presentan con afectación exclusiva arterial, el 40 % venosa y el 20 % con lesión de ambas. Los traumatismos cerrados son más raros y acontecen por fenómenos de desaceleración y, con frecuencia, están asociados a fracturas óseas.

- El diagnóstico clínico se establece a través del reconocimiento de los clásicos signos duros y blandos de lesión vascular, asociados al examen de la perfusión distal. Mientras el traumatismo penetrante pone en evidencia la potencialidad de lesiones subclavias, en el traumatismo cerrado, en ocasiones, es necesario un índice de sospecha elevado ante la biomecánica y signos sutiles a nivel local o de hipoperfusión distal, ya que la clínica en ocasiones o no existe de inicio o asocia un intervalo sin ella hasta su aparición. Del mismo modo, es importante el examen motor de la extremidad.

- En el diagnóstico, una radiografía de tórax puede evidenciar un ensanchamiento mediastínico o un hemotórax. Un índice tobillo-brazo < 0,9 debe considerarse patológico, aunque su normalidad no descarta un traumatismo vascular subclavio. La ecografía Doppler puede ser de utilidad como exploración inicial, pero la prueba de mayor rendimiento diagnóstico es la angio-TC, pues permite reservar la angiografía convencional para confirmación diagnóstica y terapéutica, como se describe más adelante.

- De los pacientes llevados al hospital que superan la mortalidad en escena, aquellos hemodinámicamente anormales deben ser llevados a quirófano de forma inmediata. De la misma forma, el 20 % de pacientes con lesión de vasos subclavios que llegan al hospital en situación de exsanguinación con parada cardíaca evidenciada o inminente es subsidiario de toracotomía de reanimación una vez asegurada la vía aérea. El resto de pacientes debe ser incluido en una clásica evaluación por prioridades (**ABCDE**).

- El acceso al territorio de los vasos subclavios es complejo. El paciente debe colocarse en decúbito supino, con el miembro superior en aducción y la cabeza girada de forma contralateral. Por regla general, el trayecto anatómico subclavio puede dividirse en tres tercios hasta su conversión en axilar bajo el surco deltopectoral, y se puede acceder a cada uno de ellos mediante una esternotomía (o toracotomía anterolateral izquierda alta por el tercer o el cuarto espacio para los vasos subclavios izquierdos) con extensión a cervicotomía lateral o supraclavicular, abordaje supraclavicular e infraclavicular de proximal a distal. La incisión en trampilla o *trap door* debe evitarse debido a la elevada morbilidad asociada. Aunque la exacta descripción de la anatomía quirúrgica excede las pretensiones del presente caso, cabe resaltar la necesidad del conocimiento y la referencia anatómica de los músculos esternocleidomastoideo y escaleno anterior y otras estructuras como el nervio frénico, la arteria vertebral y el plexo braquial. En caso necesario, la clavícula puede seccionarse e, incluso, extirparse, aunque esta última opción puede causar morbilidad osteoarticular.

- A pesar de que la colateralidad a través del tronco tirocervical permite mantener cierta seguridad con la ligadura de la arteria subclavia, esta debe limitarse solo a situaciones de compromiso vital. En el resto de escenarios, la arteria subclavia debe repararse mediante rafias, anastomosis o injertos (venosos o protésicos). En la medida de lo posible, debe intentarse la repermeabilización del territorio distal. En situaciones de inestabilidad, puede considerarse el control de daños vascular mediante el *shunting* temporal. La vena subclavia puede repararse siempre que sea posible, aunque su ligadura no origina una excesiva morbilidad.

- Las opciones de reparación intravascular para las lesiones subclavias son cada vez más frecuentemente consideradas en la literatura científica. Disrupciones parciales, contusión intimal, pseudoaneurismas y secuelas postraumáticas del tipo de las estenosis o las fístulas arteriovenosas son lesiones consideradas para el tratamiento intravascular, generalmente, mediante *stents* recubiertos. Por otra parte, los balones de oclusión intravascular pueden proporcionar un control vascular temporal previo al abordaje quirúrgico. Estos planteamientos pueden ser considerados incluso en pacientes hemodinámicamente anormales en el contexto de quirófanos híbridos de inmediata disponibilidad.

- La mortalidad asociada al traumatismo subclavio es elevada, aunque con un amplio rango de variabilidad dependiendo de las series. La derivada del traumatismo penetrante es mayor que la del cerrado, y la mortalidad en escena es la responsable de la mayoría de los fallecimientos. La mortalidad operatoria comunicada está en el 4,7-30 %, y es más frecuente en lesiones asociadas de arteria y vena y en pacientes con lesiones asociadas graves.

BIBLIOGRAFÍA

Kou HW, Liao CH, Huang JF, Hsu CP, Wang SY, Ou yang CH, et al. Eighteen years' experience of traumatic subclavian vascular injury in a tertiary referral trauma center. Eur J Trauma Emerg Surg. 2019;45(6):973-8.

Matsagkas M, Kouvelos G, Peroulis M, Xanthopoulos D, Bouris V, Arnaoutoglou E. Endovascular repair of blunt axillo-subclavian arterial injuries as the first line treatment. Injury. 2016;47(5):1051-6.

Parra MW, Ordoñez CA, Pino LF, Millán M, Caicedo Y, Buchelli VR, et al. Damage control surgery for thoracic outlet vascular injuries: the new resuscitative median sternotomy plus REBOA. Colomb Med (Cali). 2021;52(2):e4054611.

Rehman ZU, Yousaf S, Ahmad T. Surgical management of subclavian and proximal axillary artery injuries. J Coll Physicians Surg Pak. 2021;31(12):1513-5.

Sciarretta JD, Asensio JA, Vu T, Mazzini FN, Chandler J, Herrerías F, et al. Subclavian vessel injuries: difficult anatomy and difficult territory. Eur J Trauma Emerg Surg. 2011;37:439-49.

Waller CJ, Cogbill TH, Kallies KJ, Ramírez LD, Cardenas JM, Todd SR, et al. Contemporary management of subclavian and axillary artery injuries-A Western Trauma Association multicenter review. J Trauma Acute Care Surg. 2017;83(6):1023-31.

Zambetti BR, Stuber JD, Patel DD, Lewis RH Jr, Huang DD, Zickler WP, et al. Impact of endovascular stenting on outcomes in patients with traumatic subclavian artery injury. J Am Coll Surg. 2022;234(4):444-9.

 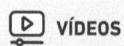 VÍDEOS

CASO 18

PRESENTACIÓN DEL CASO

Un paciente ha recibido una herida por arma de fuego en la región supraclavicular izquierda hace dos horas. Consultó en un hospital comunitario, donde ingresó con sangrado moderado. Ha sido remitido a un centro de alta complejidad, después de controlar la hemorragia con compresión e iniciar la administración de oxígeno.

A. García Marín, I. Caicedo Holguín, L. D. Castro Viafara y J. P. Carbonell Caicedo

REVISIÓN PRIMARIA

En la revisión primaria, se recogen los datos de las constantes vitales: frecuencia cardíaca (FC): 112 lpm; presión arterial (PA): 90/65 mmHg; frecuencia respiratoria (FR): 24 rpm; saturación de oxígeno (SatO$_2$): 91 %; y recibe oxígeno por máscara de no reinhalación. Además, se le realiza la evaluación de la vía aérea (A), respiración (B), circulación (C), déficit neurológico (D) y exposición (E):

A: vía aérea permeable.
B: signos de dificultad respiratoria, auscultación asimétrica y disminución de los ruidos respiratorios en el hemitórax izquierdo.
C: herida supraclavicular izquierda con hematoma y sangrado moderado que controlaba con compresión.
D: puntuación en la escala de coma de Glasgow (ECG) de 15/15; pupilas de 4 mm, simétricas y reactivas a la luz.
E: herida infraescapular izquierda; no presentaba sangrado.

Los datos adjuntos de la revisión primaria son la ecografía abdominal enfocada para el traumatismo extendida (e-FAST): hemoneumotórax izquierdo y saco pericárdico sin derrame.

REVISIÓN SECUNDARIA

En la revisión secundaria, destacan los siguientes hallazgos:

- **Cabeza y cuello**: herida supraclavicular izquierda en el tercio medio y hematoma estable en la zona I cervical izquierda.
- **Tórax**: dificultad respiratoria moderada. Herida no sangrante en la punta de la escápula izquierda; auscultación asimétrica, y disminución de los ruidos respiratorios en el hemitórax izquierdo.
- **Abdomen**: sin lesiones, blando, no doloroso a la palpación y sin signos de irritación peritoneal.
- **Neurológico**: no se identifica déficit central ni periférico.
- **Extremidades**: disminución de los pulsos en la extremidad superior izquierda. Llenado capilar asimétrico: 2 segundos en la extremidad superior derecha y 4 segundos en la extremidad superior izquierda. Índice de presiones (miembro superior izquierdo/miembro superior derecho) de 0,4.

- Decisiones y manejo inicial: se inicia la transfusión de 3 unidades de concentrado de hematíes, tres unidades de plasma fresco congelado y una plaquetaféresis. Se inserta un tubo de toracostomía izquierdo con drenaje de 1 litro de sangre. Dada la condición de respondedor, se realiza una angiotomografía torácica (**Fig.18-1**), de camino al quirófano.

Constantes vitales al ingresar en urgencias: FC: 120 lpm; PA: 100/60 mmHg; FR: 26 rpm; y SatO$_2$: 98 %.

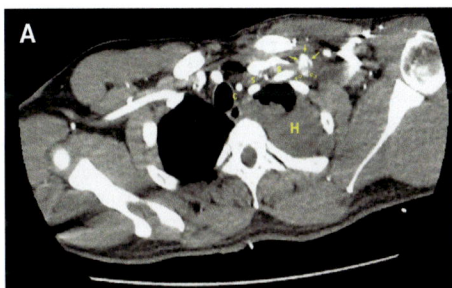
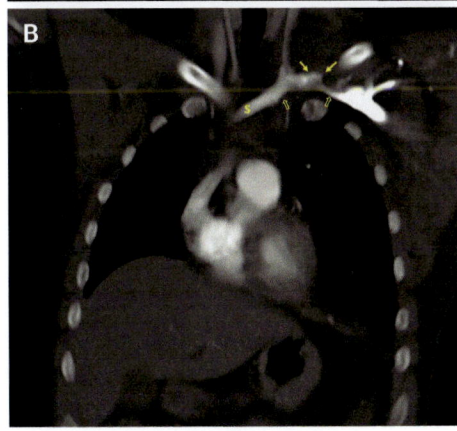

Figura 18-1. Angiotomografía. **A)** Fase arterial. Corte axial a nivel del estrecho cervicotorácico. Se observa la presencia de un hemotórax (H) y las arterias carótida común (c) y subclavia (s) en su porción intratorácica. La arteria subclavia se observa adelgazada y con alteración de su contorno (flechas huecas) y se evidencia escape de medio de contraste por pérdida de la continuidad de la pared arterial (flechas sólidas). **B)** Corte coronal. Se comprueban los hallazgos de la arteria subclavia (s). Adelgazamiento y alteración del contorno (flechas huecas) y escape de medio de contraste por pérdida de la continuidad de la pared arterial (flechas sólidas).

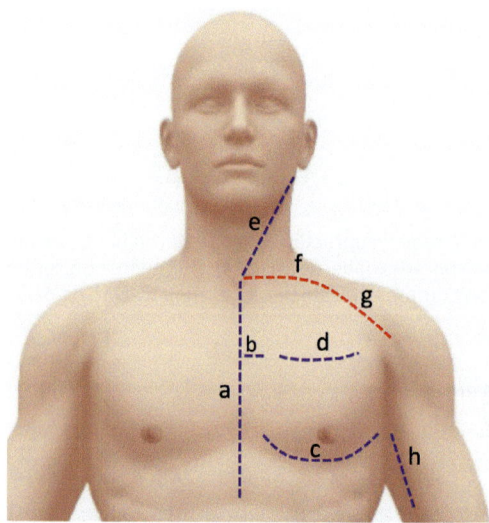

Figura 18-2. Incisiones para la exposición vascular de los vasos del estrecho cervicotorácico. **a)** Esternotomía medial. Permite la exposición de los grandes vasos mediastínicos. Adicionalmente, da acceso al corazón y los espacios pleurales. **b)** Esternotomía parcial. Permite la exposición de los grandes vasos mediastínicos. Suele emplearse cuando se tiene certeza de la existencia de la lesión de una de las ramas del cayado aórtico. **c)** Toracotomía anterolateral. En caso de heridas de los vasos subclavios, permite hacer el control proximal en situación de emergencia. A menudo, requiere ser complementada con una incisión en *clamshell* para las lesiones proximales o por incisiones cervicales en las heridas más distales. **d)** Toracotomía anterior en el tercer espacio. Ofrece acceso al cayado aórtico y el origen de sus ramas. No debe emplearse en casos de emergencia, por la frecuente necesidad de exponer y manejar otros órganos intratorácicos. **e)** Cervicotomía anterior sobre el borde del esternocleidomastoideo. Da acceso a la mayor parte de las estructuras del cuello. Permite el acceso para la reparación y, en ocasiones, el manejo de heridas de la subclavia preescalénica. Cuando se hace como complemento de una esternotomía, permite tratar la mayor parte de las lesiones de la subclavia. **f)** Incisión transversal supraclavicular. Permite acceder para hacer reparación y control de la subclavia preescalénica. Deben tenerse en cuenta la localización y el tamaño del hematoma en el momento de optar por su uso. **g)** Incisión transversal infraclavicular en el surco deltopectoral. Permite acceder de manera expedita a los vasos axilares. Dependiendo de las características de la lesión, el músculo pectoral menor deberá ser seccionado o no. **h)** Incisión sobre los vasos braquiales del tercio superior del brazo. Permite hacer el control distal en lesiones de la arteria axilar, o en heridas más proximales con hematomas muy grandes.

EN EL QUIRÓFANO

De acuerdo con el hallazgo radiológico y la evolución clínica, se decide el manejo abierto de la lesión de la arteria subclavia y diferir el manejo de la lesión torácica según el comportamiento hemodinámico y el drenaje del tubo de tórax:

- Posición en decúbito supino con una almohadilla interescapular y rotación de la cabeza hacia el lado derecho; preparación de la piel desde el mentón hasta las rodillas y de lado a lado de la mesa; preparación de la piel del miembro superior izquierdo; colocación de campos estériles dejando disponibles el cuello y el tórax; cubrimiento con funda estéril del miembro superior izquierdo distal al tercio medial del brazo, para facilitar su movilización durante la cirugía.
- Exposición y reparación de la arteria subclavia:

– Incisión supraclavicular izquierda con prolongación al surco deltopectoral (**Fig. 18-2**).
– Prolongación de la incisión a la línea media. Sección del omoioideo y del esternocleidomastoideo y rechazo lateral del escaleno anterior (**Fig. 18-3A**). Profundización de la disección, exposición y reparación con *vessel loops* de la arteria y la vena preescalénicas, proximales al tronco tirocervical. Profundización de la incisión en el pliegue deltopectoral (**Fig. 18-3B**). Debido a la presencia del hematoma es necesario seccionar el pectoral menor para exponer y reparar la arteria y la vena axilares.

En este punto, el paciente se torna inestable y se observa el drenaje de 1 litro adicional por el tubo de tórax. Se interrumpe la disección vascular y se procede a realizar una toracotomía anterolateral izquierda.

- Toracotomía anterolateral izquierda. Se encuentra un hemotórax coagulado de, aproximadamente, 1,5 litros que

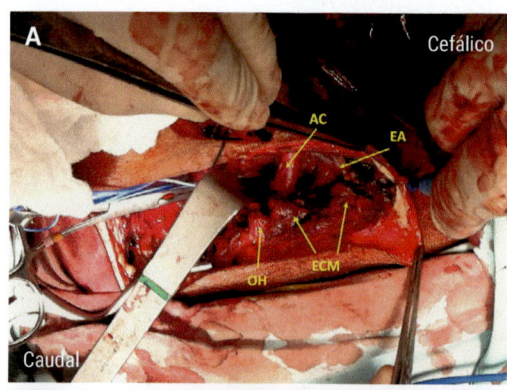

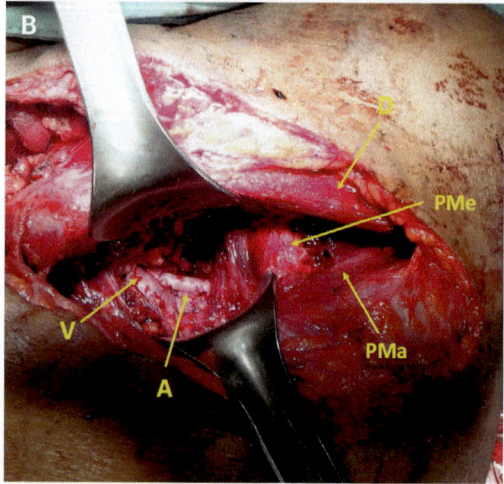

Figura 18-3. A) Incisión supra clavicular. Ya se han incidido la piel, el músculo platisma, el esternocleidomastoideo (ECM) y el omohioideo (OH). Pueden observarse la arteria carótida común (AC) y el músculo escaleno anterior (EA). El rechazo lateral del escaleno anterior permite exponer la arteria subclavia en una extensión limitada. La sección de este músculo da lugar a una exposición de toda la arteria por encima de la clavícula. En esta fase del procedimiento, es indispensable identificar el nervio frénico para preservarlo. **B)** Incisión infraclavicular. El cirujano ha incidido sobre el surco deltopectoral. La incisión se ha profundizado divulsionando el plano entre ambos músculos. En el caso que se ilustra, no fue necesario seleccionar el pectoral menor y puede observarse un segmento de un injerto venoso reemplazando la arteria axilar. A: arteria axilar reemplazada por injerto venoso; D: músculo deltoides; PMa: músculo pectoral mayor; PMe: músculo pectoral menor; V: vena axilar.

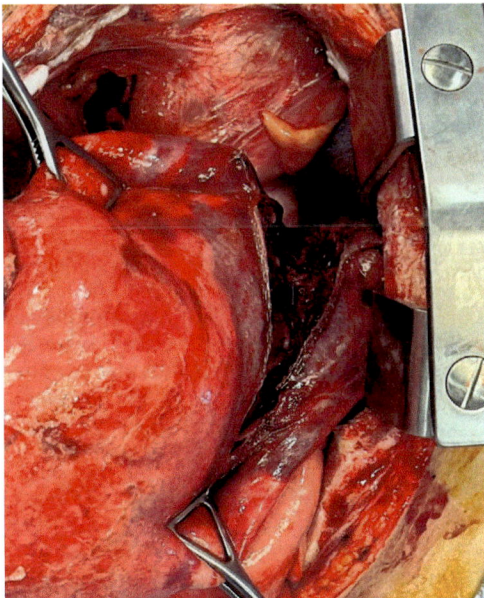

Figura 18-4. Tracotomía pulmonar. Obsérvense la línea de grapas y la superficie expuesta de la herida, con puntos de sutura que controlan los sitios sangrado.

se aspiran y procesan con el recuperador de células. Hay una herida transfixiante del lóbulo superior que es tratada con tractotomía con grapadora lineal de 80 mm y puntos en X en los vasos sangrantes (**Fig. 18-4**). Después de verificar el control de la hemorragia, se empaquetan transitoriamente la herida pulmonar y la pared torácica, para continuar con el manejo de la herida vascular.

- Identificación de la lesión. Exposición de la arteria en el sitio de la lesión y reconstrucción:
  - Se identifica un hematoma no expansivo ni pulsátil que se extiende desde la región retroescalénica hasta el espacio que rodea los vasos axilares proximales y una herida que compromete el 75 % de la arteria en la región retroescalénica, con trombosis de ambos extremos.
  - Se secciona la clavícula anterior a la arteria para facilitar su exposición. Se reseca un segmento arterial de 50 mm y se comprueba la indemnidad de la íntima en el sitio del corte. Se barre cada uno de los extremos con un catéter

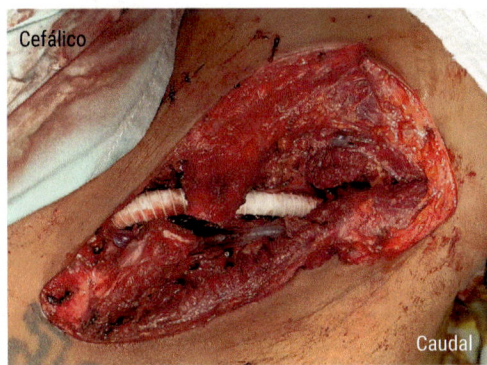

Figura 18-5. Aspecto después de la reconstrucción arterial con interposición de un injerto anillado de Goretex®. La clavícula aún no ha sido reparada.

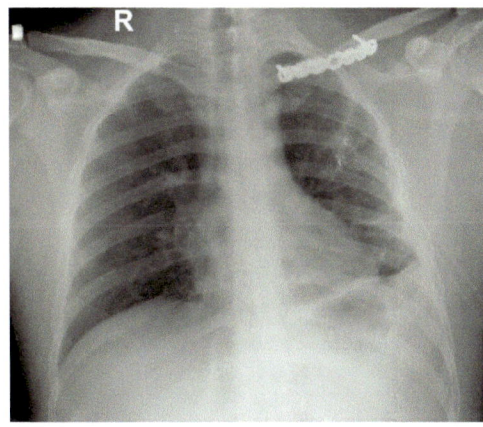

Figura 18-6. Radiografía de tórax después de la extubación. Se aprecian signos de pérdida de volumen del pulmón izquierdo por atelectasias subsegmentarias en el lóbulo inferior. Fractura de la clavícula izquierda en la unión de su tercio medio con su tercio interno; está fijada con placa y tornillos. Fracturas de los arcos costales posteriores cuarto y quinto, con esquirlas metálicas circundantes. Tubo de toracostomía bien ubicado.

Fogarty y se inyecta proximal y distalmente una solución de heparina diluida.

Después de comprobar que el diámetro de la vena safena recuperada es muy pequeño, se reemplaza la arteria resecada con un injerto de Goretex® de 6 mm (**Fig. 18-5**). Anastomosis con sutura continua de polipropileno 6/0.

- Cierre de las incisiones. Después de verificar un estado hemodinámico estable, la corrección de la hipotermia, ausencia de coagulopatía clínica y recuperación metabólica, se decide cerrar convencionalmente las heridas. La fractura clavicular fue reparada con una placa con tornillos (**Fig. 18-6**).

Durante la reanimación, se administran 5 unidades de concentrado de hematíes, 4 unidades de plasma fresco congelado, una aféresis de plaquetas (equivalente a 6 unidades) y 10 más crioprecipitados. Adicionalmente, se transfunde el equivalente a 3 unidades de concentrado de hematíes, recuperados y procesados del campo operatorio.

EVOLUCIÓN POSOPERATORIA

El paciente es trasladado a la unidad de cuidados intensivos, donde se continúa la reanimación. Las pruebas de coagulación son normales, la hemoglobina se mantiene estable alrededor de 9 g/dL y la hiperlactatemia se depura en 36 horas. Es extubado un día después del ingreso y trasladado a la planta de hospitalización dos días más tarde.

Se documenta permeabilidad del injerto mediante valoración clínica y ecográfica. El tubo de tórax es retirado el quinto día posoperatorio y es dado de alta nueve días después del ingreso.

Se prescriben clopidogrel y ácido acetilsalicílico durante tres meses. Se continúa la rehabilitación ambulatoria durante ocho semanas.

La última evolución ambulatoria es 11 meses después del trauma. La funcionalidad del hombro y de la extremidad superior izquierda son normales y el injerto está permeable.

CLAVES DEL CASO

- El examen físico en pacientes con traumatismo penetrante del cuello permite descartar los casos en los que no hay lesión, confirmar aquellos con manifestaciones de certeza y establecer la necesidad de una prueba diagnóstica adicional en los pacientes con manifestaciones de sospecha.
- La angiotomografía es el método estándar para diagnosticar las lesiones vasculares traumáticas. En el caso de las lesiones del estrecho cervicotorácico, brinda información sobre las características de la lesión y el detalle anatómico de su localización, información que permite planear el tratamiento intravascular o el abordaje quirúrgico. En este caso, por tratarse de una lesión localizada en la transición entre el cuello y el tórax, también dio información acerca de la herida pulmonar.
- En este paciente. se observa claramente el carácter dinámico del proceso de reanimación. Después de verificar la respuesta de reanimación al volumen, se decidió llevarlo a la angiotomografía, antes de realizar la intervención quirúrgica. El abordaje se decidió basándose en el comportamiento clínico y en las lesiones identificadas.
- En el proceso dinámico, la aparición de signos de sangrado activo intratorácico motivó el cambio en el plan quirúrgico que dio lugar al control de la hemorragia pulmonar. La evaluación del comportamiento intraoperatorio permitió llegar a la decisión de un manejo definitivo, en contraste con la alternativa de abreviar el procedimiento, de haberse optado por el control de daños.
- Dentro de las herramientas técnicas para el tratamiento quirúrgico de estos casos, el cirujano debe conocer las alternativas para el control transitorio de las hemorragias (como la colocación de una sonda con balón adyacente al vaso sangrante o el bloqueo intravascular con una sonda con balón), la compresión y el empaquetamiento. También debe conocer los diferentes abordajes para el control proximal y distal de las lesiones, como la toracotomía, la esternotomía, las incisiones transversales (como las empleadas) y el abordaje proximal de los vasos braquiales en la extremidad superior, para emplearlos de acuerdo con la localización de la herida y el comportamiento del paciente.

BIBLIOGRAFÍA

Demetriades D, Chahwan S, Gómez H, Peng R, Velmahos G, Murray J, et al. Penetrating injuries to the subclavian and axillary vessels. J Am Coll Surg. 1999;188(3):290-5.

García AF, Manzano-Núñez R, Orlas CP, Ruiz-Yucuma J, Londono A, Salazar C, et al. Association of resuscitative endovascular balloon occlusion of the aorta (REBOA) and mortality in penetrating trauma patients. Eur J Trauma Emerg Surg. 2021;47(6):1779-85.

García A, Millán M, Ordóñez CA, Burbano D, Parra MW, Caicedo Y, et al. Damage control surgery in lung trauma. Colomb Med (Cali). 2021;52(2):e4044683.

Morales-Uribe C, Ramírez A, Suárez-Poveda T, Ortiz M, Sanabria A. Diagnostic performance of CT angiography in neck vessel trauma: systematic review and meta-analysis. Emerg Radiol. 2016;23(5):421-31.

Ordóñez C, García C, Parra MW, Angamarca E, Guzmán-Rodríguez M, Orlas CP, et al. Implementation of a new single-pass whole-body computed tomography protocol: is it safe, effective and efficient in patients with severe trauma? Colomb Med (Cali). 2020;51(1):e4224.

Parra MW, Ordóñez CA, Pino LF, Millán M, Caicedo Y, Buchelli VR, et al. Damage control surgery for thoracic outlet vascular injuries: the new resuscitative median sternotomy plus REBOA. Colomb Med (Cali). 2021;52(2):e4054611.

Waller CJ, Cogbill TH, Kallies KJ, Ramírez LD, Cárdenas JM, Todd SR, et al. Contemporary management of subclavian and axillary artery injuries-A Western Trauma Association multicenter review. J Trauma Acute Care Surg. 2017;83(6):1023-31.

CASO
19

PRESENTACIÓN DEL CASO

Varón de 35 años, privado de libertad, recluido en un centro penitenciario de la ciudad, donde se encuentra cumpliendo una condena por hechos delictivos previos. Durante un motín que ocurre en el centro, sufre una agresión por parte de otro reo del penal con un arma blanca punzopenetrante no convencional, de elaboración propia, con materiales caseros a la altura del hemitórax izquierdo.
El paciente es llevado a la enfermería del centro penitenciario por presentar un sangrado de moderada cantidad a través de la herida. El personal técnico realiza una cura simple de la herida cubriéndola con gasa y sugiere el traslado inmediato del paciente para su valoración en el hospital más cercano. No recibe mayores cuidados adicionales. Llega al centro unos 40 minutos después de la agresión en un vehículo de traslado de reos, custodiado por funcionarios de la guardia nacional, con esposas en las muñecas.

W. J. Neumann Ordóñez e Y. R. Contreras Contreras

REVISIÓN PRIMARIA

A la llegada del paciente, se verifica que se encuentra consciente y responde a las preguntas iniciales que se le realizan. Sin embargo, se comunica con dificultad, manifestando dificultad para respirar y dolor en el pecho y en el brazo, además de sensación de hormigueo en la mano izquierda. Se encuentra algo agitado.

Se miden las constantes vitales, cuyos valores fueron los siguientes:

- Presión arterial: 105/62 mmHg.
- Frecuencia cardíaca: 107 lpm.
- Frecuencia respiratoria: 26 rpm.
- Saturación periférica de oxígeno (SpO$_2$): 87 %.

En la valoración inicial se procede con la evaluación de la vía aérea (A), la respiración (B), la circulación (C), el déficit neurológico (D) y la exposición (E):

A: vía aérea permeable. Por el valor de la SpO$_2$, se procede a la colocación de una máscara con reservorio a un flujo de 8 L/min, y se incrementa al 93 %.
B: ventila espontáneamente. Impresiona disminución de la expansibilidad del hemitórax izquierdo, donde se visualiza una herida de bordes irregulares, de alrededor de 3 cm ubicada en el tercio superior, aproximadamente a dos traveses de dedo por debajo del tercio externo de la clavícula, con exposición de tejido celular subcutáneo (**Fig. 19-1**). No se palpa enfisema subcutáneo en ese momento. Se identifica matidez en la percusión de todo el hemitórax izquierdo. En la auscultación, el volumen de los ruidos respiratorios se encuentra marcadamente disminuido, casi abolido en el hemitórax izquierdo. Se solicita una radiografía de tórax anteroposterior; sin embargo, no se cuenta con unidad portátil de rayos X, por lo que el paciente debe ser trasladado al área de radiología.
C: se encuentra hemodinámicamente normal, con taquicardia. Sangrado en napa (babeante) a través de la herida en el

tórax, la cual se empaqueta con gasas de forma inicial. No se identifican lesiones en el abdomen, el cual se encuentra blando, sin signos de irritación peritoneal. Tampoco se observan otros sitios de hemorragia externa. Los pulsos periféricos están presentes. No obstante, se palpa una disminución de la amplitud del pulso radial del miembro superior izquierdo respecto al contralateral. Se colocan dos vías venosas periféricas con catéter n° 14 en el brazo dere-

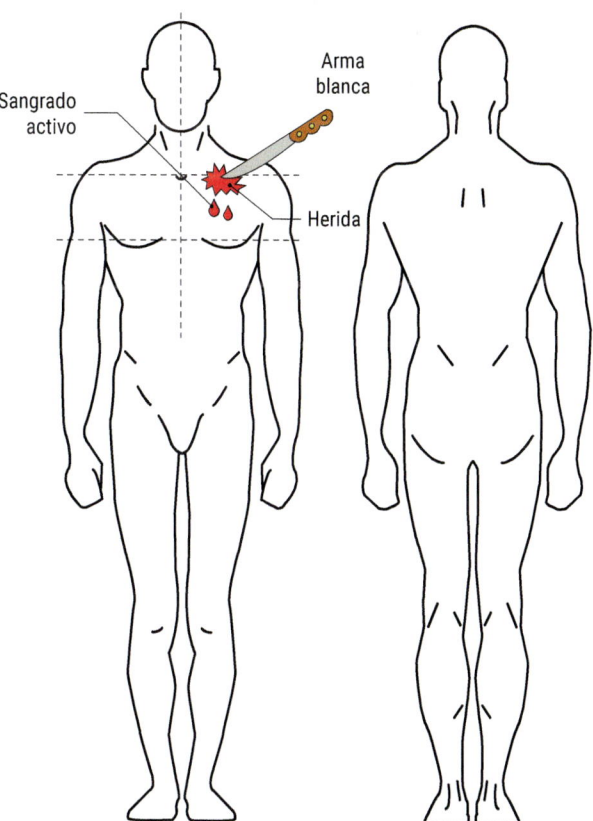

Figura 19-1. Ubicación topográfica de la lesión por arma blanca en la región clavicular izquierda.

cho y se administran 1.000 mL de lactato de Ringer. Las constantes vitales se miden en dos oportunidades, con un espacio de 5 minutos entre cada toma. La presión arterial se mantiene con una sistólica por encima de 100 mmHg, con persistencia de la taquicardia, y llega hasta 110 lpm. Se toman muestras para hemoglobina y hematocrito, grupo sanguíneo y factor Rh.

Por la clínica del paciente hasta este momento y al no evidenciarse mejoría de la oxigenación tras incrementar el flujo de oxígeno a través del dispositivo utilizado, se sospecha la presencia de un hemotórax izquierdo de volumen importante, por lo que se decide colocar un drenaje torácico izquierdo en la unidad de politraumatizados sin esperar a la realización del estudio radiológico. Se coloca un tubo de tórax de 34 F y se conecta a un sistema cerrado tipo Pleur-evac®. Se obtienen 350 mL de sangre y a nivel del sello de agua, se aprecia burbujeo abundante y una oscilación de la columna de más de 10 cm.

D: el paciente se encuentra agitado. No muestra focalidad neurológica; escala de coma de Glasgow: 15/15 puntos. En ese momento, no se le da mayor importancia al hormigueo en la mano izquierda.

E: no se encuentran otras lesiones adicionales. Se coloca al paciente en una camilla y se cubre con una sábana desechable.

REVISIÓN SECUNDARIA

Después de la valoración inicial, la SpO$_2$ se mantiene en el 90-92 %, con una máscara con reservorio a 12 L/min. Al verificar el reservorio del drenaje torácico, se confirma la salida de 150 mL en no más de 10 minutos, con un volumen total de 500 mL desde su colocación. Se lleva al paciente al área de radiología y se le realiza la radiografía de tórax. El paciente persiste con taquicardia, con presión arterial sistólica aún normal, sin embargo, la diastólica marca una tendencia a la baja. Se coloca una sonda vesical, a través de la cual no se obtiene salida de orina inicialmente. Se indica un segundo bolo de 1.000 mL de lactato de Ringer y se solicita la preparación de dos paquetes de concentrado de hematíes. El pulso radial izquierdo se mantiene con amplitud disminuida, II/IV. El paciente alterna episodios de agitación con hipoactividad. Se administra ceftriaxona en dosis de 2 g y una dosis de toxoide tetánico.

A los 10 minutos, se decide movilizar el tubo de drenaje torácico en vista de que no se observa oscilación de la columna de agua, con exacerbación de la disnea del paciente. Tras la movilización del tubo, el gasto total aumenta de forma drástica a 850 mL de aspecto hemático (300 mL más respecto a la última revisión) y, a pesar de la reanimación instaurada, presenta una respuesta transitoria, con disminución de la presión arterial a 82/51 mmHg con una frecuencia cardíaca de 126 lpm, con empeoramiento del estado neurológico. Las gasas colocadas en la herida del hemitórax izquierdo están empapadas de sangre oscura. Ante los signos clínicos de *shock*, se decide llevar a quirófano con la impresión diagnóstica de un traumatismo torácico penetrante izquierdo por arma blanca complicado con hemoneumotórax y posible lesión vascular y *shock* hipovolémico.

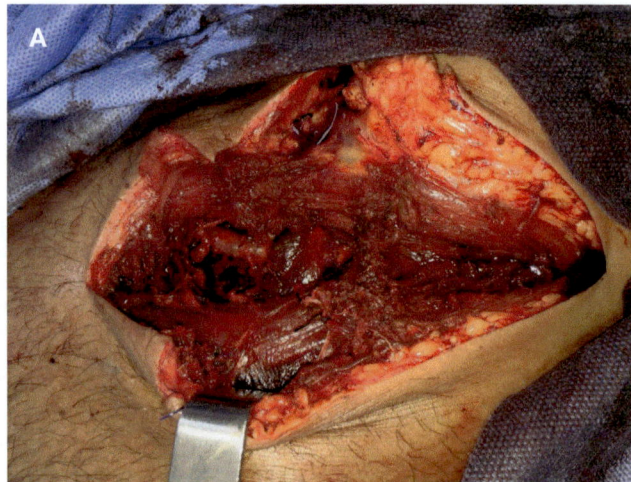

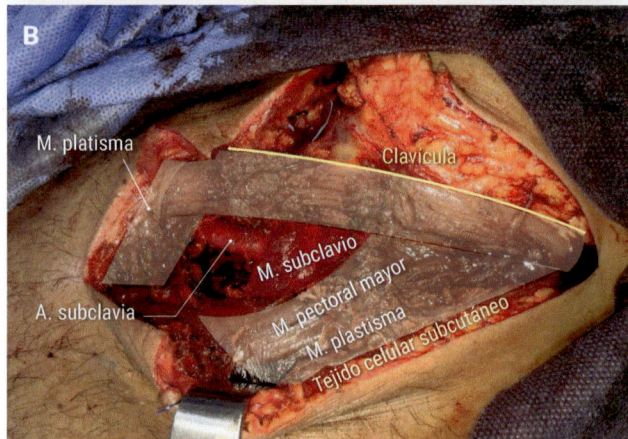

Figura 19-2. A) Abordaje de la región subclavia. Se aprecia la arteria subclavia insinuada por detrás del músculo subclavio y la masa muscular pectoral. **B)** Representación esquemática de los planos seccionados para el abordaje infraclavicular de los vasos subclavios (piel, tejido celular subcutáneo, músculo platisma y músculo pectoral mayor).

EN EL QUIRÓFANO

En la mesa operatoria, a nivel de la herida del tercio superior del hemitórax izquierdo, se aprecia la salida de sangre oscura, vinosa, en cantidad moderada. En vista de la descompensación hemodinámica rápidamente progresiva, el mecanismo y la cinemática del traumatismo, se sospecha de una probable lesión vascular torácica. El equipo de cirujanos de turno decide realizar una exploración vascular subclavia (**Figs. 19-2, 19-3** y **19-4**) a través de un abordaje infraclavicular izquierdo, atravesando la herida dejada por el arma blanca. Los hallazgos operatorios son:

- Sección de planos musculares con sangrado abundante vinoso.
- Sección de >50 % de la circunferencia de la vena subclavia izquierda.
- Hematoma a nivel de la adventicia de la arteria subclavia.

Se realiza una hemostasia cuidadosa de los planos musculares y la ligadura de vena subclavia izquierda tras lograr el control vascular, inicialmente con compresión digital, luego con pinzas Satinsky. Se realiza también el control vascular proximal y distal de la arteria subclavia para la correcta evaluación del hematoma

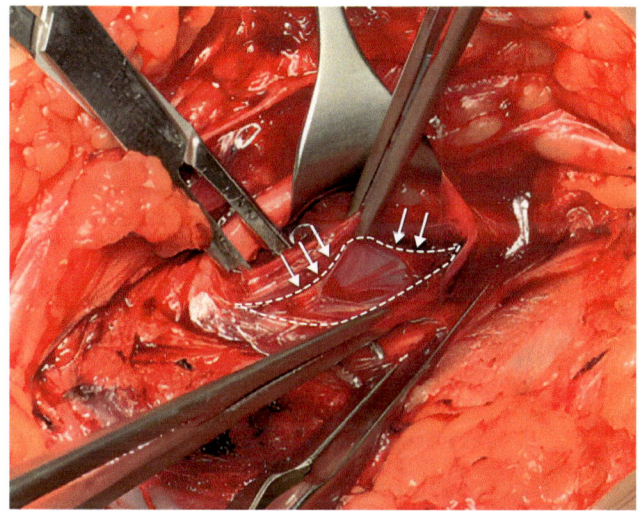

Figura 19-3. Lesión de la vena subclavia que compromete más del 50 % de la circunferencia del vaso (flechas blancas y línea punteada). Aprécoese el apropiado control vascular proximal y distal del vaso con pinzas vasculares (Satinsky).

identificado, y se sospecha una lesión del vaso. Se administra heparina no fraccionada de forma sistémica en dosis de 100 U/kg en coordinación con el anestesiólogo de quirófano. Se mide la SpO_2 en el miembro superior izquierdo y, en vista de que se encontraba en el 82 %, notablemente menor respecto a la medida del micmbro contralateral, se decide realizar una arteriotomía de la arteria subclavia con embolectomía con catéter de Fogarty de 4 Fr. Tras el paso del catéter, se logra evidenciar retorno del flujo sanguíneo a través del segmento distal del vaso. Se decide realizar una heparinización local con 12.500 U diluidas en 250 mL de solución salina, con lo cual mejora aún más el retorno de la sangre. Se procede a la realización de una rafia simple con polipropileno de 5/0. A los 10 minutos de retiradas las pinzas Satinsky utilizadas para el control proximal, se identifica mejoría del pulso y de la SpO_2 distal del miembro superior izquierdo. Se completa el cierre por planos.

EVOLUCIÓN

El paciente ingresa en la sala de operaciones hemodinámicamente inestable. Tras alcanzarse el control vascular y de transfundir 2 unidades de concentrado globular intraoperatorios, se estabiliza sin necesidad de recurrir a fármacos vasoactivos. Además, se administraron 500 mL de lactato de Ringer y 4 unidades de plasma fresco congelado. El paciente egresa conectado a ventilación mecánica, y es extubado sin complicaciones a las 12 horas del posoperatorio. La monitorización del drenaje pleural al cabo de 12 horas marca un total de 1.050 mL desde su colocación (250 mL más respecto al volumen total con el que ingresó en el quirófano). Tiene una hemoglobina posoperatoria

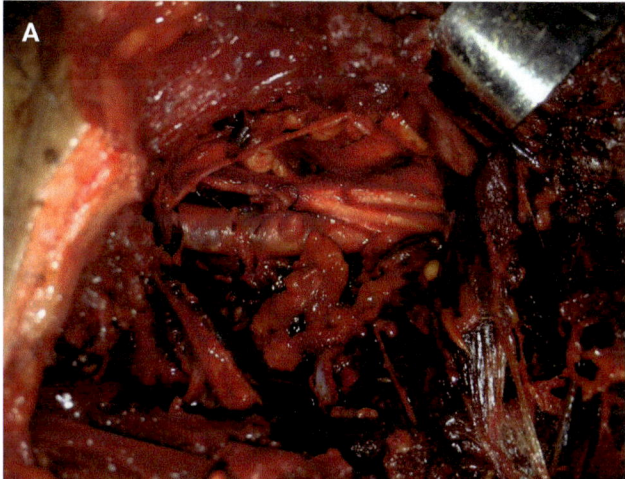

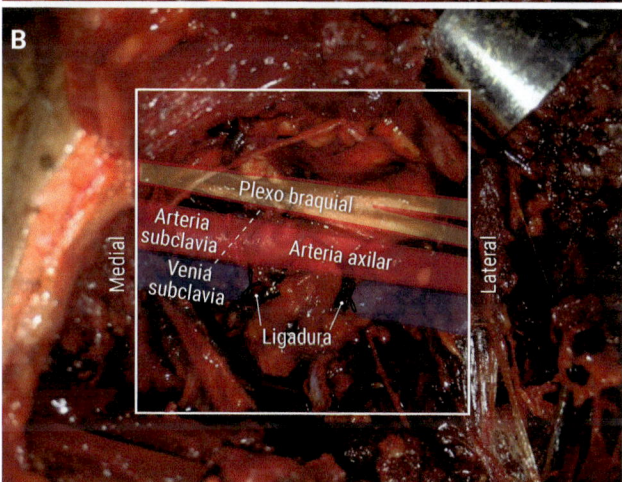

Figura 19-4. A) Relación entre la arteria subclavia y el plexo braquial. **B)** Representación esquemática de las estructuras anatómicas de la región subclavia. Apreciése la ligadura de los cabos de la vena subclavia, inmersa en un cojín de grasa perivascular.

de 7,5 g/dL. Se traslada al siguiente día a hospitalización, donde permanece en la unidad de cuidados intermedios postoperatorios del servicio. No se indica medicación antiagregante ni anticoagulante adicional. Se transfunde un paquete de concentrado de hematíes adicional. Se observan signos de flogosis en la herida al quinto día y edema del miembro superior, sin signos de síndrome compartimental. Se maneja la infección del sitio operatorio con antibioticoterapia empírica con ciprofloxacina y clindamicina y cura. Se procede a retirar el drenaje pleural al quinto día posoperatorio, tras alcanzar signos clínicos y radiológicos de expansión pulmonar completa sin evidencia de hemoneumotórax residual. El paciente es dado de alta a los nueve días de hospitalización, con una evolución favorable en sus controles, sin signos de isquemia del miembro superior izquierdo y con mejoría del edema.

 CLAVES DEL CASO

- La adecuada identificación de las lesiones del paquete vascular subclavio requiere un elevado índice de sospecha por parte del cirujano. El diagnóstico precoz y la intervención rápida favorecen el pronóstico del paciente.

(Continúa)

CLAVES DEL CASO *(Cont.)*

- Es importante identificar los signos duros y blandos de lesión vascular subclavia en el paciente con signos de traumatismo (heridas, orificios, hematomas) cercanos a la clavícula. Algunas manifestaciones clínicas que tener en cuenta son: sangrado importante en la escena o durante el traslado a través de las lesiones, alteración del pulso o de la sensibilidad o motricidad de la extremidad superior afectada, crecimiento o pulsatilidad de hematomas peri-

lesionales e, incluso, la presencia de hemotórax masivo o de difícil manejo.

- La presencia de pulso en la extremidad no descarta completamente la posibilidad de lesión de la arteria subclavia. Es posible tener lesiones parciales o trombosis traumática del vaso.
- Es importante sospechar una lesión de vasos subclavios en todo paciente con traumatismo torácico, cervical o del hombro.

BIBLIOGRAFÍA

Feliciano DV. Pitfalls in the management of peripheral vascular injuries. Trauma Surg Acute Care Open. 2017;2(1):e000110.

Harrell KN, Hunt DJ. Penetrating subclavian artery injuries: recent challenges with variable solutions. Am Surg. 2019;85(8):396-7.

Kou HW, Liao CH, Huang JF, Hsu CP, Wang SY, Ou Yang CH, et al. Eighteen years' experience of traumatic subclavian vascular injury in a tertiary referral trauma center. Eur J Trauma Emerg Surg. 2019;45(6):973-8.

Rodríguez Montalvo F, Viteri Y, Vivas L, Ottolino P. Trauma subclavio. En: Rodríguez Montalvo F (ed.). Manejo integral del paciente politraumatizado. 3ª ed. Bogotá: Distribuna; 2008; p. 573-90.

Waller CJ, Cogbill TH, Kallies KJ, Ramírez LD, Cárdenas JM, Todd SR, et al. Contemporary management of subclavian and axillary artery injuries-A Western Trauma Association multicenter review. J Trauma Acute Care Surg. 2017;83(6):1023-31.

CASO 20

B. I. Monzón Torres

PRESENTACIÓN DEL CASO

Se recibe una llamada telefónica a las 14:30 horas. Un hospital de distrito situado a 100 km solicita el traslado de un paciente al centro de traumatología para su evaluación y tratamiento por parte de especialistas. Se trata de un varón de 45 años, herido al ser atropellado por un coche. Se queja de dolor torácico y dolor abdominal localizado en el flanco izquierdo.

Las constantes vitales son: presión arterial (PA) de 110/56 mmHg, pulso radial de 124 lpm, frecuencia respiratoria (FR) de 32 rpm y escala de coma de Glasgow (ECG) de 14/15 (O4V4M6). No hay radiología avanzada disponible.

REVISIÓN PRIMARIA

En la valoración inicial a las 18:00 horas en el servicio de urgencias se procede con la evaluación de la vía aérea (A), la respiración (B), la circulación (C), el déficit neurológico (D) y la exposición (E):

A: normal, columna cervical inmovilizada.

B: murmullo vesicular presente, disminuido en el lado izquierdo.

C: sin evidencia de hemorragia externa. PA de 105/65 mmHg, pulso de 90 lpm, FR de 26/min.

D: ECG de 13/15 (O4V3M6), pupilas iguales y reactivas, déficit motor y sensitivo del brazo y pierna izquierdos (4/5).

E: hematoma de la pared torácica; dolor abdominal, temperatura de 35 °C, deformidad del brazo izquierdo inmovilizada con férula, pulso radial presente.

Pruebas de imagen: ensanchamiento mediastínico, hemotórax izquierdo, fracturas costales múltiples. Pelvis: normal. Extremidades: fractura conminuta diafisaria del húmero izquierdo (**Fig. 20-1**).

Ecografía abdominal enfocada para el traumatismo (e-FAST): líquido libre en el abdomen, localizado en el espacio periesplénico y paracólico izquierdo; posible rotura esplénica. No se aprecia derrame pericárdico, enfisema subcutáneo de la pared torácica.

REVISIÓN SECUNDARIA

En la revisión secundaria destacan:

- Cabeza: herida contusa del cuero cabelludo, de 5 cm, suturada en el hospital de distrito.
- Cuello: sin lesiones.
- Tórax: hematoma en la pared anterior, muy doloroso a la palpación; en la auscultación se detecta murmullo vesicular disminuido en la base izquierda, FR de 30 rpm y saturación de oxígeno (SatO$_2$) del 98 %.
- Abdomen: ligeramente distendido, doloroso a la palpación en el cuadrante superior izquierdo, sin rigidez muscular.

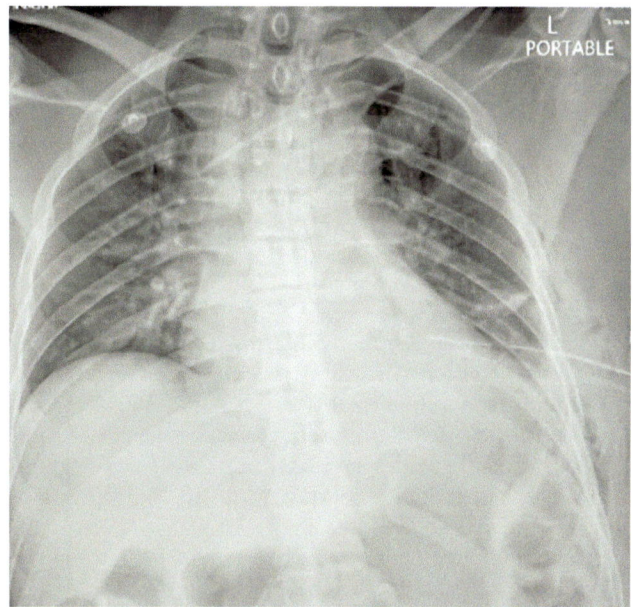

Figura 20-1. Radiografía de tórax: apréciese ensanchamiento mediastínico, múltiples fracturas costales en el lado izquierdo y en el tubo torácico.

- Pelvis: normal.
- Extremidades: déficit motor y sensitivo en el hemicuerpo izquierdo (hemiplejia) y fractura diafisaria del húmero izquierdo.
- Gasometría arterial: pH de 7,31, presión parcial de dióxido de carbono (PaCO$_2$) de 54 mmHg (7,19 KPa), presión parcial arterial de oxígeno (PaO$_2$) de 98 mmHg (13,06 KPa), bicarbonato de 18 mmol/L, lactato de 4 mmol/L, exceso de bases (EB) de −3,7 mEq/L, hemoglobina (Hb) de 15 g/dL.

INTERVENCIONES EN URGENCIAS

Se le realizan las siguientes intervenciones en urgencias:

- Tubo torácico en el lado izquierdo: 700 mL de sangre.
- Analgesia con morfina intravenosa.
- Oxígeno a través de mascarilla con fracción inspirada de oxígeno (FiO$_2$) al 45 %.

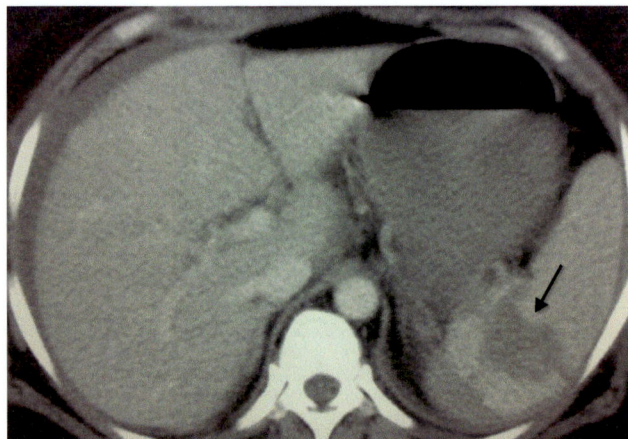

Figura 20-2. La imagen axial de la TC abdominal muestra rotura esplénica de grado 3 (flecha negra).

- Lactato de Ringer: 300 mL en bolos al máximo de 1.000 mL en 1 hora.
- Se decide realizar angiotomografía computarizada (angio-TC) del arco aórtico y TC de la cabeza la columna cervical y el tronco (el paciente se considera estable).

INFORME DE LA TOMOGRAFÍA COMPUTARIZADA

En el informe de la TC destacan:

- TC sin contraste de cabeza: infartos cerebrales multifocales en el hemisferio derecho.
- Columna cervical: normal.
- TC con contraste del tronco: fracturas costales posterolaterales izquierdas no desplazadas. Rotura esplénica de grado 3, sin extravasación de contraste (**Fig. 20-2**). No hay evidencia de neumoperitoneo.
- Angio-TC del arco aórtico y sus ramas: hematoma del mediastino, lesión de la aorta descendente de grado 3 (**Fig. 20-3**), hemotórax izquierdo residual y oclusión (trombo) de la arteria carótida interna derecha (**Fig. 20-4**).

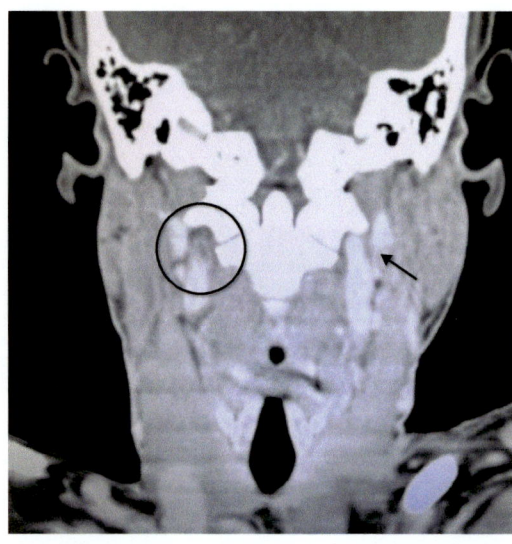

Figura 20-4. La imagen coronal de angio-TC de las carótidas muestra un trombo en la carótida interna derecha (círculo) y arteria contralateral normal (flecha).

El paciente es ingresado en la unidad de cuidados intensivos (UCI) de traumatología para tratamiento no quirúrgico de la lesión esplénica. Se realiza consulta al servicio de cirugía vascular. Informan de lesión aórtica de grado 3, por lo que el paciente es candidato para tratamiento intravascular con endoprótesis (TEVAR). Presenta hemiplejia secundaria a oclusión de la carótida interna con infartos cerebrales múltiples; necesita anticoagulación sistémica tan pronto como sea posible.

EVOLUCIÓN EN LA UNIDAD DE CUIDADOS INTENSIVOS

La evolución en la unidad de UCI es la siguiente:

- Día 2: TEVAR de aorta descendente, con buenos resultados (**Figs. 20-5** y **20-6**).

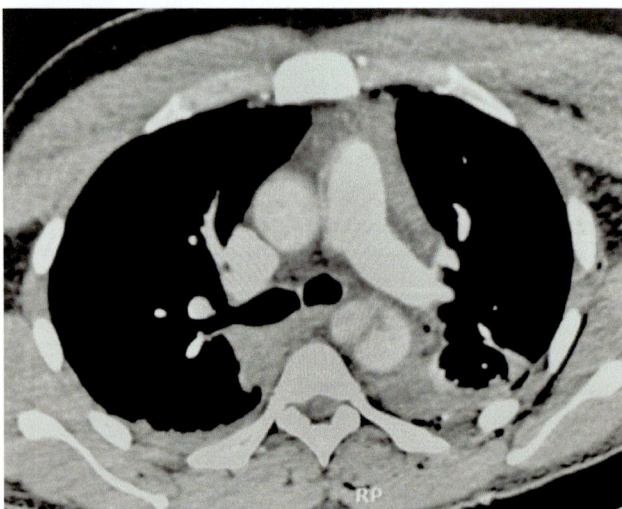

Figura 20-3. La imagen axial de angio-TC del tórax demuestra rotura aórtica de grado 3 y hemotórax izquierdo.

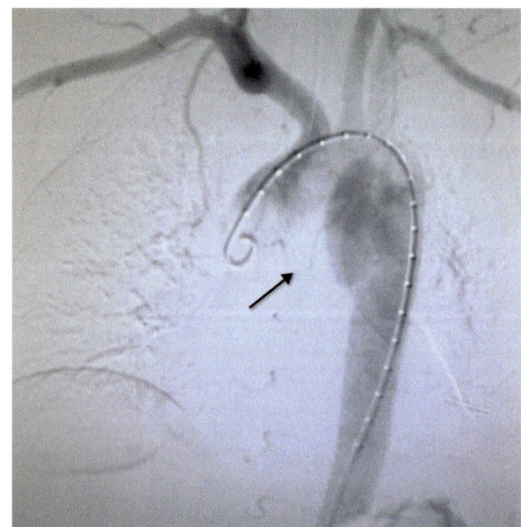

Figura 20-5. La angiografía convencional confirma lesión de grado 3 de la aorta descendente (flecha).

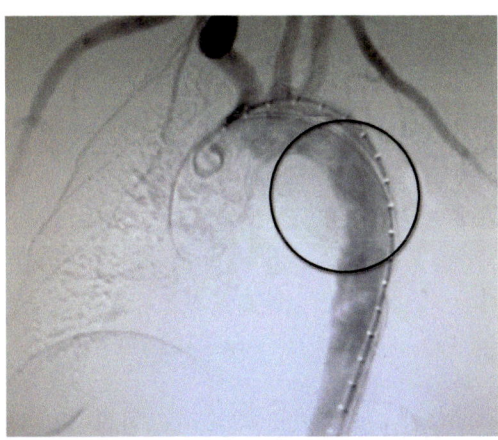

Figura 20-6. Imagen angiográfica durante la colocación de endoprótesis (TEVAR) (círculo) con aislamiento total del aneurisma falso.

- Día 3: ECG de 15/15, constantes vitales normales, gasometría normal, Hb de 10 g/dL, ligero dolor abdominal.
- Día 3: tubo torácico sin débito.
- Día 4: estabilización interna de la fractura humeral: se retira tubo torácico.
- Día 5: sin signos abdominales; tolera la alimentación oral; se traslada a planta.
- Día 6: sin cambios; se comienza lad administración de enoxaparina en dosis de 60 mg subcutánea dos veces al día.
- Día 7: sin cambios.
- Día 8: se inicia warfarina oral en dosis de 5 mg diarios.
- Días 9-14: se moviliza con ayuda de fisioterapia; warfarina en dosis terapéutica (cociente internacional normalizado [INR] de 2,0); tolera la alimentación oral.
- Día 15: traslado al hospital de base para continuar con la rehabilitación.

 CLAVES DEL CASO

- La decisión de investigar con TC debe estar basada en la estabilidad hemodinámica del paciente; los pacientes con evidencias de *shock* no deben ser trasladados para realizar TC bajo ningún concepto.
- La decisión de colocar tubo torácico fue diferida hasta obtener radiografías, basándose en el hecho de que el paciente no estaba en *shock*; sin embargo, es aceptable insertar tubo torácico (incluso bilateral) sin esperar a la confirmación radiológica cuando la hemodinámica del paciente está comprometida, en especial en lesiones cerradas del tronco. El razonamiento es que el tubo torácico permite el diagnóstico temprano (durante la evaluación primaria) de una fuente importante de hemorragia.
- La rotura aórtica contenida no es una emergencia quirúrgica.
- La identificación y el tratamiento de lesiones asociadas es prioritario. Se debe prestar atención especial al control de la hemorragia en pacientes con traumatismo craneoencefálico.
- La presencia de lesiones de órganos sólidos no es una contraindicación para el tratamiento intravascular de la lesión aórtica.

- Basándose en la evidencia actual, la TEVAR es la intervención de elección para lesiones aórticas traumáticas debido al menor riesgo perioperatorio comparado con la cirugía abierta.
- En los pacientes con lesiones de órgano sólido no es necesario repetir investigaciones radiológicas (ecografía y TC) antes del alta, a no ser que se quejen de síntomas abdominales o se sospeche complicación quirúrgica.
- En este caso, la oclusión arterial (carótida) fue tratada con anticoagulación sistémica usando enoxaparina y warfarina. La revascularización de lesiones cerebrovasculares oclusivas secundarias a traumatismo arterial que se presentan con hemiplejia no se recomienda debido a sus pobres resultados (la revascularización no mejora la lesión neurológica e, incluso, puede empeorarla si la convierte de lesión isquémica a lesión hemorrágica, con incremento de la presión intracraneal y riesgo de muerte).
- Por el momento, no hay evidencia científica que permita recomendar un tipo de anticoagulación o agentes antiplaquetarios, como tampoco para la duración del tratamiento en pacientes con infartos cerebrales secundarios a traumatismo vascular.

BIBLIOGRAFÍA

Akhmerov A, DuBose J, Azizzadeh A. Blunt thoracic aortic injury: current therapies, outcomes, and challenges. Ann Vasc Dis. 2019;12(1):1-5.

Azizzadeh A, Keyhani K, Miller CC 3rd, Coogan SM, Safi HJ, Estrera AL. Blunt traumatic aortic injury: initial experience with endovascular repair. J Vasc Surg. 2009;49(6):1403-8.

Ingves MV, Dubois L, Power AH, DeRose G, Forber TL. Management of blunt traumatic aortic injuries compared with clinical practice guidelines. J Vas Surg. 2014;60(5).

Neschis DG, Scalea TM, Flinn WR, Griffith BP. Blunt aortic injury. N Engl J Med. 2008;359(16):1708-16.

F. García-Moreno Nisa

CASO 21	PRESENTACIÓN DEL CASO

Un varón de 42 años consulta por caída de bicicleta a 40 km/h, aproximadamente. Según el acrónimo (mecanismo de la lesión, lesiones identificadas, signos y síntomas y tratamientos aplicados hasta la llegada al hospital, por sus siglas en inglés) usado por los rescatadores:

- **M** (mecanismo de la lesión): traumatismo torácico cerrado por colisión de tráfico.
- **I** (lesiones identificadas): impotencia funcional del miembro superior derecho (MSD).
- **S** (signos y síntomas): presión arterial (PA): 120/70 mmHg; frecuencia cardíaca (FC): 80 lpm; frecuencia respiratoria (FR): 26 rpm.
- **T** (tratamientos aplicados): sin datos.

REVISIÓN PRIMARIA

No se realiza ninguna revisión primaria.

REVISIÓN SECUNDARIA

En la revisión secundaria se objetiva (**Fig. 21-1**):

- Fractura-luxación desplazada del tercio proximal de la clavícula derecha.
- Fractura del primero y segundo arcos costales derechos con hematoma asociado.
- Fractura de estiloides izquierdo.

EVOLUCIÓN DEL CASO

Se realiza tratamiento ortopédico de las lesiones y se procede al alta hospitalaria con observación domiciliaria.

A las 3 semanas del traumatismo, el paciente consulta por síncope, parestesias, frialdad y palidez del miembro superior derecho de 3 días de evolución con inicio súbito y sin desencadenante previo.

En la exploración se objetiva ausencia de pulsos distales en el miembro superior derecho con buena temperatura y coloración distal. La PA en el MSD es 90/32 mmHg frente a PA en el izquierdo de 126/72 mmHg. La escala de coma de Glasgow es de 13/15.

Se realiza una tomografía computarizada (TC) craneal, y angiografía por TC (angio-TC) de aorta y troncos supraaórticos (**Fig. 21-2**), con el siguiente hallazgo:

- Hematoma en el mediastino superior, adyacente a la salida del tronco braquiocefálico. El hematoma se desplaza lateralmente al tronco braquiocefálico en su salida con dudosa imagen de *flap* intimal. El resto de ramas del cayado aórtico no muestran alteraciones significativas.
- Fractura-luxación desplazada del extremo medial de la clavícula con hematoma adyacente.
- Fractura del primero y segundo arcos costales derechos.
- Focos de hemorragia subaracnoidea en surcos cerebrales superiores frontales y parietales.

En la analítica destaca una alteración de la coagulación con hipofibrinogenemia aguda. El paciente niega antecedentes de tendencia hemorrágica o la toma de medicación anticoagulante.

Ante los hallazgos de la TC, se decide realizar arteriografía de troncos supraaórticos (**Fig. 21-3**):

- Pseudoaneurisma en el tronco braquiocefálico a 12 mm de su origen (grado 3 de la clasificación de la American Association for the Surgery of Trauma [AAST]).

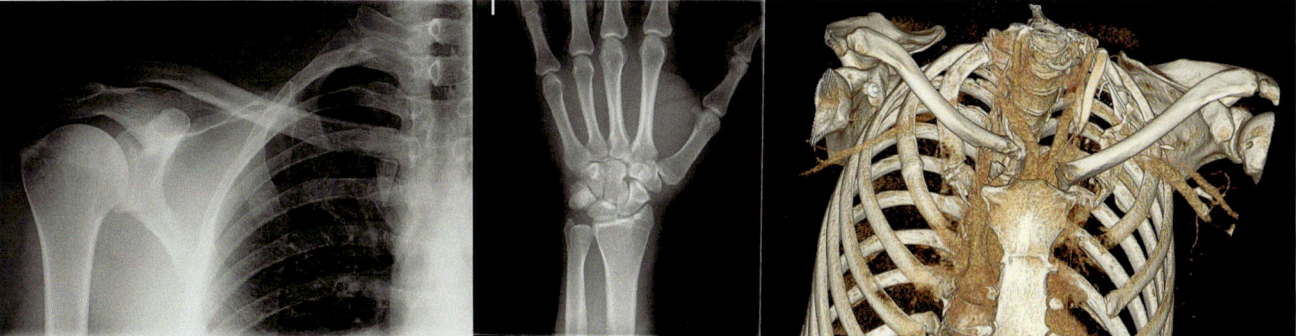

Figura 21-1. Imágenes radiológicas que demuestran fractura-luxación desplazada del tercio proximal de la clavícula, fractura de primero y segundo arcos costales derechos con hematoma asociado y fractura de la apófisis estiloides izquierda.

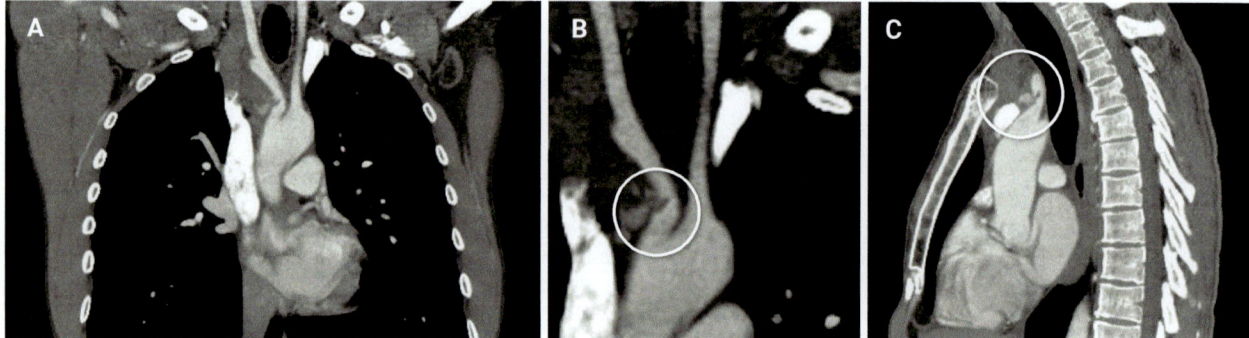

Figura 21-2. *Flap* intimal en el tronco en salida de tronco braquiocefálico con hematoma asociado que lo desplaza.

- Trombosis de la arteria humeral derecha en la unión axilohumeral.

Se inicia el tratamiento con fibrinógeno (7 g) y factores de la coagulación y se realiza intervención quirúrgica.

INTERVENCIÓN QUIRÚRGICA

Se inicia la intervención quirúrgica mediante abordaje humeral en la fosa antecubital para realizar trombectomía humeral derecha proximal hasta la región axilar y se obtiene pulso radial de grado 3. Además, se realiza por vía carotídea (con protección de la cerebral media mediante pinzamiento de la carótida primitiva) el implante por vía retrograda de un *stent* cubierto de tipo BeGraft de 12-39 mm en el origen del tronco braquiocefálico (**Fig. 21-4**).

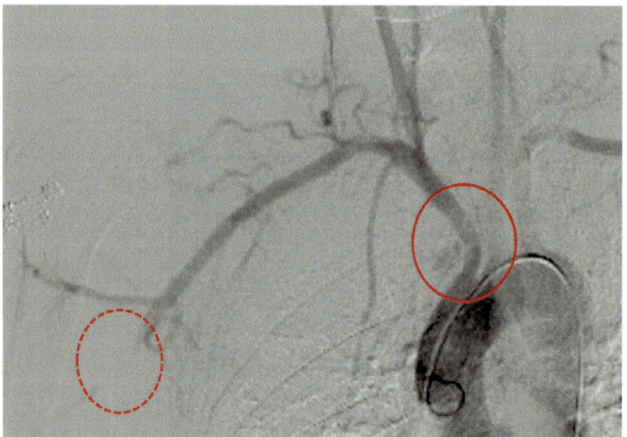

Figura 21-3. Imágenes de arteriografía que demuestran seudoaneurisma próximo a la salida del tronco braquiocefálico y trombosis de la arteria humeral derecha en la unión axilohumeral.

Durante el pinzamiento carotídeo presenta buen reflujo sanguíneo por la carótida distal y la oxigenación cerebral monitorizada se mantiene simétrica respecto al hemisferio izquierdo.

EVOLUCIÓN POSOPERATORIA

En el despertar anestésico se objetiva bajo nivel de consciencia y hemiplejia de hemicuerpo izquierdo, por lo que se realiza angio-TC craneal.

La TC craneal posquirúrgica muestra: datos de isquemia aguda en región frontoparietotemporal derecha y borramiento de los ganglios basales derechos. Oclusión de la arteria carótida interna derecha a unos 2 cm de la bifurcación de la arteria carótida común, que se extiende hasta el segmento M1 de la cerebral media.

Se desestima el caso para tratamiento intravascular de la oclusión carotídea. El paciente ingresa en unidad de cuidados intensivos para tratamiento.

Tras varias complicaciones médicas, el paciente es dado de alta del hospital cuatro semanas después y pasa a tratamiento rehabilitador ambulatorio para mejora de las secuelas del ictus.

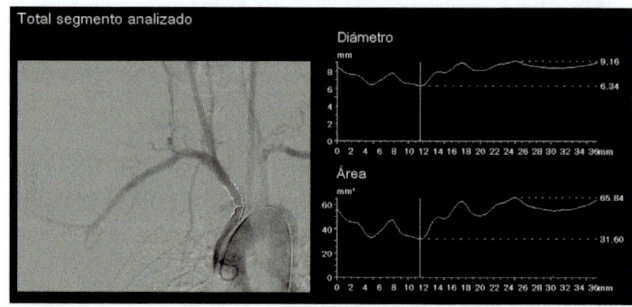

Figura 21-4. Imagen de *stent* recubierto implantado por vía retrógrada en el tronco braquiocefálico.

 CLAVES DEL CASO

- Ante un paciente politraumatizado, seguir el protocolo Advanced Trauma Life Support (ATLS) es obligado para evitar que lesiones que comprometan la vida pasen inadvertidas.
- La lesión por desaceleración puede producir lesión vascular sin lesión externa aparente.
- En el traumatismo cerrado, la presencia de fractura de la primera costilla o el tercio proximal de la clavícula indica mecanismo de lesión de alta energía y obliga a descartar lesiones vasculares asociadas.
- Las lesiones inadvertidas en el paciente politraumatizado pueden tener consecuencias catastróficas. La evaluación sistemática de estos pacientes disminuye el riesgo de estas.

BIBLIOGRAFÍA

Fingerhut A, Leppäniemi AK, Androulakis GA, Archodovassilis F, Bouillon B, Cavina E, et al. The European experience with vascular injuries. Surg Clin North Am. 2002;82(1):175-88.

Francis F, Castier Y, Mussot S, Leseche G. Traumatismes du tronc artériel brachio-céphalique. Trauma of the brachiocephalic trunk. Presse Med. 2002; 31(23):1089-96.

González LR, Alarcón OF, Riquelme UA, Reyes MR, Bravo SJ, Alarcón CE. Traumatismo torácico con lesión de grandes vasos del tórax: características, tratamiento y variables asociadas a mortalidad. Rev Cirugia. 2022;74(4).

Hu SL, Wang CX, Lu HJ, Yuan Y. Management of injuries near the innominate artery bifurcation using an accurate kissing Viabahn stent technique. J Int Med Res. 2020;48(5):300060520912104.

Kraus TW, Paetz B, Richter GM, Allenberg JR. The isolated posttraumatic aneurysm of the brachiocephalic artery after blunt thoracic contusion. Ann Vasc Surg. 1993;7(3):275-81.

Naidoo S, Hardcastle TC. Traumatic injury to the great vessels of the chest. Mediastinum. 2021;5:26.

CASO 22

PRESENTACIÓN DEL CASO

Se recibe preaviso hospitalario de un traslado de paciente varón de 20 años que ha sufrido una colisión de moto (portador de casco). Sus constantes vitales en el momento del contacto son: presión arterial (PA) de 120/70 mmHg, frecuencia cardíaca (FC) de 150 lpm, (Shock Index [SI] de 1,25), frecuencia respiratoria (FR) de 20 rpm, escala de coma de Glasgow (ECG) de 15/15. Presenta una fractura abierta en el miembro superior derecho (MSD) y una fractura cerrada en el miembro inferior derecho (MID). Se ha colocado collarín cervical, se ha procedido a intubación orotraqueal (IOT) por agitación y se ha iniciado perfusión con cristaloides por dos vías i.v.

F. J. Turégano Fuentes, R. C. Colombari Monteiro y M. Cuende Díez

REVISIÓN PRIMARIA

En la revisión primaria en el servicio de urgencias el paciente está intubado y sedado, con ventilación manual. El murmullo vesicular aparece conservado y la saturación de oxígeno (SatO$_2$) es del 100 %. La PA es de 108/70 mmHg y la FC, de 110 lpm (IS de 1). Las pupilas están isocóricas y normorreactivas (ICNR).

REVISIÓN SECUNDARIA

En la revisión secundaria se informa de que el paciente es consumidor habitual de alcohol, cannabis y cocaína. No hay sospecha clínica de fracturas craneofaciales ni torácicas. El abdomen aparece globuloso, blando y depresible. La pelvis parece estable y el tacto rectal es normal. El sondaje urinario detecta orina con tinte hematúrico. Hay una deformidad en el MSD y en el MID por fracturas. La analítica inicial revela una hemoglobina (Hb) de 12 g/dL, hematócrito (Hto) del 40 %, pH de 7,20, exceso de bases (EB) de 7,9 mEq/L, alanina-aminotransferasa (ALT) de 665 U/L, aspartato-transaminasa (AST) de 85 U/L y creatina-fosfocinasa (CPK) de 490 U/L.

Debido a la estabilidad hemodinámica del paciente, se decide llevarlo a realizarle una tomografía computarizada (TC), previa ferulización de las fracturas de los miembros. El paciente permanece estable durante la realización de la angiografía por TC (angio-TC) (**Figs. 22-1**, **22-2** a **22-3**).

En el informe de la angio-TC destaca un extenso hematoma mediastínico que comprime la aurícula izquierda; rotura de aorta descendente; hemoperitoneo en cuatro cuadrantes y pelvis, contusiones y laceraciones hepáticas de grado IV en los segmentos I, IV-VIII, sin sangrado arterial activo. Extensas laceraciones esplénicas de grado III con puntos de sangrado

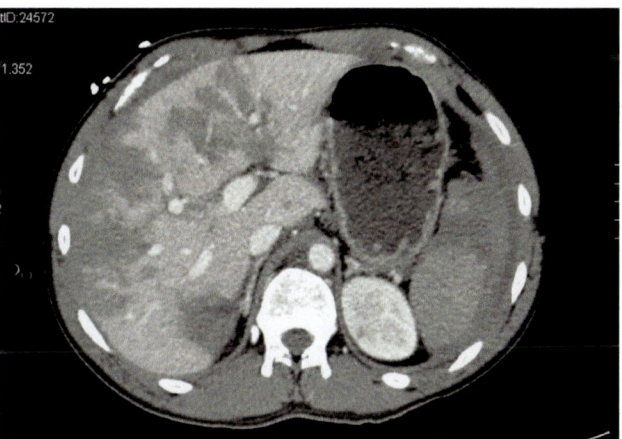

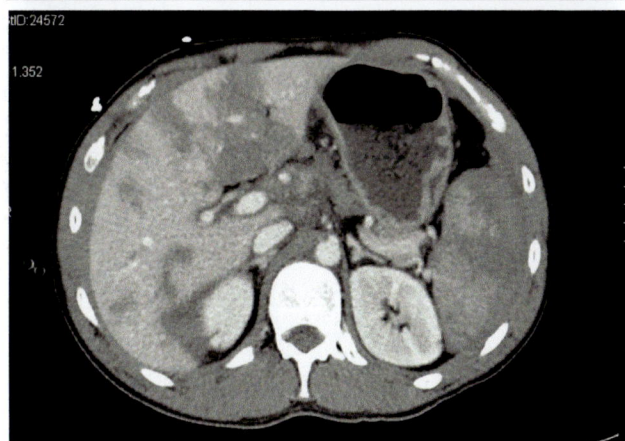

Figura 22-1. Rotura de la aorta torácica (flecha fina) y hematoma mediastínico (flecha gruesa).

Figura 22-2. Extensas laceraciones hepáticas de grado IV y esplénicas de grado II-III, con hemoperitoneo.

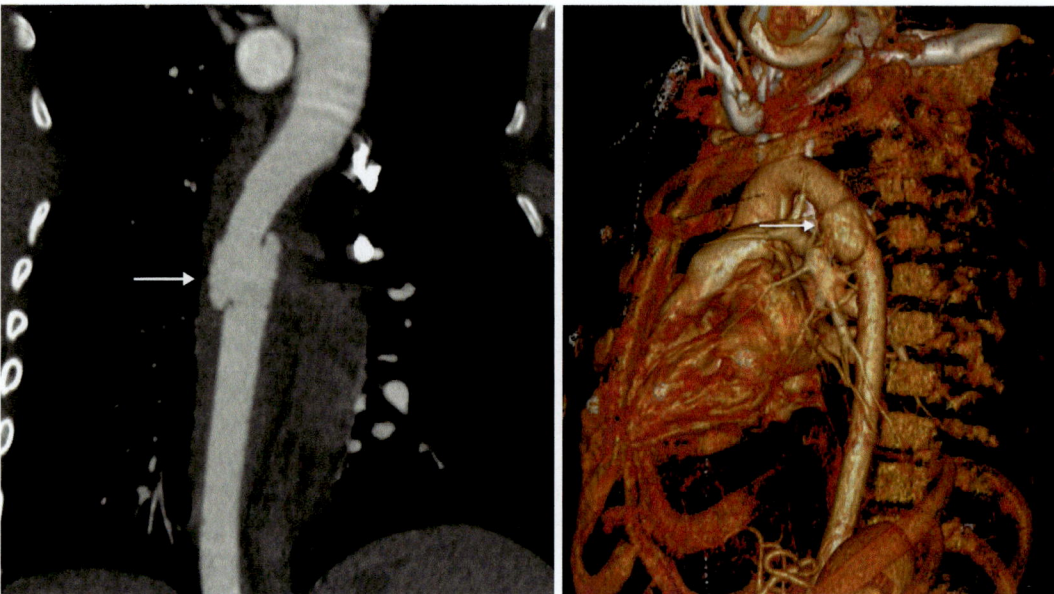

Figura 22-3. Planos sagitales (simple y con reconstrucción) donde se aprecia la rotura aórtica (flechas) (puntuación en la Abbreviated Injury Scale [AIS] de 5).

activo en el polo inferior. Áreas isquémicas, hipoperfundidas o de laceración en ambos riñones (lo que explica el tinte hematúrico de la orina). Sangre en el mesenterio y en el retroperitoneo. No se aprecian fracturas costales ni vertebrales. Fractura de tercio distal del húmero y del tercio medio del fémur derechos. El paciente tiene un Injury Severity Score (ISS) y un New Injury Severity Score (NISS) de 50.

QUIRÓFANO

Se decide llevar al paciente al quirófano híbrido (con radiología intervencionista) para colocar endoprótesis aórtica a la salida de la arteria subclavia izquierda (**Fig. 22-4**). Terminado este procedimiento satisfactoriamente, se procede a la colocación de un fijador externo en el fémur y a limpiar y desbridar de la herida del MSD, con reducción e inmovilización.

El paciente es ingresado en la unidad de reanimación, donde aparece anemización progresiva, fiebre y deterioro de la situación clínica en las primeras 48 horas, con dolor abdominal progresivo. El abdomen aparece distendido y doloroso a la palpación. La presión intraabdominal (PIA) es de 15 mmHg, y la analítica evidencia una Hb de 8 g/dL, Hcto del 24%, presión parcial de oxígeno (pO_2) de 59 mmHg, presión parcial de CO_2 (pCO_2) de 43 mmHg, $SatO_2$ del 91%, pH de 7,4, ALT de 570 U/L, AST de 430 U/L, CPK de 1.100 U/L y procalcitonina de 1 ng/mL.

Una radiografía de tórax (**Fig. 22-5**) en decúbito supino realizada en la unidad de reanimación evidencia una atelectasia del lóbulo superior derecho (LSD), que se confirma con una nueva TC (**Figs. 22-6**). Este revela también atelectasias de segmentos posterobasales del lóbulo inferior derecho (LID) y hemoperitoneo traumático de cuatro cuadrantes, sin cambios. La prótesis endoluminal aórtica no presenta fugas de contraste.

Se decide realizar una fibrobroncoscopia para resolver las atelectasias, así como una laparoscopia exploradora por el dolor y la distensión abdominal. Durante esta se confirma un hemoperitoneo de 2 L, sin focos de sangrado activo y sin

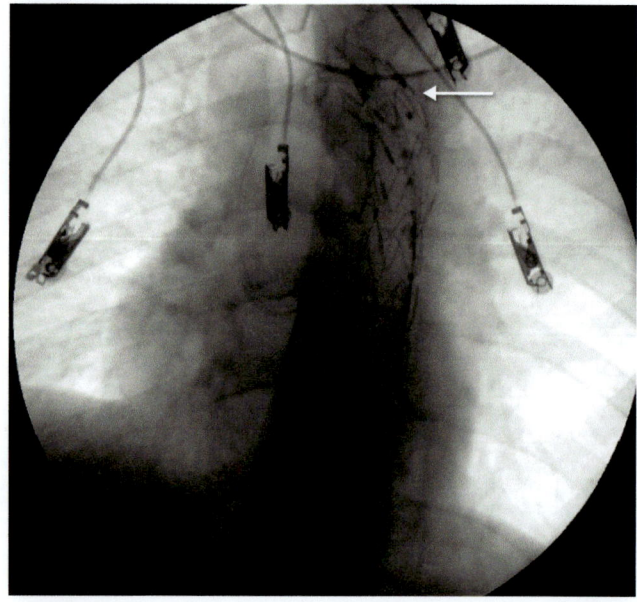

Figura 22-4. Prótesis aórtica desplegada (flecha).

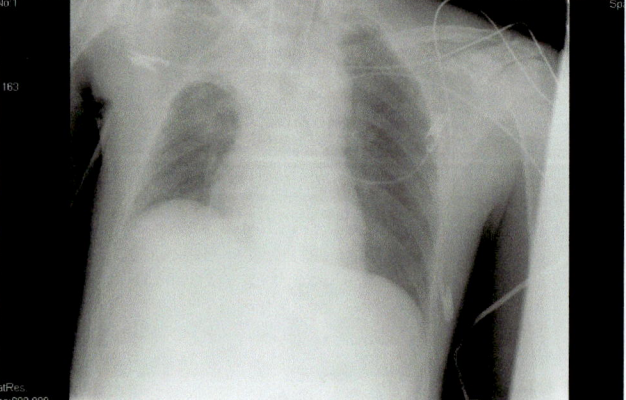

Figura 22-5. Atelectasia del LSD.

Figura 22-6. Atelectasias en el LSD. Se aprecia la prótesis endoluminal aórtica sin fuga de contraste (asterisco). Hemoperitoneo en flanco derecho (flecha).

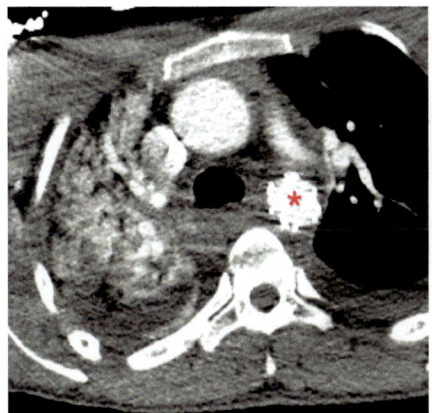 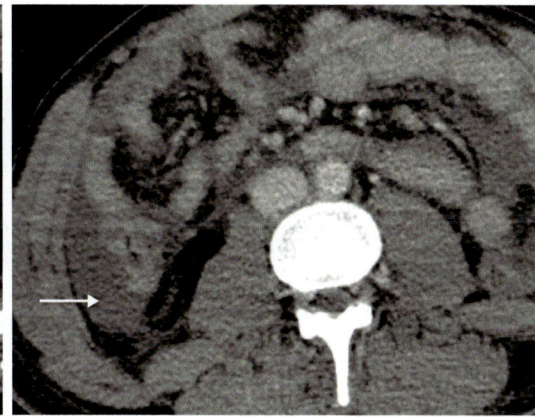

la presencia de bilis, por lo que se procede a la aspiración del contenido hemático.

El nuevo curso evolutivo se ve complicado por cuadros de agitación, en el contexto de paciente consumidor habitual de sustancias tóxicas, lo que retrasa la extubación.

A los 16 días se realiza una nueva TC abdominal de control, que evidencia la buena evolución de las lesiones hepáticas. El paciente es trasladado a los pocos días al servicio de cirugía ortopédica y traumatología (COT) para el tratamiento definitivo de sus fracturas.

CLAVES DEL CASO

- La rotura traumática de la aorta torácica sin la presencia de fracturas costales no es infrecuente en pacientes jóvenes, aunque, en general, estas fracturas costales están presentes en el 80 % de pacientes con rotura traumática de la aorta torácica.
- En pacientes hemodinámicamente inestables con sospecha de rotura aórtica en la radiografía simple de tórax en el servicio de urgencias, el sangrado suele venir del abdomen, y se debe confirmar con una ecografía abdominal enfocada para el traumatismo (e-FAST). Una ecografía transesofágica (TEE) en quirófano puede confirmar la rotura aórtica si se ha debido realizar una laparotomía urgente.
- La presencia de un hemoperitoneo traumático puede producir dolor abdominal irritativo en bastantes pacientes, y es bien tolerado por otros muchos. Siempre que haya dolor y signos de respuesta inflamatoria (fiebre, leucocitosis, taquicardia) se debe sospechar la presencia de un coleperitoneo.

- Una laparoscopia diferida se considera en estos casos parte del manejo no operatorio de estos pacientes, y no un fallo de este. Esta laparoscopia se debe decidir de manera precoz (normalmente entre el tercer y el quinto día).
- En hospitales que no cuenten con radiología intervencionista, y una vez descartada la necesidad de laparotomía urgente, estos pacientes deben ser sometidos a una hipotensión permisiva con empleo de betabloqueantes y vasodilatadores si la situación clínica lo permite, procurando mantener una PAS < 100 mmHg y una FC < 100 lpm y procediendo a su traslado a un centro de nivel superior lo antes posible. La muy poco probable rotura de la aorta durante el traslado tiene pronóstico infausto.
- Los pacientes traumatizados con un ISS de 50 tienen una mortalidad elevada. La probabilidad de supervivencia de este paciente individual Trauma Injury Severity Score (TRISS) era del 84 %, a pesar de ese ISS, debido a su edad y estabilidad a su ingreso.

BIBLIOGRAFÍA

Bertrand S, Cuny S, Petit P, Trosseille X, Page Y, Guillemot H, et al. Traumatic rupture of thoracic aorta in real-world motor vehicle crashes. Traffic Inj Prev. 2008;9(2):153-61.

Letoublon Ch, Chen Y, Arvieux C, Voirin D, Morra I, Broux Ch, et al. Delayed celiotomy or laparoscopy as part of the non operative management of blunt hepatic trauma. World J Surg. 2008;32(6):1189-93.

Neschis DG, Vignon Ph, Lang RM. Blunt thoracic aortic injury. UpToDate. 2017 [consulta el 14 de agosto de 2017]. Disponible en: https://www.uptodate.com/contents/blunt-thoracic-aortic-injury.

CASO
23

PRESENTACIÓN DEL CASO

Mujer de 68 años, obesa, que sufre una colisión de tráfico como conductora de un microbús. De acuerdo con la historia, ella lleva puesto el cinturón de seguridad en el momento del accidente, pero el vehículo no tiene *airbags*. En la escena de la colisión, los paramédicos informan de una puntuación en la escala de coma de Glasgow (ECG) de 12/15, pulso de 100 lpm y frecuencia respiratoria (FR) de 28 rpm. La presión arterial sistólica (PAS) inicial es de 100 mmHg. El accidente se ha producido a 5 minutos del hospital.

B. I. Monzón Torres

REVISIÓN PRIMARIA

En la revisión primaria, destacan:

- ECG de 10/15, muy agitada.
- PA de 79/46 mmHg, pulso radial no palpable, pulso femoral de 145 lpm, sudorosa y pálida.
- Murmullo vesicular disminuido en el hemitórax izquierdo.
- Abdomen globuloso, pero no distendido.
- Signo del cinturón de seguridad (**Fig. 23-1**).
- Temperatura rectal de 35 °C.
- Gasometría arterial: pH de 7,10, presión parcial arterial de dióxido de carbono ($PaCO_2$) de 56 mmHg, presión parcial arterial de oxígeno (PaO_2) de 76 mmHg, lactato de 5 mmol/L, hemoglobina (Hb) de 16 g/dL, exceso de bases (EB) de –7 mmol/L.

INTERVENCIONES EN URGENCIAS

En urgencias se somete a las siguientes intervenciones: intubación endotraqueal con ketamina (100 mg) y rocuronio (50 mg) intravenosos, cánula de 8 F en la vena femoral derecha, bolo de lactato de Ringer de 300 mL. La PA no mejora; se inicia infusión de plasma liofilizado (Bioplasma FDP) (250 mL) y 1 unidad de sangre 0 negativo.

La ecografía abdominal enfocada para el traumatismo (e-FAST) muestra taponamiento cardíaco y gran derrame pericárdico (**Fig. 23-2**). El quirófano está disponible de inmediato.

HALLAZGOS OPERATORIOS

Entre los hallazgos operatorios destacan:

- Esternotomía media, pericardiotomía y hematoma en el saco pericárdico.
- Laceración de la orejuela auricular derecha de, aproximadamente, 1,5 cm.
- Control con pinza Satinsky y sutura con Prolene® 3/0.
- Hemotórax izquierdo de 600 mL, tubo torácico.
- Tórax cerrado usando drenaje pericárdico.
- Se usa adrenalina para mantener la PAS sobre 100 mmHg.
- Volumen total de líquidos intraoperatorio: 2 unidades de concentrado de hematíes, 250 mL de plasma liofilizado y 1.500 mL de lactato de Ringer.

EVOLUCIÓN EN LA UNIDAD DE CUIDADOS INTENSIVOS

La evolución en la unidad de cuidados intensivos es la siguiente:

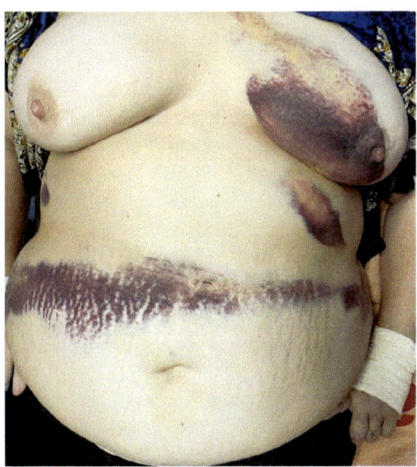

Figura 23-1. Signo del cinturón de seguridad. Nota: en Sudáfrica se conduce por la izquierda y el volante está a la derecha del vehículo.

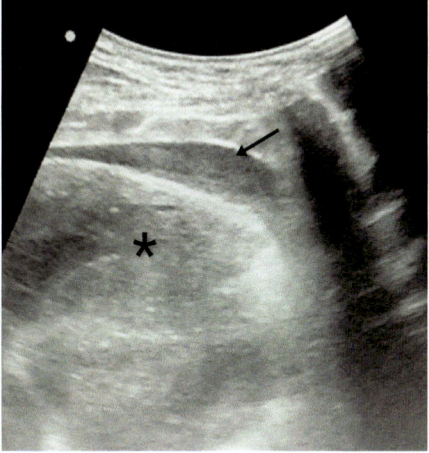

Figura 23-2. Imagen de e-FAST que muestra derrame pericárdico (flecha). El asterisco corresponde al ventrículo derecho.

- Día 0: intubada y ventilada, ECG de 3/15, sedación con dexmetomidina y morfina en infusión, adrenalina y fenilefrina en infusión para mantener la PA debido a evidente contusión cardíaca (fracción MB de la creatina-cinasa [CK-MB] y troponina I elevadas con cambios electrocardiográficos sugestivos de isquemia de la cara anterior). Tubo del tórax y drenaje pericárdico sin gasto. El gasto urinario es de 500 mL en las últimas 24 horas. Gasometría arterial: pH de 7,32, P_aCO_2 de 45 mmHg, P_aO_2 de 110 mmHg, lactato de 3 mmol/L, Hb de 15 g/dL, BE de –4,3 mmol/L. La temperatura esofágica es de 36 °C.
- Día 1: la adrenalina y la fenilefrina ya no son necesarias para mantener la PA.
- Día 2: despierta, obedece órdenes, PA normal, gasometría normal, extubada. La tomografía computarizada (TC) de cabeza, columna cervical y tronco muestra laceración hepática de grado II sin extravasación de contraste y múltiples fracturas costales bilaterales. El resto es normal; la ecocardiografía también.
- Día 3: gasto por tubo torácico de 100 mL de líquido seroso; se retira el drenaje pericárdico.
- Día 4: se retira el tubo torácico.
- Día 5: se queja de dolor retroesternal agudo, cuadro febril con temperaturas de 38-39 °C grados. Roce pericárdico audible a la auscultación. Proteína C-reactiva de 230 mg/L (109 mg/L previamente), PA normal. La radiografía de tórax muestra ensanchamiento de la silueta pericárdica; ecocardiografía: sin derrame, pero evidente engrosamiento del pericardio. Diagnóstico de síndrome Dressler (síndrome pospericardiotomía). Se comienza administración de ibuprofeno oral (400 mg) y paracetamol intravenoso.
- Día 6: dolor mínimo, constantes vitales normales, radiografía de tórax sin cambios, pasa a planta.
- Día 10: alta hospitalaria.

 CLAVES DEL CASO

- Los principios del soporte vital avanzado en traumatismo (ATLS) son esenciales para la evaluación inicial. Es imperativo prestar atención al acrónimo MIST (del inglés, mecanismo de lesión, lesiones identificadas, signos y síntomas y tratamientos aplicados) para evaluar la importancia del mecanismo lesional. Los pacientes con el signo del cinturón de seguridad pueden tener multitud de lesiones torácicas y abdominales que se superponen unas a las otras y, generalmente, son diagnosticadas tarde.
- Los traumatismos cerrados también producen taponamiento cardíaco, aunque la incidencia comparativa es muy baja.
- La rotura de las estructuras cardíacas forma parte del síndrome de contusión cardíaca, y comportan una elevada mortalidad prehospitalaria; las causas más comunes son el desgarro de la orejuela auricular, la laceración de la pared ventricular por fracturas costales y, en raros casos, la rotura de aneurismas de la pared ventricular secundarios a infartos previos. La rotura libre de la pared ventricular es letal y los pacientes no suelen llegar vivos al hospital.
- La rotura de los tabiques, las cuerdas tendinosas y las válvulas también puede ocurrir durante lesiones por desaceleración y pueden producir soplos e insuficiencia cardíaca aguda.
- El algoritmo de diagnóstico es similar al del taponamiento por lesión penetrante del corazón (diagnóstico basado en mecanismo sospechoso, hipotensión y presencia de derrame pericárdico de más de 10 mm en la e-FAST), aunque debido a la poca frecuencia de este tipo de traumatismo, el diagnóstico se suele establecer tarde cuando ya se ha producido una parada cardíaca.
- Hay que recordar que la tríada de Beck solo se observa en menos del 30 % de los pacientes con lesiones cardíacas que desarrollan taponamiento.
- Como en las lesiones penetrantes, el manejo inicial se basa en cirugía de emergencia para descomprimir y reparar el corazón.
- La ventana pericárdica diagnóstica está indicada en aquellos pacientes que no tienen signos típicos de lesión cardíaca y solo muestran derrames pequeños (menos de 10 mm).
- Debido al mecanismo fisiopatológico presente, la administración de grandes volúmenes de líquidos o sangre no son necesarios, aunque el soporte ionotrópico es común, sobre todo, en los pacientes que se presentan con taponamiento o necesitan masaje cardíaco.
- El síndrome de Dressler ocurre en menos del 10 % de los casos con traumatismos cardíacos después de la cirugía, como resultado de la inflamación del pericardio; la mayoría de los casos responden bien al tratamiento con antiinflamatorios no esteroideos; la cortisona y el metotrexato también pueden usarse en casos resistentes. Es necesario repetir el ecocardiograma para excluir la presencia de derrame pericárdico que pueda suponer un nuevo taponamiento.
- En pacientes con taponamiento secundario a lesión por desaceleración y, a pesar de lo urgente de la situación, el cirujano debe hacer un esfuerzo para identificar y controlar otras fuentes de hemorragia que pueda haber y que son comunes en traumatismos cerrados del tronco tan pronto como el taponamiento sea resuelto.
- La utilización de los principios de control de daños tanto en la reanimación como en la cirugía son extremadamente importantes para obtener buenos resultados.

BIBLIOGRAFÍA

Pendleton AC, Leichtle SW. Cardiac Tamponade From Blunt Trauma. Am Surg. 2022 Jun;88(6):1319-21.

CASO 24

PRESENTACIÓN DEL CASO

Varón de 18 años que ha sido encontrado por los miembros de las fuerzas y cuerpos de seguridad en la vía publica tras sufrir una colisión de tráfico en calidad de conductor de moto.
Constantes vitales: frecuencia cardíaca (FC): 122 lpm; presión arterial (PA): 122/76 mmHg; frecuencia respiratoria (FR): 18 rpm; y saturación de oxígeno (SatO$_2$): 90 %.

A. García Marín, Á. Sánchez Ortiz e I. Caicedo Holguín

REVISIÓN PRIMARIA

En la valoración inicial, que consiste en la evaluación de la vía aérea (A), respiración (B), circulación (C), déficit neurológico (D) y exposición (E), se encuentran los siguientes datos:

A: se permeabiliza la vía aérea con un tubo orotraqueal del número 8 y se inmoviliza la columna cervical con un collarín rígido.
B: tórax con murmullo vesicular disminuido en hemitórax izquierdo; se palpa crepitación en el hemitórax izquierdo.
C: sangrado profuso en el cuero cabelludo, que se controla con un vendaje compresivo. No hay evidencia de otros lugares de sangrado.
D: puntuación en la escala de coma de Glasgow (ECG) de 8/15, pupilas normorreactivas, sin movimientos de decorticación ni descerebración.
E: se expone al paciente y se evidencian heridas en el cuero cabelludo, una deformidad en el húmero izquierdo con crepitación y una deformidad y rotación con acortamiento del miembro inferior derecho.

Se le realiza una ecografía abdominal enfocada para el traumatismo (e-FAST), que es positiva para líquido en espacio esplenorrenal y en ambos espacios pleurales (▶ **Vídeo 24-1**).

Durante la valoración inicial, el paciente presenta deterioro hemodinámico y desaturación. Se realiza toracostomía bilateral con drenaje de aire y sangre. Se inicia la administración de ácido tranexámico y se activa el paquete de transfusión masiva. El paciente es trasladado a cirugía de urgencia.

EN EL QUIRÓFANO

En el quirófano se llevan a cabo las siguientes acciones:

- Se prepara al paciente desde el mentón hasta las rodillas y de lado a lado de la mesa.
- Incisión de laparotomía mediana xifopúbica.
- Se encuentran 4 litros de hemoperitoneo, que son aspirados con el recuperador de células.
- Se identifica estallido de bazo y hematoma retroperitoneal en la zona II bilateral no expansivo. No hay otras lesiones.

- Se practica esplenectomía, haciendo desprendimiento de los ligamentos del bazo y ligadura de los vasos del hilio y de los vasos cortos en el ligamento gastroesplénico. Se deja empaquetado el lecho esplénico con cuatro compresas.
- Se hace revisión sistemática del resto de la cavidad, sin evidencia de lesiones adicionales.
- Se construye un sistema artesanal de cicatrización asistida por vacío, confeccionado con una lámina de polietileno fenestrado sobre las asas, seis compresas anteriores a la lámina fenestrada y dos drenajes de Jackson-Pratt, que se extraen por contraabertura. Se sella el sistema de vacío con dos láminas de Tegaderm™.

Al final del procedimiento quirúrgico abdominal el paciente presenta un episodio de hipotensión sostenida con drenaje persistente de aire y 1.000 mL por el tubo de toracostomía derecha. Se decide realizar una toracotomía de emergencia:

- Incisión de toracotomía anterolateral derecha en el quinto espacio intercostal por planos hasta la cavidad pleural.
- Se identifica una laceración pulmonar en el lóbulo inferior derecho, con sangrado activo, pérdida de aire y un área desvitalizada (**Fig. 24-1**).

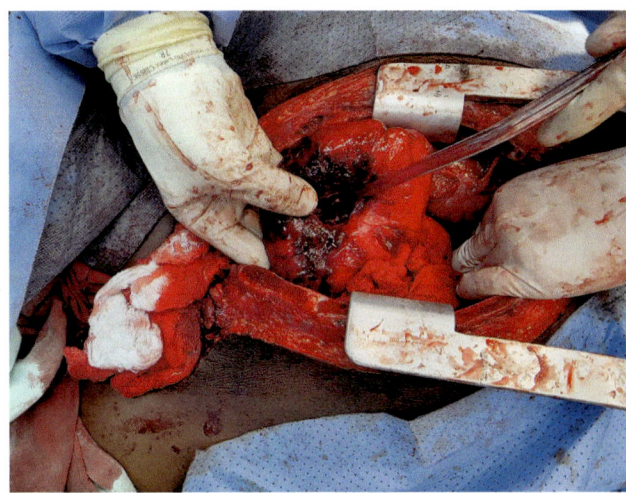

Figura 24-1. Laceración en lóbulo pulmonar. El cirujano controla la hemorragia comprimiendo el tejido con su mano.

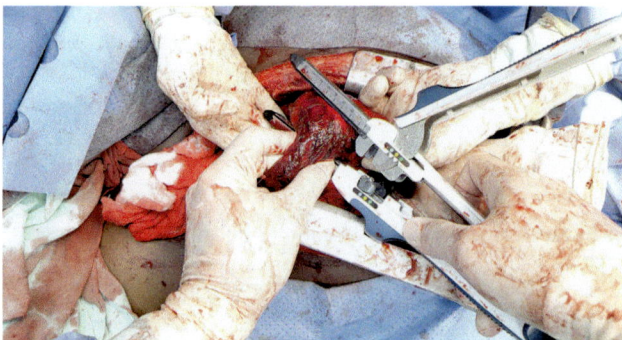

Figura 24-2. Resección en cuña. Mientras mantiene la compresión del tejido, el cirujano toma el tejido con la primera recarga de la grapadora lineal.

- Se encuentra un hemotórax de 700 mL, el cual se aspira con el recuperador de células.
- Se mantiene el control del sangrado con compresión del segmento pulmonar lesionado. Se realiza resección en cuña con grapadora lineal (**Figs. 24-2** y **24-3**).
- Se hace lavado de la cavidad pleural con solución salina tibia y empaquetamiento con tres compresas del área pulmonar adyacente a la línea de sutura.
- Se inserta tubo de tórax del número 36 y se hace cierre provisional de la piel del tórax sobre compresas (▶ **Vídeo 24-2**).

Paraclínicos intraoperatorios: pH: 6,8; presión parcial de dióxido de carbono (PCO_2): 58; HCO_3: 9,3; exceso de bases (EB): −25 mEq/L; $SatO_2$: 92 %; sodio (Na): 144 mEq/L; potasio (K): 5,6 mEq/L; calcio iónico: 0,85 mmol/L; lactato: 7,4 mg/dL; hemoglobina: 8,2 g/dL; hematócrito: 24 %; tiempo de protrombina (PT): 17,1 s; tiempo de tromboplastina parcial (PTT):51 s, y plaquetas: 65.000 μ/L.

Recibe durante el intraoperatorio y el posoperatorio inmediato 15 unidades de concentrado de hematíes (CH), 10 unidades de plasma fresco congelado (PFC), 6 unidades de crioprecipitado y cuatro aféresis de plaquetas. Adicionalmente, se le administra el equivalente a 7,5 unidades de CH, recuperados durante la cirugía.

Se administran cuatro unidades de CH, 4 unidades de PFC, 11 unidades de crioprecipitado y una aféresis de plaquetas en el período restante de las primeras 24 horas.

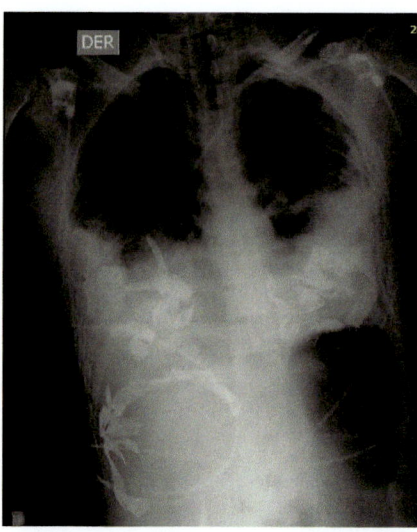

Figura 24-4. Control radiográfico al ingreso en cuidados intensivos. Las compresas de la pared torácica y la cavidad izquierdas, del área periesplénica y de la pared abdominal se proyectan sobre la imagen. Hay infiltrados de contusión pulmonar. Catéteres yugular izquierdo y subclavio derecho y tubo orotraqueal. Obsérvese que la mayor parte del pulmón izquierdo está expandido a pesar del empaquetamiento.

EVOLUCIÓN POSOPERATORIA

En el posoperatorio inmediato el paciente ingresa en la unidad de cuidados intensivos en malas condiciones, con soporte vasopresor y ventilación mecánica invasiva. Se diagnostica traumatismo craneoencefálico grave con sangrado intraparenquimatoso frontal y occipital izquierdos.

La oxigenación se mantiene en niveles adecuados con soporte ventilatorio moderado (**Fig. 24-4**). La acidosis láctica se depura en 48 horas y las alteraciones de la coagulación se corrigen al final del primer día. El requerimiento vasopresor puede ser retirado en el tercer día posoperatorio.

Desarrolla un cuadro de rabdomiólisis con disfunción renal según el consorcio Kidney Disease: Improving Global Outcomes 2 (KDIGO-2), que tarda tres semanas en resolverse.

En el primer día posoperatorio se realiza una nueva laparotomía. Se encuentra edema intestinal. Se desempaqueta el lecho esplénico, sin identificar sangrado activo. Se cierra nuevamente la cavidad con un sistema de vacío artesanal.

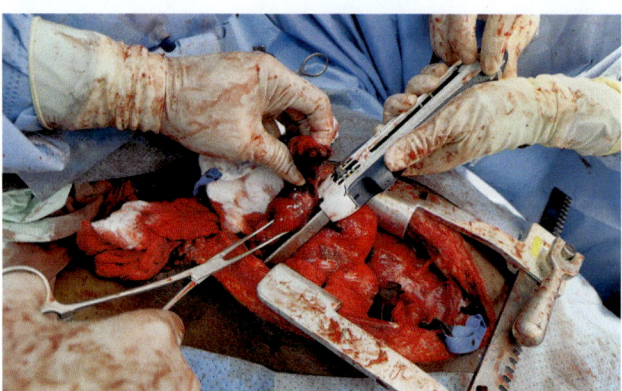

Figura 24-3. Resección en cuña. El cirujano hace la segunda toma con la grapadora lineal y se prepara para hacer la descarga que completará el procedimiento.

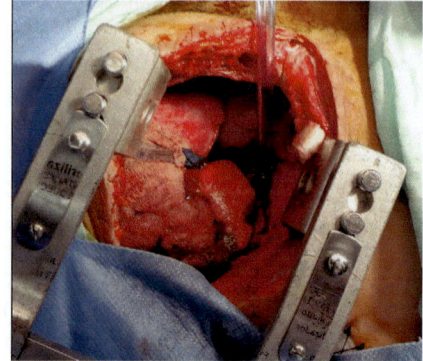

Figura 24-5. Reoperación torácica programada. Las compresas de la pared ya han sido retiradas. Se observan las que se emplearon para el control del sangrado en la capa de la línea de sutura, que comprimen el pulmón, sin provocar colapso de la mayor parte de el lóbulo.

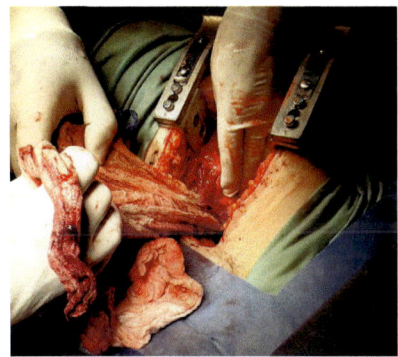

Figura 24-6. Desempaquetamiento pulmonar. El cirujano retira cuidadosamente la compresa aplicada contra la superficie pulmonar. Después de hacerlo verificará la existencia de escape aéreo, que justificará la colocación de suturas adicionales, o de sangrado en capa, que en la mayoría de los casos será controlado con la colocación de una compresa durante algunos minutos más.

Cuatro días después del traumatismo se reinterviene de manera programada. Se desempaquetan el tórax (**Figs. 24-5 y 24-6**) y el abdomen y se cierran ambas cavidades de manera convencional. Adicionalmente, se fija la fractura del miembro inferior derecho mediante la colocación de un tutor externo.

Una semana después de la intervención quirúrgica, ante la mejoría clínica del paciente, se retira la sedación y se inicia el proceso de retirada de la ventilación mecánica invasiva.

En el día 11 postraumatismo, ante la falta de progreso neurológico, se practica una traqueostomía percutánea. A los 30 días es dado de alta de la unidad de cuidados intensivos.

En el día 34 se retira la cánula de traqueostomía y dos días después recibe el alta hospitalaria.

Ha sido seguido ambulatoriamente durante 11 años. Alcanzó un estado funcional satisfactorio después de 10 meses. Desarrolló epilepsia postraumática que se trata con anticonvulsivos orales.

CLAVES DEL CASO

- En pacientes con traumatismos cerrados, la causa más frecuente de *shock* es la hemorragia. La evaluación debe incluir la búsqueda sistemática de los sitios de hemorragia oculta: hemotórax masivo, hemoperitoneo, retroperitoneo, fractura de huesos largos y sangrados externos que no sean evidentes en el momento de la evaluación.

- La ecografía permite detectar rápidamente el sangrado intrapleural y la hemorragia intraabdominal. La radiografía detecta el hemotórax, la fractura pélvica y confirma las fracturas de huesos largos.

- La intervención quirúrgica para el control del sangrado constituye parte esencial de la reanimación en un paciente traumatizado en *shock* hemorrágico.

- La mayoría de los casos de hemotórax se resuelven con un tubo de tórax. Los elementos para la decisión de toracoto-

mía incluyen el volumen de drenaje por el tubo de tórax, la persistencia de inestabilidad hemodinámica y el comportamiento de otros sitios de sangrado.

- El caso ilustra los principios del tratamiento quirúrgico del traumatismo pulmonar: indicación quirúrgica emergente, control transitorio de la hemorragia con compresión del tejido en una herida periférica y la resección no anatómica, agilizada con el uso de grapadora mecánica.

- Se ilustran también los principios del control de daños en el tórax: la toma de la decisión en un paciente con lesiones catastróficas, empaquetamiento del sitio de la sutura en el pulmón, cierre transitorio de la pared torácica y con colocación de compresas y sutura de la piel, reanimación y reoperación después de la compensación fisiológica para el desempaquetamiento y cierre definitivo.

BIBLIOGRAFÍA

García A, Martínez J, Rodríguez J, Millán M, Valderrama G, Ordóñez C, et al. Damage-control techniques in the management of severe lung trauma. J Trauma Acute Care Surg. 2015;78(1):45-50; discussion 50-1.

García A, Millán M, Ordóñez CA, Burbano D, Parra MW, Caicedo Y, et al. Damage control surgery in lung trauma. Colomb Med (Cali). 2021;52(2):e4044683.

García AF, Manzano-Núñez R, Bayona JG, Millán M, Puyana JC. A clinical series of packing the wound tract for arresting traumatic hemorrhage from

injuries of the lung parenchyma as a feasible damage control technique. World J Emerg Surg. 2019;14:52.

Orlas CP, Herrera-Escobar JP, Zogg CK, Serna JJ, Meléndez JJ, Gómez A, et al. Chest trauma outcomes: public versus private level I trauma centers. World J Surg. 2020;44(6):1824-34.

Phillips B, Turco L, Mirzaie M, Fernández C. Trauma pneumonectomy: a narrative review. Int J Surg. 2017;46:71-4.

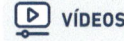 **VÍDEOS**

CASO 25

PRESENTACIÓN DEL CASO

Se trata de un varón de 44 años que ingresa por emergencia tras sufrir una caída de altura desde la terraza del segundo piso de su vivienda (aproximadamente, 7 metros) e impactar contra el suelo, con múltiples traumatismos en la cabeza y en la mitad izquierda del cuerpo. Es traído por sus familiares a los 45 minutos en un vehículo propio. Ellos refieren que se ha mantenido despierto en todo momento y que ha tenido un episodio de vómito en el camino. El paciente se queja continuamente de cefalea y dolor intenso en el hemitórax izquierdo. El paciente niega alergias o patologías previas.

W. J. Neumann Ordóñez y J. R. Betalleluz Pallardel

REVISIÓN PRIMARIA

El paciente ingresa en silla de ruedas. Se verifica que se encuentra consciente, responde a las preguntas iniciales que se le realizan con un lenguaje coherente y fluido. Manifiesta dificultad para respirar y dolor en el pecho y en el brazo izquierdo. Se encuentra algo agitado.

Se miden las constantes vitales, cuyos valores fueron los siguientes:

- Presión arterial (PA): 110/70 mmHg.
- Frecuencia cardíaca (FC): 98 lpm.
- Frecuencia respiratoria (FR): 19 rpm.
- Saturación periférica de oxígeno (SpO$_2$): 94 %.

En la valoración inicial, se procede con la evaluación de la vía aérea (A), la respiración (B), la circulación (C), el déficit neurológico (D) y la exposición (E):

A: vía aérea permeable. Inicialmente no se coloca soporte con oxígeno.
B: ventila de manera espontánea. Impresiona disminución de la expansibilidad del hemitórax izquierdo; no se aprecian signos de traumatismo. Hay dolor intenso a la palpación de la región anterolateral de la parrilla costal izquierda. En la inspiración profunda se exacerba el dolor y se palpa crujido en el tercio medio. No se palpa enfisema subcutáneo en ese momento. Hay matidez a la percusión en el tercio inferior del hemitórax izquierdo. En la auscultación, el volumen de los ruidos respiratorios se encontraba disminuido en el tercio inferior del hemitórax izquierdo. Se solicitó una radiografía de tórax anteroposterior, sin embargo, no se contaba con una unidad portátil de rayos X, por lo que el paciente fue trasladado al área de radiología para su realización.
C: se encuentra hemodinámicamente normal, con tendencia a la taquicardia. No se evidencian heridas contuso-cortantes ni sitios de hemorragia externa. La piel es tibia, con elasticidad conservada e hidratada. No hay palidez. El llenado capilar es menor de 3 segundos. Los pulsos periféricos se encuentran presentes y simétricos. Los ruidos cardíacos se auscultan con buena intensidad,

rítmicos y regulares. No se identifican lesiones en el abdomen, el cual se encuentra blando, con poco dolor a la palpación superficial y profunda en el cuadrante superior izquierdo. No hay signos de irritación peritoneal. No hay dolor espontáneo ni a la compresión de la pelvis. No hay hematomas ni signos de traumatismo en la pelvis. La movilidad de los miembros inferiores está conservada. Se aprecia un aumento de volumen en el brazo izquierdo, doloroso, con limitación funcional. Se colocan dos vías venosas periféricas con catéter del nº 16 en ambos pliegues cubitales y se administra 1.000 mL de cloruro de sodio al 0,9 %. Las constantes vitales se midieron en dos oportunidades, con un espacio de 5 minutos entre cada toma. La PA se mantuvo con una sistólica por encima de 100 mmHg, con taquicardia, y llega hasta 105 lpm. Se toman muestras para hemoglobina y hematocrito, grupo sanguíneo y factor Rh y gasometría arterial. Se realiza una ecografía abdominal enfocada para el traumatismo extendida (e-FAST), que es negativa. De forma incidental, se visualiza un derrame pleural con un volumen aproximado de 100 mL en el tercio inferior del hemitórax izquierdo.
D: el paciente permanece vigil, orientado en tiempo, espacio y persona. No muestra focalidad neurológica, escala de coma de Glasgow de 15/15 puntos. Isocoria, pupilas normorreactivas a la luz y a la acomodación; sensibilidad y motricidad conservadas.
E: se aprecia un hematoma en la región parietooccipital izquierda, no expansivo ni pulsátil, con una pequeña escoriación en el centro, no tributaria de sutura. Además, hay aumento de volumen con hematoma en la rodilla izquierda, con limitación de la flexoextensión. No se hallan otras lesiones adicionales. Se coloca al paciente en una camilla y se cubre con una sábana desechable.

Se le administra tramadol como analgésico.
Por la clínica del paciente hasta este momento, se sospecha la presencia de un hemoneumotórax izquierdo. En vista de que el paciente permanece hemodinámicamente estable, se decide esperar el resultado de la radiografía de tórax solicitada para definir la conducta que seguir. Por la deformidad del brazo izquierdo se le solicita una radiografía anteroposterior y lateral del húmero y valoración por

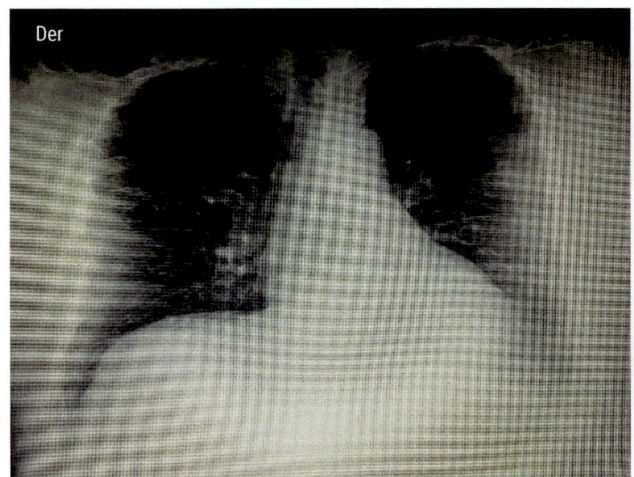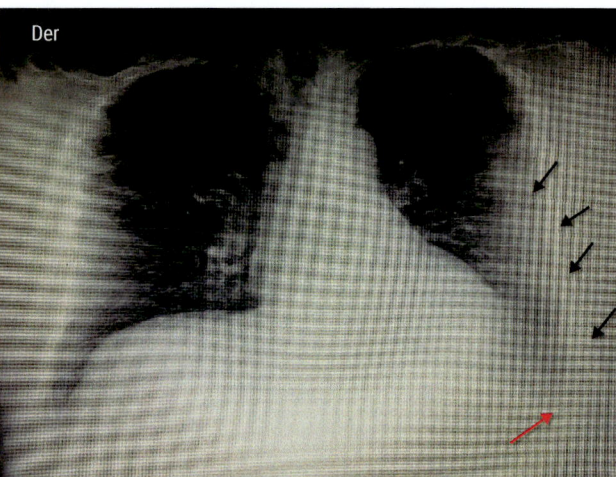

Figura 25-1. Radiografía de tórax anteroposterior realizada durante la valoración inicial y su representación esquemática. Se resaltan la fractura del quinto al octavo arcos costales izquierdos (flechas negras) y el borramiento del seno costodiafragmático del mismo lado (flecha roja).

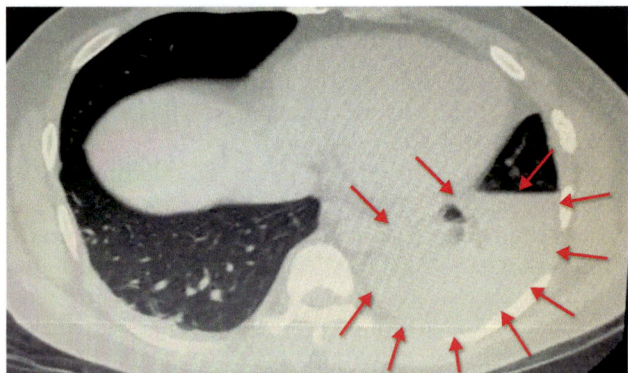

Figura 25-2. TC de tórax simple. Se observa la presencia de una radiodensidad homogénea en el tercio inferior del campo pulmonar izquierdo, sugestiva de un hemotórax (flechas rojas).

traumatología en este momento. Se solicita como precaución la ubicación de los materiales necesarios para realizar un drenaje torácico.

REVISIÓN SECUNDARIA

Tras la valoración inicial, la SpO_2 se mantiene en el 90-94 %, sin oxígeno. El paciente persiste con dolor torácico y disnea, que no han empeorado respecto al ingreso. Ante la sospecha

diagnóstica antes mencionada, se decide indicarle una cánula binasal a 4 L/min, con lo que la SpO_2 sube al 97 %.

El paciente persistía con FC límite, entre 95 y 105 lpm, con PA sistólica normal. Se reciben los resultados de las pruebas de laboratorio solicitadas: hemoglobina: 15,40 g/dL; hematócrito: 46 %; grupo B: Rh positivo: pH: 7,37; lactato: 2,1 mg/dL; exceso de bases: –4 mEq/L; presión parcial de oxígeno (pO_2) a una fracción inspirada de oxígeno (FiO_2) del 21 %: 69 mmHg. El examen físico cardiopulmonar permanece sin modificaciones. Se recibe el resultado de la radiografía de tórax (**Fig. 25-1**), en la cual se evidencia una obturación discreta del ángulo costodiafragmático izquierdo; no se observa línea pleural. Hay una imagen sugestiva de fractura del sexto arco costal izquierdo. En la radiografía del brazo izquierdo, se evidencia una fractura de la diáfisis del húmero, ligeramente desplazada. Al permanecer estable con la reanimación indicada, se decide solicitar una TC de tórax simple y una TC de cráneo con ventana ósea en vista de la persistencia de la cefalea del paciente.

En la primera (**Figs. 25-2, 25-3** y **25-4** y ▶ **Vídeo 25-1**), se identifican múltiples fracturas costales, del tercer al octavo arcos costales izquierdos, en su porción anterior, no desplazadas; una contusión pulmonar asociada a atelectasias en el tercio inferior del campo pulmonar izquierdo y una colección pleural izquierda compatible con un hemotórax, con

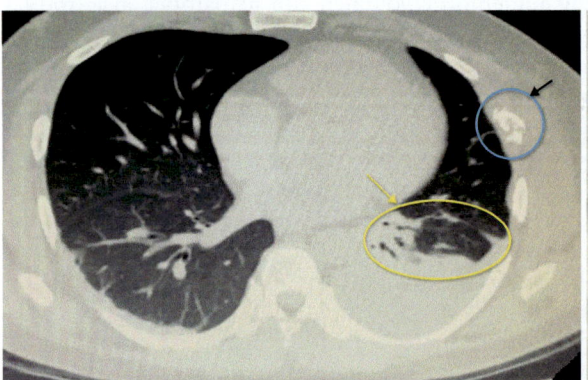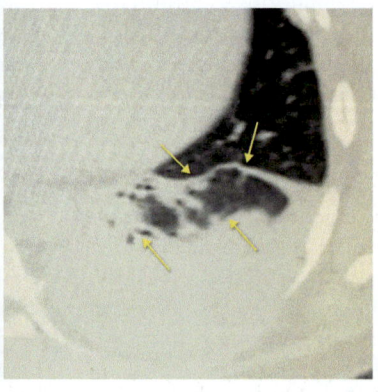

Figura 25-3. TC de tórax simple. Se observa la presencia de una radiodensidad heterogénea calificada como un síndrome de consolidación pulmonar, compatible con una contusión. Se aprecia uno de los trazos de fractura (flecha negra).

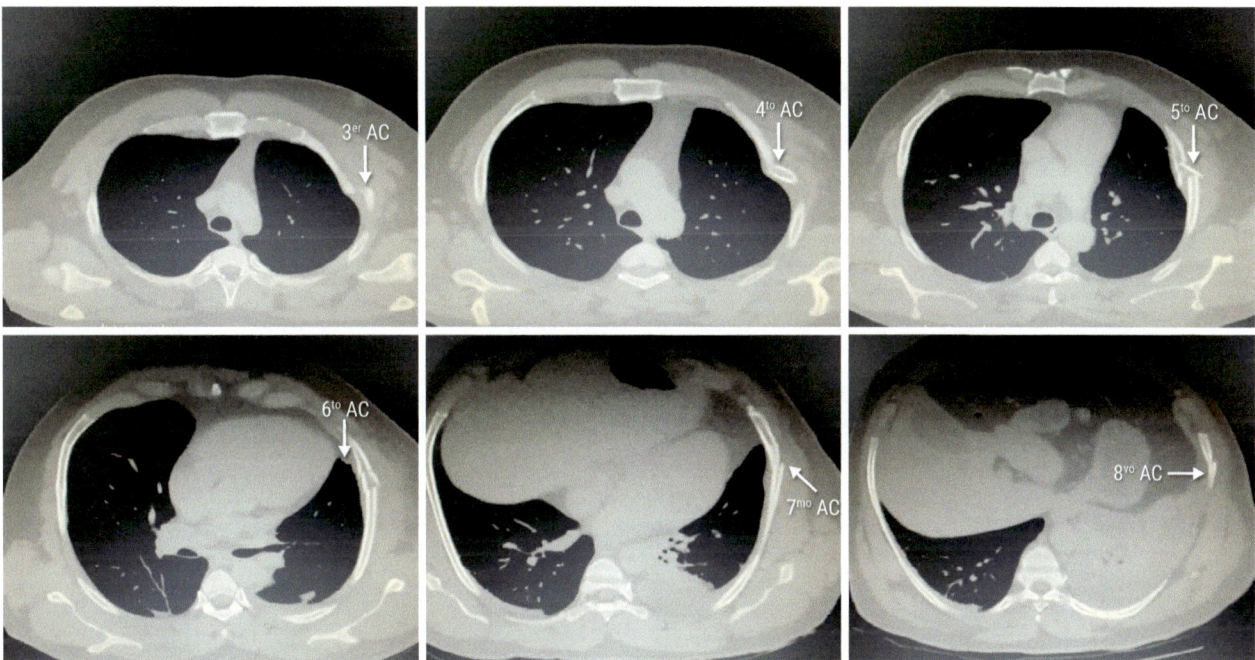

Figura 25-4. TC de tórax simple. Se detecta la presencia de diferentes trazos de fractura correspondientes a los arcos costales (AC) del tercero al octavo (flechas negras).

un volumen aproximado de 150 mL. En la TC de cráneo no se observaron fracturas ni signos tomográficos de lesiones focales intracraneales. Se visualiza un hematoma subgaleal occipital. El servicio de traumatología decide la colocación de una férula de yeso como estrategia de inmovilización de la fractura de húmero y su posterior resolución quirúrgica al ser dado de alta de cirugía general.

Ante los hallazgos descritos se comenta el caso con el cirujano de tórax, con quien se decide manejar el traumatismo torácico de forma conservadora y se procede a hospitalizar al paciente en planta, considerando la posibilidad de drenar el tórax si presenta deterioro clínico.

EVOLUCIÓN

El primer día de hospitalización, el paciente permanece con apoyo de oxígeno por cánula a 4 L/min. Refiere dolor según la escala visual analógica (EVA) de 6/10. Se mantiene la analgesia con 100 mg de tramadol i.v. cada 8 horas y se asoció ketoprofeno: 100 mg i.v. cada 8 horas. Se indica ceftriaxona:

2 g i.v cada 24 horas. Se realiza un control de hemoglobina y hematócrito. Los valores son de 14,4 g/dL y del 42 %, respectivamente. El segundo día el paciente refiere mejoría notable de la disnea. El dolor ha mejorado y presenta una EVA de 4/10. Permanece hemodinámicamente estable, con un nuevo control de hemoglobina y hematócrito con valores de 14,1 g/dL y del 41 %, respectivamente. Se mantiene el esquema de analgesia y se asocia tratamiento respiratorio con espirómetro de incentivo. Para el tercer día, el requerimiento de oxígeno es menor; se mantiene una SpO_2 del 97 % con 2 L/min. El dolor continuó con un valor de EVA de 3-4/10.

El paciente tiene una evolución estacionaria hasta el quinto día de hospitalización, cuando se retira definitivamente la oxigenoterapia. El dolor es leve, con una EVA de 2/10. Se realiza una radiografía de tórax de control en la que se evidencia el seno costodiafragmático izquierdo libre (**Fig. 25-5**). Continúa el esquema de ejercicios respiratorios adecuadamente y, por mejoría clínica, es dado de alta al sexto día de hospitalización con control ambulatorio por cirugía de tórax y traumatología.

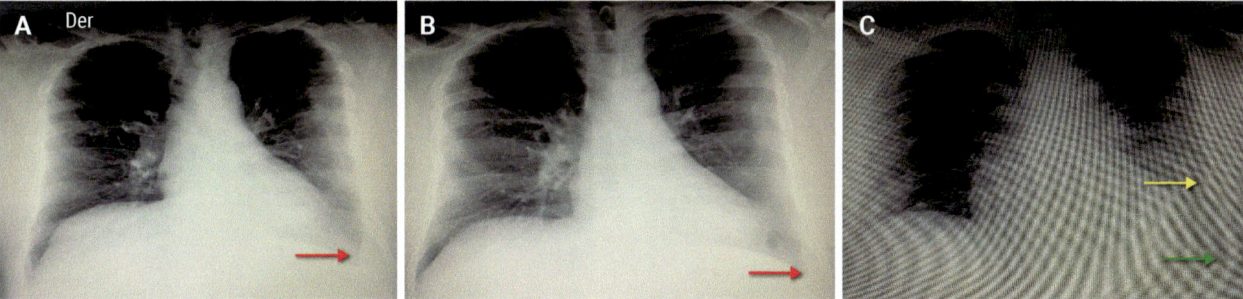

Figura 25-5. Progresión radiológica del paciente desde su ingreso hasta el quinto día de hospitalización. **A)** Ingreso. **B)** Día 3. **C)** Día 5. Se observa la presencia de una radiopacidad heterogénea en el tercio inferior del campo pulmonar izquierdo (flecha amarilla), con el seno costodiafragmático ipsilateral libre (flecha verde) en la última radiografía.

CLAVES DEL CASO

- El hemotórax es una de las complicaciones más frecuentes del traumatismo torácico contuso. Se suele asociar a un daño de las estructuras intratorácicas (pared torácica, arterias intercostales o mamarias, grandes vasos pulmonares, otras estructuras mediastínicas, miocardio, parénquima pulmonar), el diafragma e, incluso, el abdomen, y se manifiesta en forma de sangrado, que se dirige hacia la cavidad pleural.

- Los hallazgos clínicos incluyen la presencia de dolor torácico, disnea y taquipnea, asociados a hipoexpansibilidad del hemitórax afectado, con o sin signos de fracturas costales (dolor y crujido a la inspiración profunda, hematomas o deformidades de la pared torácica), matidez a la percusión y alteraciones de la auscultación del hemitórax comprometido. Puede acompañarse de desaturación progresiva y signos de *shock*, por lo que es importante su diagnóstico precoz para evitar un mayor compromiso de la respiración y la circulación al mismo tiempo.

- El método diagnóstico de elección es la TC. Sin embargo, al no estar disponible en todos los hospitales, es posible hacer el diagnóstico de un hemotórax con una radiografía o mediante ecografía (e-FAST o durante la visión tradicional de las ventanas esplenorrenales y hepatorrenales de la e-FAST).

- Más del 70 % de los pacientes con fracturas costales traumáticas tienen neumotórax, hemotórax o hemoneumotórax asociados. Se debe sospechar su existencia en pacientes con mecanismos de traumatismo contuso con impacto directo en el hemitórax comprometido.

- La mayoría de los traumatismos torácicos complicados con hemotórax representaban una indicación formal de drenaje en todos los casos. Sin embargo, hoy en día, en centros donde se cuente con recursos suficientes, aquellos pacientes con colecciones hemáticas pequeñas (< 300 mL) pueden manejarse de forma expectante con un margen aceptable de seguridad, siempre y cuando el paciente se mantenga hemodinámicamente estable, tenga mínimas manifestaciones clínicas y no tenga progresión radiológica en los exámenes de control.

BIBLIOGRAFÍA

Demetri L, Martínez Aguilar MM, Bohnen JD, Whitesell R, Yeh DD, King D, et al. Is observation for traumatic hemothorax safe? J Trauma Acute Care Surg. 2018;84(3):454-8.

Gilbert RW, Fontebasso AM, Park L, Tran A, Lampron J. The management of occult hemothorax in adults with thoracic trauma: a systematic review and meta-analysis. J Trauma Acute Care Surg. 2020;89(6):1225-32.

Ottolino P, Vivas L. Manejo integral del paciente politraumatizado. 2ª ed. Caracas: Editorial Médica Panamericana; 2010.

Rodríguez Montalvo F, Viteri Y, Vivas L, Ottolino P. Trauma torácico. En: Rodríguez Moltalvo F (ed.). Manejo del paciente politraumatizado. 3ª ed. Bogotá: Distribuna; 2008.

Sirmali M, Türüt H, Topçu S, Gülhan E, Yazici U, Kaya S, et al. A comprehensive analysis of traumatic rib fractures: morbidity, mortality and management. Eur J Cardiothorac Surg. 2003 Jul;24(1):133-8.

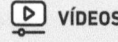

VÍDEOS

CASO 26

PRESENTACIÓN DEL CASO

En el servicio de urgencias del hospital se recibe un paciente trasladado en ambulancia medicalizada. Se trata de un varón de 70 años que ha sufrido un atropello en la vía pública.

En el lugar del atropello, al llegar el servicio de urgencias (SAMUR), el paciente presenta: escala de coma de Glasgow (ECG) de 3/15, por lo que se procede a intubación orotraqueal; ecografía abdominal enfocada para el traumatismo extendida (e-FAST) preliminar positiva. Durante el traslado se encuentra hemodinámicamente inestable, con presión arterial (PA) de 71/34 mmHg, frecuencia cardíaca (FC) de 98 lpm y saturación de oxígeno del 99 %.

C. M. Simón Adiego, L. Huerta Martínez y L. Martín-Albo Caballero

REVISIÓN PRIMARIA EN LA SALA DE *SHOCK*

En la valoración inicial se procede con la evaluación de la vía aérea (A), la respiración (B), la circulación (C), el déficit neurológico (D) y la exposición (E):

- **A**: vía aérea permeable, collarín cervical, intubado y conectado a respirador portátil.
- **B**: murmullo vesicular conservado simétrico, sin hipofonesis ni ruidos sobreañadidos; movilización asimétrica de ambos hemitórax; sin heridas, hematomas ni otras lesiones, saturación de oxígeno del 98 % con oxígeno suplementario.
- **C**: pulso rítmico; el electrocardiograma detecta ritmo sinusal sin alteraciones de la repolarización; paciente hipotenso que responde parcialmente a reanimación con volumen, pelvis estable y mala perfusión periférica.
- **D**: ECG de 3/15; pupilas isocóricas normorreactivas; sin movilización activa de las extremidades.
- **E**: abdomen blando, compresible, distendido y sin signos de irritación peritoneal. Herida abierta en la zona del tobillo derecho.

Como medidas iniciales se preparan dos vías periféricas; se inicia perfusión continua de noradrenalina y se consigue estabilidad hemodinámica con PA de 120/50 mmHg a 100 lpm; e-FAST negativa; sondaje vesical; se insertan dos tubos de tórax (salida de 250 mL de débito hemático por tubo torácico derecho y de 120 mL por el izquierdo); primera analítica con hemoglobina (Hb) de 10 g/dL.

REVISIÓN SECUNDARIA EN LA SALA DE *SHOCK*

En la valoración secundaria se procede con la evaluación de las alergias (A), la medicación habitual (M), la patología previa (P), libaciones y últimos alimentos (LI) y el ambiente y eventos relacionados (A):

- A: sin alergias medicamentosas conocidas.
- M: antiagregado con clopidogrel.
- P: antecedentes de cardiopatía isquémica tratada con triple *bypass* coronario; insuficiencia cardíaca con disfunción sistólica moderada; carcinoma vesical tratado con resección transuretral en varias ocasiones; enfermedad pulmonar obstructiva crónica (EPOC) leve de tipo restrictivo; cirugía de hernia de hiato.
- LI: se desconoce.
- A: atropello en la vía pública del entorno urbano, sin otros detalles disponibles.

Respecto a las medidas asociadas, se contacta con los servicios de cirugía ortopédica y traumatología, anestesia, radiología y neurocirugía. Se solicita TC craneocervical y abdominopélvica.

INFORME DE LA TOMOGRAFÍA COMPUTARIZADA CRANEOCERVICAL Y ABDOMINOPÉLVICA

En el informe de la TC se detalla la siguiente información:

- Cráneo: hematoma de partes blandas frontal izquierda. No se observan signos de sangrado intracraneal.
- Columna cervical: no se observan fracturas ni imágenes sugestivas de luxación/subluxación articular.
- Tórax: múltiples fracturas costales bilaterales con hidroneumotórax bilateral asociado y contusiones pulmonares que afectan a ambos lóbulos superiores y regiones apicales de lóbulos inferiores. Contusiones pulmonares bilaterales. Laceración pulmonar apical izquierda. Extenso enfisema subcutáneo. Fracturas costales bilaterales (en un punto: 1ª izquierda, 8ª-9ª izquierdas y de la 6ª a la 9ª derechas; en dos puntos: de la 2ª a la 5ª derechas, la 2ª, la 5ª y la 7ª izquierdas; en tres puntos: la 3ª, la 4ª en la unión condroesternal y la 6ª izquierdas) (**Fig. 26-1**). Fragmentos desplazados e impactados en la región posterior del parénquima pulmonar izquierdo, adyacentes a fractura del 3er y 4º arcos costales izquierdos y 4º arco costal derecho.
- Abdomen: hematoma subcapsular renal derecho con signos de sangrado activo e infarto segmentario postraumático del tercio inferior renal ipsilateral.
- Pelvis: fractura acetabular derecha que afecta a la ceja posterior y fractura-impactación de la columna posterior, con adecuada cobertura acetabular, sin signos de luxación.

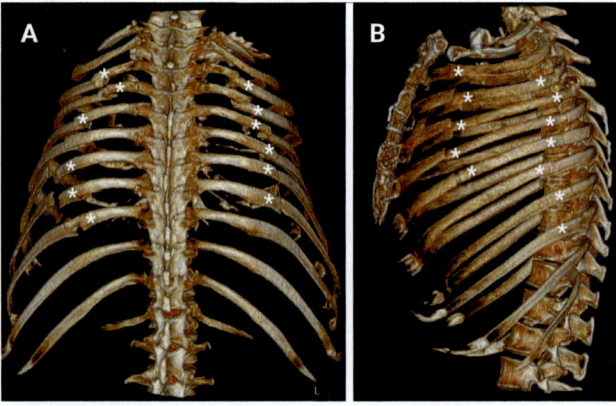

Figura 26-1. Imágenes de la reconstrucción radiológica tridimensional de la caja torácica. Se observan múltiples fracturas costales bilaterales. En la imagen lateral se observan dobles focos de fractura en las costillas 3ª a 6ª derechas.

El paciente ingresa en la unidad de reanimación con los siguientes diagnósticos:

- Politraumatismo.
- Fracturas costales bilaterales múltiples.
- Hidroneumotórax bilateral (mayor en el lado izquierdo).
- Contusiones pulmonares. Laceración pulmonar bilateral en segmentos posteriores.
- Hematoma subcapsular posterior renal derecho.
- Infarto renal segmentario postraumático.
- Fractura acetabular.
- Fractura abierta en el tobillo derecho.

EVOLUCIÓN EN UNIDAD DE REANIMACIÓN (39 DÍAS)

La evolución en la unidad de reanimación viene marcada por los siguientes aspectos:

- Hemodinámica: gran inestabilidad inicial que requiere concentrados de hematíes y fluidoterapia agresiva, soporte con noradrenalina y dobutamina; monitorización por termodilución transpulmonar; el ecocardiograma transtorácico muestra un ventrículo izquierdo con disfunción sistólica y diastólica, dilatado con fracción de eyección del ventrículo izquierdo (FEVI) gravemente deprimida; buena respuesta progresiva con descenso de perfusiones de fármacos vasoactivos hasta su retirada completa el 10º día de ingreso. Embolización sin incidencias el día del ingreso de sangrado retroperitoneal dependiente de la arteria polar renal derecha. Anemización lenta durante el ingreso, atribuible a las múltiples fracturas y hematuria, con politransfusión de concentrados de hematíes.
- Neurología: inicialmente sedoanalgesiado; muy reactivo al inicio con la mínima movilización; consciente, orientado y colaborador progresivamente; desarrollo de polineuropatía del paciente crítico.
- Riñones: embolización de la arteria polar renal derecha; fallo renal oligoanúrico multifactorial que requiere hemofiltración entre el 3er y el 8º días de ingreso.

- Abdomen: presentó síndrome compartimental abdominal con fallo renal oligoanúrico, que respondió a tratamiento médico con relajación muscular con cisatracurio. Colecistitis aguda litiásica, perforada en el fundus el 24º día de ingreso, tratada mediante colecistostomía percutánea, que se retira tras 12 días.
- Extremidades: tratamiento conservador de fracturas de tobillo y acetábulo derechos.
- Infecciones: picos esporádicos de 38 °C sin leucocitosis y sin objetivar foco.
- En el aspecto respiratorio y del tórax, el paciente presenta múltiples fracturas costales bilaterales del 1º al 9º arcos costales izquierdos (en dos y tres fragmentos) y del 2º al 9º derechos. Presentaba hemoneumotórax bilateral, que requirió la inserción de tubos de tórax bilaterales en urgencias. Posteriormente, se insertó otro tubo de tórax más anterior derecho por la cámara de neumotórax persistente. Se retiraron de forma progresiva los drenajes pleurales, el último de estos el 11º día de ingreso. Desarrolló importante enfisema subcutáneo el primer día asociado a edema de partes blandas, que se resolvió a los pocos días.
- Tras los momentos iniciales, con dificultades ventilatorias por contusión pulmonar y secreciones abundantes, el paciente no presenta problemas para ventilación y oxigenación con ventilación protectora, presión parcial de oxígeno (pO$_2$) >80 mmHg sin fracción inspirada de oxígeno (FiO$_2$) mayor de 0,4. En el proceso de destete, a partir del 12º día de ingreso, se objetivó *volet* costal, que impedía progresar. Se consulta con el servicio de cirugía torácica y se decide, coincidiendo con un aumento de derrame pleural izquierdo hemático que precisa nuevo drenaje pleural, realizar una fijación quirúrgica de las fracturas costales izquierdas.

FIJACIÓN QUIRÚRGICA DE LAS FRACTURAS COSTALES IZQUIERDAS (DÍA 15 DE INGRESO)

Mediante toracotomía posterolateral izquierda, se procede a la fijación de fracturas costales con placas de titanio de perfil bajo, fijación anterior y posterior en 5º, 6º y 7º arcos costales y fijación posterior de 8º y 9º arcos costales (**Fig. 26-2**). Además, se realiza traqueostomía.

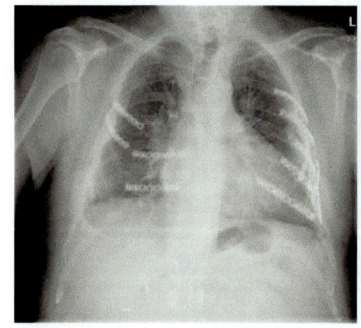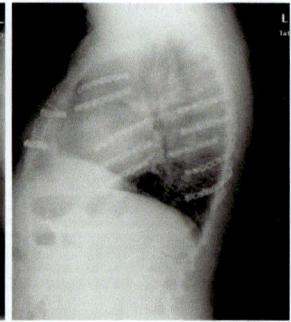

Figura 26-2. Radiografías de tórax posteroanterior y lateral tras las dos intervenciones de fijación costal. Se aprecian las placas de osteosíntesis costal para fijación: anterior y posterior del 5º, 6º, y 7º arcos costales izquierdos, posterior de 8º y 9º arcos costales izquierdos, lateral de 3ª costilla derecha, lateral y anterior de 4ª costilla derecha y anterior de la 5ª costilla derecha. En la fosa renal derecha se aprecia material de embolización arterial.

Tras la estabilización quirúrgica del hemitórax izquierdo, se puede reducir el soporte ventilatorio, pero sin conseguir la retirada total por mal manejo de las secreciones respiratorias y evidente *volet* de la zona anterosuperior del hemitórax derecho. Se consulta con cirugía torácica y se decide realizar una fijación quirúrgica de las fracturas costales derechas, que debe posponerse ante la aparición del cuadro de colecistitis.

FIJACIÓN QUIRÚRGICA DE FRACTURAS COSTALES DERECHAS (DÍA 27 DE INGRESO)

Se realiza una incisión axilar derecha por el borde lateral del músculo pectoral mayor e incisiones anteriores de 1 cm para sujeción perpendicular de tornillos. Se procede a la fijación con placas de titanio de perfil bajo de las fracturas costales derechas (lateral de la 3ª costilla, lateral y anterior de la 4ª costilla y anterior de la 5ª costilla) (v. **Fig. 26-2**).

Tras la estabilización de la pared costal derecha, se continúa el destete lentamente y puede ser dado de alta a planta con traqueostomía, excelente mecánica respiratoria y valores gasométricos de ventilación y oxigenación normales el día 39 del ingreso en la unidad de reanimación.

EVOLUCIÓN EN PLANTA DE CIRUGÍA TORÁCICA (14 DÍAS)

La evolución del paciente en planta es satisfactoria, pues son encauzados los diferentes aspectos patológicos por parte de los especialistas correspondientes de urología, traumatología, rehabilitación y cirugía torácica. El paciente es dado de alta a los 43 días del atropello, sin cánula de traqueostomía ni necesidad de oxigenoterapia, con buena tolerancia oral y con deambulación con carga asistida con bastones ingleses o andador.

CLAVES DEL CASO

- El traumatismo torácico es responsable de hasta el 25 % de las muertes por trauma. El tórax inestable o *volet* costal resulta de la rotura en dos o más focos de, al menos, tres costillas contiguas o de fracturas costales y esternales combinadas que dan lugar a un movimiento paradójico de una zona de la caja torácica. El tórax inestable se asocia a peor pronóstico que las fracturas costales sin *volet* por mayor compromiso respiratorio, peor movilización de secreciones y mayor frecuencia de lesiones concomitantes.

- Históricamente, las fracturas costales se han manejado de forma conservadora, mediante tratamiento del dolor, oxigenoterapia, ventilación mecánica si es precisa y fisioterapia respiratoria.

- En la última década, se ha observado un creciente interés por los procedimientos quirúrgicos de fijación precoz de las fracturas costales, en especial las que ocasionan inestabilidad de la pared torácica. Sin embargo, la evidencia más convincente se basa en tres estudios prospectivos aleatorizados, con un reducido número de casos, y en metanálisis que añaden estudios retrospectivos o prospectivos de cohortes o de casos y controles en los que se aprecian riesgos importantes de sesgo metodológico.

- Los potenciales beneficios de la fijación quirúrgica de las fracturas costales son: recuperar el movimiento normal de la caja torácica, disminuir el dolor, mejorar la movilización de secreciones respiratorias y evitar el riesgo de laceraciones viscerales o vasculares por las costillas astilladas y desplazadas y la deformidad torácica, con sus repercusiones funcionales y estéticas a largo plazo.

- Algunos estudios concluyen que la fijación quirúrgica precoz del *volet* costal disminuye el tiempo de ventilación mecánica, el riesgo de neumonía, la necesidad de traqueostomía, la estancia en la unidad de críticos, la estancia hospitalaria y el dolor crónico, pero no han demostrado una disminución en la mortalidad respecto al tratamiento conservador.

- Las contraindicaciones sugeridas para realizar una estabilización quirúrgica de la pared costal son: inestabilidad hemodinámica, presencia de lesiones más graves que precisan corrección previa, hipertensión intracraneal, lesiones que impiden el posicionamiento adecuado del paciente durante la intervención, empiema pleural y pérdida importante de pared torácica. Algunas contraindicaciones clásicas como la presencia de daño cerebral agudo, edad avanzada o contusión pulmonar extensa son omitidas por guías como la de la Chest Wall Injury Society.

- En este caso, la estabilización costal no se realizó de manera precoz por la dificultad de encontrar una ventana temporal óptima, dada la inestabilidad hemodinámica y las complicaciones renales y abdominales descritas. No obstante, cuando pudo realizarse, la reparación de cada hemitórax permitió un objetivo progreso en la recuperación definitiva del paciente.

BIBLIOGRAFÍA

Beks RB, Peek J, De Jong MB, Wessem KJP, Öner CF, Hietbrink F, et al. Fixation of flail chest or multiple rib fractures: current evidence and how to proceed. A systematic review and meta-analysis. Eur J Trauma Emerg Surg. 2019;45(4):631-44.

Ingoe HM, Coleman E, Eardley W, Rangan A, Hewitt C, McDaid C. Systematic review of systematic reviews for effectiveness of internal fixation for flail chest and rib fractures in adults. BMJ Open. 2019;9(4):e023444.

Pettiford BL, Luketich JD, Landreneau RJ. The management of flail chest. Thorac Surg Clin. 2007;17(1):25-33.

Pieracci FM, Majercik S, Ali-Osman F, Ang D, Doben A, Edwards JG, et al. Consensus statement: surgical stabilization of rib fractures rib fracture colloquium clinical practice guidelines. Injury. 2017;48(2):307-21.

CASO 27

PRESENTACIÓN DEL CASO

Varón que ha recibido un disparo por arma de fuego en la región infraclavicular izquierda hace 35 minutos. Consulta en un hospital de área rural donde ingresa en estado de agitación. Es remitido con urgencia a un centro de alta complejidad.

A. García Marín, H. Palacios Rodríguez e I. Caicedo Holguín

REVISIÓN PRIMARIA

A la llegada al centro, sus constantes vitales son: frecuencia cardíaca (FC) de 135 lpm; presión arterial (PA) de 140/90 mmHg; frecuencia respiratoria (FR) de 22 rpm, y saturación de oxígeno (SatO$_2$) de 50 %.

En la valoración inicial, que consiste en la evaluación de la vía aérea (A), respiración (B), circulación (C), déficit neurológico (D) y exposición (E), se encuentra:

A: abundantes secreciones orales, sin sangrado. Presenta estridor inspiratorio y un hematoma expansivo en la base del cuello.
B: auscultación simétrica, sin matidez ni hiperresonancia.
C: sin evidencia de sangrado externo y con pulsos periféricos presentes.
D: puntuación en la escala de coma de Glasgow (ECG) de 13/15; pupilas midriáticas, reactivas a la luz, paraplejia y agitación psicomotriz.
E: sin evidencia de otras lesiones anteriores o posteriores.

En las pruebas adjuntas de la revisión primaria destacan:

- **Radiografía de tórax**: ensanchamiento mediastínico importante con proyectil de arma de fuego por debajo de la horquilla esternal (**Fig. 27-1**).
- **Ecografía abdominal enfocada para el traumatismo extendida (FAST)**: derrames pleurales bilaterales pequeños. Saco pericárdico sin derrame.

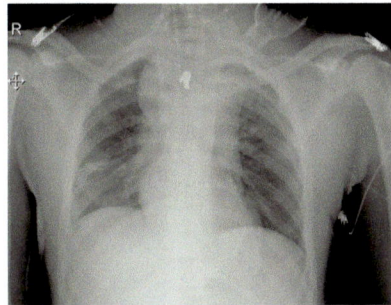

Figura 27-1. Ensanchamiento del mediastino superior. Hay un proyectil de arma de fuego por debajo de horquilla esternal. No se visualizan colecciones intrapleurales.

REVISIÓN SECUNDARIA

En la revisión secundaria destacan:

- **Cabeza y cuello**: herida infraclavicular con línea paraesternal izquierda, sin orificio de salida; hematoma expansivo en el cuello.
- **Tórax**: auscultación simétrica, sin signos de dificultad respiratoria, ni matidez ni hiperresonancia.
- **Abdomen**: sin lesiones, blando, no doloroso a la palpación y sin signos de irritación peritoneal.
- **Neurológico**: paciente en agitación psicomotriz. Paraplejia con nivel sensitivo en T4.

Por riesgo de compromiso de la vía aérea, se decide intubación orotraqueal con intubación de secuencia rápida. Tras la intubación presenta, las siguientes constantes vitales: FC de 121 lpm, PA de 80/30 mmHg, FR de 22 rpm, SatO$_2$ del 100%.

Por compromiso hemodinámico y signos de certeza de lesión vascular, se lleva de manera urgente a quirófano.

EN EL QUIRÓFANO

En el quirófano se procede con las siguientes acciones:

- Colocación de tubos de toracostomía bilateral, con drenaje escaso.
- Inserción de catéter de oclusión intraaórtico (REBOA) en la zona I, mediante técnica abierta. Se deja desinflado.
- Esternotomía mediana.
- Drenaje de hematoma del mediastino anterior.
- Ventana pericárdica transtorácica negativa.
- Disección y reparaciones vasculares de las ramas del cayado aórtico.
- Disección del cayado aórtico. Se identifican dos heridas en espejo del cayado de, aproximadamente, 5 mm cada una. Se controla transitoriamente el sangrado con compresión digital.
- Inflación de balón en la emergencia de la arteria subclavia izquierda. El balón se infla de manera intermitente durante 40 minutos. La presión sistólica antes y después de inflarlo es de 68 y 132 mmHg, respectivamente.

- Disección y sutura de la lesión anterior de la aorta, ubicada a nivel de la emergencia de la arteria subclavia izquierda con monofilamento de 3/0.
- Se intenta suturar la lesión posterior del cayado aórtico, pero no es posible.
- Se empaqueta de manera compacta el área adyacente a las heridas con material hemostático de celulosa y se logra el control de la hemorragia.
- Se retiran el introductor y el REBOA. Se cierra la arteriotomía con monofilamento no absorbible de 4/0. Se cierra transitoriamente la esternotomía con un sistema comercial de vacío (**Fig. 27-2**).

Se administran 5 unidades de concentrado de hematíes, 6 de plasma fresco congelado, 1 aféresis de plaquetas (equivalente a 6 unidades) y 6 de crioprecipitados.

EVOLUCIÓN POSOPERATORIA

El paciente es trasladado a la unidad de cuidados intensivos (UCI), donde presenta hipotensión y taquicardia. Se trata con cristaloides y hemocomponentes (parte de los mencionados anteriormente) y se evidencia producción hemática escasa por el sistema de cicatrización asistida por vacío (VAC) y los tubos de toracostomía.

Se realiza angiotomografía computarizada (angio-TC) (**Fig. 27-3**), con los siguientes hallazgos:

- Vena yugular interna izquierda: en su confluencia con la subclavia presenta disminución de calibre por probable compresión extrínseca.
- Aorta: torácica de calibre y contornos normales en porción ascendente. En su porción descendente a 6 mm de la emergencia de la arteria subclavia izquierda, hay una imagen de aspecto sacular multilobulada que depende de la pared superior de la aorta con un cuello amplio de, aproximadamente, 10 mm y que se extiende hacia la región retrotraqueal subcarinal, de forma tubular y que alcanza unas dimensiones de 58 × 25 × 18 mm asociada a extravasación del medio de contraste contenida por un hematoma igualmente retrotraqueal que condiciona el desplazamiento anterior.

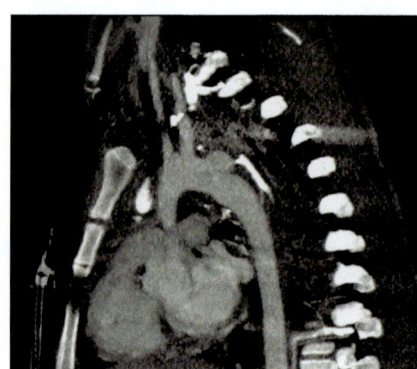

Figura 27-3. Imagen sacular mutilobulada a 6 mm de la emergencia de la subclavia izquierda. Tiene un cuello de aproximadamente 10 mm y se extiende hacia la región retrotraqueal subcarinal. Presenta extravasación del medio de contraste contenida por un hematoma retrotraqueal.

Tras la TC se lleva al paciente a un procedimiento intravascular.

PROCEDIMIENTO INTRAVASCULAR

Los ▶ **vídeos 27-1** y **27-2** muestran el procedimiento intravascular. Mediante punción percutánea de arteria femoral derecha, se avanza guía y catéter *pig-tail* hasta la aorta descendente:

- Aortograma: rotura de aorta distal a la subclavia izquierda con salida de medio de contraste. Se avanza una endoprótesis de Cook por arteria femoral izquierda y se despliega en el cayado aórtico distal a la carótida izquierda, ocluyendo la arteria subclavia izquierda.
- Aortograma de control: satisfactorio, sin evidencia de sangrado activo.

EVOLUCIÓN POSOPERATORIA

El paciente presenta un traumatismo raquimedular con proyectil en el canal medular, por lo cual se administran antibióticos. Se realiza retirada de toracostomía a los 10 días del traumatismo. Se le da el alta de la UCI a los 10 días y de hospitalización general a los 17 días, con rehabilitación física integral (**Fig. 27-4** y ▶ **Vídeo 27-3**).

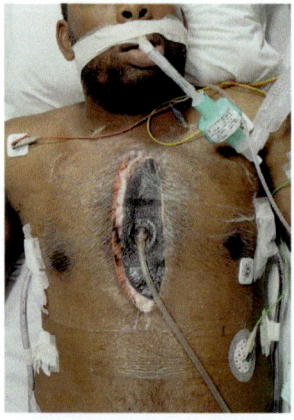

Figura 27-2. Cierre temporal de la esternotomía mediante un sistema comercial de cicatrización asistida por vacío (VAC).

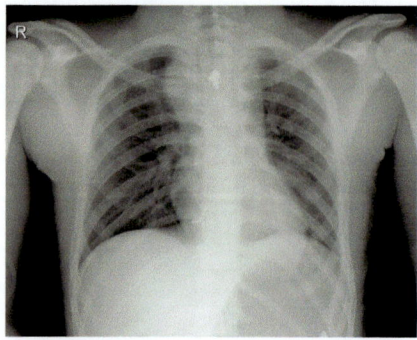

Figura 27-4. Radiografía de tórax antes del alta hospitalaria. El hematoma mediastínico ha reducido su volumen. Se comprueban la existencia del proyectil previamente identificado, la endoprótesis aórtica y los alambres del cierre de la esternotomía. No hay colecciones intrapleurales.

CLAVES DEL CASO

- El riesgo de pérdida de la vía aérea obliga a la obtención de una vía aérea definitiva.
- Los signos de certeza de lesión vascular son indicación de tratamiento urgente. El abordaje abierto o intravascular dependen de la posibilidad de estabilizar hemodinámicamente al paciente, del entrenamiento del grupo quirúrgico y de los recursos disponibles.
- El empaquetamiento es una alternativa útil para el control del sangrado. Es más efectivo en estructuras de baja presión (pulmones y venas) y muy ocasionalmente en casos muy seleccionados, como el presente, en estructuras de alta presión. En ningún caso debe asumirse *a priori* la efectividad de la medida. Esta debe comprobarse.
- La oclusión intraaórtica con balón permitió en este caso elevar la presión arterial para la perfusión cerebral y controlar transitoriamente la hemorragia.
- Se ilustran los principios del control de daños: control transitorio de la hemorragia que permite el aplazamiento de un procedimiento quirúrgico mayor en un paciente que no podría tolerarlo, cierre transitorio de la cavidad, reanimación hemostática, reparación definitiva de las lesiones, en esta ocasión usando métodos intravasculares y, finalmente, cierre definitivo del tórax.

BIBLIOGRAFÍA

Avery LE, Stahlfeld KR, Corcos AC, Scifres AM, Ziembicki JA, Varcelotti J, et al. Evolving role of endovascular techniques for traumatic vascular injury: a changing landscape? J Trauma Acute Care Surg. 2012;72(1):41-6;discussion 46-7.

García A, Millán M, Ordóñez CA, Burbano D, Parra MW, Caicedo Y, et al. Damage control surgery in lung trauma. Colomb Med (Cali). 2021;52(2):e4044683.

Graham JM, Feliciano DV, Mattox KL, Beall AC Jr. Innominate vascular injury. J Trauma. 1982;22(8):647-55.

Parra MW, Ordóñez CA, Pino LF, Millán M, Caicedo Y, Buchelli VR, et al. Damage control surgery for thoracic outlet vascular injuries: the new resuscitative median sternotomy plus REBOA. Colomb Med (Cali). 2021;52(2):e4054611.

Pate JW, Cole FH Jr, Walker WA, Fabian TC. Penetrating injuries of the aortic arch and its branches. Ann Thorac Surg. 1993;55(3):586-92.

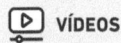

CASO
28

PRESENTACIÓN DEL CASO

Varón de 19 años que acude a los 15 minutos de recibir un impacto por proyectil de arma de fuego en la zona torácica, motivo por el cual se ingresa. Ha sido trasladado por sus familiares a la unidad de traumatismos.

L. M. Richard Sonences y J. C. Fonseca Ortiz

REVISIÓN PRIMARIA

Las constantes vitales durante el traslado fueron presión arterial (PA): 70/40 mmHg; saturación de oxígeno (SatO$_2$): 73 %; frecuencia cardíaca (FC): 117 lpm; frecuencia respiratoria (FR): 27 rpm.

A la llegada al centro hospitalario se realiza la revisión primaria, y presenta la siguiente valoración respecto a la evaluación de la vía aérea (A), la respiración (B), la circulación (C), el déficit neurológico (D) y la exposición (E):

A: vía aérea permeable sin cuerpos extraños y tráquea central sin desviación.
B: disneico con ruidos respiratorios disminuidos en el hemitórax derecho, orificio con traumatopnea localizado en la línea axilar anterior con segundo espacio intercostal.
C: taquicardia, abdomen no doloroso a la palpación; se realiza ecografía abdominal enfocada para el traumatismo extendida (e-FAST), positiva para neumotórax derecho y negativa para el izquierdo. El resto de la ecografía es negativa.
D: paciente combativo, con una puntuación en la escala de coma de Glasgow de 12/15, sin focalidad neurológica.
E: temperatura: 35 ºC, con estigmas de traumatismo en el hipocondrio derecho.

Se realizan los siguientes procedimientos de la valoración primaria.

Se coloca oxígeno con mascarilla con reservorio, dos vías periféricas del n.º 14 en ambos brazos. Se reanima con 500 mL de solución de lactato de Ringer. Se administran 100 mg de destroketoprofeno y 1 g de ácido tranexámico.

Se toman muestras de laboratorio para hemoglobina y grupo sanguíneo, así como gasometría arterial. Se procede a colocar drenaje torácico de 36 F, del cual se obtiene burbujeo abundante y 1.400 mL de sangre en el momento de la colocación (**Fig. 28-1**). Se realiza evaluación de la vena cava inferior y se evidencia cava filiforme. Se solicitan hemoderivados al banco de sangre.

Pasados 10 minutos, se obtienen las siguientes constantes vitales: PA: 80/40 mmHg; SatO$_2$: 90 %; FC: 118 lpm; FR: 22 rpm.

Los resultados de la hemoglobina son de 6 g/dL, con acidosis metabólica con hipoxemia y lactado en 6 mmo/L.

En vista de los hallazgos clínicos y paraclínicos, se decide llevar cirugía de emergencia para realizar toracotomía anterolateral derecha.

Se evidencia:

- 2.000 mL de hemotórax con coágulos.
- Lesión pulmonar de grado IV: hematoma expansivo con dos orificios (lesión transfixiante), en el que se evidencia sangrado activo de una rama principal del hilio con fuga de aire.
- Hilio pulmonar indemne.

Se procede a realizar evacuación del hemotórax y visualización de la lesión. Se identifica digitalmente el trayecto (▶**Vídeo 28-1**). Se evidencia sangrado activo por el trayecto con salida abundante de aire a través de este.

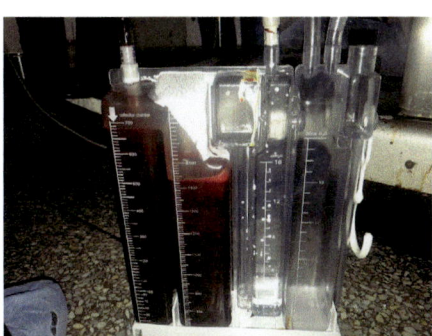 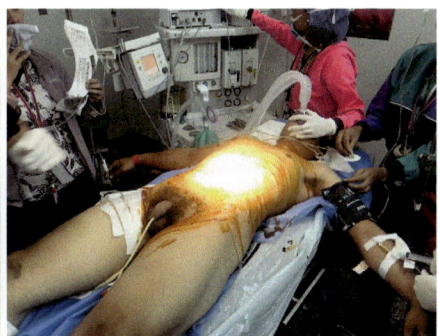 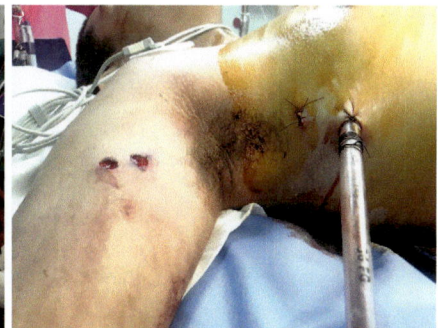

Figura 28-1. Detalle del burbujeo abundante e hilio pulmonar indemne.

Se realiza pinzamiento del hilo pulmonar (▶**Vídeo 28-2**).

Se procede a realizar tractotomía y se evidencia lesión de una rama principal de la arteria pulmonar.

Se procede a su ligadura; de igual forma, se procede a la ligadura de un bronquio secundario (▶**Vídeo 28-3**). Se evidencia disminución significativa de la fuga de aire. Sin embargo, hay sangrado en capas del tejido pulmonar. El paciente se encuentra inestable hemodinámicamente con uso de fármacos vasoactivos. Se decide realizar *packing* pulmonar y cierre abreviado de la cavidad torácica (▶**Vídeo 28-4** y **Fig. 28-2**).

El paciente pasa a la unidad de cuidados intensivos en graves condiciones generales y fallece a las 6 horas.

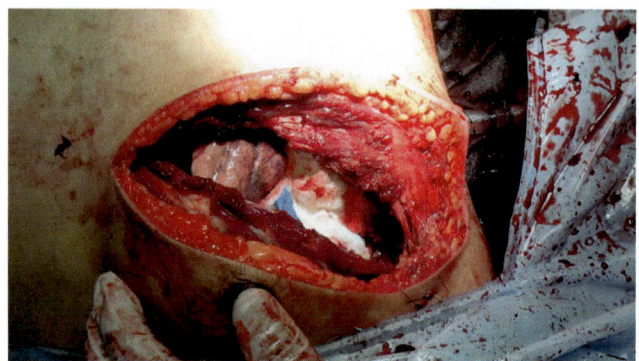

Figura 28-2. *Packing* pulmonar y cierre abreviado de la cavidad.

CLAVES DEL CASO

- Los traumatismos torácicos son, en su mayoría, de manejo no operatorio, es decir, con una sonda de toracotomía es suficiente hasta en el 90 % de los pacientes; sin embargo, ese otro 10 % resulta quirúrgico, principalmente, por la lesión vascular mayor o una lesión de un bronquio principal.
- En la evaluación inicial la presencia de traumatopnea es signo casi inequívoco de neumotórax.
- La e-FAST con extensión torácica es un excelente complemento del examen físico y tiene una sensibilidad y especificidad mucho mejor que la radiografía torácica.
- La evaluación del drenaje torácico es primordial. La cantidad de sangre en un tiempo determinado puede llevar a decidir si hay que someter al paciente a cirugía de emergencia. Para ser más objetivos, está descrita la cifra de 1.500 mL, la cual se define como hemotórax masivo. Sin embargo, hay pacientes con menor débito que tienen inestabilidad hemodinámica y deben ser llevados a cirugía de igual forma.
- El otro aspecto que evaluar es el burbujeo a través del drenaje torácico. Al inicio es indicativo de correcta colocación; sin embargo, ante la persistencia de abundante salida de aire, se debe pensar en una lesión del sistema bronquial, lo cual puede ser indicativo también de cirugía de emergencia.

- El abordaje universal para el tórax de emergencia es la toracotomía anterolateral del lado afectado. Siempre se ha de hacer la asepsia y antisepsia del paciente desde el cuello hasta las rodillas. Se sabe dónde se empieza, pero no dónde se termina. De igual forma, tener preparado el tórax izquierdo siempre es importante por si se realiza intraoperatoriamente una toracotomía reanimadora.
- Se deben clasificar las lesiones pulmonares inicialmente según su localización en periféricas, periféricas transfixiantes, centrales y múltiples y, desde ese ámbito anatómico se ha de definir la conducta quirúrgica.
- La tractotomía es la alternativa a las lesiones transfixiantes. Se puede realizar con sutura mecánica o bien de forma manual con pinzas atraumáticas. Debe cerrarse el tejido pulmonar con dos capas de suturas, la primera aerostática y la segunda hemostática.
- El *packing* torácico es una buena opción como medida de control de daños. Hay que tener en cuenta que no deben ser muchas compresas, de lo contrario se producirá un síndrome compartimental torácico. En comparación con el *packing* hepático, no debe ser tan ajustado, los vasos pulmonares susceptibles de esta estrategia son venas de baja presión.

BIBLIOGRAFÍA

Degiannis E, Loogna P, Doll D, Bonanno F, Bowley DM, Smith MD. Penetrating cardiac injuries: recent experience in South Africa. World J Surg. 2006 Jul;30(7):1258-64.

Ferrada R, Rodríguez A. Trauma cardíaco. Tratamiento quirúrgico. Experiencias Clínicas. 2001;16(1):5-15.

González-Hadad A, Ordoñez CA, Parra MW, Caicedo Y, Padilla N, Millán M, et al. El control de daños en el trauma cardíaco penetrante. Colomb Med. 2021 June; 52(2):e4034519.

 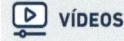 **VÍDEOS**

CASO
29

PRESENTACIÓN DEL CASO

Varón de 23 años que acude a urgencias 1 hora después de recibir un impacto por escopeta en la región torá-cica. Por dicho motivo se le ingresa, sin atención prehospitalaria, pues ha sido trasladado por familiares.

L. M. Richard Sonences y P. R. Ottolino Lavarte

REVISIÓN PRIMARIA

A la llegada al centro hospitalario se realiza la revisión prima-ria, y presenta la siguiente valoración respecto a la evaluación de la vía aérea (A), la respiración (B), la circulación (C), el déficit neurológico (D) y la exposición (E):

A: vía aérea permeable sin cuerpos extraños y tráquea cen-tral sin desviación.
B: disneico con ruidos respiratorios disminuidos en el hemitórax izquierdo. Ecografía abdominal enfocada para el traumatismo extendida (e-FAST) positiva izquierda.
C: palidez cutaneomucosa, con tendencia a la hipotensión y taquicardia evidenciada por las constantes vitales tomadas al inicio, con trastornos vasomotores. Abdomen no dolo-roso, sin signos de irritación peritoneal. e-FAST positiva en la ventana pericárdica.
D: paciente combativo poco colaborador.
E: temperatura: 36 ºC.

VALORACIÓN PRIMARIA

En la valoración primaria, se procede a colocar oxígeno húmedo por mascarilla a 5 L/min, se canulan dos vías peri-féricas en ambos brazos del calibre 14 G. Se reanima con 500 mL de solución de lactato de Ringer y 1 g de cefazolina.

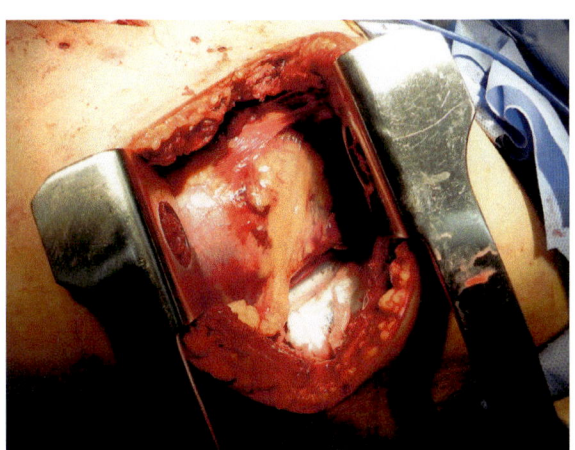

Figura 29-1. Hematoma en el pericardio.

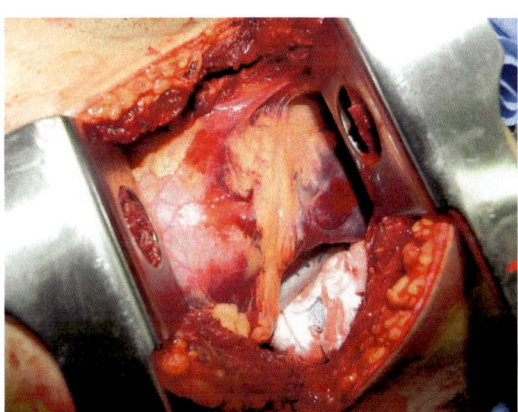

Figura 29-2. Hematoma en la orejuela izquierda.

Se toman muestras de laboratorio para hemoglobina y grupo sanguíneo, así como gasometría arterial.

En vista de los hallazgos clínicos, se decide colocar un tubo de toracotomía izquierda, del cual se obtienen 300 mL de hemotórax con burbujeo moderado y oscilación de 4 cm.

Se repite la ventana pericárdica ecográfica, que resulta positiva. A raíz de estos hallazgos, se decide llevar al paciente a cirugía de urgencia para realizar una toracotomía anterolateral izquierda.

Se evidencian múltiples lesiones pulmonares puntiformes no sangrantes, se drenan 200 mL de hemotórax con coágulos adicionales. Se evidencia hematoma en el pericardio y en la orejuela izquierda (**Figs. 29-1** y **29-2**).

Posteriormente, se realiza pericardiotomía (**Fig. 29-3**) y se drenan 80 mL de hemotórax aproximadamente. Se evidencia una lesión puntiforme con sangrado pulsátil del ventrículo derecho cerca del nacimiento del tronco de la arteria pulmo-nar (**Fig. 29-4**).

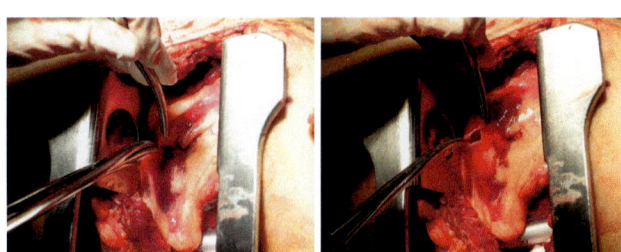

Figura 29-3. Realización de pericardiotomía.

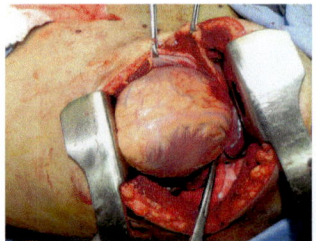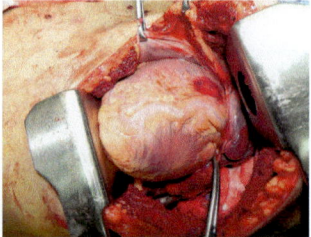

Figura 29-4. Lesión puntiforme con sangrado pulsátil del ventrículo derecho cerca del nacimiento del tronco de la arteria pulmonar.

Se procede a realizar un punto en «U» con polipropileno de 3/0 que detiene el sangrado (**Fig. 29-5**) (▶**Vídeo 29-1**). También se evidencia un hematoma en la orejuela izquierda, sin sangrado activo.

Se cierra parcialmente el pericardio y se deja un drenaje torácico de 36 Fr en el tórax izquierdo.

Pasa a la unidad de cuidados intensivos en regulares condiciones generales, con acidosis metabólica.

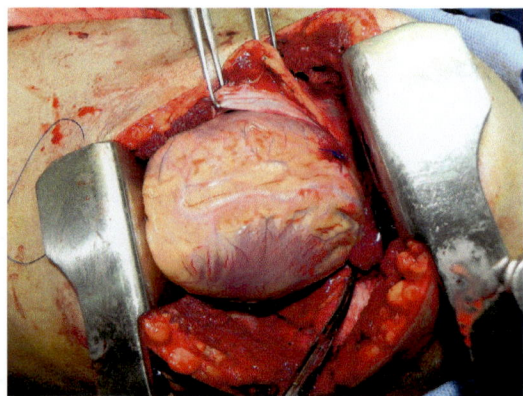

Figura 29-5. Punto en «U» con polipropileno de 3/0 que detiene el sangrado.

Es extubado al día siguiente de la cirugía sin ningún tipo de complicación cardíaca y se pasa un servicio de hospitalización para manejo de la toracotomía.

 CLAVES DEL CASO

- El examen físico en combinación con el e-FAST tiene una sensibilidad y especificidad cercana al 100%. Al realizar el ultrasonido torácico es sencillo, solo en la búsqueda de neumotórax tanto en modo M como en el modo B.
- La evaluación ecosográfica del pericardio es parte del FAST, tiene una sensibilidad y especificidad alta, sin embargo, ante la presencia de neumotórax disminuye en un 50%.
- La heridas por escopeta que disparan descargas múltiples resultan muy complicadas de manejar por la extensión de las lesiones. Normalmente no se limita a una sola región y con un solo disparo pueden abarcar cuello, tórax y abdomen. Sin embargo, la capacidad de destrucción de estos proyectiles no tiene tanta energía en comparación con las armas de proyectiles únicos; de hecho, muchos ni llegan a penetrar los tejidos profundos.

- Las heridas cardíacas mas comunes son las de ventrículo derecho, al ser la cámara cardíaca que está de frente a la mayoría de las agresiones (armas blancas y armas de fuego). Esta cavidad puede ser abordada y manejada por toracotomía izquierda de una manera óptima; de igual forma ocurre con las heridas de ventrículo izquierdo, aunque van en segundo orden de frecuencia. El abordaje del trauma cardíaco puede variar, sin embargo, esta toracotomía es sencilla de hacer, además de rápida.
- Ante la sospecha de la lesión de atrios o de grandes vasos no se debe dudar en extender la insición si se hizo una toracotomía izquierda, o entrar inicialmente por una esternotomía media. Este ultimo abordaje permite el acceso a todo el corazón y a los grandes vasos.

BIBLIOGRAFÍA

Degiannis E, Loogna P, Doll D, Bonanno F, Bowley DM, Smith MD. Penetrating cardiac injuries: recent experience in South Africa. World J Surg. 2006 Jul;30(7):1258-64.

Ferrada R, Rodríguez A. Trauma cardíaco. Tratamiento quirúrgico. Experiencias Clínicas. 2001;16(1):5-15.

González-Hadad A, Ordoñez CA, Parra MW, Caicedo Y, Padilla N, Millán M, et al. El control de daños en el trauma cardíaco penetrante. Colomb Med. 2021 June; 52(2):e4034519.

 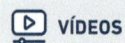 **VÍDEOS**

CASO
30

PRESENTACIÓN DEL CASO

Varón que presenta una herida por arma cortopunzante en la región precordial desde hace 30 minutos. Consulta en un hospital de área rural, donde ingresa en estado de agitación. Es remitido con urgencia a un centro de gran complejidad.

A. García Marín, I. Caicedo Holguín y S. M. Gutiérrez Cañas

REVISIÓN PRIMARIA

Destacan las siguientes constantes vitales (**Fig. 30-1**): frecuencia cardíaca (FC): 103 lpm; presión arterial (PA): 68/39 mmHg; frecuencia respiratoria (FR): 20 rpm; saturación de oxígeno (SatO₂): no se registra. Puntuación en la escala de coma de Glasgow (ECG): 14/15.

Se le realiza la revisión primaria, que consiste en la evaluación de la vía aérea (A), respiración (B), circulación (C), déficit neurológico (D) y exposición (E):

A: vía aérea permeable.
B: disminución de los ruidos respiratorios en el lado izquierdo.
C: no hay evidencia de sangrado externo. Yugulares ingurgitadas. Pulsos periféricos filiformes. Herida en el tercer espacio intercostal izquierdo con línea paraesternal.
D: ECG de 14/15, pupilas simétricas y reactivas a la luz.
E: sin evidencia de otras lesiones anteriores o posteriores.

Además de la revisión primaria, se le realiza una ecografía abdominal enfocada para el traumatismo extendida (e-FAST): derrame pleural izquierdo: saco pericárdico: no concluyente.

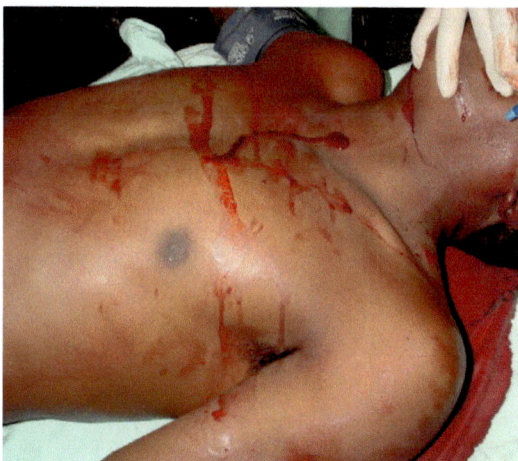

Figura 30-1. Aspecto del paciente al ingreso a urgencias. Obsérvese la herida en el tercer espacio intercostal izquierdo con línea paraesternal izquierda y la presencia de ingurgitación yugular.

REVISIÓN SECUNDARIA

La revisión secundaria se omite por considerar que hay indicación de toracotomía emergente. Se activa el paquete de transfusión masiva, se inicia la administración de un ácido tranexámico y se lleva de manera urgente al quirófano.

EN EL QUIRÓFANO

Los datos en el quirófano son los siguientes:

- Asepsia con yodados y colocación de campos estériles.
- Toracotomía anterolateral izquierda en el quinto espacio intercostal. Para mejorar la exposición de las heridas cardíacas, es necesario seccionar los cartílagos costales cuarto y quinto, a 1 cm de su inserción esternal.
- Comprobación de la expansión pulmonar e identificación de los hallazgos: hemotórax de 1,2 L, herida de 4 mm de la orejuela derecha y heridas de 5 mm y 4 mm en las caras anterior y posterior del ventrículo derecho, a 1 cm de su borde izquierdo, en la base del tracto de salida. Herida traumática sin sitios de sangrado.
- Drenaje del hemotórax: 1,2 L. Se procesan en el recuperador de células.
- Ventana pericárdica transtorácica positiva.
- Incisión longitudinal amplia del pericardio de 1 cm anterior al nervio frénico. De manera simultánea, se realizan oclusión manual de la aorta descendente, drenaje del hemopericardio y compresión digital de la herida de la cara anterior del ventrículo derecho. Control de la herida de la orejuela mediante una pinza de Satinsky (▶ **Vídeos 30-1** y **30-2**).
- Sutura de las heridas cardíacas en el siguiente orden: herida ventricular anterior, herida de la orejuela y herida ventricular posterior. Para identificar y suturar esta herida, se eleva el corazón, sujetándolo en el ápice con una pinza Satinsky (**Figs. 30-2** y **30-3**). Cierre del pericardio con puntos separados (**Fig. 30-4**).
- Revisión de la cavidad torácica para comprobar que no hay focos adicionales de sangrado. Cierre definitivo de la toracotomía.

Respecto al comportamiento intraoperatorio, el estado del paciente mejora considerablemente después del drenaje del

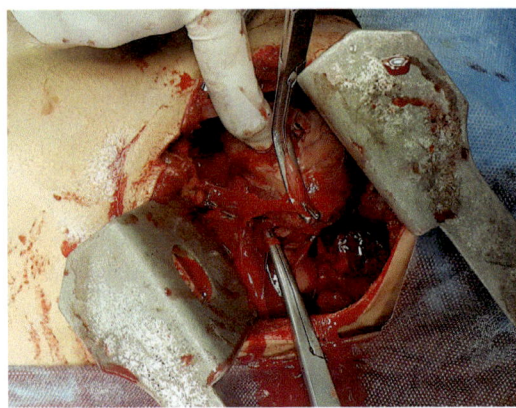

Figura 30-2. La herida anterior del ventrículo derecho ya ha sido suturada. El cirujano eleva el corazón para exponer la cara posterior. Apréciese el control de la hemorragia, con compresión digital de la herida posterior.

hemopericardio. La oclusión aórtica puede ser suspendida 5 minutos después del ingreso a la cavidad torácica. Deja de requerir soporte vasopresor después de 10 minutos. La temperatura, el estado hemodinámico y las pruebas bioquímicas mejoran durante el transoperatorio. Por estas razones, se decide terminar el procedimiento de manera convencional.

- Gases arteriales iniciales: pH 7,16; exceso de bases (EB): −12 mEq/L; presión parcial de dióxido de carbono (PCO_2): 46 mmHg; bicarbonato (HCO_3): 16,5 mmol/L; presión parcial de oxígeno (PO_2): 95 mmHg; sodio (Na): 146 mEq/L; potasio (K): 3,6 mEq/L; calcio ionizado (ICa): 1,29 mmol/L; hemoglobina (Hb): 8,5 g/dL; hematocrito (Ht): 25%.
- Glucometría: 123 mg/dL.
- Ácido láctico: 5,59 mg/dL.
- Gases arteriales finales: pH: 7,27; EB: −9 mmol/L; PCO_2: 39 mmHg; HCO_3: 18,2 mmol/L; PO_2: 208 mmHg; Na: 145 mEq/L; K: 3,9 mEq/L; ICa: 1,11 mEq/L; Hb: 11,2 g/dL; Ht: 33%.
- Glucometría: 97 mg/dL.

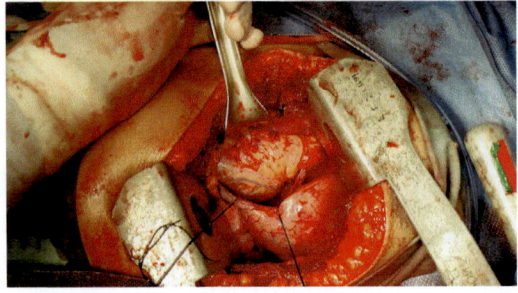

Figura 30-3. Aspecto de la herida cardíaca después de haber sido suturada sobre parches de dacrón.

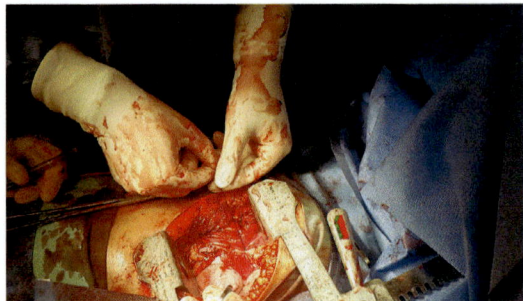

Figura 30-4. Cierre del saco pericárdico con puntos separados, distanciados de modo que se previene la acumulación de líquido.

- Ácido láctico: 3,86 mg/dL.
- Temperatura inicial: 35,1 °C; temperatura final: 35,8 °C.
- Transfusión intraoperatoria: sangre procesada en el recuperador de células equivalente a 4 unidades de concentrado de hematíes. Plasma fresco congelado: 2 unidades.

EVOLUCIÓN POSOPERATORIA

El paciente es trasladado a la unidad de cuidados intensivos (UCI), donde es extubado 6 horas más tarde. Permanece dos días en la UCI y cuatro días más en hospitalización. El tubo de tórax es retirado el día quinto posoperatorio. Después del alta acude a un control ambulatorio; refiere dolor leve en la herida. Su capacidad funcional se ha recuperado por completo (**Fig. 30-5**).

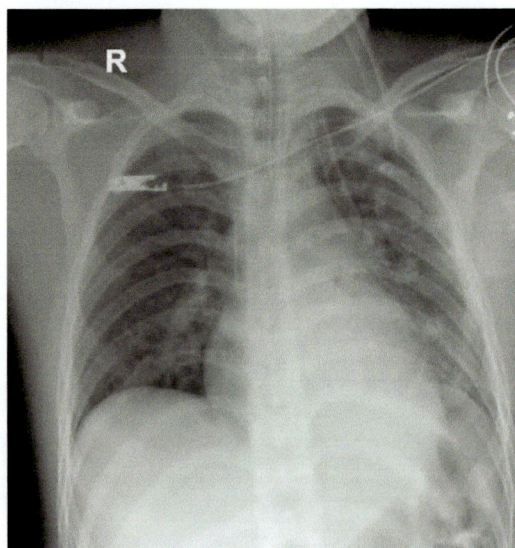

Figura 30-5. Radiografía de tórax en el posoperatorio inmediato. Son visibles el catéter venoso central, el tubo orotraqueal y el tubo de tórax izquierdo. Los pulmones están expandidos satisfactoriamente y no hay colecciones intrapleurales.

CLAVES DEL CASO

- En casos de hemorragia no compresible con *shock* profundo, una intervención quirúrgica emergente es indispensable y forma parte del proceso de reanimación de un paciente traumatizado. Una vez identificada la indicación quirúrgica, el procedimiento debe realizarse de inmediato. El grupo encargado de la reanimación no debe esperar a la normalización hemodinámica antes de practicar la cirugía.

(Continúa)

CLAVES DEL CASO (*Cont.*)

- La toracotomía anterolateral izquierda se realiza con instrumental disponible en cualquier hospital. Permite llegar rápidamente a la cavidad pleural y tratar de manera expedita las lesiones más comunes en el área precordial (corazón y pulmón), además de permitir el pinzamiento de la aorta descendente. Se puede extender rápidamente, seccionando uno o dos cartílagos costales, o como una incisión de *clamshell*, en caso de lesiones mediastínicas altas.
- La esternotomía mediana permite manejar las heridas cardíacas y mediastínicas altas. Los cirujanos experimentados pueden acceder a heridas pulmonares y realizar pinzamiento aórtico a través de esta incisión. Requiere entrenamiento e instrumental que no está disponible en todos los hospitales.
- Al llegar al espacio pleural, el cirujano debe comprobar la intubación adecuada, lo cual se hace verificando la expansión pulmonar. Posteriormente, debe identificar las fuentes del sangrado para realizar un control transitorio. En las heridas cardíacas, el control se logra con compresión digital en la mayoría de los casos, con el uso de pinzas de Satinsky en estructuras de baja presión o con una sonda de Foley inflada dentro de la cavidad, en casos muy seleccionados.

- La hipotensión grave (PAS <70 mmHg) es indicación de oclusión aórtica. Dependiendo de las características del caso, la oclusión manual transitoria podrá ser suficiente. Sin embargo, si el paciente requiere masaje cardíaco o una oclusión más prolongada, deberá realizarse pinzamiento instrumental.
- La mayoría de las lesiones pueden repararse con uno o varios puntos en «U» con monofilamento de 3/0 o 4/0. Es recomendable apoyar la sutura sobre parches de dacrón o teflón.
- La decisión del control de daños en toracotomías traumáticas se apoya en la identificación de ciertos patrones: necesidad de toracotomía de reanimación, presencia de fuentes de sangrado múltiples, lesión de órganos de alto riesgo (pulmón con la Abbreviated Injury Scale [AIS] >3, estructuras vasculares mayores, tráquea). El deterioro fisiológico y las alteraciones fisiológicas serias también constituyen indicación: ECG <9, pH menor de 7,2, déficit de bases >15 mmol/L y lactato >5 mmol/L.
- Cuando se toma la decisión de terminar el procedimiento de manera convencional, el cirujano debe revisar potenciales sitios de sangrado antes del cierre: herida traumática, herida quirúrgica, pared posterior del corazón y otras fuentes de sangrado.

BIBLIOGRAFÍA

Asensio JA, Petrone P, Karsidag T, Ramos-Kelly JR, Demiray S, Roldan G, et al. Penatrating cardiac injuries. Complex injuries and difficult challenges. Ulus Travma Acil Cerrahi Derg. 2003;9(1):1-16.

Ferrada R. Penetrating cardiac trauma. Panam J Trauma. 2004;11(1):30-4.

Ferrada R, Rodríguez A. Trauma cardíaco. Tratamiento quirúrgico. Rev Colomb Cir. 2001;16(1):5-15.

González-Hadad A, Ordóñez CA, Parra MW, Caicedo Y, Padilla N, Millán M, et al. Damage control in penetrating cardiac trauma. Colomb Med (Cali). 2021;52(2):e4034519.

Karmy-Jones R, Namias N, Coimbra R, Moore EE, Schreiber M, McIntyre R Jr, et al. Western Trauma Association critical decisions in trauma: penetrating chest trauma. J Trauma Acute Care Surg. 2014;77(6):994-1002.

 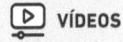 VÍDEOS

CASO 31	PRESENTACIÓN DEL CASO

Varón de 33 años que acude a los 10 minutos de recibir un impacto por proyectil de arma de fuego en el tórax y en el miembro inferior, motivo por el cual se ingresa.

Las constantes vitales al ingresar son: presión arterial (PA): 110/70 mmHg; saturación de oxígeno (SatO$_2$): 83 %; frecuencia cardíaca (FC): 102 lpm; y frecuencia respiratoria (FR): 20 rpm. No ha recibido atención pre-hospitalaria, sino que ha sido traído por familiares.

L. M. Richard Sonences y L. González Heredia

REVISIÓN PRIMARIA

A la llegada al centro hospitalario se realiza la revisión primaria y presenta la siguiente valoración respecto a la evaluación de la vía aérea (A), la respiración (B), la circulación (C), el déficit neurológico (D) y la exposición (E):

A: vía aérea permeable sin cuerpos extraños y tráquea central sin desviación.
B: disneico con ruidos respiratorios disminuidos en la base del hemitórax derecho.
C: taquicardia, abdomen no doloroso a la palpación; se realiza ecografía abdominal enfocada para el traumatismo extendida (e-FAST), que desvela neumotórax derecho y ventana pericárdica dudosa.
D: paciente ansioso, con una escala de coma de Glasgow (ECG) de 14/15; no hay focalidad neurológica.
E: temperatura: 36 °C. Se evidencia un orificio localizado en el hipocondrio derecho, en línea axilar anterior con el noveno espacio intercostal. Se evidencia fractura en el brazo izquierdo con un orificio por arma de fuego; los pulsos son palpables con buen llenado capilar.

Dentro de la valoración primaria, se realizan los siguientes procedimientos: se procede a colocar oxígeno húmedo por mascarilla a 5 L/min, se canulan dos vías periféricas del nº 14 en el brazo derecho y en la yugular externa. Se reanima con 500 mL de solución de lactato de Ringer. Se administra adicionalmente 1 g de ácido tranexámico y 500 mg de cefazolina. Se administran 100 mg de dexketoprofeno.

Se toman muestras de laboratorio para la determinación de hemoglobina y grupo sanguíneo, así como gasometría arterial.

Se coloca un tubo de toracotomía (34 F) en el quinto espacio intercostal con línea axilar derecha y se obtienen 800 mL de hemotórax, con burbujeo moderado y oscilación de 6 cm. Se solicitan hemoderivados al banco de sangre.

VALORACIÓN SECUNDARIA

Se mantiene con estabilidad hemodinámica y mejora la SatO$_2$.

Se evidencia mejor expansibilidad torácica, con ruido respiratorio aún disminuido, pero más audible. Se evidencia herida por arma de fuego en la línea axilar posterior con el tercer espacio intercostal que no se había detectado en la valoración primaria (**Fig. 31-1**). Se realiza inmovilización de brazo izquierdo (**Fig. 31-2**).

Se decide realizar radiografía torácica posteroanterior. Se detecta proyectil paravertebral izquierdo y también se evidencia que el tubo se ha salido del espacio pleural (**Fig. 31-3**). Se procede a recoger el tubo inmediatamente. Se realiza proyec-

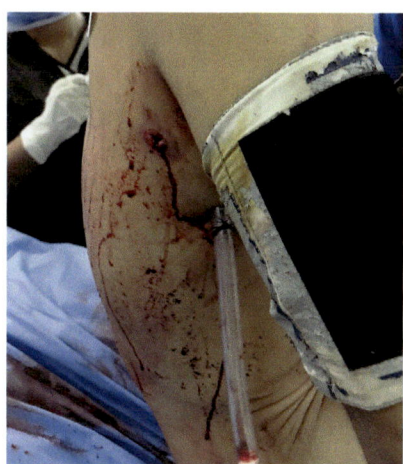

Figura 31-1. Orificio en hipocondrio derecho.

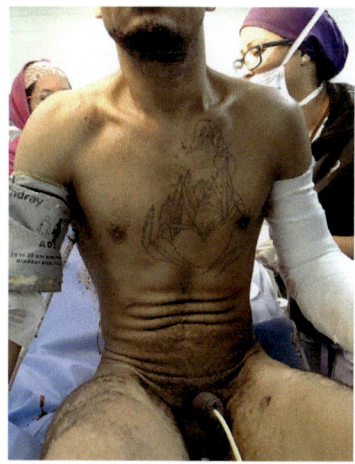

Figura 31-2. Inmovilización de brazo izquierdo.

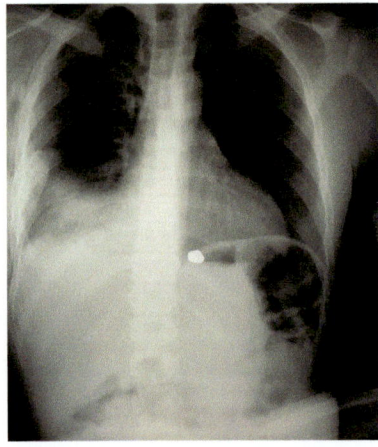

Figura 31-3. Proyectil paravertebral izquierdo y tubo fuera del espacio pleural.

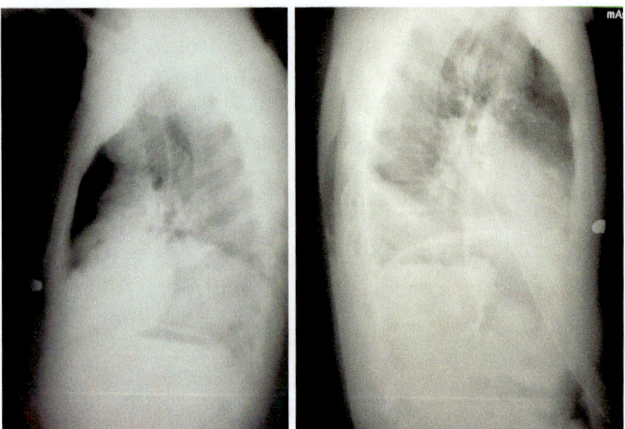

Figura 31-4. Proyección adicional lateral.

ción adicional lateral, en la que se evidencia que el proyectil está anterior y no impresiona estar en la región abdominal (**Figs. 31-4**).

Se repite la ventana pericárdica ecográfica, que resulta positiva. Se evidencia a los 30 minutos de la administración de 1.200 mL del hemotórax (400 mL en solo media hora) (**Fig. 31-5**).

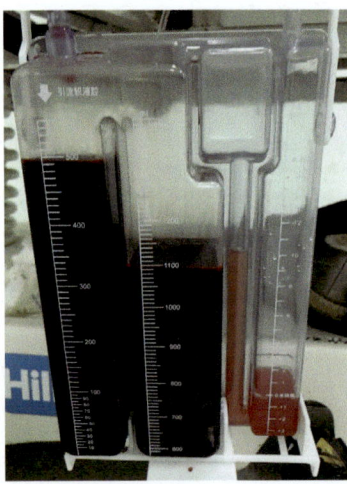

Figura 31-5. 1.200 mL de homotórax (400 mL en media hora).

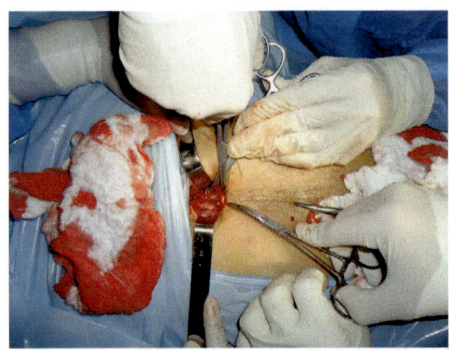

Figura 31-6. Ventana subxifoidea quirúrgica.

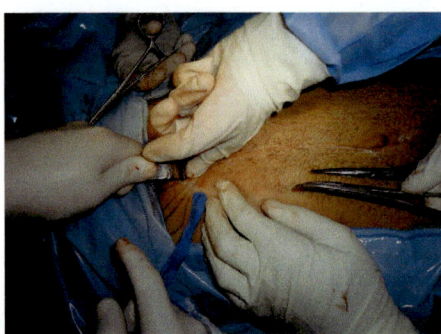

Figura 31-7. Inserción digital para realizar la disección roma de ligamentos esternopericárdicos.

CIRUGÍA

En vista de los hallazgos, se decide llevar a cirugía. Se plantea realizar ventana subxifoidea quirúrgica ante la duda del resultado de la ventana ecográfica (**Fig. 31-6**).

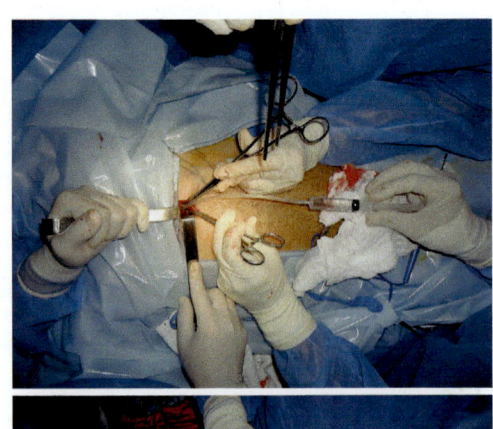

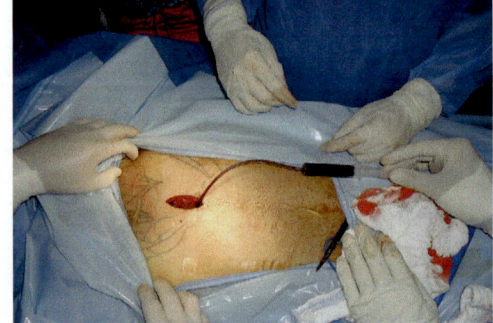

Figura 31-8. Instilación de solución salina con aspiración positiva.

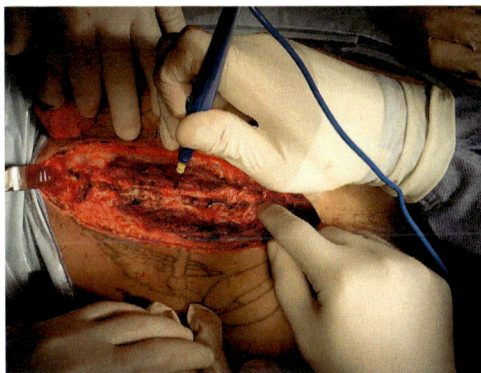

Figura 31-9. Esternotomía media.

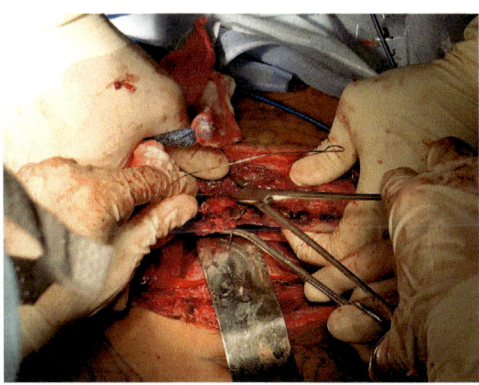

Figura 31-10. Cierre de la cavidad.

Se introduce el dedo del cirujano por debajo del apéndice xifoides para hacer la disección roma de ligamentos esterno-pericárdicos (**Fig. 31-7**).

Se procede a instilar 60 mL de solución salina tibia y se aspira; resulta ser positiva (**Figs. 31-8**).

Se decide realizar esternotomía media, con esternótomo de Lebsche, en sentido de caudal a cefálico (**Fig. 31-9** y ▶ **Vídeo 31-1**).

Se empiezan a transfundir 3 unidades de concentrado de hematíes, 3 unidades de plaquetas y 3 unidades de plasma fresco congelado. Se abre el tórax con un separador

de Finochietto y se realiza abertura del pericardio (▶ **Vídeo 31-2**).

Se evidencia lesión de la aurícula derecha cerca de la orejuela y se procede a colocar pinza vascular para controlar la hemorragia en la aurícula derecha y luego realizar rafia con polipropileno 4/0.

También se evidencia lesión de la pleura mediastínica del lado derecho. Se comprueba la hemostasia y se cierra la cavidad (**Fig. 31-10**).

Por parte de traumatología, se realiza fijación de la fractura de húmero y se pasa a la unidad de cuidados intensivos en regulares condiciones generales.

CLAVES DEL CASO

- Las fracturas de huesos largos pueden ser lesiones no mortales que deben ser atendidas en el manejo inicial. La inmovilización temprana proporciona estabilidad e, incluso, tratamiento para del dolor. Sin embargo, no hay que dejarse llevar por estas lesiones y hacerlas principales, ya que la mayoría no amenaza directamente la vida del paciente.

- Ante una fractura de huesos largos, sea por traumatismos penetrantes o cerrados, el cirujano debe pensar más allá y buscar signos clínicos de lesiones vasculares. En este caso, los conocidos signos duros y blandos de lesión vascular son de mucha utilidad.

- Puede haber lesiones inadvertidas del manejo inicial. Muchas veces se producen por lesiones destructoras como fracturas expuestas de huesos largos o en pacientes poco colaboradores que impiden un adecuado examen físico. Por eso es tan importante examinar a los pacientes completamente sin ropa. Por otra parte, la valoración secundaria ayuda a darse cuenta de en qué se ha fallado. En este caso, la herida por arma de fuego no se observó en el manejo inicial, pero sí en el secundario.

- Ante los hallazgos clínicos de un neumotórax y respaldados por la e-FAST, no se debe dudar en realizar la colocación de un drenaje torácico. Evaluar el gasto, el burbujeo y la oscilación es vital para decidir la actuación.

- Los estudios radiológicos tienen muchas utilidades. Una de ellas es el apoyo diagnóstico clínico; otras, específicamente en el traumatismo penetrante, es la localización de los proyectiles con el fin de precisar las cavidades afectadas e, incluso, cambiar a un abordaje quirúrgico. También la evolución de procedimientos ya realizados es otra utilidad.

- Después de colocar un tubo de drenaje torácico, debe revaluarse continuamente. Puede que al principio no tenga un criterio quirúrgico claro. Sin embargo, ante el aumento y persistencia del gasto de sangre o, incluso, de burbujeo, puede decidirse llevar a cirugía de emergencia.

- La ventana pericárdica ecográfica tiene una sensibilidad y una especificidad elevadas. No obstante, este estudio depende de quien lo realice. Además, en presencia de neumotórax, sus cifras de sensibilidad pueden disminuir hasta en el 50 %. El resultado dudoso no debe tranquilizar al especialista. Se ha de realizar algún otro estudio complementario o, de no tenerlo como es este caso, se ha de repetir la ventana tras la colocación del drenaje torácico y, si puede ser, con otro examinador con más experiencia.

- La ventana pericárdica subxifoidea quirúrgica es una opción para salir de dudas de si hay lesión cardíaca. Es un procedimiento muy sencillo con elevada sensibilidad para reportar sangre en el pericardio. Siempre deben instilarse 60 detectar de suero salino tibio para completar el procedimiento.

- Los abordajes para traumatismo cardíaco son varios. La esternotomía media es uno de los más versátiles, siempre y cuando el cirujano tenga experiencia y el paciente, por estabilidad hemodinámica, lo permita. Este abordaje permite acceder no solo al corazón y a todas sus cámaras, sino también a lesiones de emergencia de los grandes vasos del opérculo torácico.

- Las lesiones del atrio no son tan frecuentes. Su reparación tiene varios aspectos importantes. El tejido es delgado; por eso, debe usarse una rafia delgada de tipo polipropileno de 4/0. Si es una lesión grande y no puede controlarse con pocos puntos de sutura, usar una pinza vascular para cerrar el tejido y poder repararlo es una opción.

BIBLIOGRAFÍA

Degiannis E, Loogna P, Doll D, Bonanno F, Bowley DM, Smith MD. Penetrating cardiac injuries: recent experience in South Africa. World J Surg. 2006 Jul;30(7):1258-64.

Ferrada R, Rodríguez A. Trauma cardíaco. Tratamiento quirúrgico. Experiencias Clínicas. 2001;16(1):5-15.

González-Hadad A, Ordoñez CA, Parra MW, Caicedo Y, Padilla N, Millán M, et al. El control de daños en el trauma cardíaco penetrante. Colomb Med. 2021 June; 52(2):e4034519.

 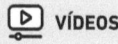 VÍDEOS

CASO
32

PRESENTACIÓN DEL CASO

Varón de 25 años que sufre heridas por arma de fuego (pistola) en el tórax 20 minutos antes de ser trasladado al hospital en un vehículo privado.

B. I. Monzón Torres

EN EL SERVICIO DE URGENCIAS

Durante el interrogatorio el paciente se queja de dolor torácico, falta de aire y dolor abdominal.

REVISIÓN PRIMARIA

Se le realiza una revisión primaria. Presenta la siguiente valoración respecto a la evaluación de la vía aérea (A), la respiración (B), la circulación (C), el déficit neurológico (D) y la exposición (E):

A: sin signos de obstrucción.
B: murmullo vesicular disminuido en ambos hemitórax, más marcado en el lado izquierdo.
C: pulso de 124 lpm; presión arterial (PA: 100/53; frecuencia respiratoria (FR): 36 rpm; saturación de oxígeno (SatO$_2$): 80 % con oxígeno suplementario a 5 L/min.
D: escala de coma de Glasgow (ECG): 15/15; pupilas iguales y reactivas.
E: una herida de bala en la axila derecha sobre el cuarto espacio intercostal y línea medioclavicular. Segunda herida de bala en el flanco izquierdo al nivel del borde costal (sin hemorragia activa en las heridas). Temperatura de 36 °C.

REVISIÓN SECUNDARIA

En la revisión secundaria destacan:

- Cabeza y cuello: normales.
- Tórax: murmullo vesicular disminuido en ambos hemitórax, percusión en el lado derecho normal, matidez en el lado izquierdo. Heridas de bala ya descritas.
- Abdomen: no distendido, muy doloroso en el flanco izquierdo, hematoma de, aproximadamente, 4 × 6 cm alrededor de la herida en el hipocondrio izquierdo. Rigidez muscular y dolor a la percusión presentes.
- Ecografía abdominal enfocada para el traumatismo extendida (e-FAST): neumotórax derecho, hemotórax izquierdo, derrame pericárdico de 7 mm en proyección máxima. Líquido libre en el abdomen.
- Radiografía de tórax: hemoneumotórax bilateral, neumomediastino y neumoperitoneo. Fragmentos de bala asociados a fractura costal de la cuarta costilla derecha.

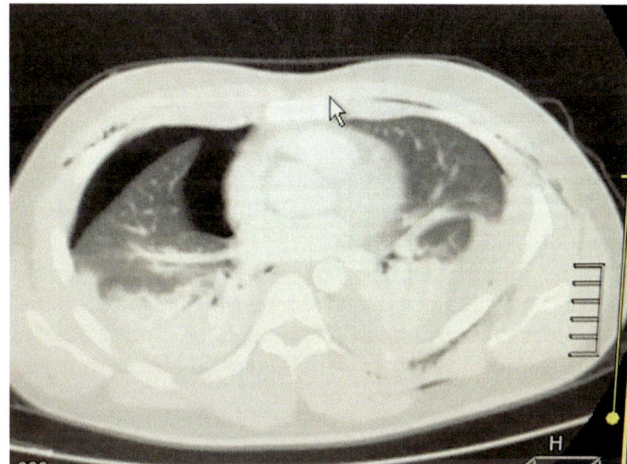

Figura 32-1. Imagen axial de TC de tórax que muestra hemoneumotórax y contusión pulmonar bilateral, los hallazgos más comunes en pacientes con lesiones transmediastínicas.

- Tubo torácico bilateral: el derecho 450 mL de sangre y el izquierdo de 800 mL de sangre y líquido turbio.

A las 6:00 horas a.m., el cirujano a cargo decide realizar tomografía computarizada (TC) de tórax y abdomen (**Fig. 32-1**).

Las imágenes muestran hemoneumotórax bilateral, neumomediastino, neumopericardio, derrame pericárdico, hemoperitoneo, sospecha de laceración de la unión gastroesofágica y hematoma del mesocolon transverso.

A las 7:30 horas se decide entrar en el quirófano. El plan es esofagoscopia flexible, laparotomía, ventana pericárdica y posible toracotomía.

EN QUIRÓFANO

Anestesia general endotraqueal, profilaxis con amoxicilina y ácido clavulánico en doble dosis.

La esofagoscopia flexible demuestra laceración de la unión gastroesofágica; se visualiza sangre en la cavidad gástrica (**Fig. 32-2**).

La laparotomía muestra laceración de la unión gastroesofágica y del diafragma con contaminación de la cavidad pleural con sangre, saliva y partículas de comida. El esófago se repara usando suturas absorbibles sobre un tubo nasogástrico. La pleura se lava con solución salina y se drena con dos tubos

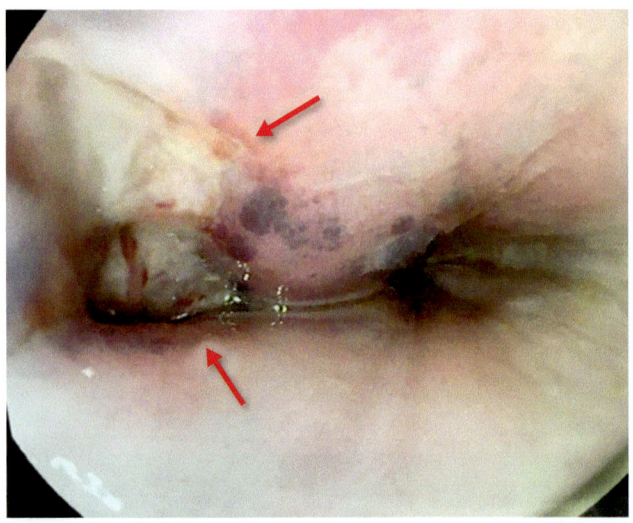

Figura 32-2. Esofagoscopia intraoperatoria que muestra laceración de la unión gastroesofágica (flechas).

torácicos. Se explora el pericardio a través del tendón central del diafragma. Se excluye herida cardíaca. Se coloca drenaje pericárdico de aspiración.

La laparotomía también muestra laceración de grado 3 del cuerpo del estómago, que se repara de manera primaria. Se explora el hematoma del mesocolon, pero no se observa herida colónica. Se repara el diafragma. El abdomen se cierra por planos, sin drenaje, después de lavado con solución salina.

El tiempo total de la cirugía son 150 minutos, con estabilidad hemodinámica durante el procedimiento.

Anestesia mantiene la intubación endotraqueal para soporte ventilatorio debido a la magnitud de la cirugía. Se traslada al paciente a la unidad de cuidados intensivos (UCI).

EVOLUCIÓN EN LA UNIDAD DE CUIDADOS INTENSIVOS

La evolución en la UCI es la siguiente:

- Día 1: estable, gasometría normal, se comienza el destete ventilatorio.
- Día 2: se retira el drenaje pericárdico, gasto por los tubos del tórax de 250 mL combinados. Fuga de aire mínima. La radiografía de tórax es aceptable.
- Día 3: respira espontáneamente con soporte de presión positiva continua en la vía respiratoria (CPAP), tubos de tórax con drenaje mínimo.
- Día 4: extubado, se decide administrar nutrición parenteral: febrícula de 37 ºC.
- Día 5: sin cambios, gasto por tubo del tórax derecho del 100 mL de líquido seroso. Tubo del lado izquierdo con 300 mL de líquido sanguinolento. Las pruebas de laboratorio son aceptables.
- Día 6: se retira el tubo del tórax derecho. El tubo izquierdo drena líquido turbio, 300 mL.
- Día 10: nutrición parenteral y fisioterapia. Fiebre de 39 ºC, recuento de glóbulos blancos, proteína C-reactiva y procalcitonina elevados. Drenaje por tubo izquierdo francamente purulento. La radiografía de tórax muestra opacidad, que ocupa la mitad inferior del hemitórax. Diagnóstico de empiema pleural. Se comienza la administración de ertapenem intravenoso.
- Día 11: esofagograma con contraste hidrosoluble: sin extravasación de contraste.
- Día 12: toracotomía para drenaje de empiema torácico, «decorticación» de la pleura visceral. Se logra expansión pulmonar.
- Días 13-15: se introduce dieta normal y se retira alimentación parenteral. Los tubos torácicos muestran drenaje mínimo de líquido seroso. Mejoría de los marcadores de sepsis.
- Alta hospitalaria el día 20 en buen estado.

 CLAVES DEL CASO

- Las heridas por arma de fuego que atraviesan el mediastino y cruzan la línea media suelen necesitar cirugía mayor. La urgencia de la situación estará dictada por la estabilidad hemodinámica del paciente.
- Los hallazgos más comunes en la TC representan hemotórax bilateral y contusión pulmonar (v. **Fig. 32-1**).
- Los pacientes en *shock* con evidente hemorragia intratorácica o toracoabdominal se tratan con intubación endotraqueal de urgencia, tubo de tórax bilateral, transfusión de sangre de emergencia y cirugía (toracotomía unilateral o bilateral tipo *clamshell* y la laparotomía también puede ser necesaria).
- La decisión de qué cavidad se abre primero debe ser tomada dependiendo de dónde es más apremiante o voluminosa la hemorragia (tórax derecho frente a izquierdo frente a abdomen). En opinión del autor, si el abdomen se ha visto afectado, debe ser explorado primero, por ser la cavidad más grande y con más órganos que pueden ser fuentes de hemorragia. Sin embargo, no se debe titubear en abrir el tórax antes que el abdomen (incluso con *clamshell*) por miedo a equivocarse. En situaciones extremas es posible que se abra la cavidad «errónea» en cerca del 30 % de los casos. Lo importante es tomar la decisión de operar.

- La inestabilidad hemodinámica y la demora en intervenir se asocian a una mortalidad muy elevada.
- Los pacientes que llegan «estables», inicialmente se tratan con tubo torácico bilateral, seguido de TC. Los hallazgos de la TC junto con los signos clínicos presentes deben servir de guía para seleccionar qué otras investigaciones son necesarias para excluir traumatismo del esófago torácico o las vías aéreas inferiores (esofagoscopia, broncoscopia).
- La exploración abdominal está indicada si la zona de transición toracoabdominal se ha visto afectada y el paciente demuestra signos de *shock* o peritonitis.
- Los signos clínicos y, en ocasiones, el diagnóstico sospechado o definitivo dictarán el tipo de cirugía necesaria o, simplemente, el drenaje de la pleura.
- Es importante recordar que la «estabilidad» del paciente puede estar comprometida no solo por hemorragia, sino también por fugas masivas de aire secundarias a lesiones de las vías aéreas inferiores y del parénquima pulmonar. La pérdida continua de más de un tercio del volumen corriente inspirado (250-300 mL) suele necesitar intervención qui-

(Continúa)

CLAVES DEL CASO (*Cont.*)

rúrgica para controlarla debido a la hipoxemia y la acidosis respiratoria agudas que se asocian a estas lesiones.

- Otra fuente de inestabilidad hemodinámica es el *shock* neurogénico secundario a lesión de la médula espinal, pero es infrecuente.
- Los agentes contaminantes (saliva, comida, bilis, heces fecales) deben ser extraídos lavando la cavidad pleural con solución salina. A pesar de esta medida, la incidencia de empiema es de alrededor del 10-15 % en lesiones penetrantes. El empiema secundario a traumatismo penetrante debe ser tratado de manera agresiva con toracoscopia o cirugía abierta para drenar y decorticar el pulmón. Las demoras en la intervención quirúrgica llevan a fallo multiorgánico y elevada mortalidad.

BIBLIOGRAFÍA

Boffard KD (ed). Manual of definitive surgical trauma care: incorporating definitive anaesthesia care, 5th edition. Boca Raton: CRC Press; 2019.

Jogiat UM, Strickland M. Transmediastinal penetrating trauma. Mediastinum. 2021;5:25.

CASO 33	PRESENTACIÓN DEL CASO

PRESENTACIÓN DEL CASO

Varón de 26 años, sin antecedentes médicos ni quirúrgicos de interés, que es trasladado por familiares a la unidad de traumatismo 15 minutos después de recibir una herida por arma de fuego en el hemitórax derecho. Las constantes vitales en el momento del ingreso son: presión arterial (PA): 80/40 mmHg; saturación de oxígeno (SatO$_2$): 93 %; frecuencia cardíaca (FC): 125 lpm; frecuencia respiratoria (FR): 27 rpm. No ha recibido atención prehospitalaria (ni líquidos, ni tratamiento, ni medicación).

C. J. Yánez Benítez, L. M. Richard Sonences e I. Talal El Abur

REVISIÓN PRIMARIA

A la llegada al centro hospitalario, se realiza la revisión primaria y se procede con la evaluación de la vía aérea (A), la respiración (B), la circulación (C), el déficit neurológico (D) y la exposición (E), que evidencia:

A: vía aérea permeable sin cuerpos extraños y tráquea central sin desviación.

B: taquipneico con hipoexpansibilidad del hemitórax derecho, y a la auscultación se perciben ruidos respiratorios disminuidos en el hemitórax derecho y normales en el izquierdo.

C: palidez cutaneomucosa, diaforético, con hipotensión de 80/40 mmHg y FC de 125 lpm. Shock Index (ISI): 1,56.

D: paciente consciente, orientado, alerta y combativo, con una puntuación en la escala de coma de Glasgow de 12/15.

E: orificio de entrada por arma de fuego en el hemitórax derecho (anterior al cuarto espacio intercostal [EIC], lateral a la línea media clavicular) y orificio de salida en hemitórax ipsilateral posterior a nivel subescapular derecho (sin cruzar la línea media) (**Fig. 33-1**).

No se practica estudio radiológico inicial de tórax. Se realiza, durante la evaluación primaria, ecografía extendida abdominal enfocada para el traumatismo extendida (e-FAST), que permite confirmar la presencia de hemoneumotórax derecho, sin evidencia de hemopericardio ni líquido libre abdominal. Se procede a la canulación de dos vías de 16 F en las extremidades superiores y se toma muestra para analítica completa incluyendo hemograma, gasometría venosa y pruebas cruzadas. Adicionalmente, se administra oxígeno húmedo a 6 L/min por mascarilla, cefazolina (2 g i.v.), se activa el protocolo de transfusión masiva (puntuación ABC de 2/4) y se inicia la reanimación con 1 litro de lactato de Ringer y 1 g de ácido tranexámico. A continuación, se coloca un tubo de tórax de 38 F en el quinto EIC entre línea la axilar media y anterior. El débito en el momento de la colocación del tubo de tórax es de 1.400 mL hemáticos con burbujeo moderado.

EN QUIRÓFANO

No se completa la revisión secundaria ya que, pese a la reanimación descrita, persiste inestabilidad hemodinámica, por lo cual no se realiza tomografía computarizada (TC) de tórax ni otros estudios complementarios. Pasados 15 minutos del ingreso del paciente, se decide el traslado inmediato a quirófano para realizar toracotomía exploradora. Esta decisión se basa en la cantidad de débito obtenido en el drenaje torácico y por la persistencia de inestabilidad hemodinámica a pesar de la reanimación inicial con lactato de Ringer.

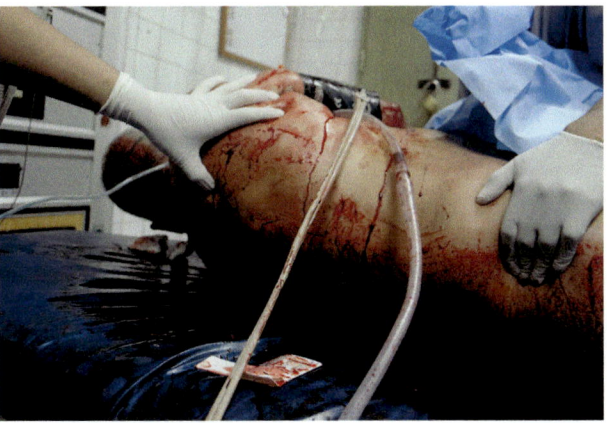
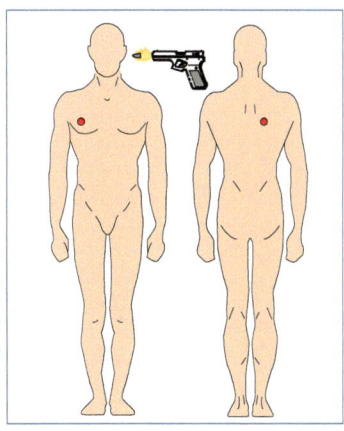

Figura 33-1. Paciente con herida por arma de fuego en el hemitórax derecho. En el esquema de la derecha se aprecia la localización de los orificios de entrada y salida del proyectil.

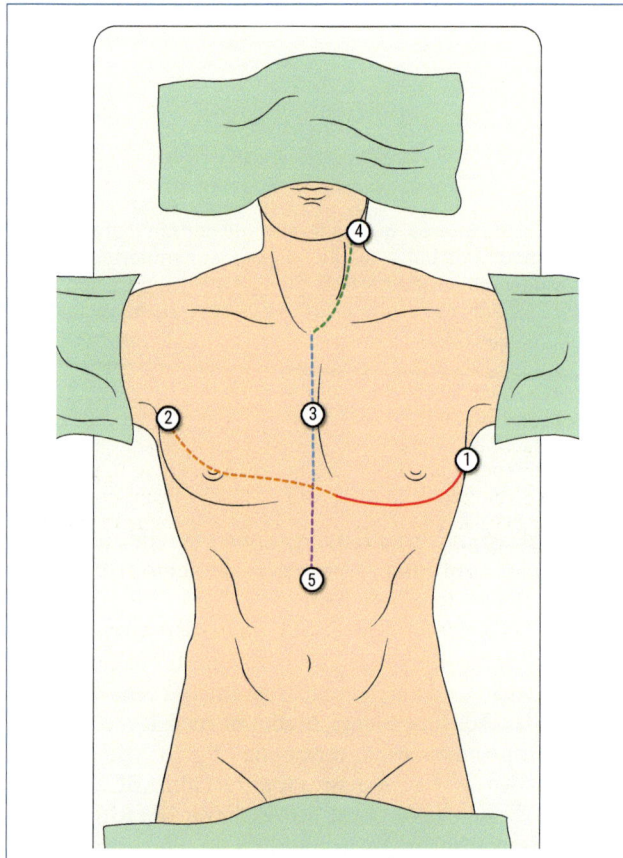

Figura 33-2. Toracotomía anterolateral en el quinto EIC (1), prolongación transesternal y conversión a toracotomía anterolateral bilateral (2), esternotomía media (3), combinación de la esternotomía con cervicotomía (4) o con laparotomía media (5).

El paciente es colocado en posición de decúbito dorsal, con soporte interescapular posterior y ambos brazos extendidos a 90 grados. El campo operatorio preparado alcanza desde el cuello hasta el inicio de los muslos para facilitar el acceso a la cavidad abdominal en caso necesario. Por la falta de disponibilidad de tubos selectivos, se realiza intubación con tubo orotraqueal de luz única. La incisión de abordaje es una toracotomía anterolateral en quinto EIC del hemitórax derecho (**Fig. 33-2**).

Los hallazgos encontrados durante la toracotomía son la presencia de múltiples coágulos no drenados a través del tubo de tórax, 400 mL de hemotórax y lesión transfixiante del lóbulo pulmonar inferior con sangrado activo en el trayecto del proyectil. El primer paso realizado por el equipo quirúrgico es evacuar los coágulos retenidos e inspeccionar toda la cavidad torácica derecha para identificar todas las lesiones. Se confirma que la única causa de la hemorragia es la lesión transfixiante pulmonar. Al persistir la inestabilidad hemodinámica, se decide iniciar la transfusión de 1 unidad de concentrado de hematíes (O Rh–) sin esperar a los resultados de las pruebas cruzadas. En vista de los hallazgos, se opta por realizar una tractotomía sobre abrazaderas rectas colocadas en forma de cuña (**Fig. 33-3**), exponiendo así la porción más profunda del parénquima pulmonar comprometido por la trayectoria del proyectil (**Fig. 33-4**). A continuación, se realiza

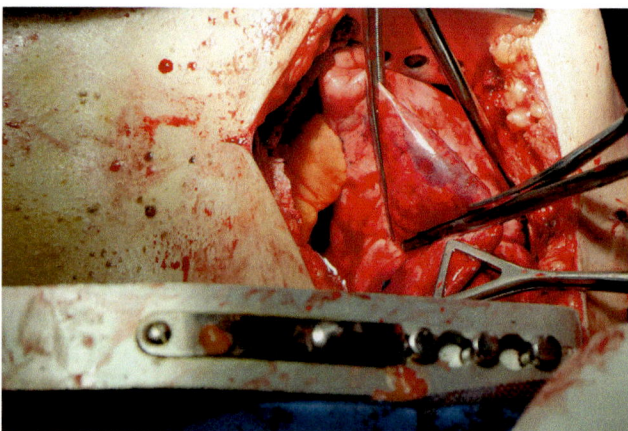

Figura 33-3. Tractotomía en forma de cuña sobre abrazaderas rectas.

hemostasia mediante la sutura selectiva de los vasos sangrantes del parénquima con Vicryl® de 2/0 y posterior sutura aéreo-hemóstica en dos planos de la línea de sección pulmonar. Una vez controlada la hemorragia y estabilizado el paciente, se reposiciona manualmente el tubo de tórax colocado al inicio y se procede a la sutura por planos de la toracotomía.

EVOLUCIÓN

El paciente es trasladado a la unidad de cuidados intensivos (UCI) intubado, tras haberle transfundido 1 unidad de concentrado de hematíes durante el acto quirúrgico. Permanece hemodinámicamente estable en el posoperatorio inmediato, por lo que se procede a realizar destete del ventilador y extubación el mismo día. A las 24 horas de la extubación, el paciente presenta buena evolución, con 160 mL hemáticos por el tubo de tórax, por lo que se decide su trasladado a planta. El mismo día de su ingreso en planta, se inicia la ingesta oral y se suspenden los antibióticos. El cuarto día posoperatorio se realiza radiografía simple de tórax y se comprueba la expansión pulmonar completa y la ausencia de colecciones con escaso débito por el tubo de tórax. En consecuencia, se le retira a continuación. Finalmente, el paciente es dado de alta al sexto día del ingreso libre de complicaciones y con seguimiento por consultas externas.

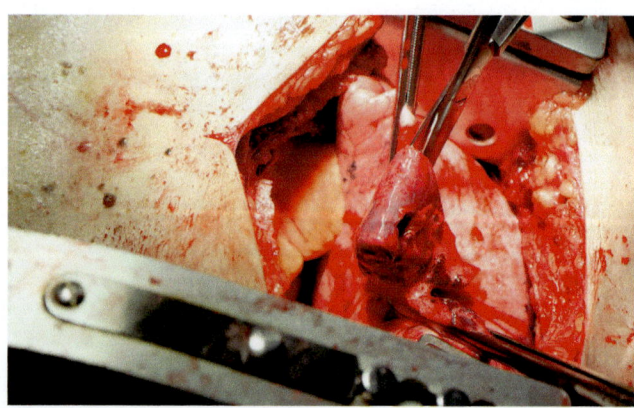

Figura 33-4. Resección de parénquima para exponer la trayectoria del proyectil y controlar la hemorragia en la profundidad del parénquima pulmonar.

CLAVES DEL CASO

- El traumatismo torácico penetrante es frecuente y potencialmente grave debido a la posibilidad de lesiones vasculares, digestivas, traqueales y pleuropulmonares. A pesar de su gravedad, **en su mayoría pueden ser resueltos sin intervención quirúrgica**, con la colocación de un tubo de tórax. La realización de una toracotomía será necesaria solamente en el 15 % de los pacientes, y el 20 % de estos necesitará algún tipo de resección del parénquima pulmonar.

- El acceso quirúrgico al tórax está dictado por el tipo de lesión y la vía que brinde la mejor exposición de las estructuras lesionadas. Hay que recordar que **las principales vías de abordaje en el traumatismo penetrante son la toracotomía anterolateral unilateral**, la toracotomía anterolateral bilateral, la esternotomía media y la vía toracoscópica. La toracotomía posterolateral se usa de forma excepcional y en pacientes estables, adecuadamente seleccionados y que no requieran extensión a laparotomía.

- Las **indicaciones** para la realización de una exploración quirúrgica (toracotomía) son:
  - Lesiones de traumatismo de tórax asociadas a *shock*.
  - Inestabilidad hemodinámica a pesar de reanimación agresiva.
  - Débito hemático inicial del tubo ≥ 1.500 mL.
  - Drenaje persistente a través del tubo ≥ 200-300 mL/h durante 3-4 horas.
  - Taponamiento pericárdico.
  - Fuga aérea masiva que imposibilita una adecuada oxigenación/ventilación del paciente.

- Al realizar una toracotomía por traumatismo penetrante, se recomienda **no retrasar** su ejecución en aquellos pacientes inestables con sangrado persistente aún no controlado en el tórax y, en lo posible, usar tubos endotraqueales de doble luz. Un pulmón lesionado que se esté ventilando puede ser lastimado adicionalmente con facilidad al realizar la movilización quirúrgica y exposición. **Se deben evitar los tirones sobre el parénquima**, ya que, de hacerlo, es muy fácil producir laceraciones. Es aconsejable usar una gasa grande doblada y sujeta con una pinza de anillos para movilizar el parénquima pulmonar. En casos de hemotórax masivos, si están disponibles **sistemas de recuperación de sangre**, hay que tenerlos purgados y preparados, ya que la sangre no contaminada de tórax puede ser autotransfundida.

- Para **lesiones más periféricas, se han de realizar resecciones en cuña con grapadoras** de tipo GIA™ o TA™, para cuyo uso debe aplicarse presión para desinflar de manera parcial el pulmón antes de posicionarla y dispararla. Tras realizar el grapado, se debe proceder a la revisión de la línea de grapas aplicadas, en busca de sangrado o fugas de aire. **Si hay fuga o hemorragia, es recomendable reforzar la línea de sección** con una sutura en ocho de Prolene®. En caso de no disponer de máquinas de grapado, se pueden utilizar dos pinzas intestinales aplicadas con delicadeza a ambos lados del parénquima pulmonar a resecar, usando sutura continua de tipo colchonero debajo de la pinza y seguida de una línea de puntos de bloqueo continuo en el extremo resecado. **Debe evitarse colocar suturas superficiales en laceraciones profundas** que estén sangrando, ya que esto favorece la formación de hematomas intrapulmonares y embolia gaseosa.

- Para las **lesiones transfixiantes más profundas,** en las cuales no es posible realizar una resección en cuña del parénquima pulmonar, **la tractotomía es un recurso muy valioso,** pues permite una exposición no anatómica del trayecto de la laceración, control adecuado de la hemorragia y de las fugas aéreas, minimizando la pérdida de tejido pulmonar. Además, es más rápida y técnicamente menos exigente que la alternativa de realizar lobectomía o resecciones mayores.

- En presencia de **hemotórax masivo y sangrado activo profuso por lesión hiliar**, es imperioso **controlar manualmente el hilio pulmonar**. Para lograrlo sin seccionar el ligamento pulmonar inferior, se aísla el hilio digitalmente (entre el índice y el anular) y, a continuación, se coloca la abrazadera vascular de Satinsky en dirección cefalocaudal. Para el control proximal en lesiones hiliares muy proximales, puede ser necesaria la abertura del pericardio y el pinzamiento de los vasos hiliares desde el interior del pericardio.

BIBLIOGRAFÍA

Cothren C, Moore EE, Biffl WL, Franciose RJ, Offner PJ, Burch JM. Lung-sparing techniques are associated with improved outcome compared with anatomic resection for severe lung injuries. J Trauma. 2002;53(3):483-7.

García A, Millán M, Ordóñez CA, Burbano D, Parra MW, Caicedo Y, et al. Damage control surgery in lung trauma. Colomb Med (Cali). 2021;52(2):e4044683.

Gasparri M, Karmy-Jones R, Kralovich KA, Patton JH Jr, Arbabi S. Pulmonary tractotomy versus lung resection: viable options in penetrating lung injury. J Trauma. 2001;51(6):1092-5; discussion 1096-7.

Karmy-Jones R, Jurkovich GJ, Shatz DV, Brundage S, Wall MJ Jr, Engelhardt S, et al. Management of traumatic lung injury: a Western Trauma Association Multicenter review. J Trauma. 2001;51(6):1049-53.

Van Natta TL, Smith BR, Bricker SD, Putnam BA. Hilar control in penetrating chest trauma: a simplified approach to an underutilized maneuver. J Trauma. 2009;66(6):1564-9.

Toracoabdominal

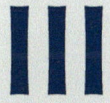

34 • Traumatismo cerrado con lesión diafragmática

35 • Traumatismo penetrante con lesión diafragmática (I)

36 • Traumatismo penetrante con lesión diafragmática (II)

37 • Traumatismo cerrado con abordaje bicavitario simultáneo

38 • Traumatismo contuso con abordaje bicavitario simultáneo

39 • Traumatismo penetrante con abordaje bicavitario simultáneo (I)

40 • Traumatismo penetrante con abordaje bicavitario simultáneo (II)

S. Navarro Soto y S. Montmany Vioque

CASO 34

PRESENTACIÓN DEL CASO

Una mujer de 45 años presenta caída desde un caballo. Según el esquema MIST (mecanismo de la lesión, lesiones identificadas, signos y síntomas y tratamientos aplicados hasta la llegada al hospital, por sus siglas en inglés) presenta:

- **M**: caída desde un caballo. Acude a su centro ambulatorio de referencia acompañada por sus familiares.
- **I**: signos de traumatismo craneoencefálico (TCE) y contusiones toracoabdominales.
- **S**: escala de coma de Glasgow (ECG) de 8-9, presión arterial (PA) de 93/66 mmHg, frecuencia cardíaca (FC) de 103 lpm.
- **T**: oxigenación y posterior intubación orotraqueal (IOT). Traslado a un centro hospitalario de tercer nivel de referencia.

A nivel hospitalario, se activa código de atención al paciente politraumatizado y, mientras se traslada a la paciente, el equipo multidisciplinario pertinente se prepara para recibirla y comprueba que se dispone del ambiente y del material correspondiente y que funciona correctamente.

REVISIÓN PRIMARIA

En la valoración inicial se procede con la evaluación de la vía aérea (A), la respiración (B), la circulación (C), el déficit neurológico (D) y la exposición (E):

A: paciente intubada. Se comprueba la correcta colocación traqueal del tubo y su funcionamiento adecuado. La saturación de oxígeno es del 98 %. Portadora de collarín cervical.
B: ventilación pulmonar derecha correcta. Hipofonesis basal izquierda.
C: PA de 90/60 mmHg, FC de 108 lpm. Exploración abdominal no valorable al estar intubada. Sin deformidades de huesos largos visible, ni sangrados externos.

D: ECG 3 en paciente intubada. Pupilas isocóricas y normorreactivas. Focalidades neurológicas no valorables al estar intubada.
E: no se objetivan otras lesiones.

Se colocan dos vías periféricas gruesas y se infunden 500 mL de cristaloides y 500 mL de coloides.

En las pruebas complementarias durante la revisión primaria destacan:

- Analítica: hemoglobina: 7,4 g/dL, hematocrito: 28 %; leucocitos: 6.400/L; neutrófilos: 89 %; plaquetas: 94.000/L; tiempo de protrombina (TP): 1,74 ratio; fibrinógeno: 0,8 g/L (normal [N]: 1,5-4,5 g/L); ácido láctico: 10,4 mg/dL (N < 5,5 mg/dL); urea: 73 mg/dL; creatinina: 1,15 mg/dL; pH 7,39; presión parcial de oxígeno: (pO₂) 100 mmHg

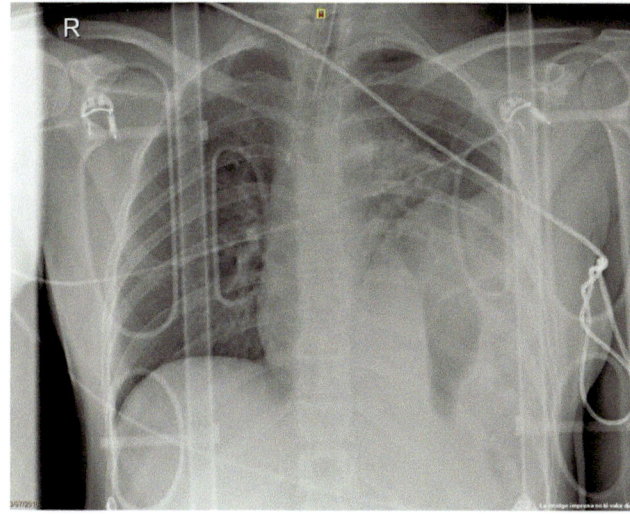

Figura 34-1. Radiografía de tórax.

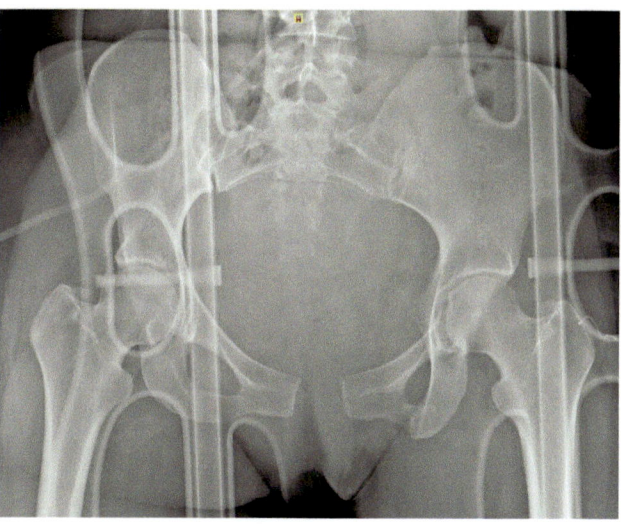

Figura 34-2. Radiografía de pelvis.

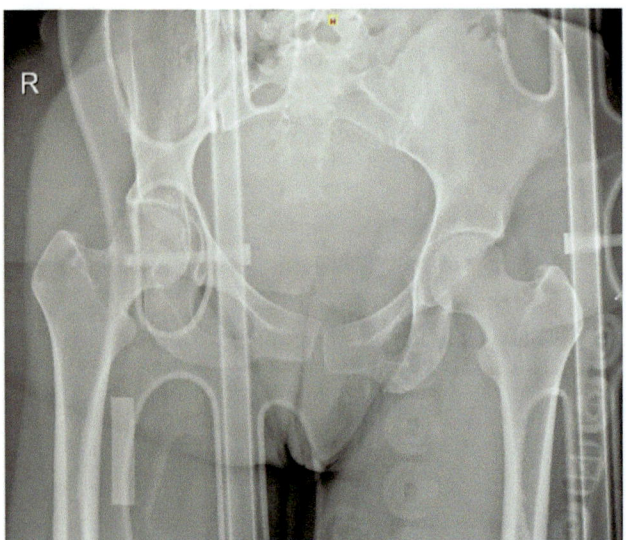

Figura 34-3. Radiografía de pelvis tras fijación provisional.

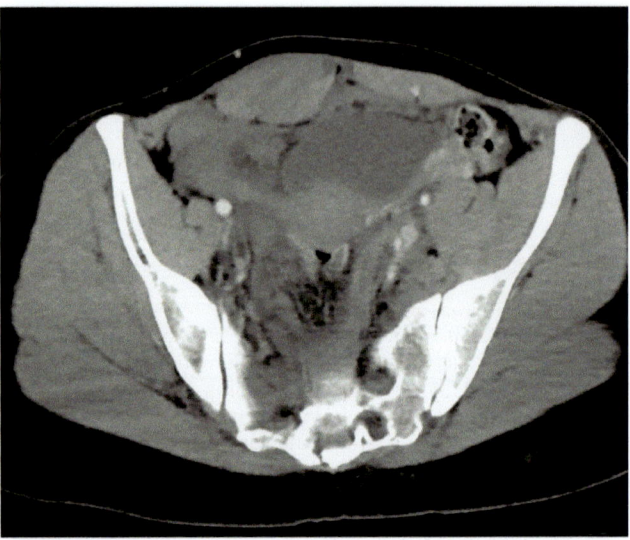

Figura 34-5. TC abdominal.

(fracción inspirada de oxígeno [FiO$_2$: 0,4 %]); presión parcial de CO$_2$ (pCO$_2$): 39 mmHg; bicarbonato: 24 mmol/L; exceso de base: – 3 mEq/L.
- Radiografía de tórax (**Fig. 34-1**).
- Radiografía de pelvis (**Fig. 34-2**).
- Ecografía abdominal enfocada para el traumatismo extendida (e-FAST): sin líquido libre intraabdominal ni en el espacio pericárdico.

Al reevaluar a la paciente, se comprueba que la vía aérea sigue correcta mediante IOT, persiste hipofonesis basal izquierda y la saturación de oxígeno es del 98 %, con respuesta hemodinámica al volumen con una PA de 108/70 y FC de 90 lpm.

Se coloca fijación en la pelvis mediante cinturón externo y se repite la radiografía de pelvis (**Fig. 34-3**).

REVISIÓN SECUNDARIA

No se hallan nuevas lesiones en la exploración física de la paciente. Se completa el estudio mediante tomografía computarizada (TC) abdominal, dado que la situación hemodinámica de la paciente lo permite (**Figs. 34-4** y **34-5**).

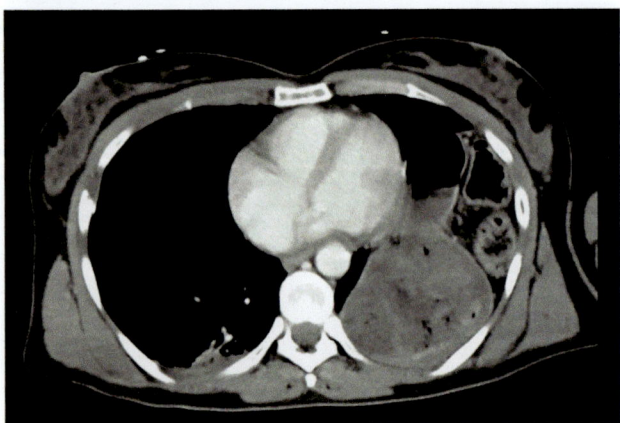

Figura 34-4. TC abdominal.

En el informe de la TC abdominal (v. **Figs. 34-4** y **34-5**) destacan hallazgos compatibles con laceración diafragmática izquierda y herniación de epiplón y asas intestinales al tórax. Fractura de pelvis con signos de extravasación de contraste.

EVOLUCIÓN DEL CASO

Se traslada a la paciente a radiología intervencionista para la embolización de los distintos puntos de sangrado activo pélvico dependiente de ramas musculoperineales de la arteria pudenda derecha (**Fig. 34-6**).

Tras la embolización, se reevalúa a la paciente, que presenta IOT correcta, hipofonesis basal izquierda, saturación de oxígeno del 100 %, PA de 100/55 y FC de 95 lpm.

Se decide realizar intervención quirúrgica para reparar la lesión diafragmática izquierda (**Fig. 34-7**). La laparoscopia

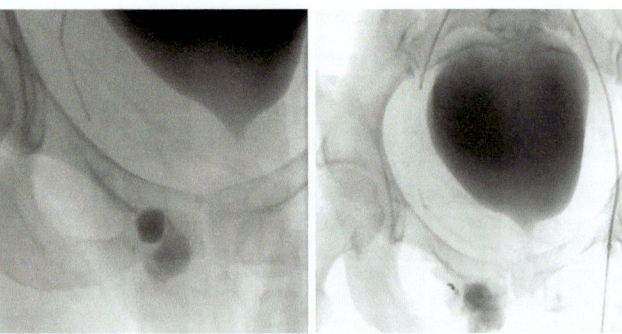

Figura 34-6. Angioembolización pélvica.

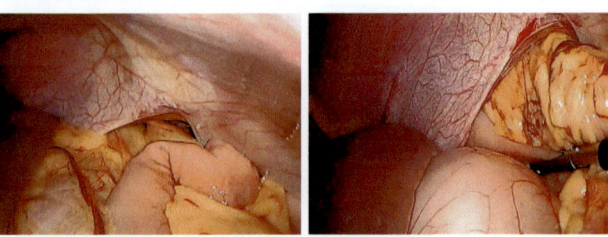

Figura 34-7. Reparación quirúrgica de lesión diafragmática.

exploradora identifica rotura del diafragma con herniación del epiplón y asas intestinales. Se reduce el contenido herniario sin incidencias y se repara el diafragma mediante sutura continua de monofilamento.

La paciente ingresa en el **área de críticos** y presenta buen curso clínico posterior. La extubación se realiza sin inciden-

cias. Está eupneica y su saturación de oxígeno es del 100 %, con ventilación conservada bilateral, hemodinámicamente estable y con abdomen anodino. Tolera dieta oral correctamente.

Puntuación de gravedad de la lesión (Injury Severity Score [ISS]) del caso: 34.

 CLAVES DEL CASO

- Las roturas diafragmáticas producidas por traumatismos contusos suelen ser desgarros extensos que llevan a la herniación.
- No se deben malinterpretar radiografías de tórax con rotura diafragmática y herniación pensando en una elevación del hemidiafragma, una dilatación gástrica o un hemoneumotórax tabicado. Ante la elevación de un hemidiafragma, la ausencia de la imagen típica del diafragma o la identificación de más de una línea compatible con el diafragma, se debe sospechar su rotura.
- Hay que tener mucho cuidado si se colocan drenajes pleurales en pacientes con roturas diafragmáticas con herniación por la posible lesión yatrogénica del contenido herniado.
- El tratamiento quirúrgico de la rotura diafragmática se puede realizar mediante procedimientos mínimamente

invasivos que, en caso de dudas, incluso pueden ayudar a corroborar su diagnóstico. La cirugía debe realizarse tras la estabilización hemodinámica del paciente y el tratamiento inicial de las lesiones que comprometen su vida.
- Si esta paciente acude a un hospital sin disponibilidad quirúrgica ni de radiología intervencionista, debería haberse trasladado inmediatamente a un centro de referencia con disponibilidad de ambos.
- Para el traslado habría sido imprescindible:

  - IOT.
  - Vías periféricas gruesas con infusión de volumen.
  - Fijación de la pelvis mediante cinturón.
  - Mantas y otros dispositivos para evitar la hipotermia.

- La colocación de drenaje pleural no habría sido necesaria.

BIBLIOGRAFÍA

Murray JA, Demetriades D, Asensio JA, Cornwell EE 3rd, Velmahos GC, Belzberg H, Berne TV. Occult injuries to the diaphragm: prospective evaluation of laparoscopy in penetrating injuries to the left lower chest. J Am Coll Surg. 1998 Dec;187(6):626-30.

Schuster KM, Davis KA. Diaphragm. En: Moore EE, Feliciano DV, Mattox KL (eds.). Trauma. Nueva York: McGraw Hill; 2017.

CASO
35

PRESENTACIÓN DEL CASO

Varón de 22 años que sufre una agresión por arma blanca en el flanco izquierdo. Aparentemente, es agredido desde la región posterior. Recibe el impacto y cae al suelo con dolor torácico y abdominal izquierdos. Es traído por personal paramédico. Durante el traslado el paciente se presenta estable con presión arterial (PA) de 130/80 mmHg, frecuencia cardíaca (FC) de 120 lpm, frecuencia respiratoria (FR) de 22 rpm y puntuación en la escala de coma de Glasgow (ECG) de 15/15 puntos. Colocan collarín cervical y tabla espinal larga y es entregado en el centro de traumatismo.

En el aspecto prehospitalario, informan según el acrónimo MIST (mecanismo de la lesión, lesiones identificadas, signos y síntomas y tratamientos aplicados hasta la llegada al hospital, por sus siglas en inglés) de rescate de los siguientes datos:

- **M**: herida por arma blanca.
- **I**: traumatismo toracoabdominal.
- **S**: PA de 130/80 mmHg, FC de 120 lpm, FR de 22 rpm, ECG de 15/15 puntos.
- **T**: collarín cervical y tabla espinal larga.

J. C. Salamea Molina y F. D. Miñán Arana

REVISIÓN PRIMARIA

Al llegar a urgencias, el paciente refiere mucho dolor torácico y abdominal izquierdo con las siguientes constantes vitales: PA: 120/80 mmHg; FC: 108 lpm; FR: 18 rpm y ECG: 15/15 puntos. Al realizar la evaluación inicial, que consiste en la evaluación de la vía aérea (A), respiración (B), circulación (C), déficit neurológico (D) y exposición (E), se encuentra:

A: vía aérea permeable; el paciente responde preguntas.
B: en la auscultación del tórax se detecta buena entrada de aire en ambos campos pulmonares, ruidos cardíacos rítmicos, con saturación de oxígeno (SatO$_2$) del 92 % con gafas nasales a 2 litros.
C: sangrado moderado que mancha la ropa. Hemiabdomen izquierdo doloroso a la exploración.
D: ECG de 15/15, pupilas isocóricas reactivas a la luz, pero se encuentra algo agitado, principalmente por el dolor.

E: se evidencia herida por arma blanca, sin sangrado activo en la región del flanco lateral izquierdo, línea medioaxilar, en la región de las últimas costillas por el que protruye epiplón (**Fig. 35-1**).

Se complementa la evaluación tomando muestras de sangre para analítica completa y pruebas cruzadas. Se realiza ecografía abdominal enfocada para el traumatismo extendida (e-FAST), que es negativa. El paciente es trasladado al quirófano.

EN EL QUIRÓFANO

Se realiza laparotomía media exploradora, desde la apófisis xifoides hasta el pubis. Se identifica el epiplón hacia la parte superior del hipocondrio izquierdo (**Fig. 35-2**). Se tracciona el epiplón mayor hacia la línea media y se identifica una lesión en el diafragma de unos 8 cm (**Fig. 35-3**) y se visualiza el lóbulo inferior del pulmón izquierdo. En la revisión sistemática de la cavidad abdominal, no se identifican otras lesiones en órganos intraabdominales y se aspiran 400 mL de hemoperitoneo.

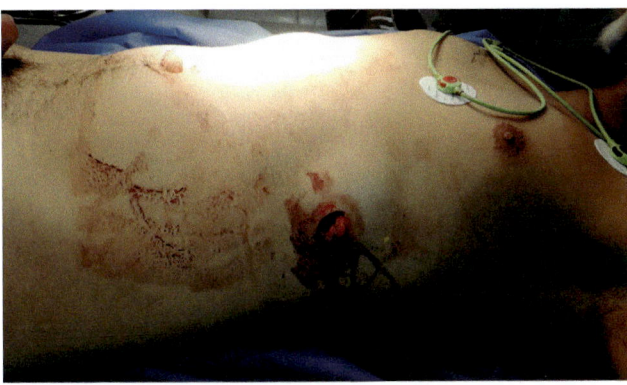

Figura 35-1. Herida por arma blanca, sin sangrado activo en la región del flanco lateral izquierdo, línea medioaxilar, en la región de las últimas costillas por el que protruye epiplón.

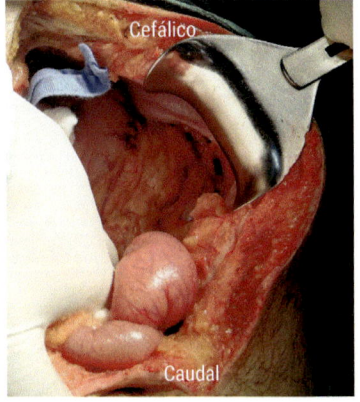

Figura 35-2. Se identifica el epiplón hacia la parte superior del hipocondrio izquierdo.

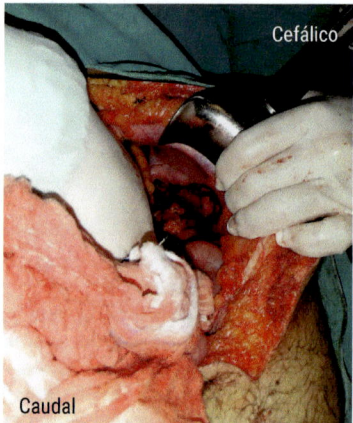

Figura 35-3. Se tracciona el epiplón mayor hacia la línea media y se identifica una lesión en el diafragma de unos 8 cm.

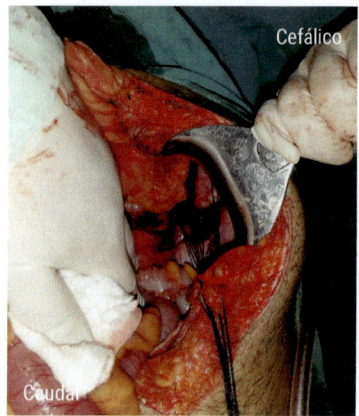

Figura 35-4. Puntos separados de seda de 1.

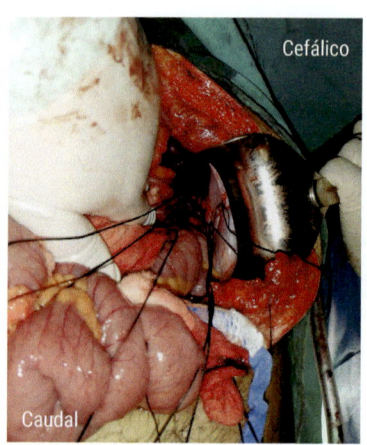

Figura 35-5. Reparación del diafragma.

Mediante puntos separados de seda 1 (**Fig. 35-4**) se repara el diafragma (**Fig. 35-5**).

Se realiza la sutura de la pared toracoabdominal en dos planos mediante el uso de poliglactina 910 y nylon 3/0, se coloca un tubo de toracostomía número 28 Fr a nivel del quinto espacio intercostal en la línea medioclavicular y este es conectado al frasco bicameral.

EVOLUCIÓN POSOPERATORIA

El paciente pasa a sala de recuperación y luego a la planta de cirugía. Permanece tres días hospitalizado, se realiza radiografía de tórax de control, se retira el tubo al tercer día y es dado de alta en buen estado y sin complicaciones, con seguimiento en consulta externa por el servicio de cirugía de traumatismo y emergencias.

 CLAVES DEL CASO

- El traumatismo cerrado y el penetrante difieren en la transferencia de energía. En el caso del penetrante, las lesiones suelen ser circunscritas al trayecto, de manera especial, las causadas por arma blanca.
- Los signos evidentes de penetración abdominal no requieren de exámenes complementarios.

- Hay que estar familiarizados con el protocolo de revisión sistemática de la cavidad abdominal durante la laparotomía.
- El desenlace positivo de los pacientes con traumatismo penetrante dependerá de la claridad en el tratamiento y de la toma de decisiones.

BIBLIOGRAFÍA

Abdellatif W, Chow B, Hamid S, Khorshed D, Khosa F, Nicolaou S, et al. Unravelling the mysteries of traumatic diaphragmatic injury: an up-to-date review. Can Assoc Radiol J. 2020;71(3):313-21.

Morgan BS, Watcyn-Jones T, Garner JP. Traumatic diaphragmatic injury. J R Army Med Corps. 2010;156(3):139-44.

CASO
36

PRESENTACIÓN DEL CASO

Se recibe en la sala de urgencias a un paciente masculino de 21 años que ha sido trasladado por el cuerpo de rescate al ser víctima de varias lesiones penetrantes por arma blanca en la región del tórax izquierdo de 30 minutos de evolución. Según el esquema MIST (mecanismo, lesiones detectadas o probables, estado y signos vitales del paciente durante el traslado y tratamientos aplicados hasta la llegada al hospital, por sus siglas en inglés), presenta:

- **M**: traumatismo penetrante.
- **I**: lesión por arma blanca en hemitórax izquierdo.
- **S**: sin información
- **T**: sin información.

M. N. Méndez Rivera

REVISIÓN PRIMARIA

De la sala de urgencias es trasladado al cuarto de *schok*. Se encuentra consciente, orientado en tiempo, espacio y persona y responde activamente al interrogatorio. En la valoración inicial se procede con la evaluación de la vía aérea (A), la respiración (B), la circulación (C), el déficit neurológico (D) y la exposición (E):

A: permeable.

B: en la ventilación el paciente muestra respiración espontánea, sin signos clínicos de insuficiencia ventilatoria, disminución de la ventilación en el hemitórax izquierdo, no hay matidez, la frecuencia respiratoria es de 18 rpm y la pulsioximetría es del 96 % de saturación de oxígeno.

- Se evidencian dos lesiones penetrantes por arma blanca (**Fig. 36-1**) de, aproximadamente, 5 cm de longitud:
  - En la línea axilar anterior izquierda en el segundo espacio intercostal que penetra con claridad en la profundidad del espacio intercostal y atraviesa piel, el tejido celular subcutáneo, y continúa el trayecto hacia abajo atravesando fascias y músculos. No sangra y tampoco sopla.

- En el borde superior de la cuarta costilla en el borde externo de la línea medioclavicular izquierda, penetra en la piel, el tejido celular subcutáneo y atraviesa las fascias y músculos. No sangra ni sopla.

C: buen llenado capilar, pulsos periféricos palpables y fuertes, sin palidez, ni sudoración en la piel y mucosas, presión arterial de 110/70 mmHg, frecuencia cardíaca de 70-74 lpm.

D: escala de coma de Glasgow (ECG) de 14/15. No hay signos de lesión neurológica medular ni periférica que sugieran lesión nerviosa.

E: sin datos relevantes.

MANEJO INICIAL

- Colocación de drenaje torácico en hemitórax izquierdo con salida de 200 mL de sangre y aire.
- Tras la colocación del drenaje, la ventilación mejora.
- Radiografía de tórax: drenaje torácico bien colocado, aumento de la silueta cardíaca y dudoso enfisema subcutáneo (**Fig. 36-2**).
- Ecografía abdominal enfocada para el traumatismo extendida (FAST) negativa.

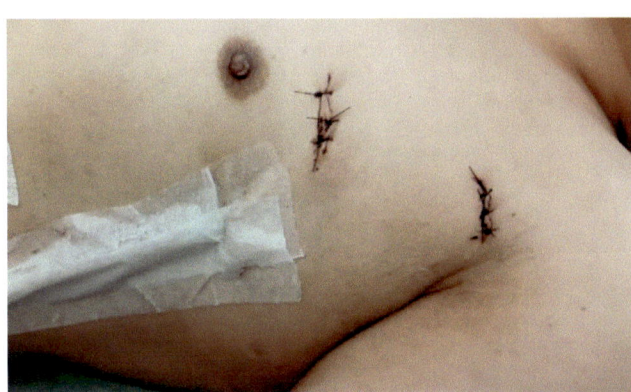

Figura 36-1. Se muestran las lesiones penetrantes en la región del tórax izquierdo y el tubo torácico colocado.

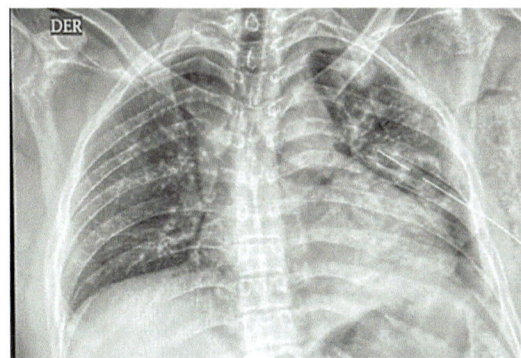

Figura 36-2. En la radiografía del tórax se evidencia un tubo torácico en adecuada posición y una buena expansión pulmonar. La silueta cardíaca está magnificada.

REVISIÓN SECUNDARIA

No se evidencian otras lesiones.

EVOLUCIÓN DEL CASO

Tras colocar el tubo, realizar radiografía y observar, se documenta que el paciente en todo momento se encuentra estable hemodinámicamente y con el problema del hemotórax y neumotórax manejado satisfactoriamente. El tubo no drena más de 250 mL en 4 horas.

Se administra analgesia y antibióticos y se decide observar durante 12 horas en la sala de urgencias según el protocolo del hospital.

Se realizan tres e-FAST, que no evidencian imágenes sugestivas de líquido en ninguno de los cuatro focos, entre ellos, el precordial.

Durante la revisión del caso se considera que el paciente tiene una de las heridas muy cercana a la región precordial y que hay armas blancas con longitud suficiente para atravesar de una región a otra, por lo que no puede descartarse la penetración a la región del corazón. Según varios estudios, se ha demostrado que la sensibilidad de la ecografía en la región precordial es muy baja y no es fiable en los casos en los que se documente hemotórax. Esto se debe a que puede haber penetración en el pericardio y la sangre puede salir hacia el tórax y provocar una fístula pericardiopleural, y la ecografía no detecta líquido en la región precordial.

Dado este análisis, se lleva a quirófano para realizar una ventana pericárdica laparoscópica en búsqueda de lesión cardíaca oculta (la experiencia del equipo médico local es mayor en laparoscopia que en toracoscopia).

REVISIÓN EN QUIRÓFANO

Se realiza abordaje laparoscópico con entrada en región umbilical y dos puertos en líneas medioclaviculares en el sexto espacio para realizar ventana pericárdica. El paciente está estable hemodinámicamente en todo momento sin cambios en sus parámetros.

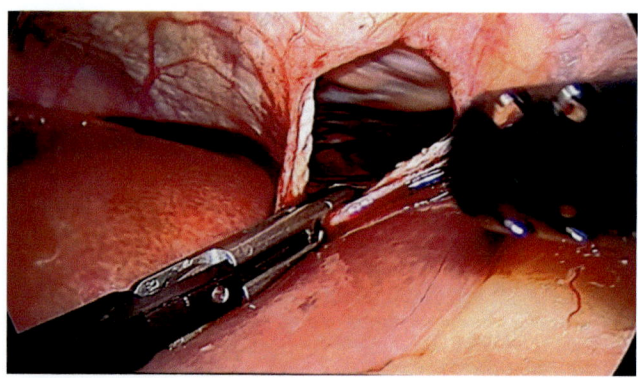

Figura 36-3. Vista laparoscópica de laceración del diafragma izquierdo.

En la laparoscopia se documenta laceración del diafragma izquierdo que penetra todo el espesor del diafragma en su región tendinosa, aproximadamente, de 7 cm de longitud, sin contenido intraabdominal herniado. Se observa parte de la base del pulmón, que se expande adecuadamente y sangrado viejo remanente escaso.

Se procede a realizar ventana pericárdica, sin evidenciarse sangrado en la cavidad pericárdica, con salida de líquido claro. En el resto de la laparoscopia no se evidencian lesiones en otros órganos intraabdominales. Se realiza el cierre de la laceración diafragmática con seis puntos simples de polipropileno de 3/0 con nudos intracorpóreos (**Fig. 34-3**).

EVOLUCIÓN POSOPERATORIA

El paciente permanece en observación en el servicio de operados de urgencias durante cuatro días, con tubo torácico, y evoluciona satisfactoriamente. Al segundo día deja de drenar material sanguinolento. Al tercer día se realiza radiografía de control, que evidencia buena expansibilidad, por lo que al cuarto día se retira el tubo. Se realiza nuevo control radiográfico, que se interpreta como normal, por lo que se decide el alta.

 CLAVES DEL CASO

- Las lesiones del diafragma por mecanismo penetrante deben sospecharse cuando hay compromiso en la región toracoabdominal, ya que la clínica de la lesión diafragmática puede ser silente y las consecuencias claramente complejas si se deja una lesión olvidada del lado izquierdo del diafragma (hernia diafragmática traumática). Este caso es excepcional y evidencia que hay lesiones fuera de la región toracoabdominal que comprometen el diafragma; en este caso la búsqueda de lesión cardíaca permitió descubrirlo.
- Los estudios de imagen (radiografía, ecografía y tomografía computarizada) no han demostrado ser útiles para descu-

brir lesiones del diafragma. Estas deben verse a través de toracoscopia, laparoscopia o laparotomía. La sensibilidad de estos estudios es baja.
- La importancia de diagnosticar y reparar tempranamente la lesión del diafragma evita el desarrollo de herniaciones tardías que tienen morbilidad y mortalidad elevadas, sobre todo en defectos como el caso que se presenta.
- La reparación de la lesión del diafragma es más fácil de realizar si se hace de forma temprana y no en los casos de herniaciones tardías. Estas reparaciones pueden hacerse con una toracoscopia, una laparoscopia o una laparotomía.

BIBLIOGRAFÍA

Jhunjhunwala R, Mina MJ, Roger EI, Dente CJ, Heninger M, Carr JS, et al. Reassessing the cardiac box: a comprehensive evaluation of the relationship between thoracic gunshot wounds and cardiac injury. J Trauma Acute Care Surg. 2017;83(3):349-55.

Meyer DM, Jessen ME, Grayburn PA. Use of echocardiography to detect occult cardiac injury after penetrating thoracic trauma: a prospective study. J Trauma. 1995;39(5):902-7; discussion 907-9.

Nicol AJ, Navsaria P, Hommes M, Ball C, Edu S, Kahn D. Sternotomy or drainage for a hemopericardium after penetrating trauma: a safe procedure? Ann Surg. 2016;263(2):e32.

Traumatismo cerrado con abordaje bicavitario simultáneo

CASO 37

PRESENTACIÓN DEL CASO

Un varón de 51 años se ve involucrado en una colisión automovilística (impacto frontal contra un árbol) y es llevado al hospital universitario como una activación de nivel 1 (máxima gravedad).

R. G. Ramos Jiménez y J. C. Puyana

REVISIÓN PRIMARIA

En la valoración inicial se procede con la evaluación de la vía aérea (A), la respiración (B), la circulación (C), el déficit neurológico (D) y la exposición (E):

A: patente.
B: sonidos respiratorios claros e iguales bilateralmente.
C: grado de consciencia alterado, pálido, pulso radial débil (+1).
D: escala de coma de Glasgow (ECG) de 15.
E: expuesto sin dificultad.

CONSTANTES VITALES

Respecto a las constantes vitales, los datos son los siguientes:

- Temperatura: 36,5 °C.
- Frecuencia cardíaca, ritmo es distinto: 130 lpm.
- Presión arterial: desconocida (el paciente se muestra agitado).

REVISIÓN SECUNDARIA

Los datos de la información secundaria son los siguientes:

- General: despierto, pero alterado.
- Ocular: pupilas 4 mm, simétricas y reactivas bilateralmente.
- Cabeza y cuello: normocefálico, cráneo intacto, sangre seca en la boca sin herida evidente, cuello cervical estabilizado en línea.
- Respiratorio: pulmones claros, respirando sin dificultad, expansión simétrica, dolor con palpación xifoidea.
- Cardiovascular: taquicárdico, con pulsos disminuidos (radial 1+).

- Abdomen: suave, no distendido, ningún dolor a la palpación.
- Musculoesquelético: pelvis estable, deformidad sobre el hombro derecho, extremidades superiores e inferiores sin evidencia de traumatismo ni deformación.

Durante la evaluación secundaria el paciente progresa de alterado a inconsciente y el equipo médico no logra detectar pulsos.

QUIRÓFANO

Tras una toracotomía de reanimación realizada en sala de urgencias en la que se liberó un taponamiento cardíaco, el paciente es llevado a quirófano mientras recibe masaje cardíaco. En el quirófano se realiza una esternotomía y toracotomía bilateral. Tras evacuar una cantidad moderada de hematoma de ambas cavidades torácicas y colocar tubos de tórax bilaterales, el equipo concentró su atención en buscar la causa del hemopericardio. Una lesión en la aurícula izquierda fue reparada con sutura permanente.

Tras obtener control definitivo del sangrado cardíaco, se realizó una laparotomía en la que se encontró un hematoma secundario a una laceración superficial al tercer segmento hepático. La laceración fue controlada con diatermia y no hubo ninguna otra lesión intraabdominal.

EVOLUCIÓN POSOPERATORIA

El paciente se recuperó en la unidad de cuidados intensivos durante 12 días, durante los cuales se liberó de la ventilación mecánica y se le retiraron ambos tubos del tórax. El paciente fue dado de alta a su domicilio 17 días después de su ingreso.

 CLAVES DEL CASO

- Los impactos frontales a gran velocidad pueden causar lesiones cardíacas y aórticas.
- Un grado de consciencia alterado puede ser señal de hipotensión, hipoventilación o traumatismo cerebral. El equipo médico debe mantener un elevado nivel de vigilancia y actuar

con inmediatez cuando un paciente pierde el pulso en la sala de urgencias.
- Una toracotomía de reanimación y el posterior manejo quirúrgico más avanzado en el quirófano son esenciales para intentar rescatar la fisiología del paciente.

BIBLIOGRAFÍA

Burlew CC, Moore EE, Moore FA, Coimbra R, McIntyre Jr RC, Davis JW, et al. Western Trauma Association critical decisions in trauma: resuscitative thoracotomy. J Trauma and Acute Care Surg. 2012;73(6):1359-63.

Seamon MJ, Haut ER, Van Arendonk K, Barbosa RR, Chiu WC, Dente CJ, et al. An evidence-based approach to patient selection for emergency department thoracotomy: a practice management guideline from the Eastern Association for the Surgery of Trauma. J Trauma Acute Care Surg. 2015;79(1):159-73.

CASO
38

PRESENTACIÓN DEL CASO

Se trata de un paciente varón de 50 años que sufre una colisión automovilística de tipo volcamiento en calidad de conductor con cinturón de seguridad y a moderada velocidad. Es trasladado a un centro de salud de su localidad por el cuerpo de bomberos locales, quienes realizaron maniobras de excarcelación básicas durante 10 minutos para rescatar al paciente. Según el acrónimo MIST (mecanismo de la lesión, lesiones identificadas, signos y síntomas y tratamientos aplicados hasta la llegada al hospital, por sus siglas en inglés) de rescate, se dispone de los siguientes datos:

- **M**: colisión de tráfico con vuelco del automóvil.
- **I**: dolor torácico a la inspiración profunda y dolor abdominal superior.
- **S**: constantes vitales estables, sin evidencia externa de signos de traumatismo. Su exploración física inicial aparentemente no muestra alteraciones significativas.
- **T**: permanece en observación unas 2 horas. Sus síntomas mejoran parcialmente con analgésicos intravenosos, por lo que es dado de alta con analgésicos por vía oral.

Durante la atención, no se le realizan estudios complementarios. A los cinco días, los síntomas persisten y comienza a presentar disnea en reposo, por lo que acude a urgencias del hospital.

W. J. Neumann Ordóñez e Y. R. Contreras Contreras

REVISIÓN PRIMARIA

A su ingreso, se miden las constantes vitales y se procede con la evaluación de la vía aérea (A), la respiración (B), la circulación (C), el déficit neurológico (D) y la exposición (E):

A: vía aérea permeable. No se coloca oxígeno suplementario de entrada.
B: tórax asimétrico, hipoexpansibilidad a expensas del hemitórax derecho. Hay dolor a la palpación del tercio medio e inferior de la pared anterolateral del hemitórax derecho. Sin embargo, no se identifica crepitación, crujido ni enfisema subcutáneo. Hay matidez a la percusión del tercio inferior de dicho hemitórax, donde, además, hay abolición de los ruidos respiratorios e impresiona auscultarse ruidos hidroaéreos. En vista de estos hallazgos, se solicita una radiografía de tórax anteroposterior. Frecuencia respiratoria (FR): 24 rpm, saturación de oxígeno por pulsioximetría (SpO$_2$): 93 % a fracción inspirada de oxígeno (FiO$_2$) ambiental.
C: el llenado capilar es normal, menor de 3 segundos. No hay palidez. Los ruidos cardíacos son rítmicos y regulares; no se auscultan soplos. El abdomen es plano, blando, depresible, doloroso a la palpación en el hemiabdomen superior sin evidencia de signos de irritación peritoneal. No se palpan masas. Los ruidos hidroaéreos están presentes, pero son escasos. La pelvis no presenta alteraciones. No hay heridas ni focos de sangrado externo evidentes. Se colocan dos vías venosas periféricas con catéter nº 16 en ambos pliegues cubitales y se administran 100 mg de tramadol lentamente para tratar el dolor. Las constantes vitales se miden en dos oportunidades, con un espacio de 5 minutos entre cada toma. La PA se mantiene con una sistólica por encima de 100 mmHg, sin modificación de la frecuencia cardíaca (FC). Se toman muestras para hemoglobina y

hematocrito, grupo sanguíneo, factor Rh y gasometría arterial. Se realiza una ecografía abdominal enfocada para el traumatismo extendida (e-FAST), que es negativa. De forma incidental, se visualiza un derrame pleural derecho, con un volumen aproximado de 100 mL en el tercio inferior del hemitórax derecho. PA: 118/72 mmHg; FC: 92 lpm.
D: escala de coma de Glasgow de 15 puntos. Hay isocoria y las pupilas son reactivas a la luz y a la acomodación.
E: no se encuentran otras lesiones. Temperatura corporal: 36,7 °C.

Por la clínica del paciente hasta este momento, se sospecha la presencia de un hemoneumotórax izquierdo y de una evisceración diafragmática postraumática. En vista de que el paciente permanece hemodinámicamente estable, se decide esperar el resultado de la radiografía de tórax solicitada para definir la conducta que seguir.

REVISIÓN SECUNDARIA

El paciente se mantiene hemodinámicamente estable. No se identifican otras lesiones adicionales.

Se recibe el resultado de la radiografía de tórax solicitada. En ella se puede evidenciar una radiopacidad heterogénea que abarca los dos tercios inferiores del campo pulmonar derecho y una obliteración del seno costodiafragmático ipsilateral (Fig. 38-1). Con esta imagen, se decide solicitar una tomografía computarizada (TC) de tórax y de abdomen con contraste. En ella se puede observar el ascenso del hígado, colon y algunas asas de intestino delgado hacia el hemitórax derecho, sin poder visualizarse claramente la línea isodensa correspondiente al hemidiafragma ipsilateral (Fig. 38-2). Se diagnostica una evisceración diafragmática traumática derecha y se decide su manejo quirúrgico, por lo

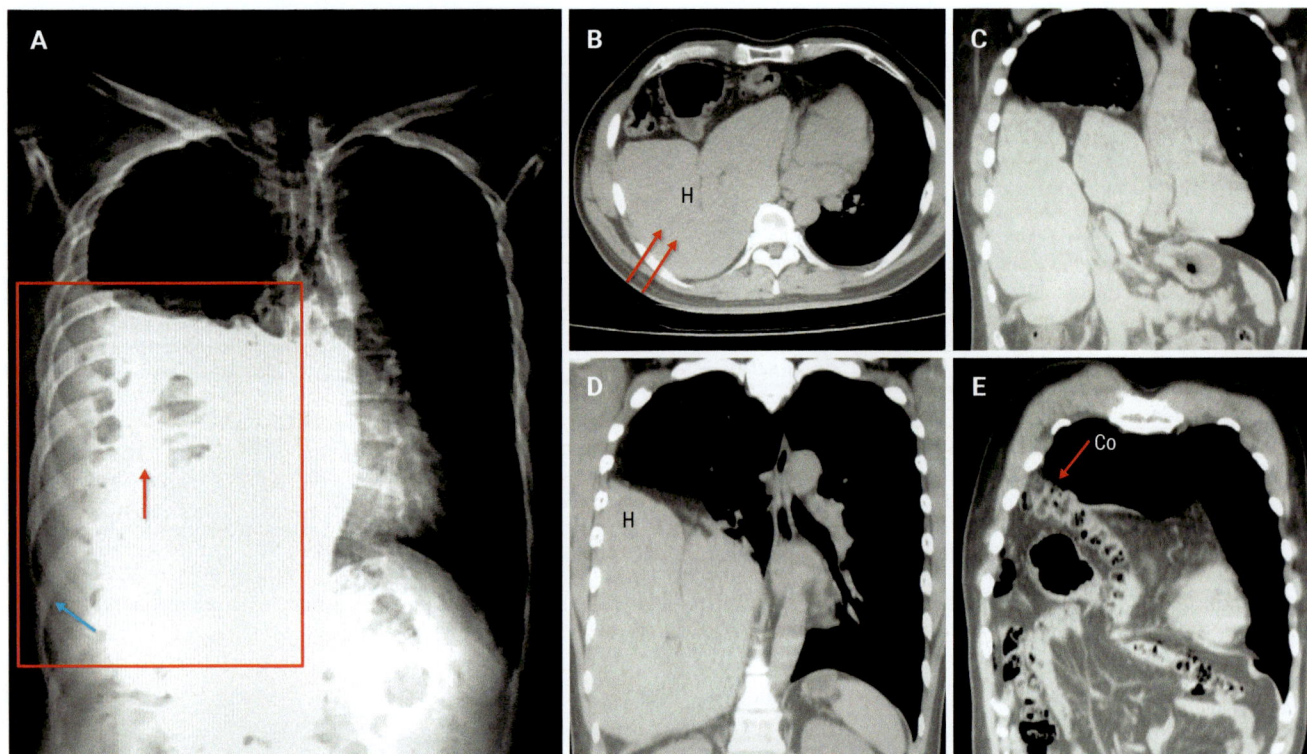

Figura 38-1. Estudios radiológicos. **A)** Radiografía de tórax anteroposterior realizada durante la valoración inicial y su representación esquemática. Se resalta radiopacidad heterogénea en dos tercios inferiores del campo pulmonar derecho (recuadro y flechas rojas) y obliteración del seno costodiafragmático del mismo lado (flecha azul). **B-E)** Tomografía de tórax y abdomen con contraste. Cortes axial y coronales en los que se observa el ascenso del hígado (H), del colon (Co) y de algunas asas de intestino delgado hacia el hemitórax derecho. No se visualiza apropiadamente la mitad derecha del diafragma (flechas rojas).

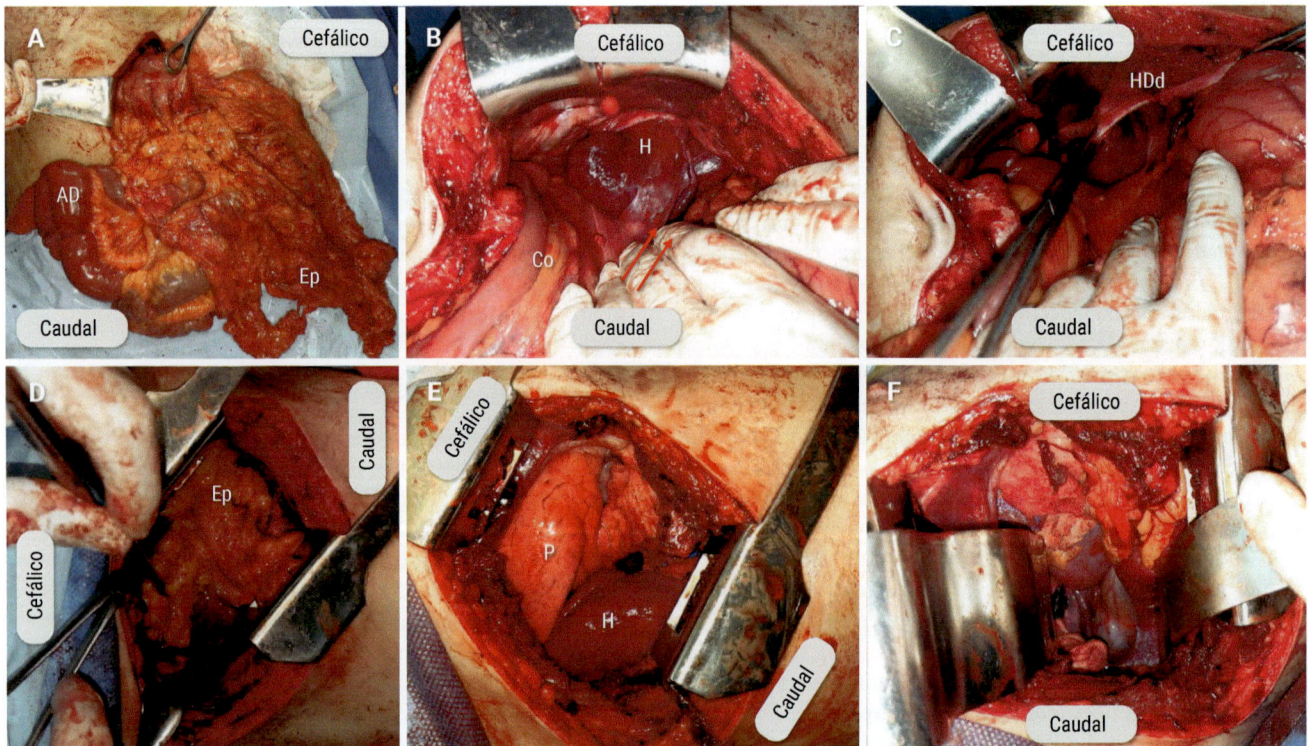

Figura 38-2. Hallazgos intraoperatorios. **A-C)** Visión desde el abdomen. **D-F)** Visión torácica. Apréciese la lesión diafragmática (HDd) extensa y presencia de hígado (H), colon (Co), epiplón (Ep) y asa de intestino delgado (AD) en la cavidad torácica. P: pulmón.

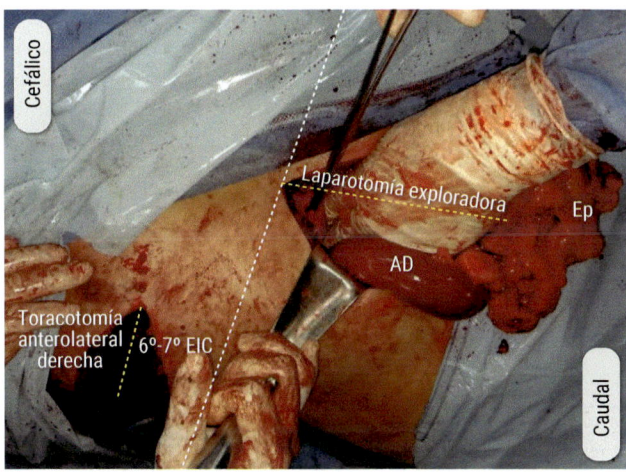

Figura 38-3. Representación esquemática de las cavidades abordadas: tórax y abdomen y sus incisiones. AD: asa de intestino delgado; EIC: espacio intercostal; Ep: epiplón.

cual se solicita turno quirúrgico de emergencia. En el período preoperatorio, se cateteriza un acceso venoso central y una línea arterial, se coloca una sonda nasogástrica y vesical y se planifica una intubación endotraqueal selectiva izquierda.

EN EL QUIRÓFANO

Ante los hallazgos, se decide realizar una laparotomía exploradora de forma inicial al tratarse de una patología aguda y se propone una revisión reglada de la cavidad tras la reducción del contenido para buscar lesiones asociadas al traumatismo reciente.

Los hallazgos son los siguientes:

- 200 mL de hemoperitoneo.
- No hay contaminación de la cavidad.
- No hay hematomas retroperitoneales.
- Herniación de parte del hígado, colon transverso, epiplón mayor y asas de intestino delgado hacia el tórax.

Se intenta reducir el contenido hacia la cavidad peritoneal. Sin embargo, hay mucha dificultad para lograrlo, por lo que se decide realizar el abordaje simultáneo del tórax a través de una toracotomía anterolateral derecha, con la cual se logra reducir el contenido de vuelta al abdomen. No se encuentran adherencias. Se visualiza una lesión diafragmática de alrededor de 20 cm de longitud (**Fig. 38-3**). Al realizar el desplazamiento del hígado hacia la cavidad abdominal, el paciente presenta un deterioro hemodinámico súbito y necesita fármacos vasoactivos (noradrenalina). En este momento se decide finalizar la cirugía, por lo que se difiere la reparación diafragmática definitiva y se opta por la colocación de puntos enfrentados con polipropileno 0. Se realiza un cierre diferido de la pared abdominal con una bolsa de Bogotá y del tórax mediante sutura continua de piel.

EVOLUCIÓN DEL CASO

El paciente fue trasladado a la unidad de cuidados intensivos (UCI), donde se transfunden 3 unidades de concentrado de hematíes y 3 unidades de plasma fresco congelado. A las 48 horas su situación permite finalizar el tratamiento con fármacos vasoactivos. Se mantiene con sedoanalgesia y en

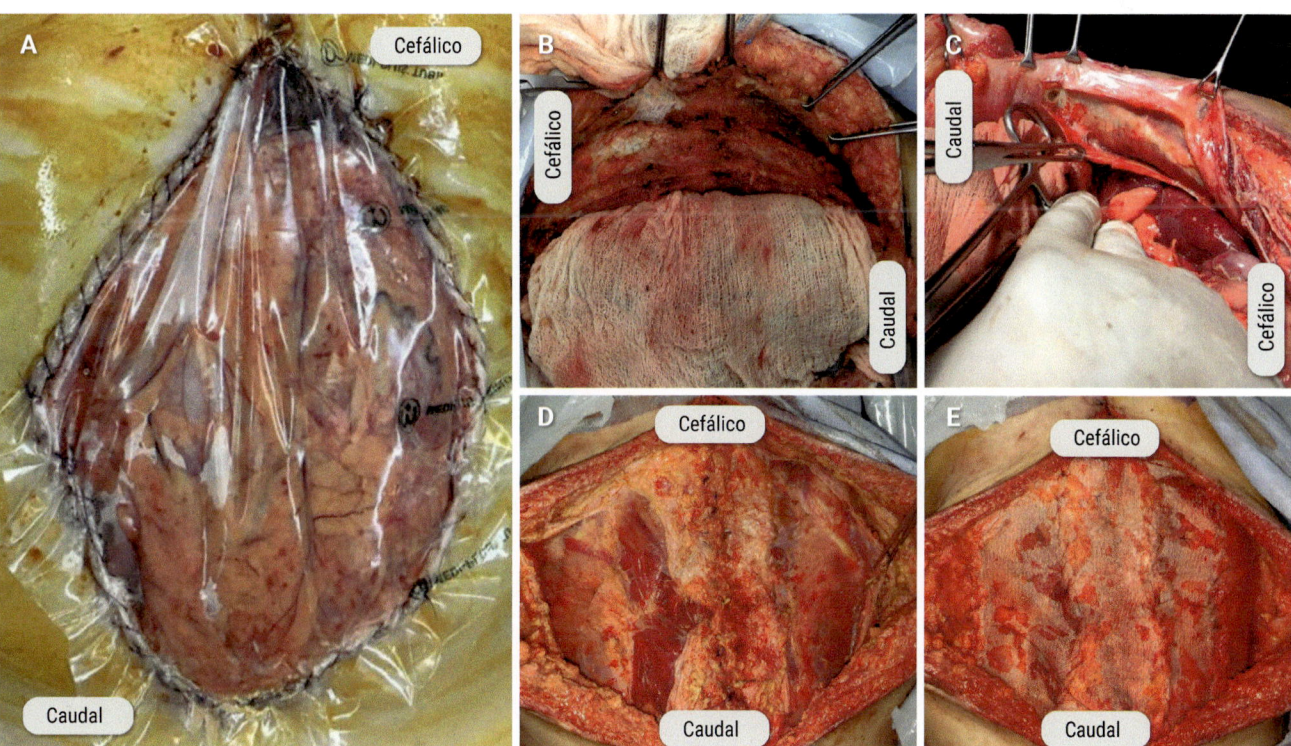

Figura 38-4. Procedimiento quirúrgico. Manejo de la pared abdominal. **A)** Cierre temporal con bolsa de Bogotá. **B-E)** Cierre definitivo de la pared abdominal por la técnica de separación de componentes.

ventilación mecánica en modo asistido controlado, manteniendo un gasto urinario inicial de 0,5 mL/kg/h que mejora progresivamente hasta alcanzar 2 mL/kg/h. A las 72 horas se decide llevar nuevamente al paciente a quirófano para completar la reparación diafragmática y el cierre de la pared abdominal y torácica.

Se realiza la reapertura de la laparotomía reciente. Se colocan más puntos de sutura en el diafragma con polipropileno 0 y se opta por la colocación de una malla de polipropileno en la cara torácica del diafragma. Se deja un drenaje torácico y se realiza el cierre habitual de la cavidad torácica. En el abdomen se realiza una técnica de separación de componentes para el cierre de la pared y se coloca una malla de polipropileno de 30×30 cm *onlay* (**Fig. 38-4**). Se decide la colocación de un drenaje en el espacio subcutáneo en vista de la disección amplia de los colgajos dermograsos que se requirieron. El paciente retorna a la UCI, donde se mantiene durante 72 horas con parámetros estables. Es extubado y se traslada a planta, donde permanece siete días. En ellos, se retira el drenaje pleural y recibe tratamiento con antibióticos por una infección del sitio operatorio. Finalmente, el paciente es dado de alta con controles sucesivos por parte del servicio de cirugía general y de tórax.

 ### CLAVES DEL CASO

- La evisceración diafragmática postraumática por un mecanismo contuso es una entidad poco frecuente, más aún del lado derecho. Su diagnóstico es difícil y generalmente ocurre de forma tardía. Requiere un elevado índice de sospecha, la adecuada interpretación de estudios complementarios (radiografía de tórax y TC) y un abordaje quirúrgico oportuno.

- La evisceración diafragmática implica el paso de vísceras abdominales en diferente proporción a través de una lesión del diafragma y denota un mecanismo de traumatismo de alto impacto en el que, por lo general, se produce un incremento brusco de la presión intraabdominal o intratorácica. Suele haber mayor afectación del hemidiafragma izquierdo por sus características anatómicas.

- Raras veces se identifica de forma temprana. El riesgo de su detección tardía implica la formación de adherencias de las vísceras abdominales entre sí y con la cavidad pleural, lo que dificulta su reducción a la cavidad peritoneal. En los casos agudos, la vía ideal de abordaje es a través de una laparotomía exploradora, la cual permite la identificación de lesiones asociadas de otros órganos.

- En los casos en los que ocurra el desplazamiento de un gran volumen de vísceras abdominales hacia el tórax, es posible requerir un abordaje torácico simultáneo que facilite su reducción a la cavidad peritoneal y la reparación definitiva de la lesión diafragmática.

BIBLIOGRAFÍA

Brown SR, Horton JD, Trivette E, Hofmann LJ, Johnson JM. Bochdalek hernia in the adult: demographics, presentation, and surgical management. Hernia. 2011;15(1):23-30.

De la Puente Azpitarte V, Regueiro C, Sánchez-Migallón M, Vallejo M. Hernias diafragmáticas traumáticas: revisión de la literatura a propósito de un caso. Rev Complut Cienc Vet. 2017;11(1):164-9.

Livingstone SM, Andres A, Shapiro AM, Kneteman NN, Bigam DL. Diaphragmatic hernia after living donor right hepatectomy: proposal for a screening protocol. Transplant Direct. 2016;2(7):e84.

CASO 39

PRESENTACIÓN DEL CASO

Varón de 45 años que acude 10 minutos después de recibir un impacto por proyectil de arma de fuego. Según el acrónimo MIST (mecanismo de la lesión, lesiones identificadas, signos y síntomas y tratamientos aplicados hasta la llegada al hospital, por sus siglas en inglés), se dispone de los siguientes datos:

- **M**: lesión por arma de fuego.
- **I**: región toracoabdominal izquierda y abdominal.
- **S**: presión arterial (PA): 70/40 mmHg; saturación de oxígeno (SatO$_2$): 73 %; frecuencia cardíaca (FC): 123 lpm; frecuencia respiratoria (FR): 24 rpm.
- **T**: no ha recibido atención prehospitalaria; ha sido traído por familiares.

L. M. Richard Sonences, J. F. Vivas Arizaleta y L. González Heredia

REVISIÓN PRIMARIA Y ATENCIÓN INICIAL

A la llegada al centro hospitalario se procede con la revisión primaria: evaluación de la vía aérea (A), respiración (B), circulación (C), déficit neurológico (D) y exposición (E):

A: vía aérea permeable sin cuerpos extraños y tráquea central sin desviación.

B: disneico con ruidos respiratorios simétricos.

C: palidez cutaneomucosa acentuada, hipotensión y taquicardia. Ecografía abdominal enfocada para el traumatismo (e-FAST) positiva y dolor abdominal. Se evidencia orificio en región abdominal en el flanco izquierdo y laceración en el flanco derecho.

D: paciente consciente pero combativo, escala de coma de Glasgow (ECG) de 12/15.

E: temperatura: 36 ºC. Se evidencia cicatriz de laparotomía media previa (**Fig. 39-1**).

Respecto a los procedimientos de la valoración primaria, se procede a colocar oxígeno húmedo por mascarilla a 5 L/min, se colocan dos vías periféricas, una en el brazo derecho y otra en la yugular externa. Se reanima con 1.000 mL de solución de lactato de Ringer. Se coloca, adicionalmente, 1 g de ácido tranexámico y 500 mg de cefazolina.

Se toman muestras sanguíneas para la determinación de hemoglobina y grupo sanguíneo, así como gasometría arterial.

El paciente, tras la reanimación inicial, se mantiene inestable hemodinámicamente y tiene signos de irritación peritoneal (**Fig. 39-2**).

EVOLUCIÓN DEL CASO

Debido a estos hallazgos se decide llevar directamente a cirugía de emergencia.

QUIRÓFANO

En el quirófano, se realiza laparotomía exploradora a través de línea pararrectal izquierda; se evidencian múltiples adherencias (▶**Vídeo 39-1**) y hallazgo de 1.000 mL de hemoperitoneo aproximadamente.

Se realiza liberación de adherencias de forma manual e instrumental y, para la exposición de los órganos posiblemente lesionados, se realiza movilización hepática para su correcta exposición y reparación (▶**Vídeo 39-2** y **Fig. 39-3**).

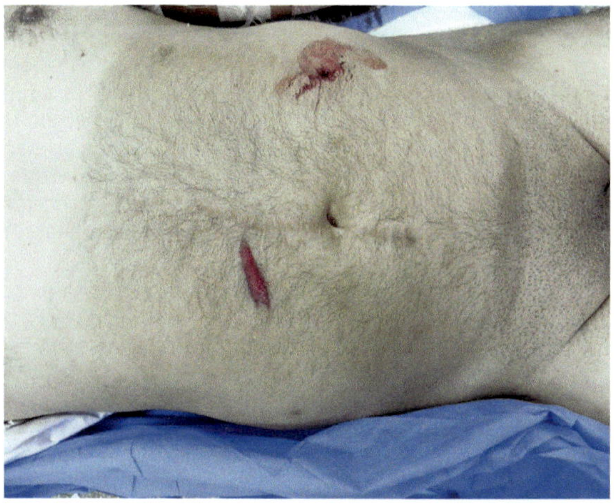

Figura 39-1. Se evidencia cicatriz de laparotomía media previa.

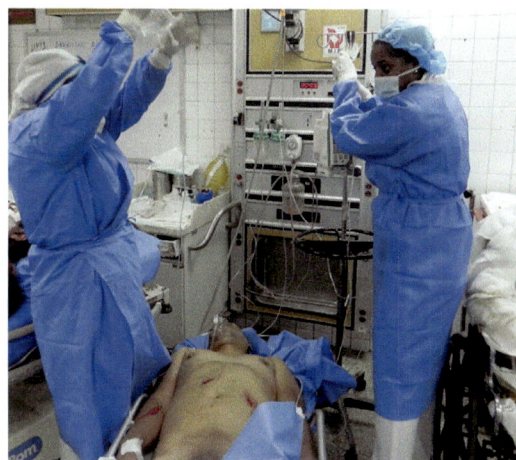

Figura 39-2. Signos de irritación peritoneal.

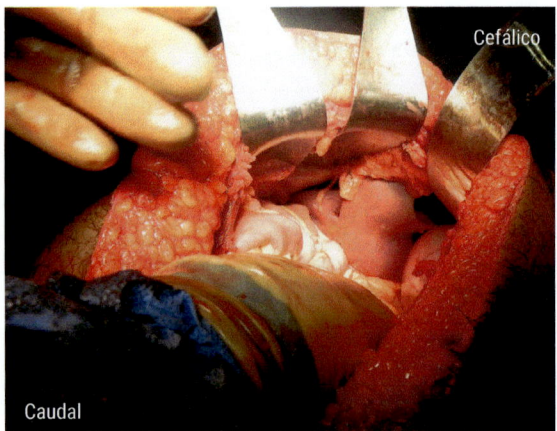

Figura 39-3. Liberación de adherencias de forma manual e instrumental.

Los hallazgos intraoperatorios son:

- Lesión hepática de grado II.
- Lesión de colon sigmoide de grado IV.
- Ausencia de riñón derecho.
- Lesión diafragmática de grado II.

Durante la intervención, el paciente persiste hemodinámicamente inestable, ahora con uso de aminas vasoactivas, hipotérmico y acidótico. El anestesiólogo informa de que le cuesta ventilar el tórax izquierdo.

Las lesiones abdominales no justifican la inestabilidad hemodinámica. En vista de los datos del anestesiólogo y de la lesión diafragmática, se procede inmediatamente a colocar un tubo de tórax izquierdo de donde drenan 1.800 mL de hemotórax.

Se procede a realizar toracotomía amplia izquierda, y se evidencia lesión del lóbulo inferior pulmonar transfixiante, con sangrado activo (**Fig. 39-4**).

Se procede a realizar tractotomía de la lesión y cierre del tórax. En el abdomen se realiza electrocoagulación hepática, rafia diafragmática y cierre del cabo distal del colon con derivación del cabo proximal (▶**Vídeo 39-3**).

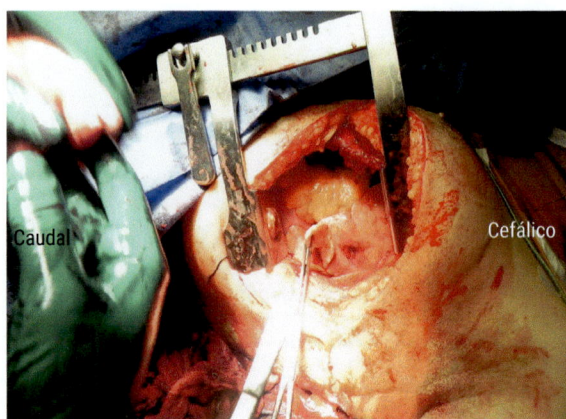

Figura 39-4. Toracotomía amplia izquierda.

Se cierra la piel con sutura continua y pasa a la unidad de cuidados intensivos (**Fig. 39-5**).

Dentro de la unidad de cuidados intensivos, se mantiene inestable hemodinámicamente, ahora con doble soporte de aminas vasoactivas. Sufre un paro cardíaco por el cual es reanimado, sin éxito, y fallece.

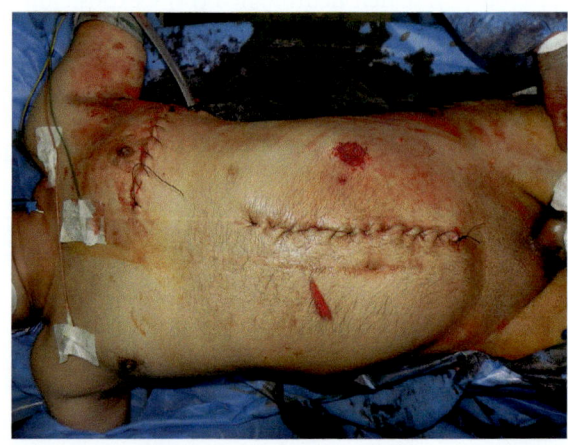

Figura 39-5. Cerrado de piel con sutura continua.

CLAVES DEL CASO

- Los pacientes reincidentes (aquellos que ya han tenido una laparotomía previa por traumatismo) son un gran reto. Las razones son múltiples, y se explican continuación:
  - **Diagnóstico**: la e-FAST puede resultar negativa por tener adherencias que impidan que el líquido se vea en los espacios usuales de exploración.
  - **Abordaje**: teniendo una cirugía previa, la entrada al abdomen es compleja y las adherencias son el primer impedimento.
  - **Conductas intraoperatorias**: por lo general, el paciente no sabe qué lesiones ha tenido de las cirugías previas, o que órganos no tiene. En este caso se le había practicado una nefrectomía derecha. Ante la posibilidad de tener lesión renal, la conducta debería ser siempre tratar de reparar.
- Trayectorias de proyectiles erráticas; a pesar de una lesión penetrante abdominal, existía una lesión diafragmática derecha, lo que indica que todo debe revisarse en una laparotomía por traumatismo.

- Revaluación intraoperatoria: a pesar de no tener una gran cantidad de hemoperitoneo y habiendo controlado la fuente del sangrado, el paciente persistía en muy malas condiciones generales. En ese caso, se debe sospechar alguna lesión que se haya pasado por alto en la valoración primaria (un sangrado oculto). En este caso, con los datos del anestesiólogo y con la visualización de la lesión de diafragma, se piensa en el tórax y, tras la colocación del drenaje torácico, se decide la toracotomía amplia.
- Las lesiones pulmonares transfixiantes deben tratarse con tractotomía. Abrir el trayecto con resección en cuña y hacer aerostasia y hemostasia de tejido pulmonar es vital; esto limita el sangrado e impide en el futuro las fístulas pleurales.
- La decisión de control de daños debe ser precoz y las estrategias de tratamiento temporal de los órganos deben ser sencillas y rápidas, cumpliendo el precepto fundamental de hacer control de la hemorragia y control de la contaminación.

BIBLIOGRAFÍA

Berg RJ, Karamanos E, Inaba K, Okoye O, Teixeira PG, Demetriades D. The persistent diagnostic challenge of thoracoabdominal stab wounds. J Trauma Acute Care Surg. 2014;76(2):418-23.

Matsushima K, Khor D, Berona K, Antoku D, Dollbaum R, Khan M, et al. Double jeopardy in penetrating trauma: get FAST, get it right. World J Surg. 2018;42(1):99-106.

 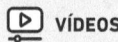 VÍDEOS

CASO 40

PRESENTACIÓN DEL CASO

Varón de 40 años es llevado por el cuerpo de paramédicos por sufrir una herida por arma blanca en la región del tórax anterior de 20 minutos de evolución. Según el esquema MIST (mecanismo, lesiones detectadas o probables, estado y signos vitales del paciente durante el traslado y tratamientos aplicados hasta la llegada al hospital, por sus siglas en inglés) presenta:

- **M**: traumatismo penetrante por arma blanca.
- **I**: herida penetrante en el tórax anterior.
- **S**: habla con coherencia, presión arterial (PA) de 110/70 mmHg, frecuencia cardíaca (FC) de 92 lpm, frecuencia respiratoria (FR) de 16 rpm, saturación de O_2 del 91 %.
- **T**: sin datos.

M. N. Méndez Rivera

REVISIÓN PRIMARIA

Al ingresar en la sala de urgencias es llevado de inmediato a cuarto de *shock* para su evaluación primaria. Allí se encuentran un paciente consciente, orientado, que conversa coherentemente y colaborador.

En la explotación físico muestra las siguientes constantes vitales: PA de 110/70 mmHg, FC de 92 lpm, FR de 16 rpm y pulsioximetría con saturación de O_2 del 91 %.

En la valoración inicial se procede con la evaluación de la vía aérea (A), la respiración (B), la circulación (C), el déficit neurológico (D) y la exposición (E):

A: permeable, respira de manera espontánea, sin ronquido ni signos de compromiso de la vía aérea.

B: respiración espontánea, sin taquipnea, sin aleteo nasal, sin uso de músculos accesorios. Presenta herida por arma blanca en la línea paraesternal derecha a la altura del quinto espacio intercostal. Dicha herida penetra en la piel, el tejido celular subcutáneo y atraviesa fascia y músculos. No sangra, ni sopla, ni tiene enfisema subcutáneo. En la auscultación se oyen bien los ruidos cardíacos; la entrada de aire en el lado derecho está disminuida, especialmente en la base; no hay estertores.

C: no se documentan signos de *shock*, hay buena coloración de piel, sin palidez ni frialdad. El estado de consciencia es adecuado, los pulsos periféricos son fuertes y palpables, no hay hipotensión y sí leve taquicardia. Buen llenado capilar. Como sitio oculto probable de sangrado se sospecha el tórax del lado derecho por disminución de la ventilación que puede corresponder a hemotórax. No hay datos de irritación peritoneal.

Se realiza ecografía abdominal enfocada para el traumatismo extendida (e-FAST) en los cuatro cuadrantes y se interpreta como negativo a líquido libre.

D: escala de coma de Glasgow (ECG) de 15/15; no se evidencia ningún signo de compromiso neurológico ni central ni periférico.

E: no hay evidencia de lesiones penetrantes ni estigmas de traumatismo en otras regiones del cuerpo.

Debido a la lesión penetrante torácica con elevada sospecha de hemotórax, se procede a colocar oxígeno, canalizar vía periférica y administrar un bolo de solución de lactato de Ringer a razón de 500 mL. Se coloca bajo anestesia local tubo torácico derecho que drena 500 mL de sangre roja y coágulos, además de aire (**Fig. 40-1**).

REVISIÓN SECUNDARIA

No hay evidencia de alteraciones en otros sistemas, salvo lo descrito en el tórax en la revisión secundaria.

REVISIÓN DEL CASO

Se traslada a la sala de rayos X para realizar radiografía de tórax, que evidencia tubo colocado en buena posición y adecuada expansibilidad pulmonar, con opacidad que

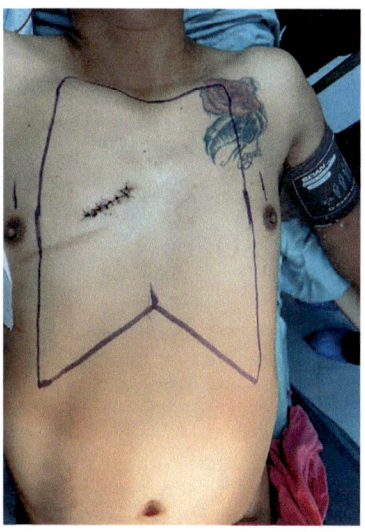

Figura 40-1. Lesión penetrante en región toracoabdominal y precordial.

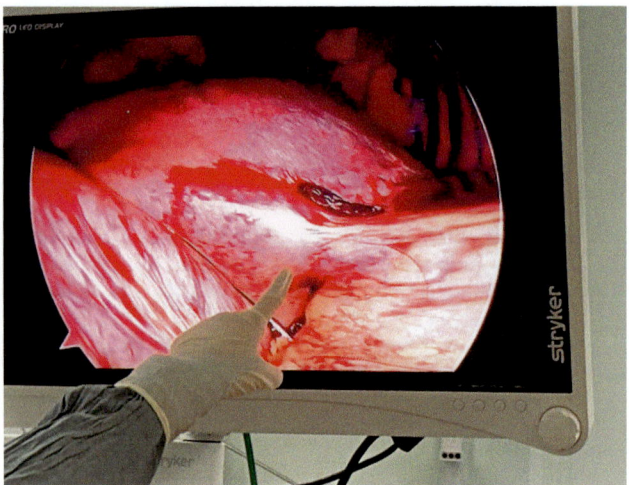

Figura 40-2. Hemoperitoneo y laceración hepática.

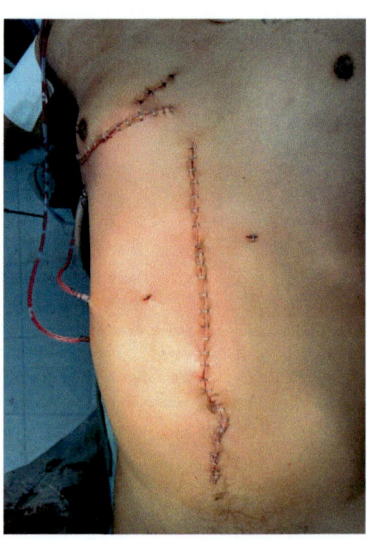

Figura 40-3. Doble abordaje de tórax y abdomen.

borra los ángulos en el lado derecho, sugestiva de hemotórax remanente. Se realiza e-FAST de control y no hay evidencia de sangrado en ninguno de los cuatro focos.

Se clasifica como una herida en la región del tórax y precordial penetrante, que provoca hemotórax. Debido a la baja sensibilidad de la ecografía para detectar líquido pericárdico en un paciente con hemotórax y tubo torácico, se decide llevar a ventana pericárdica laparoscópica. No hay cambios de hemodinamia y el tubo de torácico no tiene drenaje activo de sangre. El paciente solicita que se revise su caso, ya que refiere sentirse bien y no necesitar cirugía. Se le explica la necesidad del abordaje y acepta el procedimiento.

REVISIÓN EN QUIRÓFANO

Durante la inducción de anestesia, el paciente presenta disminución de la PA y se incrementa la FC. El equipo de anestesia considera que es secundario a vasodilatación por los fármacos y, tras un bolo, la PA se recupera de 70/60 a 100/80 mmHg, pero persiste la FC en 100 lpm.

Se inicia el abordaje laparoscópico a través del puerto umbilical y dos en ambos hipocondrios. Se evidencia sangre en el abdomen, aproximadamente, 500 mL, y una herida en el lóbulo derecho hepático, en los segmentos V y VI sin sangrado activo. Disminuye de nuevo la PA a 70/30 mmHg y se incrementa la FC a 120 lpm, por lo que se decide convertir el abordaje en laparotomía para realizar ventana transdiafragmática y revisar la cavidad

abdominal.

La ventana es negativa. En el abdomen se cuantifican alrededor de 500 mL de sangre y coágulos evidenciados ya observados. El traumatismo hepático visto en la laparoscopia se observa en la laparotomía. Se clasifica como grado III, pero no hay sangrado activo ni evidencia de más lesiones intraabdominales.

Debido a la sostenida hipotensión y a que las lesiones intraabdominales no justifican el estado de *shock*, se decide acceder a la cavidad torácica a través de una toracotomía anterolateral derecha.

Se obtienen 1.800 mL de coágulos y sección de la arteria mamaria interna derecha, que, en ese momento, no sangra, y lesión de la arteria intercostal a nivel de la quinta costilla. Se localizan y se ligan los cabos de las arterias lesionadas. Se drena el hemotórax y se cierra por planos previa colocación de tubo torácico. En el abdomen se coloca drenaje cerrado debido a la lesión hepática y se cierra la pared abdominal (**Figs. 40-2** y **40-3**).

EVOLUCIÓN POSOPERATORIA

En el posoperatorio, después de las transfusiones y del manejo de líquidos, recupera los parámetros hemodinámicos, por lo que es trasladado al servicio de cirugía torácica.

A los cuatro días se retira el tubo torácico y es dado de alta con leve anemia.

 CLAVES DEL CASO

- Las lesiones de la región toracoabdominal representan retos en cuanto a saber qué cavidad está comprometida y debe abordarse, si es el tórax o el abdomen. Cuando ambas están comprometidas, es importante priorizar la cavidad que mayor compromiso de sangrado activo tenga, para llegar a ella en primera instancia.
- El pronóstico del caso ante una lesión bicavitaria depende de lo acertado en acceder a la cavidad que tiene mayor san-

grado o está con pérdidas activas. Es un reto diagnóstico difícil y, en muchos casos, en el transoperatorio se redireccionan los abordajes.
- En el traumatismo penetrante la inestabilidad hemodinámica es sinónimo de sangrado activo, y deben investigarse los sitios ocultos de sangre: tórax, abdomen y pelvis.

BIBLIOGRAFÍA

Meyer DM, Jessen ME, Grayburn PA. Use of echocardiography to detect occult cardiac injury after penetrating thoracic trauma: a prospective study. J Trauma. 1995;39(5):902-7; discussion 907-9.

Murray JA, J, Asensio JA. Penetrating thoracoabdominal trauma. Emerg Med Clin North Am. 1998;16(1):107-28.

Ties JS, Peschman JR, Moreno A, Mathiason MA, Kallies KJ, Martin RF, et al. Evolution in the management of traumatic diaphragmatic injuries: a multicenter review. J Trauma Acute Care Surg. 2014;76(4):1024-8.

Abdomen

IV

41 • Traumatismo cerrado con hemoperitoneo y control de daños (I)

42 • Traumatismo cerrado con hemoperitoneo y control de daños (II)

43 • Traumatismo cerrado con hemoperitoneo y control de daños (III)

44 • Traumatismo penetrante con hemoperitoneo y control de daños (I)

45 • Traumatismo penetrante con hemoperitoneo y control de daños (II)

46 • Traumatismo cerrado con lesión hepática (I)

47 • Traumatismo cerrado con lesión hepática (II)

48 • Traumatismo cerrado con lesión hepática (III)

49 • Traumatismo cerrado con lesión hepática (IV)

50 • Traumatismo penetrante con lesión hepática (I)

51 • Traumatismo penetrante con lesión hepática (II)

52 • Traumatismo penetrante con lesión hepática (III)

53 • Traumatismo cerrado con lesión esplénica (I)

54 • Traumatismo cerrado con lesión esplénica (II)

55 • Traumatismo penetrante con lesión esplénica

56 • Traumatismo cerrado con lesión renal

57 • Traumatismo penetrante con lesión renal

58 • Traumatismo cerrado con lesión pancreatoduodenal (I)

59 • Traumatismo cerrado con lesión pancreatoduodenal (II)

60 • Traumatismo cerrado con lesión pancreatoduodenal (III)

61 • Traumatismo penetrante con lesión pancreatoduodenal (I)

62 • Traumatismo penetrante con lesión pancreatoduodenal (II)

63 • Traumatismo cerrado con lesión gastrointestinal

64 • Traumatismo penetrante con lesión gastrointestinal

65 • Traumatismo cerrado con lesión colorrectal

66 • Traumatismo abdominal penetrante con lesión cólica

67 • Traumatismo cerrado con lesión vesical

68 • Traumatismo penetrante con lesión vesical

69 • Traumatismo cerrado con lesión vascular mayor

70 • Traumatismo penetrante con lesión vascular mayor (I)

71 • Traumatismo penetrante con lesión vascular mayor (II)

72 • Traumatismo penetrante con lesión vascular mayor (III)

73 • Traumatismo cerrado con hematoma retroperitoneal en la zona I

74 • Traumatismo penetrante con hematoma retroperitoneal en la zona II

75 • Traumatismo cerrado con hematoma retroperitoneal en la zona II

76 • Traumatismo penetrante con hematoma retroperitoneal en la zona II

77 • Traumatismo cerrado con lesión de la pared abdominal

78 • Traumatismo cerrado en paciente embarazada

79 • Traumatismo penetrante en paciente embarazada

CASO 41

PRESENTACIÓN DEL CASO

Varón de edad desconocida que es traído como un traumatismo de nivel 1 (máxima gravedad) tras sufrir una colisión de motocicleta que le provocó un traumatismo grave en la extremidad inferior izquierda y que requirió el uso de un torniquete prehospitalario (**Fig. 41-1**).

R. G. Ramos Jiménez y J. C. Puyana

REVISIÓN PRIMARIA

En la revisión primaria, se procede con la evaluación de la vía aérea (A), la respiración (B), la circulación (C), el déficit neurológico (D) y la exposición (E):

A: vía aérea permeable (intubado).
B: sonidos respiratorios claros e iguales bilateralmente.
C: nivel de consciencia alterado, pálido, pulso radial débil (+1).
D: escala de coma de Glasgow (ECG) de 3/15.
E: expuesto sin dificultad.

Respecto a las constances vitales, destacan:

- Temperatura: 37,5 ºC.
- Frecuencia cardíaca (FC): 130 lpm.
- Presión arterial sistólica (PAS): 90 mmHg.
- Shock Index (SI): 1,44.

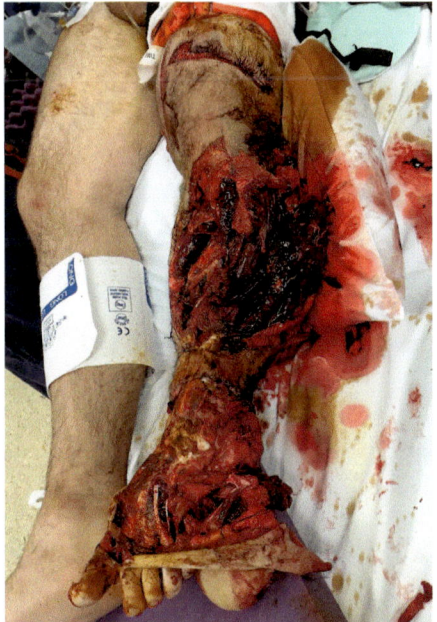

Figura 41-1. Estado de la extremidad inferior izquierda tras la colisión.

REVISIÓN SECUNDARIA

En la revisión secundaria, los datos son:

- General: intubado.
- Ocular: pupilas de 4 mm, simétricas y reactivas bilateralmente.
- Cabeza y cuello: normocefálico, cráneo intacto, cuello cervical estabilizado en línea.
- Respiratorio: pulmones claros, ventilando sin dificultad y con expansión simétrica.
- Cardiovascular: taquicárdico, con pulsos disminuidos (radial 1+).
- Abdomen: suave y distendido.
- Musculoesquelético: pelvis estable, deformidad de la clavícula, el hombro y el húmero izquierdo proximal, extremidad inferior izquierda deformada con músculo y hueso expuesto hasta la parte distal del fémur con torniquete proximal. Se realiza ecografía abdominal enfocada para el traumatismo extendida (e-FAST), en la que no se aprecia líquido libre intraabdominal, en cavidad pleural ni pericardio.

QUIRÓFANO

El paciente se lleva a cirugía debido a su estado de *shock*, pulso débil y abdomen distendido. Se decide la realización de laparotomía como herramienta diagnóstica.

La laparotomía muestra hemorragia abdominal secundaria a una laceración hepática, que se puede controlar con diatermia. Sin embargo, varios segmentos del mesenterio intestinal tienen contusiones. Dada la hipotensión y la taquicardia del paciente, se deja el abdomen abierto y se realiza una amputación tipo guillotina de la extremidad inferior izquierda. Al concluir la amputación, la presión sistólica mejora, pero la temperatura corporal del paciente es baja y hay evidencia de coagulopatía en las heridas e incisiones. Debido a estos hallazgos, el paciente es llevado a la unidad de cuidados intensivos (UCI) para continuar recibiendo transfusiones y optimizar la fisiología. Al día siguiente, el paciente retorna al quirófano para cerrar el abdomen y la amputación.

EVOLUCIÓN POSOPERATORIA

El paciente tiene un curso hospitalario prolongado y es dado de alta a una unidad de rehabilitación 32 días después de su ingreso.

CLAVES DEL CASO

- El control de daños es una estrategia útil tanto para laparotomías como para amputaciones.
- El protocolo de ecografía e-FAST es una técnica dependiente del ordenador lo que explica la variabilidad de su sensibilidad en las distintas series publicadas, que oscila entre el 26 y el 100%. Por ello, aunque es de gran utilidad en el manejo inicial del paciente politraumatizado con compromiso hemodinámico, debemos tener en cuenta la posibilidad de falsos negativos.
- Es básico controlar el sangrado y la contaminación de manera inicial para poder optimizar al paciente y obtener control definitivo con mejores circunstancias fisiológicas.
- La coagulopatía, la hipotermia y el sangrado son indicadores tardíos de disfunción fisiológica extrema. El control de daños debe ser indicado mucho antes de llegar a esta tríada.
- El retorno al quirófano lo dicta la fisiología del paciente; en ocasiones, se pueden reemplazar vendajes y realizar procedimientos en la UCI, para así evitar mover a un paciente críticamente enfermo.

BIBLIOGRAFÍA

Ball CG. Damage control surgery. Curr Opin Crit Care. 2015;21(6):538-43.

Stengel D, Leisterer J, Ferrada P, Ekkernkamp A, Mutze S, Hoenning A. Point-of-care ultrasonography for diagnosing thoracoabdominal injuries in patients with blunt trauma. Cochrane Database Syst Rev. 2018;12(12):CD012669. doi: 10.1002/14651858.CD012669.

CASO
42

PRESENTACIÓN DEL CASO

Varón de 18 años que es traído al servicio de urgencias tras sufrir un traumatismo cerrado múltiple por colisión de su moto (era el conductor y usaba casco) contra un automóvil.

G. F. Barillaro Segade, F. A. Pérez y A. Scolarici

ESCENA PREHOSPITALARIA

Según el acrónimo MIST (mecanismo de la lesión, lesiones identificadas, signos y síntomas y tratamiento aplicados, por sus siglas en inglés) de rescate, se dispone de los siguientes datos:

M: traumatismo cerrado múltiple.
I: traumatismo abdominopélvico.
S: presión arterial sistólica (PAS): 80 mmHg; frecuencia cardíaca (FC): 120 lpm; Shock Index (SI): 1,5, y puntuación en la escala de coma de Glasgow (ECG): 15/15.
T (tratamientos aplicados): oxígeno y cobertura con mantas. Sin vía venosa ni reanimación prehospitalaria. Con collarín cervical y en tabla larga.

REVISIÓN PRIMARIA

A la llegada al centro hospitalario, se procede con la revisión primaria: evaluación de la vía aérea (A), respiración (B), circulación (C), déficit neurológico (D) y exposición (E):

C: sin hemorragia compresible.
A: vía aérea permeable; cuello sin enfisema ni yugulares ingurgitadas y con tráquea centralizada.
B: entrada de aire disminuida por el lado izquierdo. Frecuencia respiratoria (FR): 24 rpm; y saturación de oxígeno (SatO$_2$): 96 %.
C: PAS: 90 mmHg; FC: 120 lpm, y SI: 1,3.
D: ECG 15/15.
E: hematoma escrotal y tumefacción en el muslo izquierdo.

MANEJO INICIAL

En el manejo inicial se realizan las siguientes acciones:

- Mascarilla con oxígeno.
- Dos vías venosas periféricas en los antebrazos.
- Se toma muestra sanguínea para análisis, incluyendo gasometría arterial y grupo sanguíneo.
- Reanimación con 1.000 mL de lactato de Ringer.
- Se realiza compresión pélvica con una sábana, dado que no se dispone de un dispositivo para tal fin de formato comercial.

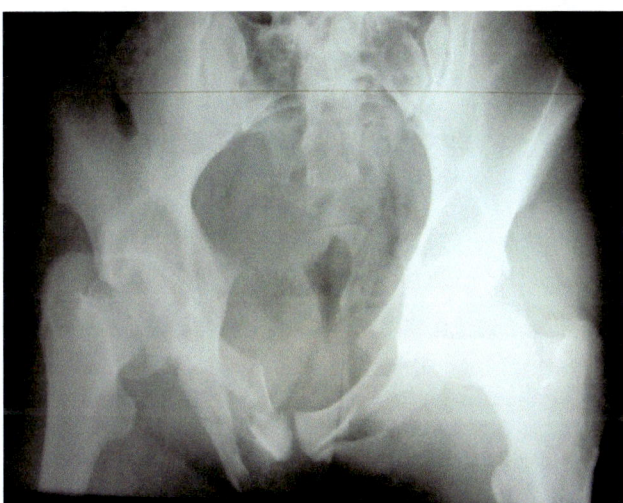

Figura 42-1. Radiografía de pelvis que muestra múltiples focos de fractura en ambas ramas iliopubianas e isquiopubianas que corresponden al tipo de fractura pélvica por compresión lateral dentro de la clasificación de Young-Burgess.

- Se coloca el miembro inferior izquierdo sobre férula inmovilizadora, ante sospecha de fractura del fémur.
- Se realiza ecografía abdominal enfocada para el traumatismo extendida (e-FAST). Resulta dudosa en la pleura izquierda para neumotórax y positiva en abdomen para líquido libre.
- Se realiza radiografía de pelvis (**Fig. 42-1**).

REVISIÓN SECUNDARIA Y PRUEBAS DE IMAGEN

En la revisión secundaria, la PAS es de 90 mmHg; la FC, de 105 lpm y el SI, de 1,2.

Se recibe el resultado de gasometría arterial: pH 7,23; defecto de bases (DB) de 9 mEq/L, y lactato de 4,2 mmol/L.

Se solicita tomografía computarizada (TC) de cuerpo entero con contraste intravenoso (**Figs. 42-2**, **42-3**, **42-4** y **42-5**), en la cual se evidencian neumotórax izquierdo de grado I, líquido libre intraperitoneal sin lesión asociada de órgano sólido, hematoma pélvico en la zona III, fracturas pélvicas en ramas iliopubianas e isquiopubianas bilaterales y extravasación de contraste en la fase de uretrografía a nivel de la uretra posterior.

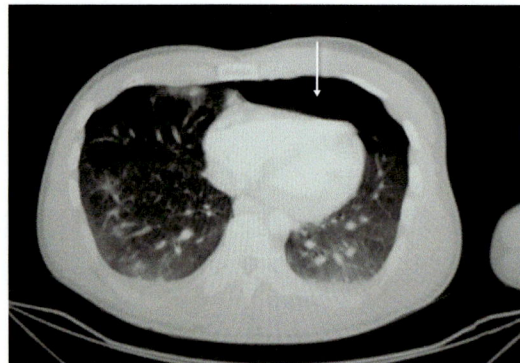

Figura 42-2. TC de tórax que evidencia neumotórax de grado I izquierdo (flecha blanca).

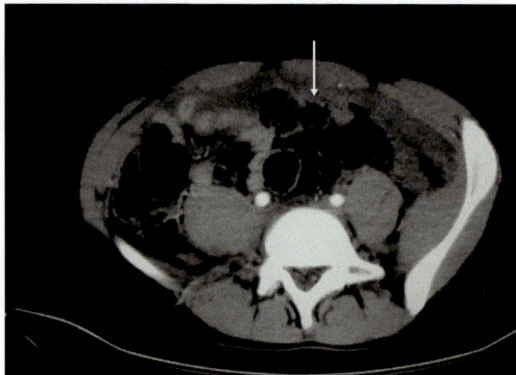

Figura 42-3. TC de abdomen que muestra líquido libre interasas (flecha blanca).

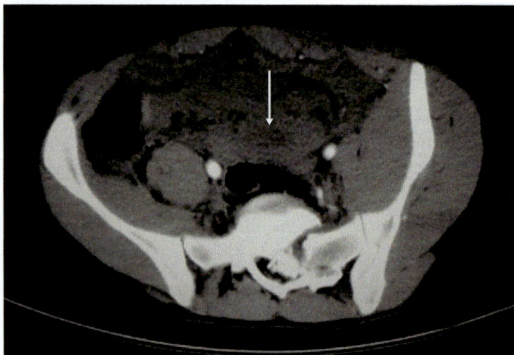

Figura 42-4. TC de abdomen que muestra hematoma pélvico (flecha blanca).

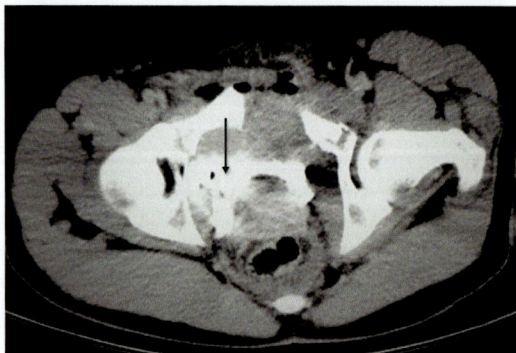

Figura 42-5. TC de pelvis que evidencia extravasación de contraste en la realización de uretrografía (flecha negra), hallazgo compatible con una lesión de uretra posterior.

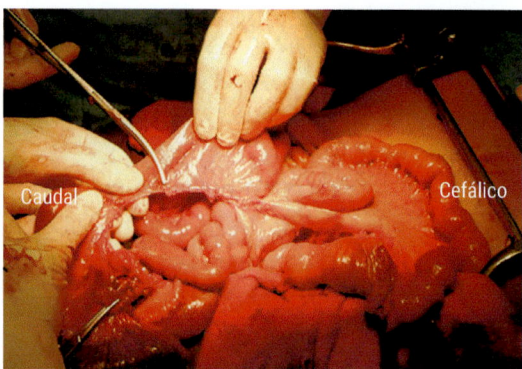

Figura 42-6. Resección de intestino delgado a raíz de desgarros del mesenterio.

EN EL QUIRÓFANO

En el antequirófano se coloca drenaje pleural izquierdo con débito de 300 mL de sangre y, a continuación, el paciente experimenta un episodio de hipotensión arterial, con PAS de 80 mmHg y FC de 110 lpm. Se activa el protocolo de transfusión masiva (PTM) con 4 concentrados de hematíes (CH) y 4 bolsas de plasma fresco congelado (PFC), y se traslada al paciente al quirófano. Dado que la e-FAST es positiva, se inicia el abordaje por laparotomía, conservando la compresión circunferencial pélvica con la sábana. Se realiza una incisión mediana supraumbilical e infraumbilical, preservando el hipogastrio para la colocación posterior de un *packing* pélvico preperitoneal (PPP) de acuerdo con el protocolo del centro para el manejo de las fracturas pélvicas inestables. En la laparotomía se hallan dos grandes desgarros sangrantes del mesenterio (**Fig. 42-6**), los cuales obligan a sendas resecciones por separado del intestino delgado isquémico. Dado el compromiso hemodinámico del paciente con requerimiento de fármacos vasopresores y acidosis, se opta por una táctica de control de daños con ligadura de los cabos intestinales, que se dejan dentro de la cavidad abdominal (**Fig. 42-7**).

A continuación, se procede a colocar PPP a través de una incisión mediana infraumbilical separada de la laparotomía exploradora. Por este abordaje, además, se coloca una cistotomía suprapúbica para el manejo de la lesión uretral (**Fig. 42-8**).

Sin embargo, el PPP no logra controlar totalmente la hemorragia pélvica y sus gasas embeben sangre. El paciente

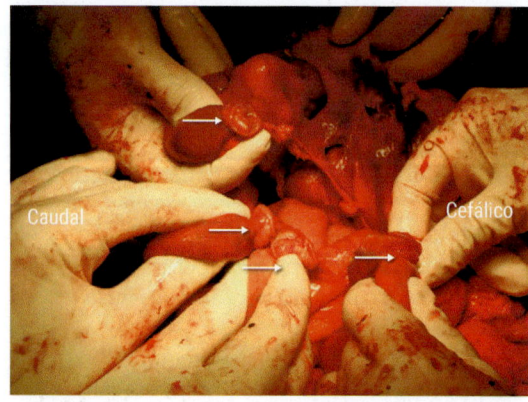

Figura 42-7. Ligadura de los cabos intestinales tras las resecciones del intestino delgado.

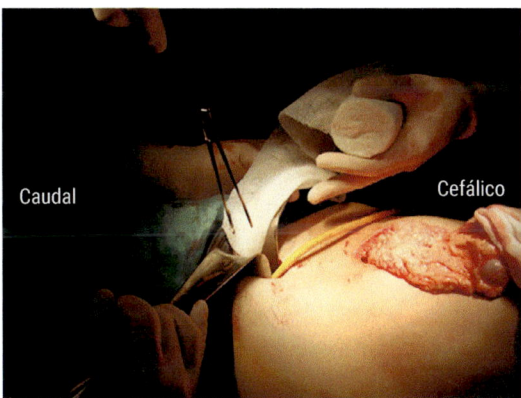

Figura 42-8. *Packing* pélvico preperitoneal y cistostomía suprapúbica a través de un abordaje separado al de la laparotomía exploradora.

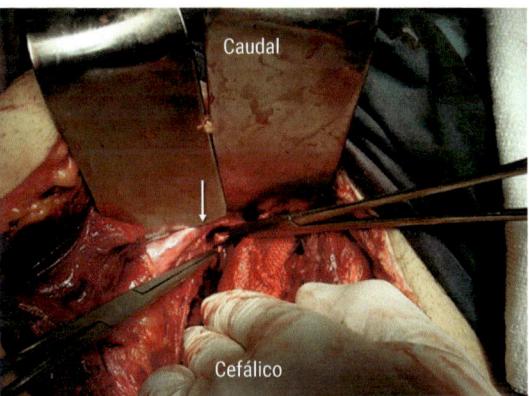

Figura 42-9. Arteria obturatriz izquierda seccionada junto al borde del foramen obturador, como causa del fallo del PPP para controlar el sangrado pélvico inicialmente.

se vuelve más hipotenso, con una PAS de 70 mmHg, por lo cual, se ocluye la aorta por debajo del diafragma para optimizar la reanimación y controlar el sangrado pélvico distal. Se retira el PPP, acto en el cual se halla una sección completa de la arteria obturatriz izquierda a nivel de la fractura iliopubiana homolateral con sangrado activo (**Fig. 42-9**).

Se practica la ligadura de la arteria obturatriz lacerada y se coloca un nuevo PPP. De este modo, se detiene la hemorragia pélvica (**Fig. 42-10**). Dada la complejidad de las lesiones asociadas, la acidosis presente y los requerimientos transfusionales, la cirugía se finaliza a modo de control de daños. Se retira

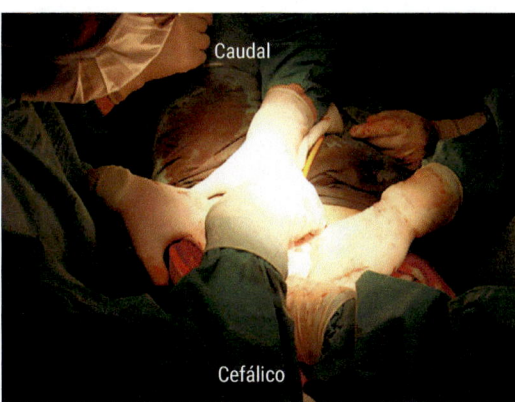

Figura 42-10. Recolocación del PPP.

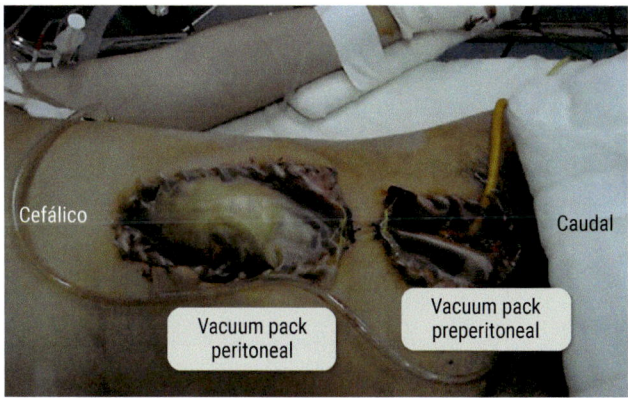

Figura 42-11. Final de la fase 1 de control de daños, con cierre transitorio de ambos abordajes, peritoneal y preperitoneal.

la compresión pélvica con sábana y se deja un doble cierre abdominal transitorio, con un sistema de presión negativa de confección artesanal en cada abordaje (**Fig. 42-11**). Los traumatólogos intervinientes deciden no colocar ningún tipo de fijación ósea externa en la pelvis, dado el tipo de fractura presente (compresión lateral conminuta), la disponibilidad de tutores óseos con la cual cuentan en ese momento y la condición hemodinámica afectada del paciente, que exige un manejo de control de daños. Con respeto a la fractura de fémur, siguiendo esa misma táctica de procedimientos abreviados, se le practica una tracción esquelética.

El paciente recibe una transfusión masiva con 7 CH, 8 bolsas de PFC y 7 unidades de plaquetas y es trasladado a la unidad de cuidados intensivos (UCI) para continuar su reanimación, bajo asistencia respiratoria mecánica.

En función del traumatismo que ha padecido, los índices asignados son:

- Injury Severity Score (ISS): 27.
- Revised Trauma Score (RTS): 7,84.
- Trauma Injury Severity Score (TRISS): 97,4 %.

EVOLUCIÓN EN LA UCI

Tras la corrección de la coagulopatía, la acidosis y la optimización cardiorrespiratoria, el paciente regresa a quirófano para la fase III del control de daños, a las 24 horas de su primera cirugía. Sus análisis revelan en ese momento un hematocrito del

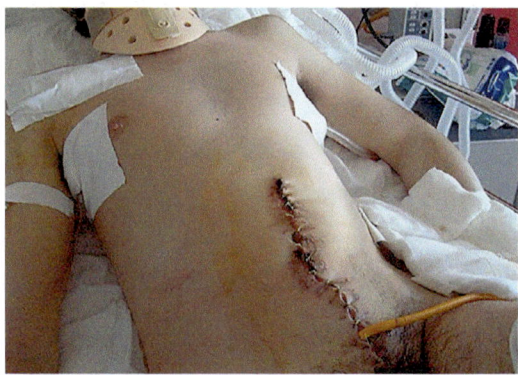

Figura 42-12. Paciente cursando recuperación en cuidados intensivos tras la fase III del control de daños y del cierre de las laparotomías.

30 %, gasometría con pH de 7,33, DB de 4 mmol/L y lactato de 2 mmol/L. En la reintervención se realizan dos anastomosis de intestino delgado, se retira el PPP sin nuevas hemorragias y se cierran de modo anatómico ambas incisiones abdominales (**Fig. 42-12**).

El paciente cursa una larga y tórpida evolución, con 32 días en la UCI, 18 de los cuales, bajo asistencia respiratoria mecá-nica, y se le debe realizar una traqueostomía en el 8º día de ingreso (DDI). Presenta neumotórax derecho, por lo que requiere otro drenaje torácico, infección superficial de las heridas operatorias y neumonía asociada al uso del respirador. Finalmente, es dado de alta el 53º DDI. Como secuelas, sufre una estenosis traqueal y una estenosis uretral, complicaciones que requieren ambas una cirugía reparadora un año después.

CLAVES DEL CASO

- La asociación de una fractura pélvica inestable y la presencia de sangre en la cavidad peritoneal, en un contexto de *shock* hipovolémico, son un cuadro traumático de morbimortalidad elevada. En este escenario han sido descritos dos factores clave para lograr un aumento de la supervivencia: la reanimación de control de daños, basada en una reanimación hemostática y de transfusión masiva, y el control de daño quirúrgico, el cual debe dirigirse tanto a la fractura pélvica como a las lesiones intraabdominales. Se ha destacado la importancia de colocar precozmente algún tipo compresión pélvica circunferencial, ya sea con un dispositivo comercial o con una sábana, tanto en la fase prehospitalaria como intrahospitalaria inicial de la atención. Esta medida sencilla ha logrado la prueba del tiempo, con evidencia de su efectividad para un control inicial del sangrado en muchos casos.

- Ante estos casos de fractura pélvica asociada a un sangrado intraperitoneal, se debe disponer de un protocolo que indique prioridades, secuencia de acción y técnicas en la cirugía para disminuir el tiempo hasta el control del sangrado.

- En este caso en particular, ante un grave traumatismo cerrado con sospecha de múltiples lesiones y competencia de prioridades, con una respuesta transitoria a la reanimación en la que se obtiene rápidamente una PAS de 90 mmHg, se decidió realizar una TC de cuerpo entero de rápida ejecución en un tomógrafo cercano a la sala de urgencias, sin suspender la monitorización y la reanimación del paciente. Todos ellos son requisitos fundamentales para practicar este estudio en una persona con traumatismos de estas características.

- Un protocolo del control de daños quirúrgico sugerido para centros sin disponibilidad de catéter REBOA (*resuscitation endovascular balloon occlusion of the aorta*) ni de angioembolización (como en la realidad del centro que presenta este caso) está dado por una secuencia que incluye:
  – Laparotomía mediana que preserve el hipogastrio.
  – Oclusión aórtica manual para la reanimación si la PAS <70 mmHg.
  – Evisceración del intestino delgado, evacuación de sangre y colocación de *packing* en seis espacios peritoneales (ambos espacios subfrénicos, espacio subhepático, ambos parietocólicos y en el fondo del saco de Douglas).
  – Otra incisión mediana, separada, en el hipogastrio para la colocación de un PPP.
  – Período de recuperación (10-15 minutos).
  – Volver al abdomen: revisión de *packings* y definición de técnicas de control de daños a utilizar, como en el caso presentado con la resección del intestino delgado y ligaduras de sus cabos sin anastomosis ni ostomías, dada la decisión de un control de daños.
  – Regreso al PPP: evaluar la efectividad para el control del sangrado.
  – Si fracasa el PPP y no se dispone de radiología vascular intervencionista (RVI) de emergencia, se ha de proceder a la ligadura de ambas arterias hipogástricas.
  – Cierres transitorios de ambos abordajes, con sistema de presión negativa en la zona abdominal y con cierre de piel sobre el PPP.

- En la comparación del uso del PPP y del catéter REBOA, no hay clara ventaja en la supervivencia con una u otra técnica, aunque algunas series han descrito menor mortalidad con PPP. De hecho, las maniobras hemostáticas dependen de las guías y recursos locales, y el REBOA y el PPP pueden ser complementarios.

- Con respecto al análisis de la relación entre el PPP y la angioembolización, el control inicial del sangrado puede ser más rápido con PPP (con o sin ligadura de arterias hipogástricas) en muchos centros. La necesidad de embolizar tras un PPP oscila del 17 al 58 %, y se ha concluido que ambos procedimientos pueden ser complementarios.

- En conclusión, en este tipo de casos es decisivo un abordaje multidisciplinario que maneje la reanimación, controle rápidamente el sangrado y trate la inestabilidad ósea. Se debe disponer de algoritmos de acción previamente diseñados, los cuales deberán estar adaptados a los recursos institucionales presentes y a todos los escenarios clínicos posibles del caso. El manejo debe adaptarse a cada centro asistencial, de modo que resulte lo más expeditivo y seguro posible para el traumatizado en dicho lugar de atención.

BIBLIOGRAFÍA

Biffl WL. Control of pelvic fracture-related hemorrhage. Surg Open Sci. 2022;8:23-6.

Coccolini F, Stahel PF, Montori G, Biffl W, Horer TM, Catena F, et al. Pelvic trauma: WSES classification and guidelines. World J Emerg Surg. 2017;12:5.

Gaski IA, Barckman J, Naess PA, Skaga NO, Madsen JE, Kløw NE, et al. Reduced need for extraperitoneal pelvic packing for severe pelvic fractures is associated with improved resuscitation strategies. J Trauma Acute Care Surg. 2016;81(4):644-51.

Giannoudis PV, Tzioupis CC, Pape HC. Pelvic fractures in polytrauma patients. En: Pape HC, Peitzman A, Schwab CW, Giannoudis PV (eds.). Damage control management in the polytrauma patient. Nueva York: Springer; 2010. p. 299-314.

McDonogh JM, Lewis DP, Tarrant SM, Balogh ZJ. Preperitoneal packing versus angioembolization for the initial management of hemodynamically unstable pelvic fracture: A systematic review and meta-analysis. J Trauma Acute Care Surg. 2022;92(5):931-9.

CASO 43	PRESENTACIÓN DEL CASO

Se recibe a un paciente varón 35 años trasladado en ambulancia medicalizada después de haber sido encontrado por la policía tras precipitarse de forma voluntaria por la ladera de un barranco, a 30 metros de altura en un intento de autólisis. En la escena se encuentra consciente, orientado (puntuación en la escala de coma de Glasgow [ECG] de 15/15, con dolor lumbar espontáneo y con monoparesia del miembro inferior derecho, así como una deformidad en el antebrazo izquierdo. La presión arterial (PA) es de 156/89 mmHg; la frecuencia cardíaca (FC) de 85 lpm; el Shock Index (SI) es 0,5, y la saturación de oxígeno (SatO$_2$), del 97 %. Se le administra en gafas nasales O$_2$. No se conoce el tiempo transcurrido desde la precipitación hasta la primera atención. Se colocan dos vías periféricas del nº 18, collarín cervical, férula de vacío en el miembro superior izquierdo (MSI) y tabla espinal.

J. J. Ceballos Esparragón, A. C. Rahy Martín y M. Pelloni

REVISIÓN PRIMARIA

A la llegada al servicio de urgencias, se procede con la revisión primaria: evaluación de la vía aérea (A), respiración (B), circulación (C), déficit neurológico (D) y exposición (E):

A: vía aérea permeable con mascarilla con reservorio y oxígeno a 15 L/min. Collarín cervical rígido.
B: murmullo vesicular conservado, SatO$_2$ al 95 % y frecuencia respiratoria (FR) de 24 rpm.
C: PA de 141/85 mmHg, FC de 123 lpm, SI de 0,8. Pelvis estable. No hay sangrado externo. Revised Trauma Score (RTS) de 12.
D: pupilas isocóricas y normorreactivas, responde a órdenes y se encuentra alerta y colaborador. ECG: 15/15.
E: porta férula de vacío en el MSI, moviliza correctamente la extremidad superior derecha, no moviliza el miembro inferior derecho (MID) (fuerza de 1/5 e hipoestesia) y el miembro inferior izquierdo (MII) presenta una fuerza de 4/5. Presenta herida incisocontusa en la eminencia tenar de la mano derecha, retraso del relleno capilar y pulsos distales presentes.

Respecto a los anexos a la revisión primaria, se realiza radiografía tórax (**Fig. 43-1**), que no evidencia hemotórax ni

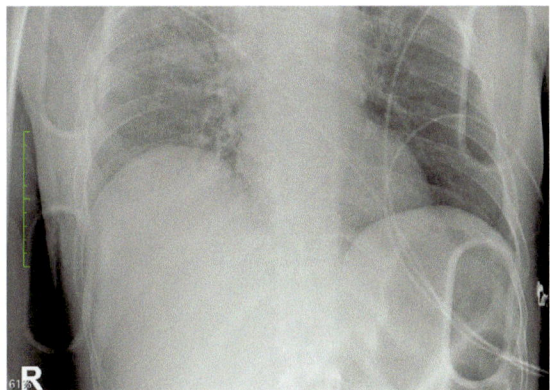

Figura 43-1. Radiografía de tórax en revisión primaria.

neumotórax y una ecografía abdominal enfocada para el traumatismo extendida (e-FAST) con presencia de líquido libre intraabdominal. A los 7 minutos se detecta PAS de 82/55 mmHg y FC de 115 lpm (SI: 1,4). Se le administran en total hasta este momento 1.000 mL de lactato de Ringer y se activa el protocolo de transfusión masiva.

REVISIÓN SECUNDARIA

Entre tanto, se realiza la revisión secundaria y se completa historia clínica. No hay alergias referidas. Toma antirretrovirales desde hace 10 años y no consume tóxicos. Tiene infección por el virus de la inmunodeficiencia humana (VIH) con adecuado control y seguimiento y carga vírica indetectable. No se conoce la última ingesta.

- Cráneo, maxilofacial y cuello: sin hallazgos patológicos.
- Tórax: dolor en apófisis espinosas dorsales y parrilla costal posterior derecha. No presenta ingurgitación yugular y se objetiva una marcada hipofonesis en el campo pulmonar derecho.
- Abdomen: dolor a la palpación en el hemiabdomen derecho con irritación peritoneal en el flanco derecho y el hipogastrio. En el periné no hay hallazgos.
- Extremidades: paresia e hipoestesia del MID con una fuerza de 1/5 en la flexoextensión de la rodilla y cadera. Se confirma la fractura diafisaria de cúbito y radio izquierdos, se palpan pulsos distales, que están presentes y simétricos.

EN EL QUIRÓFANO

Tras una revaluación continua, se objetiva nuevo descenso de la PA (70/40 mmHg), por lo que se inicia perfusión de noradrenalina a 0,3 µg/kg/min, además de protocolo de transfusión masiva iniciado y se decide **laparotomía exploradora emergente**. La laparotomía muestra un hemoperitoneo de 1.200 mL, una laceración profunda hepática de 8 cm de longitud y de más de 3 cm de profundidad entre los segmentos II-III y IV sin bilirragia, pero con sangrado venoso profuso (**Fig. 43-2**). Se objetiva otra laceración superficial trasversal que

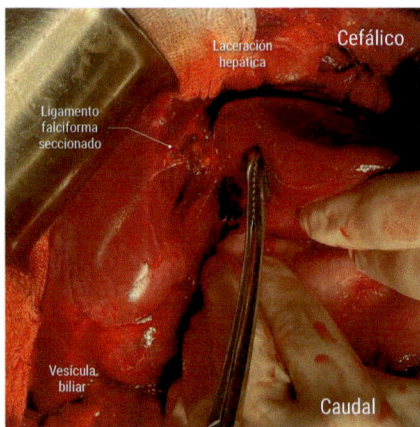

Figura 43-2. Imagen intraoperatoria con laceración hepática descrita.

afecta a los segmentos V y VIII, con sangrado escaso. Hematoma y contusión en el meso del colon trasverso no expansivo con buen pulso distal y otra contusión hemorrágica en la pared del colon derecho. La vesícula está contundida y parcialmente desvascularizada (**Fig. 43-3**). No hay otras lesiones asociadas.

Se recibe analítica con una hemoglobina (Hb) de 11 g/dL; tiempo de protrombina (TP) de 19,8 s; tiempo de tromboplastina parcial activado (TTPa) de 35,2 s; fibrinógeno de 86 mg/dL; tiempo de trombina de 18,8 s; trifosfato de citidina (CTP) de 14,3 s; rTTP de 1,23 s; plaquetas de 250.000/μL; pH de 7,3; lactato de 2,8 mmol/L; exceso de bases de –4,9 mEq/L; bicarbonato de 19,4 mmol/L, y Ca^{2++} de 0,96 mmol/L. Ante la inestabilidad hemodinámica, se decide *packing* hepático con ocho compresas y cierre temporal mediante dispositivo comercial con terapia de vacío.

Durante la cirugía se administran 4 concentrados de hematíes, 1 *pool* de plaquetas, 2 unidades de plasma fresco congelado, 1 g de ácido tranexámico, 4 g de fibrinógeno, 2.000 mL de cristaloides y 1.000 mL de coloides. La Hb intraoperatoria llega a descender hasta 8 g/dL.

Durante el procedimiento, se mantiene inestable con necesidad de aumentar la norepinefrina hasta 1 μg/kg/min, pero se puede disminuir a 0,6 μg/kg/min al finalizar el procedimiento. En ese momento, se decide el traslado intubado a radiología y se realiza una tomografía computarizada (TC) de cuerpo entero, que aporta los siguientes hallazgos:

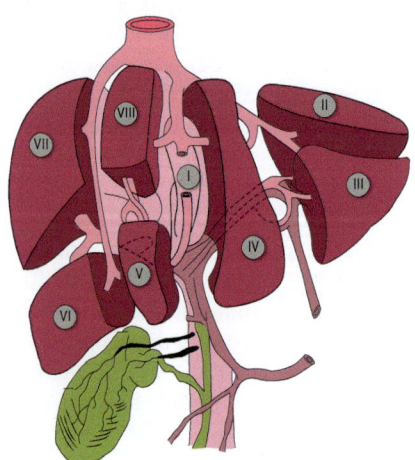

Figura 43-3. Gráfico resumen de lesiones hepáticas.

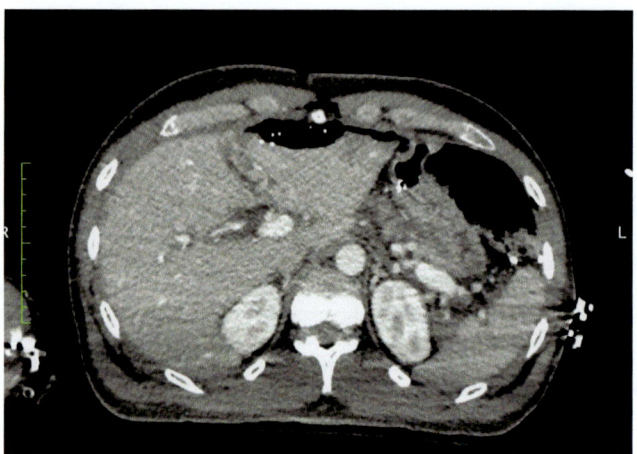

Figura 43-4. TC de abdomen con evidencia de laceración hepática.

- TC craneal: sin hallazgos.
- TC toracoabdominal: moderado derrame pleural derecho que condiciona una atelectasia prácticamente completa del lóbulo inferior ipsilateral. Pequeña cámara de neumotórax apical derecha. Fracturas costales derechas del primer al tercer arco posterior. Fractura de arcos posteriores 7º y 8º derechos. Fracturas de apófisis trasversa derecha de T4 a T8. Fracturas complejas inestables de T2 a T4 con afectación del muro anterior y de elementos posteriores (arco, apófisis espinosas y trasversas de forma bilateral). Leve retropulsión del muro posterior de T4 hacia el canal medular que condiciona una ocupación del canal medular leve en plano sagital y estenosis foraminal bilateral. Cambios secundarios al *packing* con abundante material hemostático. Laceración hepática profunda en el lóbulo hepático izquierdo (LHI) que alcanza prácticamente la bifurcación portal (**Fig. 43-4**). Laceraciones de menor tamaño que afectan a los segmentos III y IVb. Llama la atención la vesícula biliar, que presenta un aspecto heterogéneo con un marcado edema mural asimétrico (**Fig. 43-5**). Comunicación entre la rama arterial del lóbulo hepático derecho

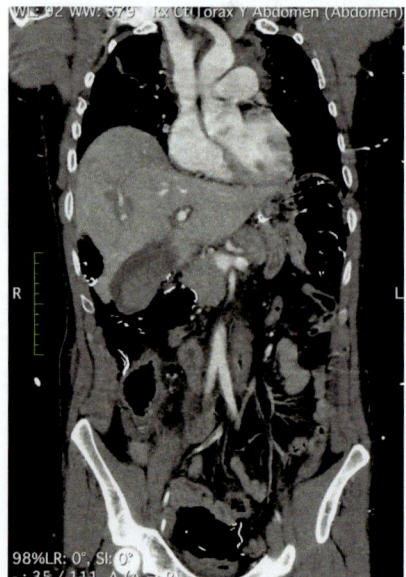

Figura 43-5. TC de abdomen con evidencia de laceración hepática.

(LHD) y la vena porta de segmentos inferiores del LHD en probable relación con un *shunt* traumático. Pequeña cantidad de hemoperitoneo subhepático y «gotiera» parietocólica derecha. Pequeña cantidad de líquido periesplénico. Indemnidad de bazo y riñones.

EVOLUCIÓN POSTOPERATORIA

Se traslada a la unidad de reanimación y a las 6 horas comienza a apreciarse tinte bilioso en el depósito del drenaje del dispositivo de cierre temporal, que se hace más intenso con el paso de las horas (**Fig. 43-6**). Desde el punto de vista hemodinámico, requiere norepinefrina a 0,5 µg/kg/min y se instaura perfusión de somatostatina en dosis de 3 mg cada 12 h en perfusión continua. Se coloca drenaje pleural derecho con salida de 250 mL hemáticos y sin evidencia de fuga y con disminución progresiva de débito.

Mejoran los parámetros analíticos, sin precisar transfusión de más concentrados de hematíes, por lo que se decide laparotomía de revisión a las 48 h de la primera intervención. En ese momento presentaba una Hb de 9,5 g/dL, plaquetas de 115.000/µL y la coagulación se había corregido, con cociente internacional normalizado (INR) de 1,2, TP 13,9 s, TTPa de 26,7 s, TP de 13,9 s y fibrinógeno de 668 mg/dL.

Al retirar el *packing*, se objetiva la presencia de bilis en el lecho hepático, la vesícula se encuentra avulsionada e isqué-

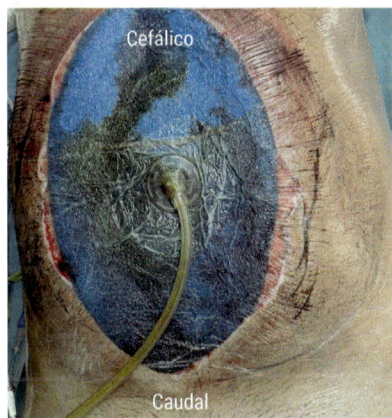

Figura 43-6. Imagen del sistema de cierre temporal con salida de bilis por drenaje.

mica y la lesión hepática no afecta al hilio hepático y presenta un sangrado de origen portal, que se controla con fulguración. Se objetiva un radical biliar en el segmento III que se halla seccionado como origen de la bilirragia. Se sutura y se realiza hepatorrafia con sutura de polipropileno sobre *pledges* de poliéster. Se completa la colecistectomía y se realiza hemostasia sobre la laceración del segmento V con electrofulguración más sellante (Tachosil®) sobre ambas laceraciones.

Se explora el resto de la cavidad y se objetiva la presencia de una pequeña sufusión hemorrágica sobre el cuerpo pancreático tras acceder a la transcavidad de los epiplones. El resto es normal. Se coloca un drenaje intraabdominal.

El posoperatorio transcurre sin complicaciones sistémicas, con descenso paulatino de la necesidad de catecolaminas y se extuba a las 48 h de la segunda intervención. Mientras tanto, el débito por el drenaje abdominal presenta un débito bilioso, con drenaje diario de 420 mL, que va descendiendo paulatinamente sin necesidad de otros procedimientos y que persiste durante 17 días. Se mantiene la perfusión de somatostatina hasta evidenciar la ausencia de débito bilioso.

Se completa el estudio de la columna vertebral mediante una resonancia magnética (RM) que evidencia fracturas complejas de T2, T3, T4 y T5 con afectación de elementos posteriores y rotura del ligamento longitudinal posterior, ligamento amarillo e interespinosos. Hay un desplazamiento del muro posterior de T2 y T3 y más significativo de T4 hacia el canal que condiciona una estenosis moderada del canal y asocia contusión y edema de la médula espinal con aumento de señal en las secuencias potenciadas en T2. Focos de caída de señal epidural en el segmento afectado en relación el con componente hemático. En el día 11º de ingreso se efectúa artrodesis de D1-D6, sin complicaciones y se realiza cirugía de osteosíntesis de la fractura de cúbito y radio. Es dado de alta a los 23 días del ingreso con una Hb de 10,2 g/dL, con función hepática normal, portando una faja ortopédica dorsolumbar para proseguir el tratamiento rehabilitador en una unidad de lesionados medulares. La evolución abdominal ha sido satisfactoria sin complicaciones y neurológicamente a los tres meses con una puntuación de la American Spinal Injury Association (ASIA) D-E (fuerza 4+/5).

La clasificación del traumatismo da como resultado: Injury Severity Score (ISS): 22; Revised Trauma Score (RTS) 7,84, y Trauma Injury Severity Score (TRISS): 8 % de mortalidad.

 CLAVES DEL CASO

- La inestabilidad hemodinámica con e-FAST positiva, tras descartar neumotórax a tensión, es indicación de laparotomía urgente. La presencia de signos de irritación peritoneal es otra clara indicación de laparotomía.
- El conocimiento del mecanismo del traumatismo es clave para investigar las posibles lesiones.
- La cirugía de control de daños tiene unas indicaciones muy definidas y busca actuar para evitar el agotamiento de la reserva fisiológica del paciente antes de llegar a la tríada mortal (hipotermia, coagulopatía y acidosis).
- El *packing* hepático consiste en la aplicación de compresas secas y de una manera concreta alrededor del hígado,

tratando de aproximar los bordes de la lesión sin interponer en ella material hemostático, a modo de reconstrucción anatómica de la víscera para el control del sangrado de origen venoso. Si esto no permite el control, la siguiente maniobra que hay que realizar es la de Pringle, cuya eficacia indica origen del sangrado en la arteria hepática o en la vena porta. Si persiste el sangrado sin control, habrá que valorar la posibilidad de estar enfrentándose a un sangrado de origen suprahepático o de la vena cava retrohepática. En situación de coagulopatía, los mejores resultados se obtienen con maniobras de control de daño, lo cual permite limitar la agresión quirúrgica para llevar al paciente

(Continúa)

CLAVES DEL CASO (*Cont.*)

a mejorar su situación antes de proseguir, evitando agotar su reserva fisiológica.

- El cierre del abdomen tras el control de daños debe ser temporal para evitar daño a los tejidos de la pared, prevenir el síndrome compartimental y facilitar el acceso.
- La cirugía de revisión debe realizarse lo antes posible, entre las 48 y las 72 h siguientes, siempre y cuando se haya revertido la coagulopatía y hayan mejorado las condiciones fisiológicas del paciente con unas metas también perfectamente establecidas.
- Las fístulas biliares se producen en el 2-8 % de las ocasiones, y son más frecuentes en traumatismos profundos y en

aquellos en los que se realice hepatectomía. El manejo de las fugas biliares debe realizarse de forma conservadora de entrada, mediante la colocación de un drenaje percutáneo en caso de que no lo tuviera quirúrgico, pero si se prolonga en el tiempo (>2 semanas), se debe valorar la realización de una colangiopancreatografía retrógrada endoscópica (CPRE) y colocar una prótesis biliar. Entre las causas de su mantenimiento prolongado hay un problema de obstrucción distal. El uso de somatostatina o sus análogos es controvertido, aunque hay estudios recientes que apoyan su empleo. En la mayor parte de las ocasiones, el cierre se produce de manera espontánea.

BIBLIOGRAFÍA

Hommes M, Navsaria PH, Schipper IB, Krige JE, Kahn D, Nicol AJ. Management of blunt liver trauma in 134 severely injured patients. Injury. 2015;46(5):837-42.

Kang BH, Jung K, Choi D, Kwon J. Early re-laparotomy for patients with high-grade liver injury after damage-control surgery and perihepatic packing. Surg Today. 2021;51(6):891-6.

Parks RW, Chrysos E, Diamond T. Management of liver trauma. Br J Surg. 1999;86(9):1121-35.

Taghavi S, Askari R. Liver trauma. 2022 Jul 19. En: StatPearls [Internet]. Treasure Island (FL): StatPearls Publishing; 2022 Jan–.

CASO
44

PRESENTACIÓN DEL CASO

Una mujer de 26 años ingresa en urgencias 60 minutos después de recibir un impacto por proyectil de arma de fuego en el hemitórax derecho lateral, bajo y en la región lumbar izquierda. Es remitida de un hospital de baja complejidad, en donde ingresó somnolienta. Canalizaron dos accesos venosos, iniciaron la administración de cristaloides y la remitieron al centro de los autores. Ingresó pálida, somnolienta, refiriendo dolor abdominal.

A. García Marín, C. A. Muñoz Chaves e I. Caicedo Holguín

REVISIÓN PRIMARIA

En la valoración inicial, que consiste en la evaluación de la vía aérea (A), respiración (B), circulación (C), déficit neurológico (D) y exposición (E), se encuentra:

Constantes vitales: frecuencia cardíaca (FC): 140 lpm, presión arterial (PA): 60/40 mmHg, Shock Index (SI): 2,3, frecuencia respiratoria (FR): 26 rpm, saturación de oxígeno ($SatO_2$): 99%.
A: recibe oxígeno por máscara de no reinhalación. La vía aérea está permeable. No lleva collarín cervical.
B: buena ventilación bilateral sin alteración en la expansión y sin ruidos patológicos sobreagregados.
C: llenado capilar de 6 segundos. Heridas por proyectil de arma de fuego en el séptimo espacio intercostal derecho, con línea media axilar y en región lumbar izquierda. Ecografía abdominal enfocada para el traumatismo extendida (e-FAST) positiva para hemotórax derecho y líquido abdominal.
D: puntuación en la escala de coma de Glasgow (ECG) 14/15. Mueve las cuatro extremidades.
E: no hay evidencia de otras heridas. Se cubre con manta tibia.

Durante la atención inicial, se activa el protocolo de transfusión masiva y se inicia la administración de ácido tranexámico. Se decide el traslado al quirófano para intervención quirúrgica, con participación de dos equipos quirúrgicos, por la posibilidad de una oclusión intravascular con balón de reanimación de la aorta (REBOA).

EN EL QUIRÓFANO

En el quirófano destaca en el equipo 1:

- Punción de la arteria femoral común derecha, bajo guía ecográfica. Inserción de guía larga y avance de catéter REBOA con guía topográfica, hasta la zona I aórtica, donde se infla el balón y se obtiene mejoría de la PAS hasta 110 mmHg.
- Oclusión completa durante 12 minutos. Desinflado parcial progresivo durante los siguientes 8 minutos.

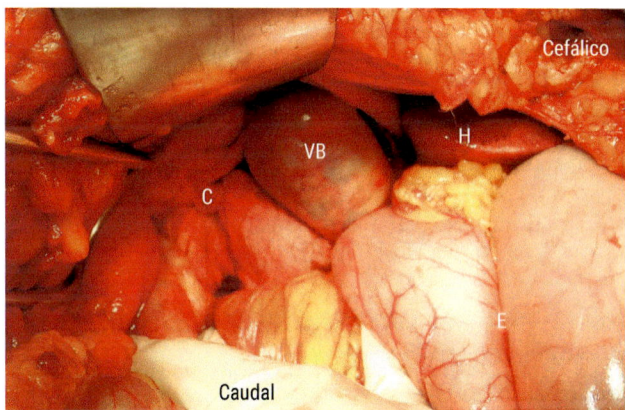

Figura 44-1. Aspecto inferior del empaquetamiento hepático. La superficie hepática está oculta por las compresas (C). Pueden observarse la vesícula biliar (VB), el lóbulo hepático izquierdo (H) y el estómago (E).

Después de este, la PAS se mantiene alrededor de 90 mmHg.
- Al final de la laparotomía, se retiran la guía, el catéter y el introductor. Se comprueba ecográficamente el flujo arterial adecuado.

En el equipo 2, los hallazgos operatorios son:

- Hemotórax derecho de 600 mL.
- Hemoperitoneo de 1.500 mL.
- Herida hepática que compromete los segmentos V, VI y VII, con sangrado activo (**Fig. 44-1**).
- Estructuras retroperitoneales derechas sin lesión.
- Ocho heridas de yeyuno, a entre 20 y 50 cm del ángulo de Treitz, con compromiso de entre el 30 y el 80% del perímetro del órgano, algunas de ellas con lesión del mesenterio adyacente y sangrado activo. Contaminación evidente, limitada a un cuadrante de la cavidad abdominal (**Fig. 44-2**).
- Hematoma en la zona II izquierda, no expansivo, sin escape de orina. Se limita a la celda renal. La exploración retroperitoneal no identifica heridas de la cara retroperitoneal del colon o del uréter (**Fig. 44-3**).
- Herida posterior del diafragma derecho de 0,8 cm de diámetro.

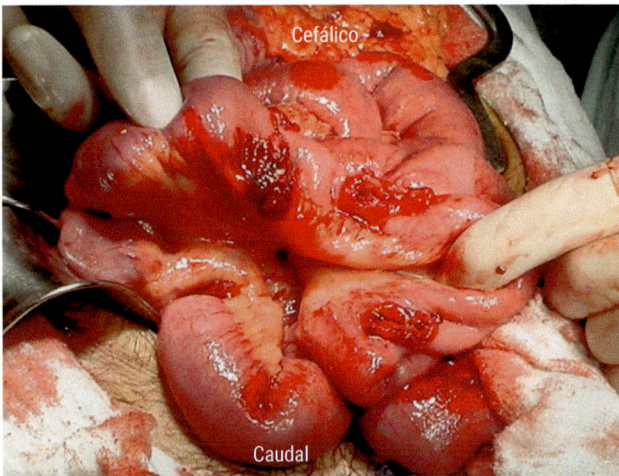

Figura 44-2. Perforaciones intestinales. Se observan tres perforaciones que comprometen diferentes proporciones del perímetro del intestino. Dos están localizadas en el borde antimesentérico y una, en el borde mesentérico y el mesenterio.

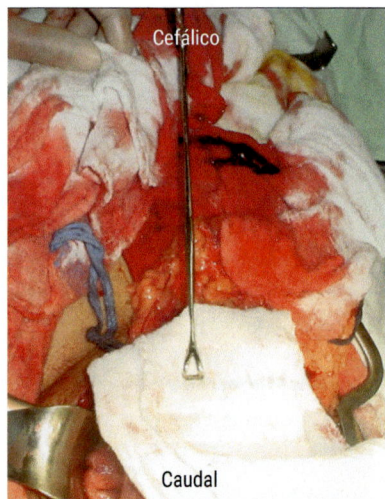

Figura 44-4. Control de la fuente de contaminación intestinal mediante una compresa doblada sobre el intestino perforado, la cual se mantiene en su lugar con una pinza Babcock.

En el procedimiento quirúrgico destacan:

- Laparotomía mediana xifopúbica.
- Empaquetamiento perihepático y drenaje del hemoperitoneo (v. **Fig. 44-1**).
- Pinzamiento de los vasos sangrantes del mesenterio y control transitorio de la contaminación comprimiendo las lesiones intestinales con compresas y pinzas Babcock (**Fig. 44-4**).
- Comprobación del control adecuado de la hemorragia.
- Resección del segmento intestinal comprometido y se dejan ligados los dos extremos (**Fig. 44-5**).
- Exploración del hematoma de la zona II izquierda. Se moviliza medialmente el colon descendente, se expone la celda renal y se comprueban los hallazgos descritos. Disec-

ción y examen del uréter distal a la celda renal, de los vasos ilíacos izquierdos y de la cara posterior del colon descendente (v. **Fig. 44-3**).
- Revisión del empaquetamiento perihepático. Se comprueba el adecuado control de la hemorragia. Al retirar las compresas ocurre un nuevo sangrado, por lo que se decide dejar empaquetado.
- Sutura del diafragma con punto en «U» de monofilamento no absorbible 1.
- Se lava rápidamente la cavidad abdominal para eliminar detritos, coágulos y sangre.
- Se deja empaquetada la cavidad abdominal de la siguiente manera: seis compresas perihepáticas y cuatro compresas alrededor de la resección intestinal y las ligaduras del mesenterio.
- Se deja el abdomen abierto con sistema de vacío.

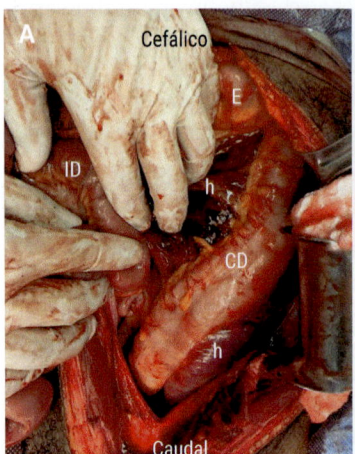
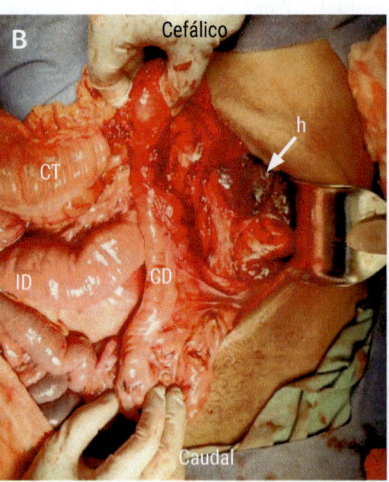
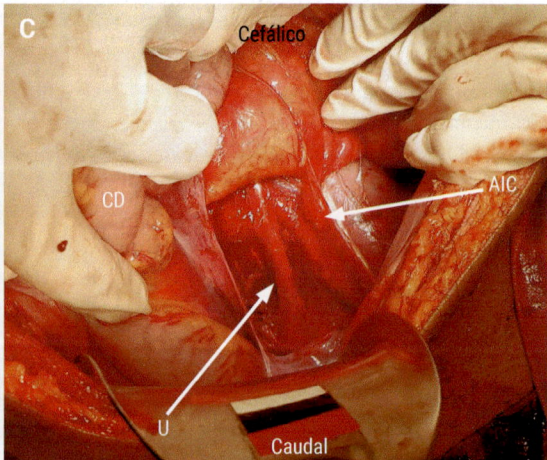

Figura 44-3. Hematoma retroperitoneal en la zona II izquierda, no expansivo. A) Se observa el hematoma (h) que desplaza hacia delante del colon descendente (CD) y parte del sigmoides. No hay sangrado activo. Se ven, además, algunas asas de intestino delgado (ID) y el estómago (E). La inspección del colon, el uréter y los vasos ilíacos es imposible sin movilizar medialmente el colon. B) La movilización medial del colon descendente (CD) permite verificar la existencia de un hematoma no expansivo localizado en la celda renal (h). También es posible examinar la cara posterior del colon. Se observan, adicionalmente, el colon transverso (CT) y el intestino delgado (ID). C) La movilización medial del colon descendente (CD) y el sigmoides permite examinar el uréter (U) y la arteria ilíaca común (AIC).

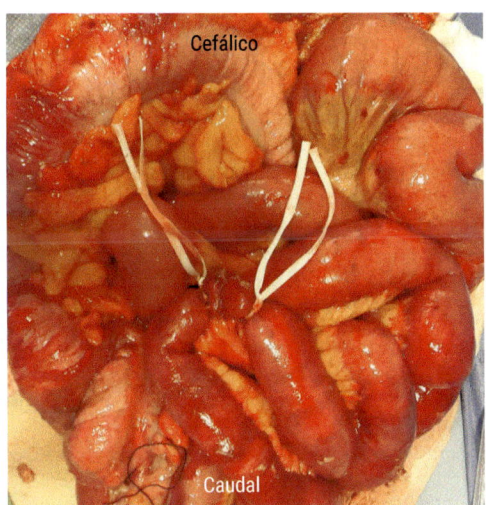

Figura 44-5. Ligadura de los extremos del intestino resecado mediante cintas umbilicales.

Durante procedimiento quirúrgico se transfunden 5 unidad de glóbulos rojos empaquetados (GRE), 4 unidades de plasma fresco congelado (PFC) y 1 aféresis de plaquetas. La paciente es trasladada a la unidad de cuidados intensivos (UCI) con ventilación mecánica invasiva y recibe soporte vasopresor en dosis bajas.

A las 24 horas del posoperatorio se practica una tomografía computarizada (TC) abdominal con fase excretora, con el fin de evaluar completamente la lesión renal. Se demuestra la existencia de una herida en el polo inferior del riñón izquierdo, con compromiso del sistema colector intrarrenal, con sección del uréter izquierdo a 2 cm de la pelvis renal y extravasación urinaria, con colección perirrenal (**Fig. 44-6**).

PROCEDIMIENTOS RADIOLÓGICO Y ENDOSCÓPICO

En los procedimientos radiológico y endoscópico:

- Se emplea guía escanográfica y fluoroscópica.
- Por vía percutánea se canula la pelvis renal izquierda, se intenta avanzar una guía distalmente al uréter, lo cual es imposible. Se deja un drenaje *pig-tail* en el área perirrenal para drenar la colección urinaria.
- Se realiza cistoscopia y se avanza una guía a través del uréter hasta la pelvis renal. Se inserta un catéter doble «J» con un extremo en el sistema calicial superior y el otro en la vejiga.

REINTERVENCIÓN

En la reintervención:

- Se retira el sistema de vacío previo.
- Se identifican 10 compresas en la cavidad abdominal.
- La ligadura intestinal está indemne, sin zonas de filtración.
- No se produce hemorragia en el desempaquetamiento hepático.
- Se practica una anastomosis terminoterminal del yeyuno con sutura continua de PDS™ de 3/0, en un plano.
- Se lava la cavidad con solución salina tibia.
- Se cierra la fascia con PDS™ de 1/0 con sutura continua.
- Se cierra la piel con Prolene® de 3/0 con sutura intradérmica.
- No hay cambios en las presiones de la vía aérea que hagan sospechar hipertensión abdominal.

EVOLUCIÓN POSOPERATORIA

Durante la evolución posoperatoria la paciente es extubada un día después del cierre de la cavidad abdominal y tolera la vía oral desde ese mismo día. Se le da el alta de la UCI en el cuarto día posoperatorio y el 12º día se le da el alta hospitalaria. Dos semanas después del alta hospitalaria se le retira el catéter doble «J» mediante cistoscopia.

Figura 44-6. Angiotomografía realizada en el postoperatorio para evaluar la lesión renal no explorada. **A)** Corte axial en el que se evidencia el neumoperitoneo ocasionado por la exploración quirúrgica (flechas blancas), se visualiza el hematoma perirrenal y se observa la pérdida de continuidad del parénquima renal (flechas negras), la cual se extiende hasta el aparato colector. **B)** Corte sagital en el que se observa la acumulación del medio de contraste extravasado durante la fase excretora. **C)** Corte coronal en el que se observan el sitio de escape de orina por la lesión del uréter inmediatamente después de la pelvis renal (flecha) y la acumulación del medio de contraste extravasado durante la fase excretora.

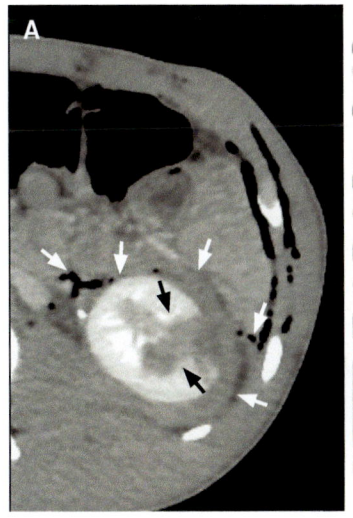
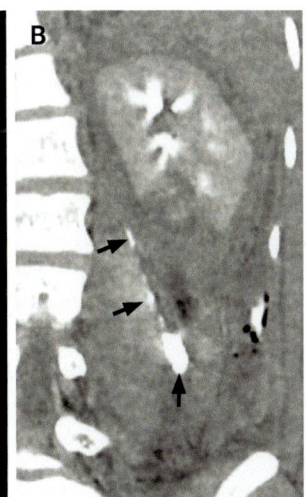
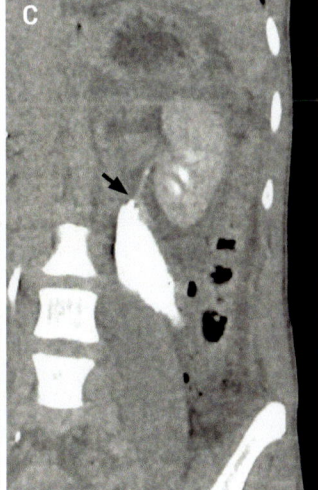

📋 CLAVES DEL CASO

- En pacientes con traumatismo abdominal penetrante, la inestabilidad hemodinámica persistente constituye una indicación quirúrgica inmediata.

- La hipotensión grave persistente (PAS <70 mmHg) es indicación de oclusión aórtica. Si se dispone del entrenamiento, la organización y los instrumentos, la oclusión intravascu-

(Continúa)

CLAVES DEL CASOS (*Cont.*)

lar con balón es el método de elección. De otra manera, la oclusión se realizará a través de la laparotomía, con pinzas, a nivel del hiato.

- En la laparotomía, la primera prioridad es el control de la hemorragia. Los métodos para el control transitorio son la compresión o el pinzamiento. El empaquetamiento indiscriminado de los cuatro cuadrantes no suele ser necesario, debido a que el vector de las heridas suele orientar alguna lesión específica. Una vez conseguido el control transitorio de la hemorragia, se efectúan los abordajes correspondientes para llevar a cabo el control definitivo. Realizar o no procedimientos de control de daños dependerá de consideraciones anatómicas y, primordialmente, fisiológicas. Este caso ilustra el control del sangrado de baja presión con compresión (empaquetamiento), el control del sangrado de alta presión con ligadura y la autolimitación de la hemorragia del tercer foco, confinado en la celda renal.
- La segunda prioridad es el control de la contaminación. El método de manejo definitivo dependerá de la gravedad de la lesión identificada, del compromiso de otros órganos y de la condición fisiológica del paciente.
- La tercera prioridad es la exploración del retroperitoneo. En el traumatismo penetrante, todos los hematomas retroperitoneales deben ser explorados, debido a la posibilidad de la lesión de una porción retroperitoneal de las vísceras huecas, que debe sospecharse por la presencia de hematomas de cualquier tamaño o por la trayectoria de la herida. La excepción son los hematomas confinados a la celda renal, que solo se exploran si hay sangrado activo, son expansivos o se acompañan de escape de orina. En estos casos, se examinan las estructuras adyacentes y la caracterización de la lesión renal se realizará mediante una angio-TC.
- El caso ilustra, adicionalmente, el control definitivo de la hemorragia de un traumatismo hepático con medidas simples y el tratamiento de la hemorragia proveniente de los vasos del mesenterio, mediante ligadura.

BIBLIOGRAFÍA

García A, Millán M, Burbano D, Ordóñez CA, Parra MW, González Hadad A, et al. Damage control in abdominal vascular trauma. Colomb Med (Cali). 2021;52(2):e4064808.

García AF, Manzano-Núñez R, Orlas CP, Ruiz-Yucuma J, Londono A, Salazar C, et al. Association of resuscitative endovascular balloon occlusion of the aorta (REBOA) and mortality in penetrating trauma patients. Eur J Trauma Emerg Surg. 2021;47(6):1779-85.

Millán M, Ordóñez CA, Parra MW, Caicedo Y, Padilla N, Pino LF, et al. Hemodynamically unstable non-compressible penetrating torso trauma: a practical surgical approach. Colomb Med (Cali). 2021;52(2):e4024592.

Ordóñez C, Pino L, Badiel M, Sánchez A, Loaiza J, Ramírez O, et al. The 1-2-3 approach to abdominal packing. World J Surg. 2012;36(12):2761-6.

Ordóñez CA, Rodríguez F, Orlas CP, Parra MW, Caicedo Y, Guzman M, et al. The critical threshold value of systolic blood pressure for aortic occlusion in trauma patients in profound hemorrhagic shock. J Trauma Acute Care Surg. 2020;89(6):1107-13.

Rodríguez-Holguín F, González Hadad A, Mejía D, García A, Cevallos C, Himmler AN, et al. Abdominal and thoracic wall closure: damage control surgery's cinderella. Colomb Med (Cali). 2021;52(2):e4144777.

CASO 45

PRESENTACIÓN DEL CASO

Un paciente varón de 33 años es traído al servicio de urgencias tras sufrir un impacto por herida de arma blanca (HAB) en el flanco derecho, en la zona de la línea axilar posterior por debajo del reborde costal.

G. F. Barillaro Segade, F. A. Pérez y A. Scolarici

ESCENA PREHOSPITALARIA

En la valoración inicial se procede con la evaluación del mecanismo de la lesión (M), las lesiones identificadas (I), los signos y síntomas (S) y los tratamientos aplicados (T):

M (mecanismo de la lesión): herida cortopunzante en el flanco derecho con línea axilar posterior debajo del reborde costal (**Fig. 45-1**).
I (lesiones identificadas): traumatismo abdominal penetrante.
S (signos y síntomas): presión arterial sistólica (PAS): 100 mmHg; frecuencia cardíaca (FC): 105 lpm; Shock Index (SI): 1,5, y puntuación en la escala de coma de Glasgow (ECG) de 15/15.
T (tratamientos aplicados): oxígeno y cobertura con mantas. Sin vía venosa ni reanimación prehospitalaria.

REVISIÓN PRIMARIA

A la llegada al centro hospitalario, se procede con la revisión primaria: evaluación de la vía aérea (A), respiración (B), circulación (C), déficit neurológico (D) y exposición (E):

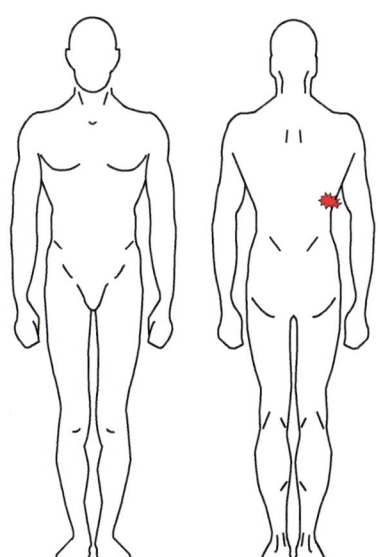

Figura 45-1. Herida cortopunzante en el flanco derecho con línea axilar posterior debajo del reborde costal.

C: sin hemorragia compresible.
A: vía aérea permeable; cuello: sin enfisema ni yugulares ingurgitadas; tráquea central;
B: entrada de aire conservada; frecuencia respiratoria (FR): 24 rpm; saturación de oxígeno (SatO$_2$): 97 %.
C: PAS: 100 mmHg; FC: 105 lpm, y SI: 1,05.
D: ECG de 15/15; agitado, con dolor abdominal intenso.
E: orificio de HAB en flanco derecho, línea axilar posterior debajo del reborde costal.

MANEJO INICIAL

En el manejo inicial destacan las siguientes acciones:

- Mascarilla con oxígeno.
- Dos vías venosas periféricas en los antebrazos.
- Se toma muestra sanguínea para análisis que incluye gasometría arterial y grupo sanguíneo.
- Reanimación con 500 mL de lactato de Ringer.
- Se realiza ecografía abdominal enfocada para el traumatismo extendida (e-FAST), que es negativa en el saco pericárdico y las pleuras y positiva en el abdomen para líquido libre, con una imagen compatible con un hematoma perirrenal derecho.

REVISIÓN SECUNDARIA

En la revisión secundaria destacan:

- Conserva las constantes vitales, con leve mejoría en la C.
- PAS: 100 mmHg; FC: 100 lpm, y SI: 1.
- Se recibe el resultado de la gasometría arterial: pH de 7,32; defecto de bases (DB) de 4 mEq/L y lactato de 1,9 mmol/L.

En la exploración se objetiva un examen abdominal doloroso, con defensa muscular generalizada.

Se solicita tomografía computarizada (TC) con contraste intravenoso, en la cual se advierte una lesión de grado V de la American Association for the Surgery of Trauma (AAST, 2018) en el riñón derecho, con sangrado activo dentro de un hematoma retroperitoneal adyacente en zona II derecha (**Figs. 45-2**, **45-3** y **45-4**).
Tras el estudio, el paciente presenta intenso dolor abdominal con irradiación al testículo derecho.

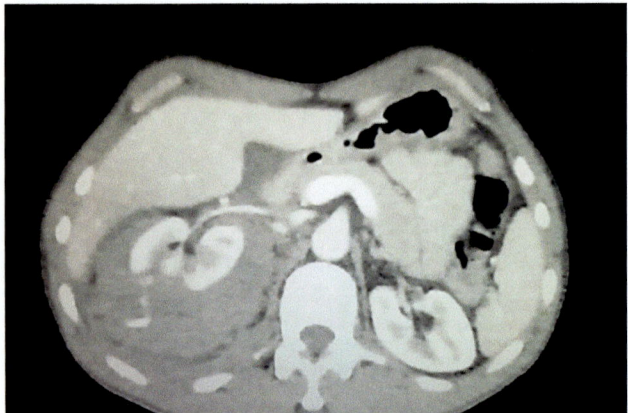

Figura 45-2. Extravasación de contraste perirrenal, dentro de hematoma retroperitoneal en la zona II derecha.

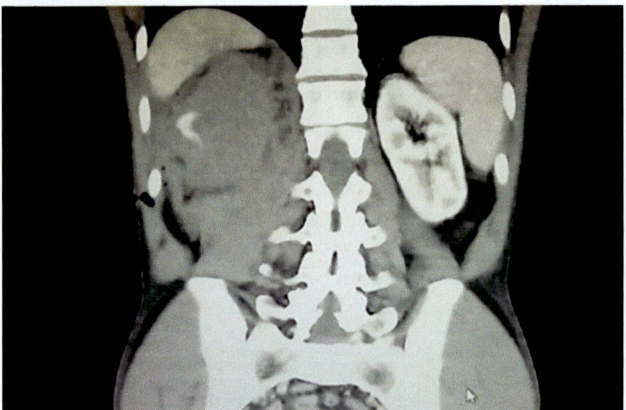

Figura 45-3. Extravasación de contraste perirrenal, dentro de hematoma retroperitoneal en la zona II derecha.

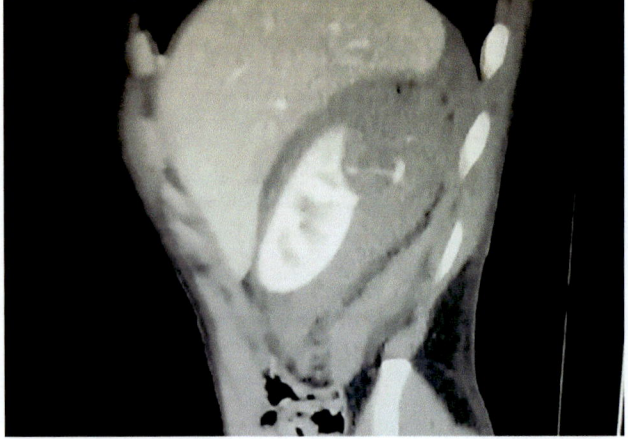

Figura 45-4. Extravasación de contraste perirrenal, dentro de hematoma retroperitoneal en la zona II derecha.

MANEJO QUIRÚRGICO

Ante la falta de disponibilidad de radiología vascular intervencionista (RVI) para el manejo de la lesión renal sangrante en paciente compensado hemodinámicamente y sin lesiones asociadas, se decide el manejo quirúrgico a través de laparotomía exploradora, mientras se inicia una transfusión masiva con 4 concentrados de hematíes (CH) y 4 bolsas de plasma fresco congelado (PFC) (**Fig. 45-5**).

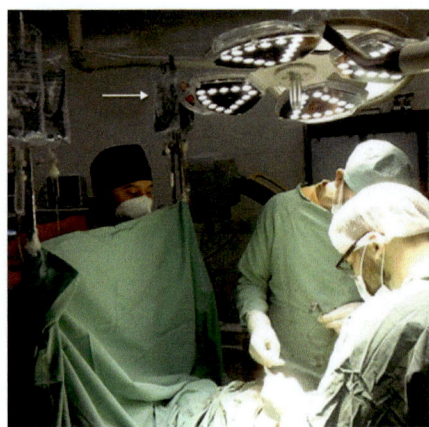

Figura 45-5. Inicio de la cirugía mientras se realiza transfusión masiva (flecha blanca).

Se aborda con una incisión mediana suprainfraumbilical y, ante el hallazgo de hematoma retroperitoneal en zona II derecha (**Fig. 45-6**), se procede a realizar maniobra de Cattell-Braasch, con decolamiento del colon derecho y maniobra de Kocher (**Fig. 45-7**).

Se halla lesión sangrante en la pared posterior del abdomen en la zona lumbar derecha, sobre la cual se aplica un *packing* con gasas. Se moviliza el riñón derecho y se encuentra una laceración profunda en su cara externa, sobre la cual se aplica compresión manual para detener su sangrado (**Fig. 45-8**).

Dado que el paciente se halla compensado hemodinámicamente en ese momento, sin requerimiento de fármacos vasopresores, se intenta reparación renal con suturas profundas con hilo de tipo poliglactina de 3/0 apoyadas sobre una epiploplastia.

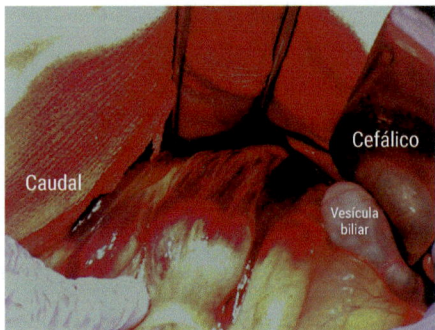

Figura 45-6. Hematoma retroperitoneal en zona II derecha.

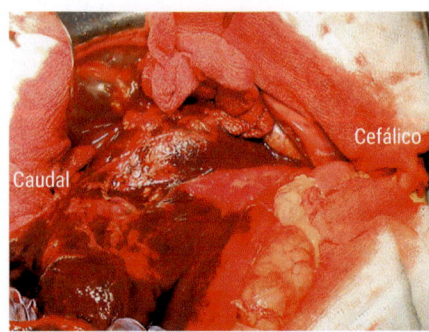

Figura 45-7. Hematoma retroperitoneal en la zona II descubierto tras la maniobra de Cattell-Braasch.

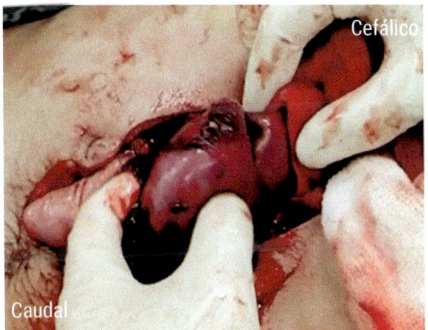

Figura 45-8. Laceración renal cuyo sangrado se detiene con compresión manual del órgano.

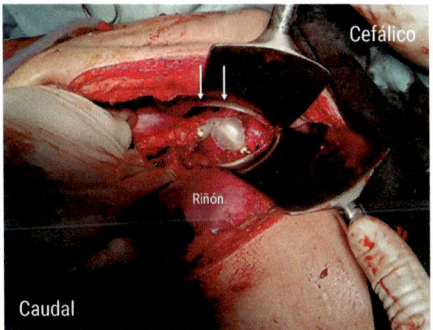

Figura 45-9. Colocación de dos sondas Foley exteriorizadas a través de la herida traumática original para cohibir el sangrado de la pared abdominal.

El sangrado renal se detiene, pero reaparece en el campo operatorio una hemorragia proveniente de la lesión de la pared abdominal, la cual no cede con la recolocación de un nuevo taponamiento con gasas. Entonces se opta por colocar dos sondas Foley a través de dicho trayecto: se inflan sus balones y se traccionan hacia el exterior para lograr un efecto hemostático sobre dicho sangrado parietal (**Figs. 45-9** y **45-10**).

Se consigue detener el sangrado, pero, dado que, por otro lado, persiste sangrado en sábana en la grasa perirrenal, se coloca un nuevo *packing* retroperitoneal derecho. No se hallan otras lesiones asociadas y se concluye la cirugía a modo de control de daños, con un cierre abdominal temporal (CAT) con sistema de tratamiento de presión negativa, de confección artesanal, pues no se dispone del dispositivo comercial (**Fig. 45-11**).

El paciente tolera bien la cirugía y recibe transfusión de 4 CH y de 4 bolsas de PFC. Es trasladado a la UCI con dosis de norepinefrina (noradrenalina, NA) de 5 mL/h.

En función del traumatismo padecido, los índices asignados son:

- Injury Severity Score (ISS): 9.
- Revised Trauma Score (RTS): 7,84.
- Trauma Injury Severity Score (TRISS): 99,1 %.

EVOLUCIÓN POSTOPERATORIA

El paciente es reoperado a las 24 horas. En ese momento se halla en condición hemodinámica normalizada y sin requerir fármacos vasopresores. Los análisis preoperatorios arrojan un hematocrito del 32 %, coagulograma dentro de parámetros normales y gasometría sin acidosis. En la fase 3 del control de daños, en esa segunda intervención, se retiran los taponamientos con gasas y las sondas Foley, con control satisfactorio de la hemostasia, y se puede cerrar el abdomen de modo anatómico. Se le practica el destete respiratorio 48 horas después de su

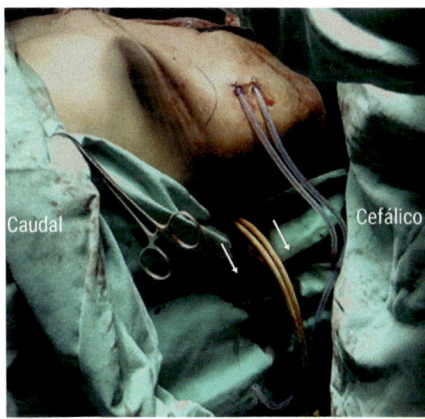

Figura 45-10. Colocación de dos sondas Foley exteriorizadas a través de la herida traumática original para cohibir el sangrado de la pared abdominal.

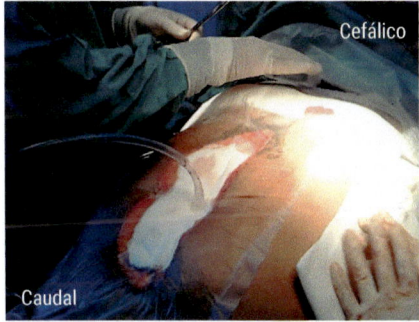

Figura 45-11. CAT con dispositivo de tratamiento de presión negativa.

segunda cirugía y es trasladado a la planta de cirugía general en el 7º día de ingreso (DDI). Presenta como única complicación una infección superficial en la herida operatoria. Recibe el alta hospitalaria en el 15º DDI.

CLAVES DEL CASO

- En este caso, en que el paciente conservó la compensación hemodinámica, pudo realizarse una TC, estudio de elección en los pacientes con traumatismo penetrante en la zona del flanco. Esta mostró una lesión renal con extravasación de contraste extrarrenal, en el seno de un hematoma retrope- ritoneal en la zona II que presentaba una extravasación de contraste extrarrenal como signo de sangrado activo.
- El paciente persistía en condición de normalidad hemodinámica, por lo que podría haber tenido indicación para un manejo con angioembolización, pero, dado que este método no estaba

(Continúa)

CLAVES DEL CASO *(Cont.)*

disponible en el centro y ante la presencia de un sangrado activo, se decidió la conducta quirúrgica para tratarlo.

- El manejo de este caso ejemplifica una cuestión táctica y otra técnica. La táctica se relaciona con la necesidad de un abordaje quirúrgico cuando no se dispone de RVI de

emergencia. La técnica ilustra cómo puede ser necesario combinar distintos métodos hemostáticos cuando se realiza una cirugía de control de daños, como lo son el taponamiento con gasas o *packing* y el uso de la sonda Foley, a veces, empleados simultáneamente.

BIBLIOGRAFÍA

Feliciano DV. Management of retroperitoneal hematoma. Ann Surg. 1990; 211(2):109-23.

Gonzalez RP, Falimirski M, Holevar MR, Evankovich C. Surgical management of renal trauma: is vascular control necessary? J Trauma. 1999; 47(6):1039-42; discussion 1042-4.

Hornez E, Boddaert G, Ngabou UD, Aguir S, Baudoin Y, Mocellin N, et al. Temporary vascular shunt for damage control of extremity vascular injury: a toolbox for trauma surgeons. J Visc Surg. 2015;152(6):363-8.

Kozar RA, Crandall M, Shanmuganathan K, Zarzaur BL, Coburn M, Cribari C, et al. Organ injury scaling 2018 update: spleen, liver, and kidney. J Trauma Acute Care Surg. 2018;85(6):1119-22.

McAninch JW, Santucci RA. Renal and ureteral trauma. En: Kavoussi LR, Wein AJ, Novick AC, Partin AW, Peters CA (eds.). Campbell-Walsh Urology. 9ª ed. Filadelfia: W. B. Saunders Company; 2007. p. 1280.

Salcedo A, Ordóñez CA, Parra MW, Osorio JD, Leib P, Caicedo Y, et al. Damage control for renal trauma: the more conservative the surgeon, better for the kidney. Colomb Med (Cali). 2021;52(2):e4094682.

P. R. Ottolino Lavarte y W. J. Neumann Ordóñez

CASO
46

PRESENTACIÓN DEL CASO

Se trata de un varón de 31 años que es traído a urgencias tras haber sufrido una colisión en moto con un autobús en calidad de piloto con casco, en una vía de gran volumen vehicular a moderada velocidad. El paciente es eyectado 3 metros de la motocicleta e impacta contra el pavimento. Tras la colisión, se encuentra consciente. Recibe asistencia del Servicio de Asistencia Médica de Urgencias (SAMU), que llega a la escena en, aproximadamente, 15 minutos. Es trasladado al centro de salud más cercano en unos 20 minutos. Durante el traslado, se monitoriza y se mantiene con constantes vitales estables, con tendencia a la taquicardia, lo cual se asocia a la presencia de dolor, ya que se identifica una deformidad en el miembro inferior izquierdo. Se le cateterizan dos accesos venosos periféricos y se le administran 500 mL de solución fisiológica y analgésicos. Se inmoviliza el miembro inferior con una férula neumática. Se le retira el casco, sin evidenciarse compromiso de la vía aérea. Ingresa en urgencias, aproximadamente, a los 40 minutos de ocurrido la colisión.

ESCENA PREHOSPITALARIA

En el aspecto prehospitalario, informan según el acrónimo MIST (mecanismo de la lesión [M], las lesiones identificadas [I], los signos y síntomas [S] y los tratamientos aplicados [T]): de rescate de los siguientes datos:

M: traumatismo cerrado.
I: traumatismo toracoabdominal y miembro inferior.
S: presión arterial sistólica (PAS): 129/79 mmHg; frecuencia cardíaca (FC): 110 lpm; Shock Index (SI): 1,0; puntuación en la escala de coma de Glasgow (ECG): 15/15.
T (tratamientos aplicados): monitorización, oxígeno y cateterización de la vía venosa. Inmovilización de miembro inferior izquierdo y control de hipotermia con mantas.

REVISIÓN PRIMARIA

A la llegada del paciente, se verifica que se encuentra consciente, orientado y muy quejumbroso. Responde a las preguntas que se le realizan, presenta voz clara. Hace gestos frecuentes de dolor y se aprecia leve dificultad para respirar.

Se miden las constantes vitales, cuyos valores fueron los siguientes:

- Presión arterial (PA): 118/72 mmHg.
- FC: 105 lpm.
- Frecuencia respiratoria (FR): 24 rpm.
- Saturación de oxígeno periférica (SpO_2): 97 %.

En la valoración inicial, que consiste en la evaluación de la vía aérea (A), respiración (B), circulación (C), déficit neurológico (D) y exposición (E), se encuentra:

A: vía aérea permeable.
B: ventila de manera espontánea, discretamente taquipneico. Expansibilidad torácica simétrica, sin embargo, en el hemitórax derecho se aprecia un aumento de volumen doloroso a nivel del tercio inferior. No se palpa crujido ni deformidad. El dolor se exacerba con los movimientos respiratorios. No hay enfisema subcutáneo. En la auscultación, el volumen de los ruidos respiratorios no muestra alteraciones. Se realiza ecografía abdominal enfocada para el traumatismo extendida (e-FAST), que no evidencia hemotórax ni neumotórax. Se solicitó una radiografía de tórax anteroposterior en la que no se evidencian fracturas costales;
C: se encuentra hemodinámicamente normal, con tendencia a la taquicardia. Piel tibia, sin palidez. El llenado capilar es menor de 3 segundos. El abdomen es globoso, blando, depresible y manifiesta dolor en el hemiabdomen derecho. Sin embargo, no presenta signos de irritación peritoneal. Tampoco se observan otros sitios de hemorragia externa. Se retira la férula neumática del miembro inferior izquierdo y se aprecia un aumento de volumen de la rodilla y de la pierna con dolor a la palpación y limitación funcional. Los pulsos periféricos se encuentran presentes y simétricos. Se mantienen y permeabilizan las dos vías venosas periféricas cateterizadas durante la atención prehospitalaria, las cuales fueron canalizadas con dos catéteres nº 14. Se administraron 500 mL más de solución fisiológica. Las constantes vitales se miden en dos oportunidades, con un intervalo de 5 minutos entre cada toma, y se evidencia una respuesta satisfactoria a la reanimación. Se toman muestras para gasometría arterial, hemoglobina y hematocrito, grupo sanguíneo y factor Rh. La e-FAST resulta positiva, con presencia de líquido libre en espacio de Morrison, el cual no se ha cuantificado.
D: ECG: 15/15 puntos. No se aprecian signos de focalidad neurológica. Pupilas simétricas y normorreactivas a la luz.
E: al retirarle la ropa, no se encuentran lesiones mayores. Se observan múltiples escoriaciones en el tórax anterior y posterior derecho, abdomen y miembros superiores. Se cubre al paciente con una manta térmica. La temperatura corporal es de 36,7 ºC.

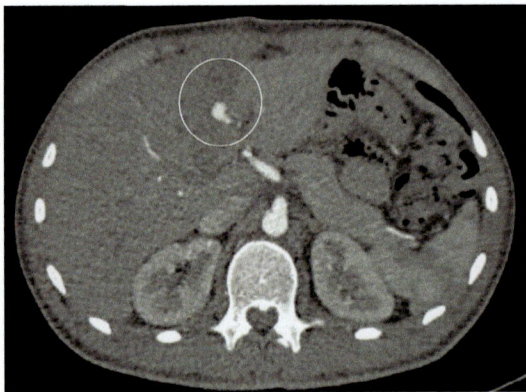

Figura 46-1. TC en revisión secundaria.

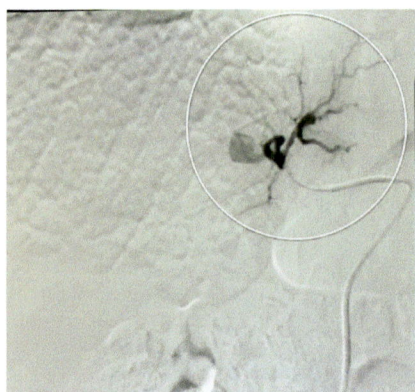

Figura 46-2. Punción ecoguiada.

REVISIÓN SECUNDARIA

Tras la valoración inicial y las medidas instauradas, el paciente permanece hemodinámicamente estable con la reanimación inicial. Se realizan las radiografías complementarias (rodilla y pierna izquierdas). Se diagnostica una fractura polifragmentaria de la meseta tibial izquierda. En vista de los hallazgos de la e-FAST, se solicita una angiotomografía de abdomen y pelvis y la preparación de 2 paquetes de concentrado de hematíes (CH) y de plasma fresco congelado (PFC) al banco de sangre. El tipo de sangre del paciente es 0 Rh (+). Durante el traslado, el paciente presenta un episodio sintomático de hipotensión transitoria (manifiesta sensación de desvanecimiento y mareos, con una PA: 94/53 mmHg) que revierte con la administración de un bolo de 250 mL de cristaloides. El control de hemoglobina es de 10,4 g/dL. En la gasometría arterial, se evidencia un lactato de 2,1 mmol/L y un defecto de bases (DB) de −3 mqE/L. La tomografía se realiza siguiendo el protocolo *split bolus*. En las imágenes se aprecia un área hepática de aspecto heterogéneo en los segmentos IVa y IVb con aparente extravasación de contraste en su interior en la fase arterial. No se identifican otras lesiones en la cavidad peritoneal (**Fig. 46-1**). El paciente permanece estable durante el estudio y retorna al área de observación. Con dicho hallazgo, se opta por un manejo no operatorio inicial y se solicita apoyo del servicio de cirugía vascular para realizar una angioembolización selectiva hepática. Se mantiene al paciente en el área de emergencia monitorizado. El equipo de cirugía vascular accede a la realización del procedimiento. Se coordina el traslado del paciente a la sala de procedimientos intravasculares.

PROCEDIMIENTO INTRAVASCULAR

El equipo de cirugía vascular comienza el procedimiento con una punción ecoguiada de la arteria femoral derecha con un kit de micropunción. Se intercambia a vaina de 5 F y con una guía hidrofílica se avanza hasta llegar al tronco celíaco. Se realiza una canulación selectiva de este con un microcatéter hasta llegar a la arteria hepática derecha, donde se despliegan *coils* de diversos tamaños. Se realiza un control radiológico posterior en el que se evidencia la oclusión de la rama arterial que condicionaba el sangrado dentro de la lesión. Finalmente, se retiran los dispositivos y se realiza una cura compresiva de la región femoral (**Fig. 46-2**).

EVOLUCIÓN

El paciente tolera el procedimiento intravascular. Se realiza un control de hemoglobina y hematocrito y se registra un descenso de 2 g/dL. Se decide transfundir al paciente los hemoderivados solicitados antes de la angioembolización. Permanece hemodinámicamente estable durante 6 horas y se decide su ingreso a hospitalización. Permanece en planta durante tres días. Manifiesta leve dolor en el hipocondrio derecho y tolera la dieta. Es evaluado por el servicio de traumatología, que decide la colocación de una inmovilización con yeso y diferir la resolución quirúrgica de la fractura. Se realiza un control tomográfico en el que se evidencia un hematoma organizado a nivel de los segmentos IVa y IVb sin modificación de sus dimensiones respecto al estudio inicial y con escasa cantidad de líquido libre perihepático. Los controles de laboratorio muestran una discreta leucocitosis, sin descenso de hemoglobina. El perfil hepático muestra una discreta elevación de transaminasas. El paciente se mantiene clínicamente estable, por lo cual, se decide su alta médica al quinto día de hospitalización, con seguimiento por consultas externas de cirugía al séptimo y 21º día, sin complicaciones aparentes.

 CLAVES DEL CASO

- La información relacionada con el mecanismo de traumatismo es de vital importancia para la identificación precoz de lesiones potencialmente mortales. Toda colisión de tráfico de gran impacto acarrea un mecanismo de desaceleración brusca, compresión o cizallamiento, por lo que se debe sospechar la existencia de lesiones de vísceras macizas secundarias a avulsión de sus medios de fijación o lesiones vasculares.

(Continúa)

CLAVES DEL CASO (*Cont.*)

- La mayoría de los traumatismos contusos se resuelven de forma no operatoria. Sin embargo, deben reunirse ciertas condiciones para asegurar el mayor éxito de este tipo de manejo. Idealmente, debe contarse con la disponibilidad de unidad de cuidados intensivos, banco de sangre, quirófano y cirujanos las 24 horas del día, dispositivos para una adecuada monitorización del paciente y de equipos de apoyo al diagnóstico (ecografía, tomografía) para el seguimiento de las lesiones.

- Tres elementos útiles que complementan el manejo no operatorio del traumatismo hepático son el drenaje guiado por imágenes, los procedimientos endoscópicos (p. ej., la colangiopancreatografía retrógrada endoscópica [CPRE]) y la angioembolización. De los tres, la angioembolización es de gran utilidad para el manejo de lesiones vasculares y el control de hemorragias selectivas en pacientes clínicamente estables, lo que incrementa el porcentaje de éxito del manejo no operatorio del traumatismo hepático contuso.

BIBLIOGRAFÍA

Croce MA, Fabian TC, Menke PG, Waddle-Smith L, Minard G, Kudsk KA, et al. Nonoperative management of blunt hepatic trauma is the treatment of choice for hemodynamically stable patients. Results of a prospective trial. Ann Surg. 1995;221(6):744-53; discussion 753-5.

Cuft RF, Cogbill TH, Lambert PJ. Nonoperative management of blunt liver trauma: the value of follow up abdominal computed tomographic scans. Amer Surg. 2000;66(4):332-6.

David Richardson J, Franklin GA, Lukan JK, Carrillo EH, Spain DA, Miller FB, et al. Evolution in the management of hepatic trauma: a 25-year perspective. Ann Surg. 2000;232(3):324-30.

Davis JW, Moore FA, McIntyre RC Jr, Cocanour CS, Moore EE, West MA. Western Trauma Association critical decisions in trauma: management of pelvic fracture with hemodynamic instability. J Trauma. 2008;65(5):1012-5.

Malhotra AK, Fabian TC, Croce MA, Gavin TJ, Kudsk KA, Minard G, et al. Blunt hepatic injury: a paradigm shift from operative to nonoperative management in the 1990s. Ann Surg. 2000;231(6):804-13.

McIntyre RC Jr, Moore FA, Davis JW, Cocanour CS, West MA, Moore EE Jr. Western Trauma Association critical decisions in trauma: foreword. J Trauma. 2008;65(5):1005-6.

Ottolino P, Vivas L. Manejo integral del paciente politraumatizado. 2ª ed. Caracas: Editorial Médica Panamericana; 2010.

Rodríguez Montalvo F, Viteri Y, Vivas L, Ottolino P. Trauma hepático. En: Manejo del paciente politraumatizado. 3ª ed. Bogotá: Editorial Distribuna LTDA; 2008.

CASO 47

PRESENTACIÓN DEL CASO

Un varón de 28 años sufre una comisión de tráfico, moto contra baranda, a gran velocidad, con impacto lateral derecho. Refiere dolor en el tórax y abdomen derecho. Los bomberos acuden a la emergencia y encuentran a un paciente acostado en la calzada que dice que le duele el tórax y el abdomen derecho. El paciente presenta presión arterial (PA) de 110/90 mmHg, frecuencia cardíaca (FC) de 108 lpm, frecuencia respiratoria (FR) de 20 rpm y puntuación en la escala de coma de Glasgow (ECG) de 15/15. Aplican collarín cervical, canalizan vía periférica, administran solución salina al 0,9 % en bolo de 300 mL, y colocan al paciente en una tabla espinal larga y lo trasladan a urgencias del hospital.

F. D. Miñán Arana y J. C. Salamea Molina

REVISIÓN PRIMARIA

Al llegar a urgencias, el paciente refiere dolor torácico derecho con las siguientes constantes vitales: PA de 115/95 mmHg, FC de 110 lpm, Shock Index (SI) de 0,9, FR de 19 rpm y ECG de 15/15. Al realizar la evaluación inicial, que consiste en la evaluación de la vía aérea (A), respiración (B), circulación (C), déficit neurológico (D) y exposición (E), se encuentra:

A: vía aérea despejada, sin dolor en el cuello.
B: auscultación del tórax, buena entrada de aire en ambos campos pulmonares, ruidos cardíacos rítmicos, con saturación de oxígeno (SatO$_2$) del 95 % con cánula nasal a 5 L/min.
C: no hay sangrado externo, abdomen doloroso a palpación de 7/10 en el lado derecho, presión arterial media (PAM) de 95 mmHg.
D: ECG de 15/15, pupilas isocóricas reactivas, no lateraliza.
E: excoriaciones en la parrilla costal baja derecha.

Se coloca mascarilla con reservorio de oxígeno a 12 L/min. Se decide realizar ecografía abdominal enfocada para el traumatismo extendida (e-FAST), radiografía de tórax y pelvis, más hemograma, grupo sanguíneo, urea, creatinina, tiempos de coagulación, además de administrar solución salina al 0,9% en dosis de mantenimiento. Los resultados de las imágenes fueron: radiografía de tórax y pelvis: normal (**Figs. 47-1 y 47-2**), y la e-FAST es positiva en la ventana hepatorrenal. Al tratarse de un paciente con traumatismo abdominal cerrado estable hemodinámicamente y con e-FAST positiva, se indica: observación durante 24 horas con examen físico abdominal seriado, tomografía computarizada (TC) toracoabdominopélvica, ketorolaco intravenoso cada 8 horas y pruebas de laboratorio (hemograma completo, urea, creatinina, tiempos de coagulación, grupo sanguíneo y un fisicoquímico y sedimento de orina).

Durante la espera para realizarse la TC toracoabdominopélvica, el paciente presenta confusión, aumento del dolor abdominal, llenado capilar de 6 s, con las siguientes constantes vitales: PA de 90/60 mmHg, FC e 115 lpm, SI de 1,2, FR de 22 rpm, SatO$_2$ del 94%, con tendencia a la hipotensión, a pesar de la reanimación con bolos de cristaloides y la admi-

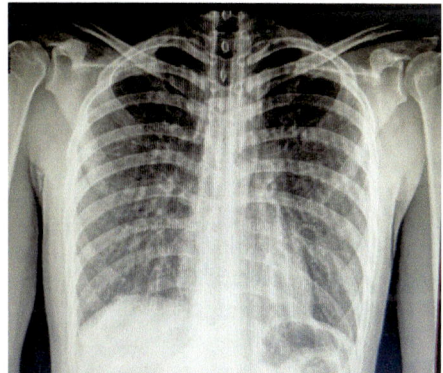

Figura 47-1. Radiografía de tórax.

nistración de sangre (concentrado de hematíes). Se decide realizar una e-FAST evolutiva, que resulta positiva en tres ventanas (hepatorrenal, esplenorrenal y fondo de saco), por lo que el cirujano general de guardia decide ingresar a quirófano para realizar laparotomía exploradora.

REVISIÓN SECUNDARIA

El paciente tiene vía área permeable, con cánula de oxígeno a 5 L/min, buen patrón respiratorio, con vía periférica con

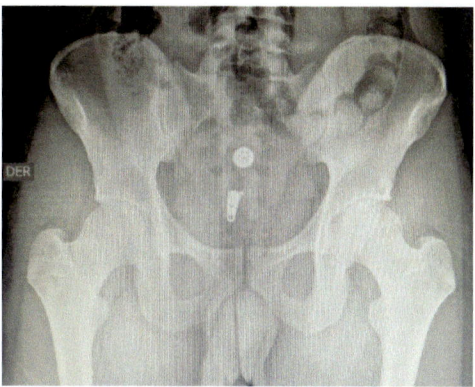

Figura 47-2. Radiografía de pelvis.

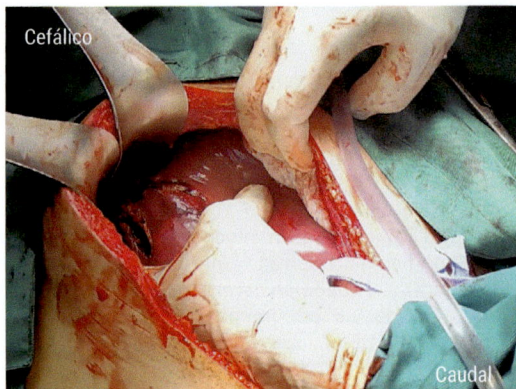

Figura 47-3. Traumatismo hepático.

solución salina al 0,9% y sangre, con ECG de 14/15, con las siguientes constantes vitales: PA de 80/70 mmHg, FC de 112 lpm y FR de 18 rpm. En espera de traslado a quirófano, se realiza una revisión secundaria en la cual se evidencian excoriaciones en la parrilla costal inferior derecha. El resto del examen físico es normal. No tiene alergias conocidas, ni antecedentes patológicos personales ni familiares de importancia.

Se traslada al quirófano y se avisa a los anestesiólogos y al banco de sangre.

EN EL QUIRÓFANO

Se realiza laparotomía exploradora y se encuentran 1.000 mL de hemoperitoneo, órganos intraabdominales sin lesión y no hay hematoma retroperitoneal. Se observa traumatismo en el hígado de grado III en los segmentos VI y VII, más otras laceraciones hepáticas de grado II en los mismos segmentos (**Fig. 47-3**), por lo que se utiliza láser argón para realizar hemostasia (**Fig. 47-4**) y luego, en el defecto más profundo, se realiza rafia hepática con cromado 0 (**Fig. 47-5**). Se vuelve a realizar revisión sistemática de órganos intraabdominales, no se encuentran lesiones asociadas, se lava la cavidad abdominal con solución salina al 0,9 % para evacuar el hemoperitoneo residual y se procede al cierre formal de la laparotomía, dada

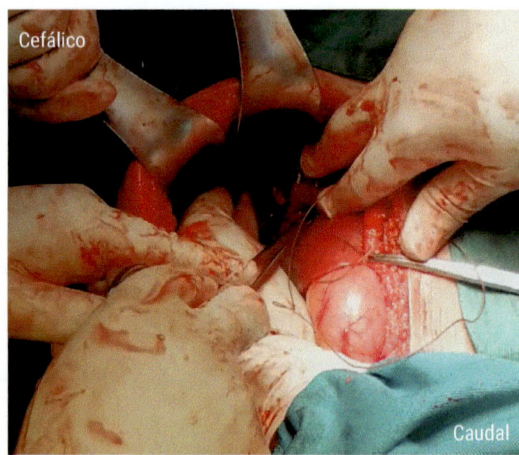

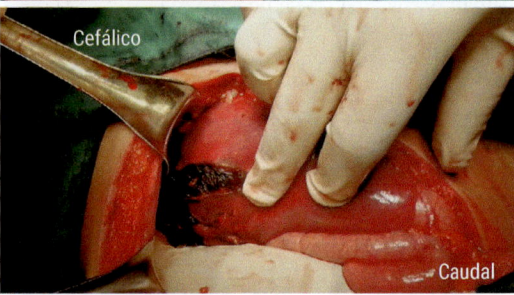

Figura 47-5. Rafia hepática con cromado 0.

su estabilización hemodinámica tras el control de la hemorragia y transfusión de hemoderivados (**Fig. 47-6**).

EVOLUCIÓN POSOPERATORIA

El paciente ingresa en la unidad de cuidados intensivos (UCI) para realizar su posoperatorio. Durante su estancia en la UCI (72 horas), recibe reanimación por objetivos. Se le administran tres unidades de sangre (concentrado de hematíes). Presenta una reacción a los hemoderivados que cede con corticoides intravenosos.

Ingresa en planta, donde se progresa la nutrición enteral y, junto con el equipo de fisioterapia, el paciente logra caminar y realizar sus actividades esenciales. Es dado de alta tres días más tarde con seguimiento en consultas externas por parte del servicio de cirugía general.

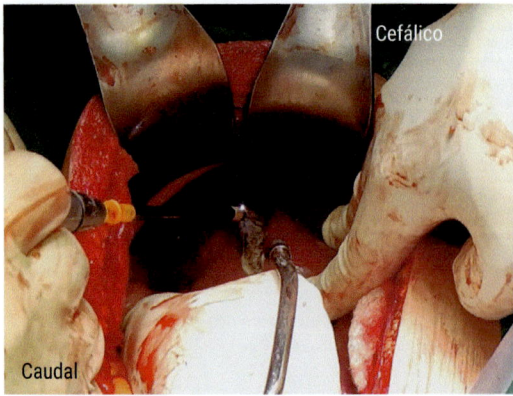

Figura 47-4. Láser argón para realizar hemostasia.

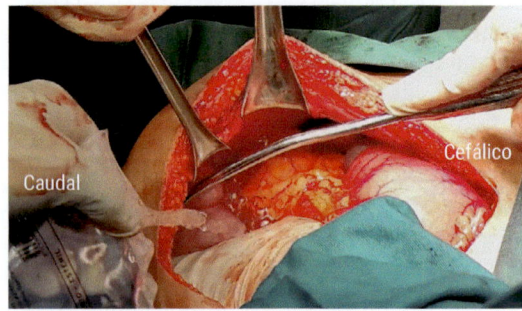

Figura 47-6. Cierre formal tras estabilización hemodinámica.

CLAVES DEL CASO

- La evaluación inicial (ABCDE) en todo paciente con traumatismos, es vital para poder detectar lesiones que puedan comprometer la vida del paciente.
- La evaluación de los pacientes con politraumatismo debe ser continua, y el cirujano debe tener un elevado índice de sospecha en pacientes con *shock* hemorrágico, para que sus decisiones sean contundentes.

- En el traumatismo hepático, es necesario cortar el ligamento redondo para realizar una buena exposición (luxar) del hígado; en algunos casos, es necesario seccionar el ligamento triangular derecho para luxar mejor el hígado.
- El desenlace positivo de los pacientes con traumatismo hepático dependerá del trabajo multidisciplinario efectivo que se realice.

BIBLIOGRAFÍA

Brillantino A, Iacobellis F, Festa P, Mottola A, Acampora C, Corvino F, et al. Non-operative management of blunt liver trauma: safety, efficacy and complications of a standardized treatment protocol. Bull Emerg Trauma. 2019;7(1):49-54.

Buci S, Torba M, Gjata A, Kajo I, Bushi G, Kagjini K. The rate of success of the conservative management of liver trauma in a developing country. World J Emerg Surg. 2017;12:24.

Coccolini F, Coimbra R, Ordóñez C, Kluger Y, Vega F, Moore EE, et al. Liver trauma: WSES 2020 guidelines. World J Emerg Surg. 2020;15(1):24.

Nivelo Zumba JE, Lizarzaburu Peñafiel LS, Castro Pomaquiza JR. Traumatismo hepático cerrado. LATAM Revista Latinoamericana de Ciencias Sociales y Humanidades. 2023;4(2):1502-14.

<table>
<tr><td>

CASO

48

</td><td>

PRESENTACIÓN DEL CASO

Una mujer de 20 años sufre una colisión de bicicleta. A nivel prehospitalario, informan según el acrónimo (mecanismo de la lesión, lesiones identificadas, signos y síntomas y tratamientos aplicados hasta la llegada al hospital, por sus siglas en inglés) de rescate de los siguientes datos:

- **M**: colisión de bicicleta en la carretera con golpe directo en la zona abdominal. Se activa el servicio de emergencias prehospitalario.
- **I**: dolor abdominal, sobre todo, en el hipocondrio derecho (HCD).
- **S**: puntuación en la escala de coma de Glasgow (ECG) de15/15, presión arterial (PA) de 115/75mmHg, frecuencia cardíaca (FC) de 122 rpm, Shock Index (SI): 1.
- **T**: oxigenación, vía periférica con 500 mL de suero fisiológico e inmovilización con collarín cervical y colchón de vacío.

Se traslada al centro hospitalario de tercer nivel de referencia. En el hospital, se activa el código de atención al paciente politraumatizado y, mientras se traslada a la paciente, el equipo multidisciplinario pertinente se prepara para recibirla comprobando que se dispone del ambiente y el material correspondientes y en correcto funcionamiento.

</td></tr>
</table>

S. Navarro Soto y S. Montmany Vioque

REVISIÓN PRIMARIA

A la llegada al centro hospitalario, se procede con la revisión primaria, que consiste en la evaluación de la vía aérea (A), respiración (B), circulación (C), déficit neurológico (D) y exposición (E):

A: vía aérea permeable. Portadora de collarín cervical.
B: frecuencia respiratoria (FR) de 15 rpm. Murmullo vesicular conservado de forma bilateral. Saturación de oxígeno del 98 %.
C: PA de 111/78 mmHg, FC de 128 lpm, SI 1,1. Abdomen doloroso, sobre todo, en el HCD. Pelvis estable y no dolorosa a la palpación. Sin deformidades de huesos largos visibles, ni sangrados externos.
D: CGE 15/15. Pupilas isocóricas y normorreactivas. No se objetivan focalidades neurológicas en la exploración.
E: no se objetivan otras lesiones.

Se colocan dos vías periféricas gruesas y se infunden 1.500 mL de lactato de Ringer.
Se realizan las siguientes pruebas complementarias durante la revisión primaria:

- Analítica: hemoglobina de 6,4 g/dL, hematocrito del 21 %, leucocitos de 17.400/µL, neutrófilos del 80 %, plaquetas de 76.000/µL, cociente de tiempo de protrombina (TP) 1,48, fibrinógeno de 0,8 g/L (valores normales [VN] 1,5-4,5 g/L), ácido láctico de 56,8 mg/dL (VN < 5,5 mg/dL), urea de 32 mg/dL, creatinina de 1,04 mg/dL, pH de 7,32, presión parcial de oxígeno (pO$_2$) de 97 mmHg (fracción inspirada de oxígeno [FiO$_2$] del 0,4 %), presión parcial de dióxido de carbono (pCO$_2$) de 32 mmHg, bicarbonato de 20,1 mmol/L, exceso de bases de –2,9 mEq/L.
- Radiografía de tórax y pelvis (**Fig. 48-1**).

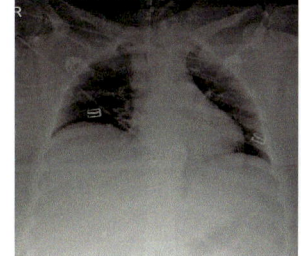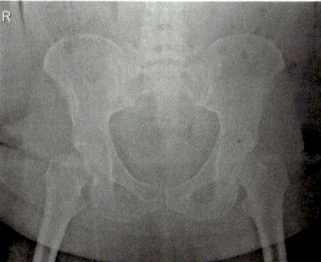

Figura 48-1. Radiografía de tórax y pelvis.

Al revaluar a la paciente e infundir lactato de Ringer, se comprueba que la vía aérea sigue permeable, con ventilación correcta, FR de 15 rpm, saturación de oxígeno del 98 %, con respuesta hemodinámica al volumen y con una PA de 120/60 mmHg y una FC de 88 lpm (SI: 0,7).

Se realiza la **revisión secundaria** y no se hallan nuevas lesiones en la exploración física de la paciente. Se completa el estudio mediante tomografía computarizada (TC) abdominal (**Fig. 48-2**).

En el informe de la TC abdominal (v. **Fig. 48-2**) destaca importante hemoperitoneo difuso en todos los cuadrantes abdominales, laceración hepática de grado V, según la Organ

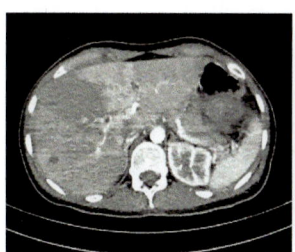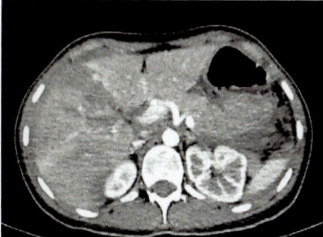

Figura 48-2. TC abdominal.

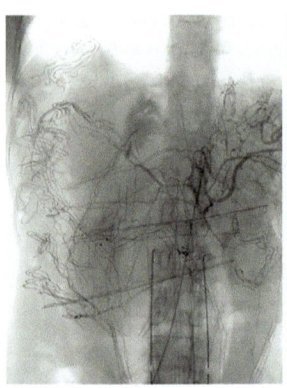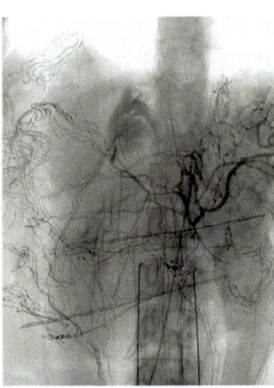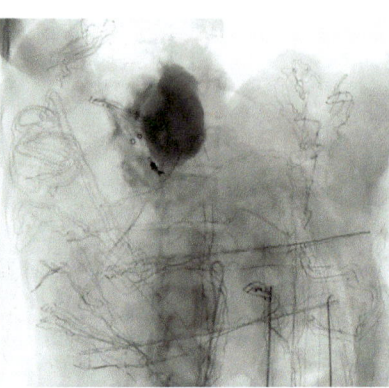

Figura 48-3. Angioembolización hepática.

Injury Scale (OIS), con extravasación de contraste extraparenquimatosa.

Se decide angioembolización, pero durante el traslado a la sala de radiología intervencionista, la paciente presenta de nuevo empeoramiento clínico con franca inestabilidad hemodinámica (PA de 75/50 mmHg, FC de 127 lpm y SI de 1,7).

Ante la inestabilidad hemodinámica, se suspende el plan inicial de angioembolización y se decide intervención quirúrgica, por lo que se traslada a la paciente al quirófano.

EN EL QUIRÓFANO

Tras la inducción y la intubación, la paciente presenta parada cardiorrespiratoria que requiere maniobras de reanimación cardiopulmonar efectivas.

Se activa protocolo de transfusión masiva y se realiza laparotomía media. Se objetiva hemoperitoneo masivo por lesión hepática que provoca rotura del hígado en dos fragmentos en sentido anteroposterior.

Se realiza reconstrucción bimanual del hígado con maniobra de Pringle de 15 minutos, *packing* hepático y abdomen abierto.

Durante la intervención quirúrgica, se prepara el equipo de radiología intervencionista para realizar una arteriografía postoperatoria inmediata (**Fig. 48-3**).

Se procede a una embolización supraselectiva de la rama sangrante y se comprueba con arteriografía final una correcta exclusión vascular del sangrado, sin focos de extravasación y con preservación parcial de la vascularización arterial del lóbulo hepático derecho y total para el lóbulo hepático izquierdo (v. **Fig. 48-3**).

EVOLUCIÓN POSOPERATORIA

Tras la embolización, la paciente se traslada al **área de críticos**.

Se han administrado un total de 1.000 mL de coloides, 2.000 mL de cristaloides, 8 concentrados de hematíes, 1 *pool* de plaquetas, 4 unidades de plasma, 4 g de fibrinógeno y 1 g de ácido tranexámico.

La analítica en el momento de su ingreso muestra hemoglobina de 8,6 g/dL, hematocrito del 31 %, leucocitos de 13.500/μL, neutrófilos de 82 %, plaquetas 235.000/μL, cociente de TP e 1,23, fibrinógeno de 2,2 g/L (VN: 1,5-4,5 g/L), ácido láctico de 48,8 mg/dL (VN: <5,5 mg/dL), urea de 42 mg/dL, creatinina de 1,14 mg/dL, aspartato-aminotransferasa (AST) de 1.023 U/L, alanina-aminotransferasa (ALT) de 548 U/L, pH de 7,38, pCO$_2$ de 37 mmHg, bicarbonato de 24,2 mmol/L y exceso de bases de –0,9 mEq/L.

La radiografía de tórax en el momento de su ingreso se muestra en la **figura 48-4**.

Tras 24 horas de correcta evolución, presenta empeoramiento clínico con inestabilidad hemodinámica (PA de 87/60 mmHg, FC de 126 rpm y SI de 1,4), oliguria y desaturación por altas presiones en la vía aérea.

Por sospecha de resangrado, se realiza una **segunda angiografía** (**Fig. 48-5**) que descarta sangrado activo.

Ante la persistencia de inestabilidad hemodinámica y desaturación, se realiza una **segunda intervención quirúrgica** que también descarta sangrado activo. Tras la retirada del *packing* hepático, presenta importante mejoría hemodinámica y respiratoria.

Reingresa en el área de críticos con una buena evolución clínica. A las 72 horas de la reintervención, presenta salida de contenido biliar a través del abdomen abierto. Se revisa en una **tercera intervención quirúrgica** y se identifica una fuga biliar de los segmentos V-VIII lacerados con isquemia localizada de un área del segmento VIII y una vesícula isquémica con áreas necróticas. Se realiza colecistectomía, drenaje en el lecho hepático y cierre de la pared abdominal.

Durante el ingreso en el área de críticos, la paciente presenta buena evolución. A las 48 horas presenta un pico febril y, mediante TC abdominal, se diagnostica colección intrahepática en el área lesionada. Ante la sospecha diagnóstica de

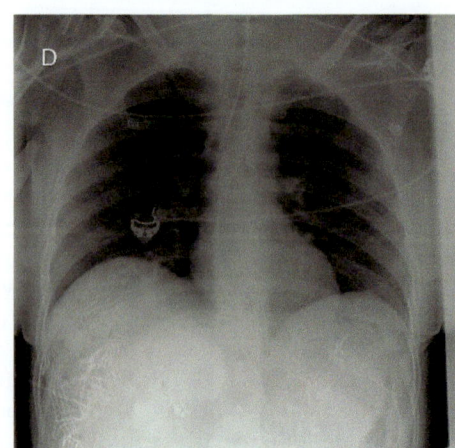

Figura 48-4. Radiografía de tórax en el momento de ingresar en área de críticos.

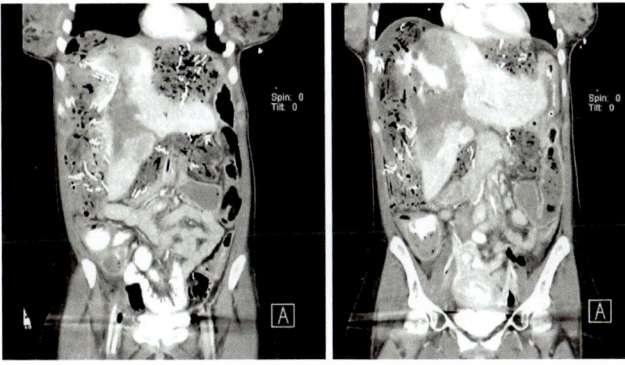

Figura 48-5. Angioembolización sin sangrado activo.

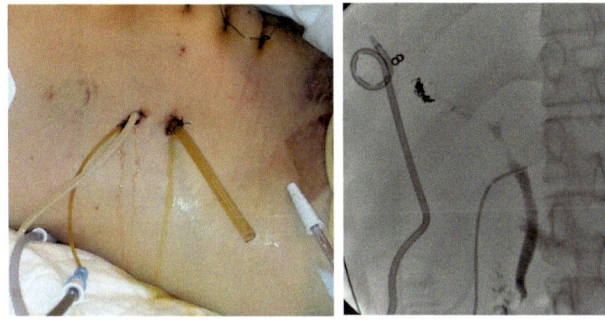

Figura 48-6. Fístula biliar (drenajes y colangiografía final).

absceso o bilioma, se procede a realizar un drenaje percutáneo con salida de bilis, lo que confirma el diagnóstico de bilioma.

La paciente presenta un buen curso clínico, a pesar de una fístula biliar con débito inicial de 500-600 mL/24 horas que disminuye a 150-200 mL/24 horas al alta.

Puede ser dada de alta hospitalaria tras 25 días de ingreso.

En consultas externas se confirma el cierre de la fístula biliar. Se realiza una colangiografía que no identifica fugas ni otras lesiones (**Fig. 48-6**).

La Injury Severity Score (ISS) del caso es de 25.

 CLAVES DEL CASO

- Los pacientes con traumatismo hepático grave e inestabilidad hemodinámica con respuesta parcial o transitoria a la reanimación con volumen requerirán un tratamiento agresivo, rápido y eficaz en el que se deben combinar los tratamientos quirúrgicos con los procedimientos de radiología intervencionista.
- El *packing* hepático intraabdominal puede ocasionar un síndrome compartimental abdominal, a pesar de asociarse a un abdomen abierto. El síndrome compartimental abdominal por *packing* hepático puede deberse a una compresión directa de la vena cava inferior, como se sospechó en este caso clínico.
- Tras una embolización de ramas hepáticas derechas, se puede producir una colecistitis isquémica con potencial

gravedad para el paciente, que requiere colecistectomía precoz.
- El bilioma y la fístula biliar poslaceración hepática suelen evolucionar favorablemente con drenaje y tratamiento conservador.
- En un hospital sin disponibilidad quirúrgica ni de radiología intervencionista, esta paciente debería haberse trasladado inmediatamente a un centro de referencia con disponibilidad de ambos. Para el traslado habrían sido imprescindible:
  – Vías periféricas gruesas con infusión de volumen y transfusión de hematíes.
  – Mantas y otros dispositivos para evitar la hipotermia.

BIBLIOGRAFÍA

Boffard KD (ed.). Manual of definitive surgical trauma care: incorporating definitive anaesthetic trauma care. The liver and biliary system, 5ᵗʰ ed. Boca Raton: CRC Press; 2019.

Bruns BR, Kozar RA. Liver and biliary tract. En: Moore EE, Feliciano DV, Mattox KN (eds.). Trauma. 8ª ed. McGraw-Hill; 2017.

Coccolini F, Catena F, Moore EE, Ivatury R, Biffl W, Peitzman A, et al. WSES classification and guidelines for liver trauma. World J Emerg Surg. 2016;11:50.

CASO
49

PRESENTACIÓN DEL CASO

Varón de 42 años que acude al centro hospitalario 8 minutos después de sufrir una colisión con volcamiento. Ingresa por dicho motivo. En la misma colisión ha muerto el otro ocupante del vehículo.
Es trasladado por paramédicos que han hecho una extricación de 15 minutos, le han colocado oxígeno por mascarilla con reservorio, una vía periférica y le han administrado 500 mL de solución de lactato de Ringer. Se le ha administrado 1 g de ácido tranexámico.
Las constantes vitales durante el traslado han sido: presión arterial (PA): 90/50 mmHg; frecuencia cardíaca (FC): 120 lpm; Shock Index (SI): 1,3; frecuencia respiratoria (FR): 24 rpm, saturación de oxígeno (SatO$_2$): 83 %.

L. M. Richard Sonences y J. C. Fonseca Ortiz

REVISIÓN PRIMARIA

A la llegada al centro hospitalario se realiza la revisión primaria, que consiste en la evaluación de la vía aérea (A), respiración (B), circulación (C), déficit neurológico (D) y exposición (E), y que evidencia:

A: vía aérea permeable sin cuerpos extraños y tráquea central sin desviación.
B: disneico con ruidos respiratorios audibles simétricos.
C: taquicardia, abdomen doloroso a la palpación, se realiza ecografía abdominal enfocada para el traumatismo extendida (e-FAST) y resulta positiva en la ventana de Morrison y esplenorrenal.
D: paciente ansioso, con una puntuación en la escala de coma de Glasgow (ECG) de 13/15; no hay focalidad neurológica.
E: temperatura de 35 ºC, con estigmas de traumatismo en el hipocondrio derecho.

Respecto a los procedimientos de la valoración primaria, se procede a colocar oxígeno con mascarilla con reservorio. Se coloca collarín rígido y otra vía periférica del nº 14 en el brazo derecho. Se reanima con 500 mL de solución de lactato de Ringer adicionales a los administrados por el paramédico. Se administran también 100 mg de dexketoprofeno.

Se toman muestras de laboratorio para hemoglobina y grupo sanguíneo, así como gasometría arterial.

Ser realiza medición ecográfica del diámetro de la vena cava inferior, que es de 0,5 cm.

Se solicitan hemoderivados al banco de sangre.

A los 10 minutos se obtienen las siguientes constantes vitales: PA: 80/40 mmHg; FC: 118 lpm; SI: 1,4; FR: 22 rpm: SatO$_2$: 90 %.

Los resultados de la hemoglobina son 8 g/dL, con acidosis metabólica con hipoxemia y lactato en 4 mmol/L.

EN EL QUIRÓFANO

En vista de los hallazgos clínicos y paraclínicos, se decide llevar a cirugía de emergencia y realizar una laparotomía exploradora.

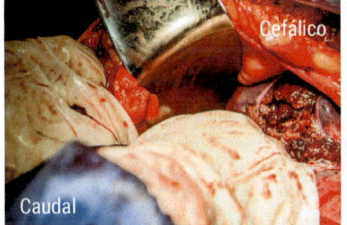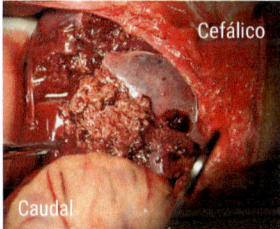

Figura 49-1. Lesión hepática de grado III de los segmentos VI, VII y VII.

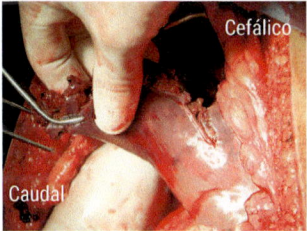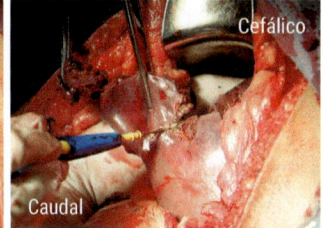

Figura 49-2. Hepatectomía segmentaria no reglada con energía monopolar.

Se evidencia:

- 3.000 mL de hemoperitoneo.
- Sin hematomas retroperitoneales.
- Lesión hepática de grado III de los segmentos VI, VII y VIII (**Fig. 49-1**).
- Resto de vísceras abdominales en límites normales.

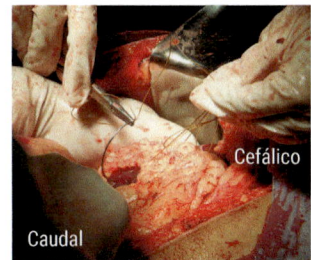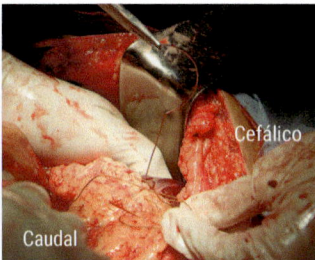

Figura 49-3. Hepatorrafia con crómico 1.

Se procede a realizar *packing* transitorio y maniobra de Pringle, lo cual logra controlar el sangrado. Se realiza hepatectomía no reglada con energía monopolar (**Fig. 49-2** y ▶ **Vídeo 49-1**) seguida de hemostasia selectiva. No se evidencia sangrado activo y se procede a realizar hepatorrafia con crómico 1 con aguja roma y confección de parche de epiplón (**Fig. 49-3** y ▶ **Vídeo 49-2**); se deja un drenaje cerca del lecho hepático y se cierra la cavidad por planos.

EVOLUCIÓN DEL CASO

El paciente ingresa en la Unidad de Terapia Intensiva para su manejo postoperatorio. El drenaje abdominal se mantiene con escaso gasto serohemático, egresa al segundo día a sala de hospitalización, donde inicia la dieta oral. Egresa al décimo día del postoperatorio, sin aparentes complicaciones.

CLAVES DEL CASO

- El mecanismo de traumatismo es un factor muy importante para todo médico y cirujano de urgencias. **Las lesiones hepáticas son de las primeras en frecuencia, al igual que el traumatismo esplénico y siempre debe pensarse en lesión de estos dos órganos cuando se está en contexto de traumatismo cerrado**.
- En cuanto a la decisión de cirugía de urgencia, no se debe dudar cuando hay signos evidentes de necesitarlo. En primer orden, la inestabilidad hemodinámica es un parámetro rápido y sencillo de tener en consideración. En este paciente no hubo respuesta positiva absoluta a la reanimación inicial, y la decisión de cirugía fue tomada de forma rápida y oportuna.
- El abordaje quirúrgico es la laparotomía por traumatismo y esta deber ser reglada, empezando por una incisión amplia que permite tener una adecuada visibilidad para el diagnóstico y posterior conducta de reparación de las lesiones.
- El *packing* es una herramienta muy valiosa para el control de la hemorragia. Puede funcionar de manera transitoria

mientras se evalúan otras lesionen o mientras se realizan maniobras complementarias para el control de la hemorragia. Ejemplo de este es en el Pringle, que ante lesiones más complejas también sirve como estrategia de control de daños.
- Las hepatectomías en traumatismo no son regladas. Lo que en realidad se hace es completar lo que ya el mecanismo de lesión ha hecho. Se debe tratar de hacer con el mejor recurso disponible, que puede ir desde lo más básico, energía monopolar, hasta las técnicas más avanzadas. Pueden quedar algunas áreas con sangrado. La ligadura selectiva del vaso visible es una estrategia que complementa estas resecciones.
- El epiplón mayor es de gran ayuda como hemostático. Puede usarse para reforzar la reparación de múltiples órganos, especialmente las vísceras macizas. Su movilización no es difícil; debe hacerse siempre con un colgajo pediculado, bien vascularizado y, finalmente, debe fijarse con puntos no apretados para evitar su necrosis.

BIBLIOGRAFÍA

Ordoñez C, Parra MW, Millán M, Caicedo Y, Guzmán RM, Padilla N, et al. Control de daños en trauma hepático penetrante: El miedo a lo desconocido. Colomb Med (Cali). 2020; 51(4):e-4134365.

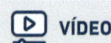

CASO 50

PRESENTACIÓN DEL CASO

Varón de 31 años que es traído a urgencias tras sufrir un intento de robo con arma de fuego en la calle. El paciente se encuentra somnoliento, responde poco al ser llamado y no aporta información en el interrogatorio. Ha sido trasladado por una patrulla de policía, que lo encontró sobre los 30 minutos después de haber recibido una denuncia telefónica anónima. No ha recibido ningún tipo de atención prehospitalaria. El tiempo de traslado hasta el hospital ha sido de 20 minutos. Desde el momento del robo hasta su ingreso a la sala de urgencias han pasado unos 50 minutos en total.

P. R. Ottolino Lavarte y W. J. Neumann Ordóñez

RESUMEN DE LA ESCENA PREHOSPITALARIA

Según el acrónimo MIST (mecanismo de la lesión [M], las lesiones identificadas [I], los signos y síntomas [S] y los tratamientos aplicados [T]) de rescate, se dispone de los siguientes datos:

M: traumatismo abdominal penetrante por arma de fuego.
I: sin datos.
S: sin datos.
T: sin datos.

REVISIÓN PRIMARIA

A la llegada del paciente, se verifica que se encuentra consciente. Sin embargo, se muestra somnoliento y tiene lenguaje incoherente con disartria. Hace gestos ocasionales de dolor abdominal. Se encuentra pálido y sudoroso.

Se miden las constantes vitales cuyos valores son las siguientes:

- Presión arterial (PA): 84/41 mmHg.
- Frecuencia cardíaca (FC): 122 lpm.
- Frecuencia respiratoria (FR): 26 rpm.
- Saturación de oxígeno periférica (SpO$_2$): 90 %.

En la valoración inicial (que consiste en la evaluación de la vía aérea [A], respiración [B], circulación [C], déficit neurológico [D] y exposición [E]), se encuentra:

A: vía aérea permeable. Por el valor de la SpO$_2$, se procede a la colocación de una máscara con reservorio a un flujo de 15 L/min, que la incrementa al 94 %.
B: ventila espontáneamente; taquipneico. Se observa un orificio a nivel del tercio inferior del hemitórax derecho, cercano a la línea axilar anterior. Hay asimetría en la expansibilidad torácica, la cual se encuentra disminuida en el hemitórax derecho. Hay enfisema subcutáneo alrededor de la herida. No se identifica traumatopnea. El murmullo vesicular es audible en ambos hemitórax, marcadamente disminuido en la mitad inferior del hemitórax derecho. Se realiza ecografía abdominal enfocada para el traumatismo extendida (e-FAST), en la que se diagnostica la presencia de un hemoneumotórax derecho, por lo que se procede a realizar un drenaje torácico de inmediato. Se obtienen 500 mL de sangre y burbujeo moderado.
C: se encuentra hemodinámicamente anormal, con taquicardia e hipotensión; el Shock Index (SI) es 1,3. El llenado capilar es mayor de 3 segundos. No se aprecia sangrado activo a través de la herida descrita en el tórax, a la cual se le coloca un punto de sutura de aproximación. No se identifican otras heridas en el abdomen, que se encuentra poco depresible, con signos de irritación peritoneal. No se observan otros sitios de hemorragia externa. En la e-FAST, se identifica líquido libre en la ventana hepatorrenal, esplenorrenal y suprapúbica. Se procede a la colocación de dos vías venosas periféricas con catéter nº 14 en el brazo derecho y se activa el protocolo de transfusión masiva por cumplirse los cuatro criterios del ABC Score. Se transfunden las primeras 2 unidades de concentrado de hematíes (CH). Las constantes vitales se miden en dos oportunidades más, con un espacio de 5 minutos entre cada toma; se evidencia una respuesta insatisfactoria a la reanimación. Se toman muestras para hemoglobina (Hb) y hematocrito, grupo sanguíneo y factor Rh.
D: puntuación en la escala de coma de Glasgow (ECG): 11/15 puntos, con evidente alteración del estado de consciencia. Alterna entre episodios de agitación y somnolencia. Pupilas simétricas, normorreactivas a la luz. Se intenta valorar la sensibilidad y la motricidad de las extremidades, pero el examen físico no aporta información fiable.
E: no se encuentran otras lesiones adicionales. Se coloca al paciente en una camilla y se cubre con una manta térmica. Temperatura corporal: 36,3 ºC.

REVALUACIÓN

Tras la valoración inicial y las medidas instauradas, se titula la oxigenoterapia y la SpO$_2$ se mantiene alrededor del 95 %, con una máscara con reservorio a 15 L/min. Sin embargo, permanece hemodinámicamente inestable a pesar de la reanimación inicial y la transfusión de 2 paquetes de CH y 4 unidades de plasma fresco congelado (PFC). Al verificar el reservorio del drenaje torácico, se confirma la salida adicional de 172 mL, con un volumen total para ese momento de 672 mL después de la colocación del tubo. Hasta este instante de la evaluación, han transcurrido unos 20 minutos. En vista del estado hemodinámico del paciente, los signos de irritación peritoneal y el gasto a través de la trampa de agua, el equipo de guardia decide solicitar turno quirúrgico de emergencia con el diagnóstico de *shock* hipovolémico de grado IV secundario a un traumatismo toracoabdominal penetrante por arma de fuego. El paciente es 0 Rh (+) y tiene Hb > 9,7 g/dL. Adicionalmente a los CH y PFC transfundidos, se solicitan 10 paquetes más de cada uno para el acto quirúrgico.

EN EL QUIRÓFANO

Se realiza laparotomía exploradora a través de una incisión xifopúbica, teniendo como premisa la realización de una cirugía de control de daños. Los hallazgos operatorios son:

- 2.500 mL de hemoperitoneo.
- Lesión hepática transfixiante que compromete los segmentos V, VI, y VII, con sangrado activo.
- Lesión diafragmática de 2 cm.
- Hematoma de la vesícula biliar no expansivo ni pulsátil.

Al inicio de la cirugía, se toma una gasometría arterial en la cual se observa pH de 7,296; lactato de 5,8 mmol/L, y defecto de bases (DB) de –12 mEq/L. Se realiza el empaquetamiento de los cuadrantes abdominales y la evacuación del hemoperitoneo. Se visualiza la lesión hepática sangrante, por lo que se realiza una maniobra de Pringle, con la cual cede la hemorragia. El área comprometida es profunda, por lo que no se considera la realización de una hepatotomía y ligadura de vasos selectivos, sino la colocación de una sonda de Sengstaken-Blackemore (**Fig. 50-1**), que ocupa el área total del trayecto del proyectil. Se insufla el balón esofágico con solución fisiológica hasta lograr la hemostasia mediante compresión interna del área cavitada. Se realiza una rafia primaria de la lesión diafragmática con polipropileno de 2/0. Por último, se coloca un empaquetamiento cefalocaudal, primero en la superficie superior del hígado con cuatro compresas. A los 30 minutos de realizada la maniobra de Pringle, se retira la pinza Satinsky utilizada para el control vascular del hilio hepático, sin observarse sangrado activo. Se completa el *packing* con cuatro compresas más por debajo de la superficie hepática y se realiza un cierre temporal del abdomen con una bolsa de Borráez.

EVOLUCIÓN

Al finalizar la cirugía, se han transfundido 7 unidades de CH y PFC (relación 1:1), con noradrenalina (norepinefrina) a una velocidad de infusión de 10 mL/h durante el transoperatorio. No se dispone de plaquetas en el centro. El paciente sale de quirófano conectado a ventilación mecánica e ingresa en la unidad de cuidados intensivos (UCI) para continuar la fase 2 de la cirugía de control de daños. La monitorización del drenaje pleural al cabo de 24 horas marca un total de 800 mL desde su colocación. Tiene una Hb posoperatoria de 8,3 g/dL. El segundo día posoperatorio, el requerimiento de vasopresores es mínimo, el lactato ha registrado una tasa de aclaramiento apropiada, pues es de 1,9 mmol/L en este momento y el DB se encuentra en valores normales. El tercer día se decide solicitar de nuevo turno operatorio en vista de que el paciente permanece hemodinámicamente estable y sin signos de hemorragia, con el objetivo de retirar el *packing* y el drenaje hemostático del hígado. Los hallazgos de la cirugía son los siguientes:

- Moderada cantidad de líquido serohemático libre en la cavidad.
- *Packing* hepático de ocho compresas adherido a la superficie hepática.
- Cambios de coloración en los segmentos afectados por traumatismo por arma de fuego.
- Sonda de Sengstaken-Blackemore adecuadamente posicionada.
- Rafia de lesión de diafragma indemne, cubierta con fibrina escasa.
- Vesícula biliar con hematoma descrito en la primera cirugía, sin cambios.

Se retira el *packing* con suficiente solución fisiológica tibia y utilizando de nuevo una maniobra de Pringle para control vascular. Se desinfla la sonda de Sengstaken lentamente y se abre la pinza Satinsky sin evidenciarse sangrado activo. Se realiza una colecistectomía indirecta y, por último, se confecciona un parche pediculado de epiplón con el cual se rellena la cavidad originada por el proyectil de arma de fuego en el parénquima hepático (**Fig. 50-2**). El cambio de coloración de los segmentos hepáticos involucrados en la lesión llama la atención del equipo quirúrgico. Sin embargo, se atribuye a la compresión generada por la sonda de Sengstaken, lo cual podría generar cierto grado

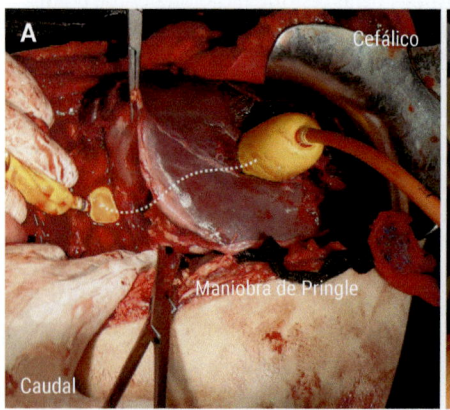
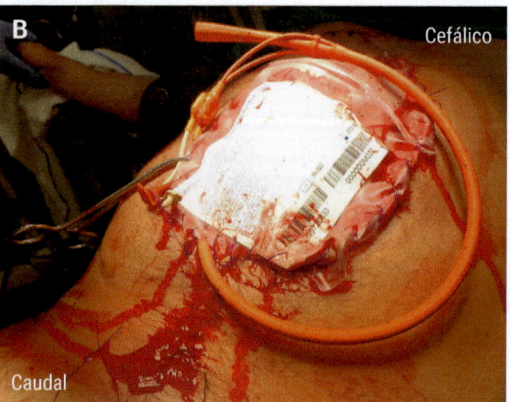

Figura 50-1. Maniobra de Pringle.

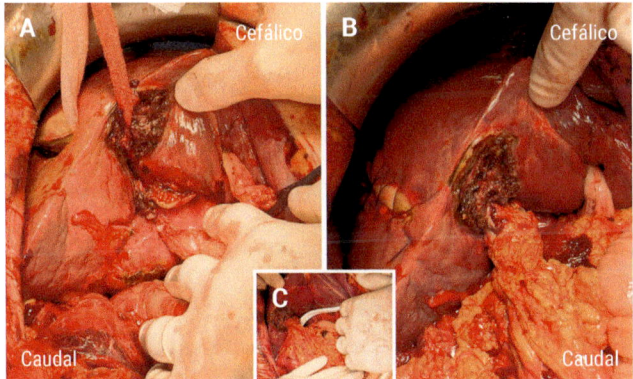

Figura 50-2. Colecistectomía indirecta y confección de parche pediculado.

de isquemia del parénquima. Se deja un drenaje en el espacio subhepático y se realiza un cierre definitivo por planos. Retorna de nuevo a la UCI, donde permanece tres días más. Presenta mejoría progresiva de los parámetros ventilatorios, y se logra su extubación definitiva el sexto día. Esos días mantiene temperaturas que oscilan entre 37,3 y 37,8 ºC. El drenaje torácico no muestra débito mayor y no se evidencia burbujeo en el sello de agua, por lo que se retira al día siguiente de la extubación. El paciente pasa a hospitalización al séptimo día. En el día 8,

comienza a presentar picos febriles de 38,5 ºC y dolor abdominal leve, que se incrementa con la inspiración profunda. Se sospecha de una infección respiratoria baja asociada al tiempo bajo ventilación mecánica y a la estancia en la UCI. No obstante, los exámenes complementarios muestran una leucocitosis de 16.000/µL, proteína C-reactiva (PCR) de 149 mg/dL y un perfil hepático con patrón colestásico; además, destaca la elevación de las transaminasas. A través del drenaje se observa la salida de secreción de aspecto biliar. Se sospecha entonces de un bilioma sobreinfectado y de una fístula biliar, complicaciones esperables debido a la magnitud del traumatismo hepático. Se realiza una radiografía de tórax en la que se identifica una contusión pulmonar sin borramiento del seno costodiafragmático derecho y un neumotórax residual pequeño. Se realiza una ecografía abdominal en la que se observan cambios de la ecogenicidad del parénquima en los segmentos hepáticos del V al VII y escasa cantidad de líquido en el receso de Morrison. Se realiza una tomografía de abdomen con contraste, en la cual se aprecian cambios de la densidad del hígado sugestivos de necrosis en los segmentos V, VI y VII. Se convoca al equipo de cirugía hepatobiliar, que decide realizar una hepatectomía derecha reglada. Tras la cirugía, el paciente evoluciona favorablemente y permanece hospitalizado 15 días. Evoluciona con una fístula biliar de bajo gasto que se resuelve espontáneamente a las cuatro semanas.

 CLAVES DEL CASO

- Debe sospecharse una lesión hepática en todo traumatismo penetrante que involucre el tercio inferior del hemitórax derecho y el cuadrante superior derecho del abdomen. La mayoría de estas lesiones toracoabdominales generan diversos grados de hemorragia que, en presencia de una lesión diafragmática, pueden generar hemotórax y confundir al cirujano hasta tal punto de que puede iniciar el manejo quirúrgico con una toracotomía en lugar de una laparotomía. Por eso, es vital la colocación del drenaje torácico y el seguimiento del débito durante el tratamiento inicial del paciente.

- Hay que recordar siempre que la sangre perdida debe reponerse con sangre. Diversos índices o *scores* predicen el inicio del protocolo de transfusión masiva en un paciente politraumatizado (ABC score, Trauma Associated Severe Hemorrhage [TASH], puntuación de Maclaughlin, etc.). Su uso puede favorecer la toma de decisiones temprana en los casos en los que haya una respuesta transitoria o insatisfactoria a la reanimación inicial.

- La realización de una cirugía de control de daños es una decisión que debe tomarse en el período preoperatorio, durante el tratamiento inicial del paciente. Debe considerarse en todo paciente que ingrese en urgencias en estado de *shock*, con respuesta insatisfactoria a la reanimación y con elevado requerimiento de hemoderivados.

- La maniobra de Pringle es de vital importancia para la identificación de la fuente del sangrado y el manejo apropiado de las lesiones hepáticas. La hemorragia intraoperatoria impide la correcta visualización de las lesiones a tratar. Por tanto, la maniobra de Pringle debe realizarse de forma sistemática en todos los casos de traumatismo hepático con sangrado activo.

- El tratamiento operatorio apropiado de las lesiones cavitarias del hígado generadas por un traumatismo penetrante por arma de fuego requiere del conocimiento de algunas maniobras intraoperatorias como la confección de drenajes hemostáticos (Birolini, uso de sondas de Sengstaken-Blackemore) y la elaboración de colgajos pediculados de epiplón que llenen los defectos que deja el paso del proyectil por el parénquima del órgano. La rafia de los dos orificios en sus extremos favorece la formación de hematomas o biliomas en su interior, los cuales pueden infectarse fácilmente y añadir morbilidad al paciente.

- El traumatismo hepático grave genera múltiples complicaciones potenciales como la formación de biliomas y hematomas intraparenquimatosos o en la periferia del órgano, la formación de pseudoaneurismas o trombosis de los vasos hepáticos y la necrosis hepática tardía, asociada o no a insuficiencia hepática. Estos casos complejos requieren de un abordaje multidisciplinario en el que pueden participar médicos especializados en cirugía hepatobiliar, radiología intervencionista, gastroenterología y de trasplantes.

BIBLIOGRAFÍA

Demeitriades D. Balloon tamponade for bleeding in penetrating liver injuries. J Trauma. 1998;44(3):538-9.

DiGiacomo JC, Rotondo MF, Schwab CW. Transcutaneous balloon catheter tamponade for definitive control of subclavian venous injuries: case reports. J Trauma. 1994;37(1):111-3.

Feliciano DV, Burch JM, Mattox KL, Bitondo CG, Fields G. Balloon catheter tamponade in cardiovascular wounds. Am J Surg. 1990;160:583-7.

Morimoto RY, Birolini D, Junqueira AR, Poggetti R, Horita LT. Balloon tamponade for transfixing lesions of the liver. Surg Gynecol Obstet. 1987;164(3):87-8.

Myhre JR. Balloon tamponade of hemorrhagic esophageal varices. Tidsskr Nor Laegeforen. 1958;78(11):511-3.

Ottolino P, Vivas L. Manejo integral del paciente politraumatizado. 2ª ed. Caracas: Editorial Médica Panamericana; 2010.

Poggetti RS, Moore EE, Moore FA, Mitchell MB, Read RA. Balloon tamponade for bilobar transfixing hepatic gunshot wounds. J Trauma. 1992;33(5):694-7.

Rodríguez Montalvo F, Viteri Y, Vivas L, Ottolino P. Trauma hepático. En: Manejo del paciente politraumatizado. Bogotá: Editorial Distribuna LTDA; 2008.

Thomas SV, Dulchavsky SA, Diebel LN. Balloon tamponade for liver injuries: case report. J Trauma. 1993;34(3):448-9.

F. J. Turégano Fuentes, R. C. Colombari Monteiro y M. Cuende Díez

CASO 51

PRESENTACIÓN DEL CASO

Se recibe un preaviso hospitalario de los servicios de emergencias médicas (SEM) en el que se informa del traslado de un paciente de unos 35 años con tres heridas por arma blanca (HAB) en el abdomen, dos en ambos flancos y la tercera en la región glútea. No hay sangrado hacia el exterior. Ha tenido una parada cardiorrespiratoria (PCR) con 7 minutos de reanimación cardiopulmonar (RCP) eficaz. Lo trasladan con intubación orotraqueal (IOT) y muy inestable hemodinámicamente. Le han colocado una vía intraósea, le han administrado 1 mg de adrenalina (epinefrina) y se ha iniciado una perfusión de noradrenalina (NA: norepinefrina). Se ha realizado una ecografía abdominal enfocada para el traumatismo extendida (e-FAST) durante el traslado con sospecha de derrame pericárdico y líquido libre solo en la fosa de Morrison.

REVISIÓN PRIMARIA

A la llegada al centro hospitalario, se procede con la revisión primaria: evaluación de la vía aérea (A), respiración (B), circulación (C) y déficit neurológico (D):

A: se encuentra bajo IOT y conectado a respirador portátil. Portador de collarín cervical.

B: murmullo vesicular conservado (MVC), sin hipofonesis ni ruidos sobreañadidos; saturación de oxígeno (SatO$_2$) del 92 %.

C: se mide una presión arterial sistólica (PAS) < 40 mmHg. Sufre nueva PCR en la sala de reanimación de urgencias, de la que se recupera con RCP; se objetiva una PA de 80/50 mmHg y frecuencia cardíaca (FC) de 100 lpm (Shock Index [SI] de 1,2).

D: presenta midriasis bilateral arreactiva.

Se activa el protocolo de transfusión masiva (PTM) y se realiza una e-FAST que evidencia moderada cantidad de sangre perihepática y en la fosa de Morrison; no se aprecia en flancos ni en pelvis. Se descarta hemopericardio.

La analítica evidencia los siguientes datos: hemoglobina (Hb): 5,8 g/dL; pH: 7,14; bicarbonato (HCO$_3$): 14 mmol/L; ácido láctico: 11,8 mmol/L; exceso de bases (EB): –13,6 mEq/L; calcio (Ca^{++}) libre: 0,65 mmol/L; cociente internacional normalizado (INR): 1,61; tiempo de tromboplastina parcial activada (TTPa): 71 s; y cociente de TTPa: 2,38.

EN EL QUIRÓFANO

Debido a que se trata de un paciente agónico, se traslada inmediatamente a quirófano para laparotomía de emergencia. Durante esta, se objetiva escasa cantidad de hemoperitoneo (800 mL) para la situación hemodinámica del paciente; se aprecia laceración hepática de unos 3 cm de longitud (lesión de grado III de la American Association for the Surgery of Trauma [AAST]), con sangrado activo pulsátil, sangrado de una arteria del epiplón mayor en el flanco izquierdo y distensión del estómago y del intestino delgado, donde se aprecia

contenido hemático. Se refiere en el informe de quirófano revisión del tracto gastrointestinal, sin encontrar lesiones que expliquen la presencia de esa sangre. Después de la evacuación de la sangre, la exploración y el taponamiento con compresas, se produce un pequeño desgarro de la cápsula del bazo. Se realiza hemostasia de lesión hepática con electrocoagulación y colocación de parche hemostático, decapsulación esplénica con hemostático de celulosa, se hace *packing* de zonas sangrantes por la coagulopatía ya presente y se deja un cierre abdominal temporal (CAT) según la técnica del sándwich. El paciente tiene una Injury Severity Score (ISS) de 9.

Durante la intervención se administran 12 concentrados de hematíes (CH), 8 bolsas de plasma fresco congelado (PFC), 2 *pools* de plaquetas, 7 g de fibrinógeno, 2 g de ácido tranexámico (ATX), 1.500 mL de suero salino fisiológico (SSF), 1.500 mL de Plasma-Lyte, 1.000 mL de coloides, 300 mL de bicarbonato 1 M y 2,5 g de cloruro cálcico (ClCa). Se mantiene soporte hemodinámico con perfusión de NA > 0,5 µg/kg/min. Se realiza un ecocardiograma transesofágico (ETE), que evidencia una buena contractilidad de ambos ventrículos e hipovolemia.

EVOLUCIÓN EN LA UNIDAD DE CUIDADOS INTENSIVOS

El paciente pasa a la unidad de reanimación, donde se le administran en las siguientes 2 horas 2 CH, 5 bolsas de PFC y 2 *pools* de plaquetas, con control mediante pruebas viscoelásticas. Se mantiene el soporte hemodinámico mediante perfusión continua de NA a 1,6 µg/kg/min, más adrenalina a 0,2 µg/kg/min. La analítica evidencia una coagulopatía grave, con un INR de 1,85, TTPa de 63,7 s y cociente de TTPA de 2,12. Mantiene una acidosis metabólica con un pH de 7,10, HCO$_3$ de 15 mmol/L, ácido láctico de 9,5 mmol/L y EB de –14,6 mmol/L. Se administran 300 mL de bicarbonato 1 M. El abdomen está a tensión, con un débito hemático de unos 1.000 mL en 2 horas. En consecuencia, se vuelve a llevar al paciente a quirófano, donde se aprecia un sangrado coagulopático difuso, un sangrado venoso discreto de una vena diafragmática izquierda, sangrado del bazo e isquemia del ángulo hepático del colon que se interpreta como secundaria a estado de hipoperfusión. Se practica hemicolectomía derecha,

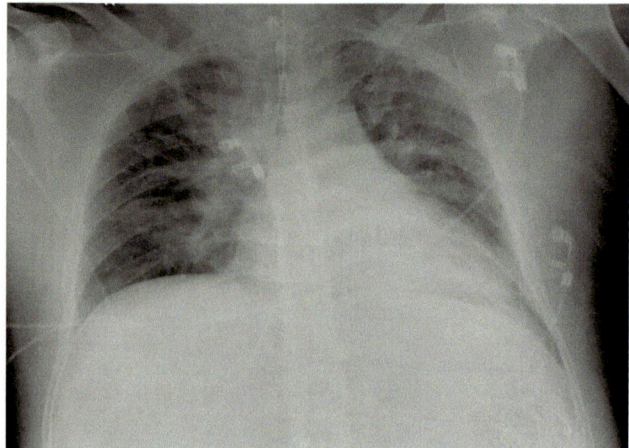

Figura 51-1. Datos de sobrecarga hídrica, con refuerzo de los hilios pulmonares y líneas septales interlobulares engrosadas.

esplenectomía, nuevo *packing* con compresas y se mantiene el abdomen abierto. Durante esa segunda intervención se administran 3 CH, 4 bolsas de PFC, 3 *pools* de plaquetas, 4 g de fibrinógeno (por tener un fibrinógeno de 161 mg) y 300 mL de bicarbonato 1 M.

Pasa de nuevo a la unidad de reanimación, donde, en las 12 horas siguientes, se administran 11 CH (un total de 28 hasta el momento), 14 bolsas de PFC y 4 *pools* de plaquetas, además de 3 viales de complejo protrombínico, 10 g de fibrinógeno y 8 mg de factor VIIa recombinante como uso compasivo. La monitorización PICCO® femoral arroja unos valores normales de índice cardíaco, resistencias venosas bajas y parámetros de hipovolemia persistente. Se mantiene la coagulopatía y acidosis metabólica graves, con cociente de TTPa >1,5, fibrinógeno <200 mg, pH de 7,04, ácido láctico >17 mmol/L y una brecha aniónica de 42,2 mEq/L. Empieza a aparecer daño pulmonar asociado a transfusión masiva, por lo que se requiere una fracción inspirada de oxígeno (FiO_2) del 100 % y maniobras de reclutamiento pulmonar. La relación entre la presión arterial de oxígeno y la fracción inspirada de oxígeno (PAFI) es <100. Aparecen datos de sobrecarga hídrica en la radiografía de tórax (**Fig. 51-1**).

El paciente entra en anuria y aparecen datos analíticos de isquemia hepática, con unas cifras de alanina-aminotransfe-rasa (ALT) y aspartato-transaminasa (AST) >2.000 unidades, con elevación de marcadores de lisis celular.

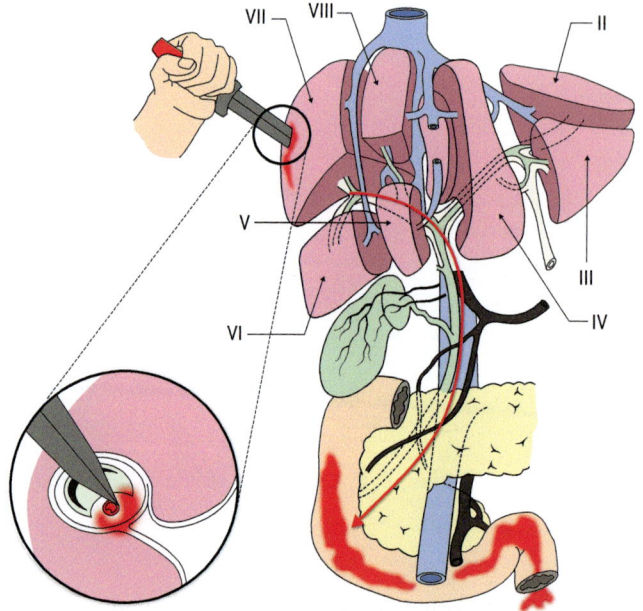

Figura 51-2. Esquema de la producción de la hemobilia traumática. El trayecto intrahepático del arma blanca lesiona, en raras ocasiones, una rama de la arteria hepática (o una rama portal) y un conducto biliar y los pone en comunicación. El paciente se desangra, a través de la vía biliar, en el tubo digestivo.

Empieza a aparecer abundante cantidad de sangre oscura a través del recto, y el drenaje de laparostomía es de unos 1.600 mL en las primeras 8 horas tras la reintervención.

A las 12 horas de la primera revisión se lleva de nuevo al quirófano, donde se vuelve a apreciar sangrado difuso, un hemoperitoneo de 1.200 mL, isquemia hepática difusa bilobular sin sangrado activo por la herida hepática e isquemia transmural del resto del colon. Se completa la colectomía y se deja nuevo *packing* y CAT.

El paciente pasa de nuevo a la unidad de reanimación, donde sigue un curso irreversible de fallo multiorgánico (FMO) refractario a todas las medidas implementadas y fallece a las pocas horas. En total se administraron 34 CH, 35 bolsas de PFC, 14 *pools* de plaquetas y 25 g de fibrinógeno, además de 3 viales de componente plasmático de tromboplastina (CPT) y 8 mg de factor VIIa.

La **causa del fallecimiento** es hemobilia traumática masiva no reconocida.

 CLAVES DEL CASO

- **¿Qué se debió hacer en la primera intervención quirúrgica?** Haber reconocido la importancia de la presencia de sangre en el tubo digestivo sin mediar lesión de este (**Fig. 51-2**), y haber realizado un **taponamiento del trayecto intrahepático** con sonda con balón. A continuación, se debía haber bajado al paciente a la sala de angiografía para **angioembolización**.

- La hemobilia traumática es poco frecuente, y la masiva es incluso más infrecuente. Puede ocurrir tanto en traumatismo hepático penetrante como cerrado.

- Se debe sospechar siempre hemobilia masiva en traumatismo hepático penetrante en el que la cantidad de hemoperitoneo no explica la situación hemodinámica del paciente. Hay que mirar siempre el tubo digestivo para evidenciar la presencia de sangre intraluminal y siempre colocar sonda nasogástrica (SNG).

- Para el manejo es necesario taponar el trayecto de la herida en profundidad con una sonda con balón y trasladar al paciente a la sala de radiología vascular intervencionista (RVI), aunque se encuentre inestable.

(Continúa)

CLAVES DEL CASO (*Cont.*)

- En **caso de no disponer de RVI**, se debe mantener el taponamiento transhepático y, si es eficaz y el paciente se estabiliza, trasladarlo a un centro con posibilidad de RVI, después de unas horas en la unidad de reanimación para completar la estabilización. Otra posibilidad sería dejar el balón colocado, hacer un CAT y llevar al paciente a reanimación. Hay experiencias sobre el cese de la hemorragia con la retirada del balón en quirófano, una vez recuperada la fisiología del paciente. Si este no se estabiliza intraoperatoriamente con el balón transhepático, se debe reposicionar e inflar algo más. Si aun así no se consigue la estabilidad después de unos minutos, hay que disecar el hilio hepático y pinzar selectivamente la arteria hepática derecha (AHD), al mismo tiempo que se desinfla el balón, y valorar el estado hemodinámico del paciente en unos minutos.

Se ha de prestar atención a la variante anatómica en que la AHD viene de la arteria mesentérica superior. Si se consigue la estabilidad, habría que ligar la AHD, aun con riesgo de la isquemia del lóbulo hepático derecho.
- Si el pinzamiento de la AHD resultara ineficaz, quedaría el recurso de una hepatotomía amplia, con digitoclasia, para llegar al foco de la hemorragia y controlarla con suturas. Asumiendo que el paciente va a estar ya coagulopático en ese momento, el *packing* es obligado, aunque el pronóstico suele ser muy malo.
- Este paciente tenía una probabilidad de supervivencia según la metodología del Trauma Injury Severity Score (TRISS) del 4 % debido a su estado fisiológico y las 2 PCR que había sufrido.

BIBLIOGRAFÍA

Berry R, Han JY, Kardashian AA, LaRusso NF, Tabibian JH. Hemobilia: etiology, diagnosis and treatment. Liver Res. 2018;2(4):200-8.

Forlee MV, Krige JEJ, Welman CJ, Beningfield SJ. Haemobilia after penetrating and blunt liver injury: treatment with selective hepatic artery embolisation. Injury. 2004;35(1):23-8.

Murugesan SD, Sathyanesan J, Lakshmanan A, Ramaswami S, Perumal S, Perumal SU, et al. Massive hemobilia: a diagnostic and therapeutic challenge. World J Surg. 2014;38(7):1755-62.

CASO
52

PRESENTACIÓN DEL CASO

Varón de 18 años que ingresa en urgencias dos horas después de recibir el impacto de una herida por arma de fuego (HAF) en la región torácica posteroinferior derecha. Viene remitido de un hospital comunitario donde había ingresado hipotenso, frío y taquicárdico. Iniciaron la administración de cristaloides intravenosos y lo han remitido al centro de los autores. Cuando ingresa refiere dolor torácico derecho, moderadamente pálido, sin disnea.

A. García Marín, M. Millán Lozano e I. Caicedo Holguín

REVISIÓN PRIMARIA

A la llegada al centro hospitalario, se procede con la valoración inicial y la revisión primaria: evaluación de la vía aérea (A), respiración (B), circulación (C), déficit neurológico (D) y exposición (E):

A: vía aérea permeable, sin disnea y sin collarín cervical.
B: expansión torácica simétrica y disminución de la intensidad de los ruidos respiratorios en el hemitórax derecho.
C: sin signos claros de hipovolemia. Llenado capilar de 3 segundos. Presenta una herida por proyectil de arma de fuego en la cara posterior del hemitórax derecho, en el noveno espacio intercostal, a 14 cm de la línea media. Hay un pequeño hematoma circundante y no presenta sangrado externo.
D: la puntuación en la escala de coma de Glasgow (ECG) es de 15/15. Las pupilas son simétricas y normorreactivas y mueve las cuatro extremidades.
E: sin evidencia de otras lesiones. Se cubre con manta tibia. Los datos de las constantes vitales son: frecuencia cardíaca (FC): 118 lpm; presión arterial (PA): 92/65 mmHg; frecuencia respiratoria (FR): 18 rpm; saturación de oxígeno (SatO$_2$): 96%.

Respecto a los anexos de la revisión primaria, destaca ecografía abdominal enfocada para el traumatismo extendida (e-FAST) positiva, con hallazgo de hemotórax derecho y hemoperitoneo.

REVISIÓN SECUNDARIA

En la revisión secundaria no se encuentran hallazgos clínicos adicionales. El examen abdominal es completamente negativo y permanece estable hemodinámicamente.

Durante la atención inicial, se restringe la administración de líquidos, se inserta un tubo de toracostomía derecho con drenaje de 600 mL y se traslada al paciente para realizarle una angiotomografía computarizada (angio-TC) toracoabdominal (**Fig. 52-1**).

Los hallazgos más relevantes de la angio-TC son hemotórax derecho, con un tubo de tórax bien ubicado; herida hepática de grado V de la American Association for the Surgery of Trauma (AAST), con compromiso de los segmentos VI, VII, II y III, sin evidencia de sangrado activo; herida de grado III del polo superior del riñón derecho, sin hallazgo de extravasación; hemoperitoneo; pequeñas burbujas de neumoperitoneo; engrosamiento de la pared del yeyuno, y pequeño hemotórax izquierdo.

Los exámenes paraclínicos muestran: pH: 7,32; presión parcial de dióxido de carbono (pCO$_2$): 42 mmHg; presión parcial de oxígeno (pO$_2$): 66 mmHg; bicarbonato (HCO$_3$): 21 mmol/L; SatO$_2$: 90%; exceso de bases (EB): −4,3 mEq/L; lactato: 1,8 mm/L; hemoglobina (Hb): 9,3 g/dL; sodio (Na): 137 mEq/L; potasio (K): 3,8 mEq/L; glucosa: 261 mg/dL, y Ca: 1,1 mEq/L.¡.

Ante los hallazgos clínicos, la estabilidad hemodinámica y los hallazgos de la angio-TC, se decide el traslado a la unidad de cui-

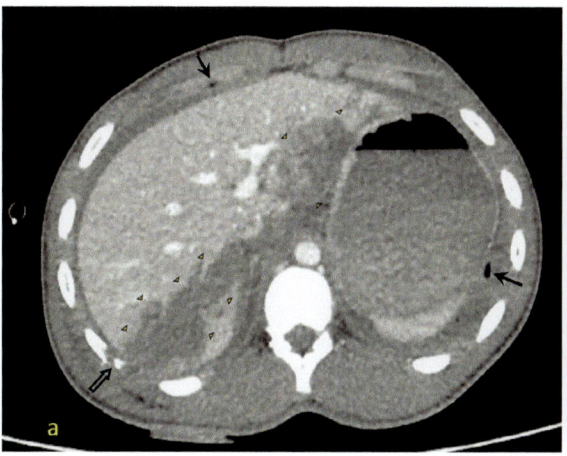
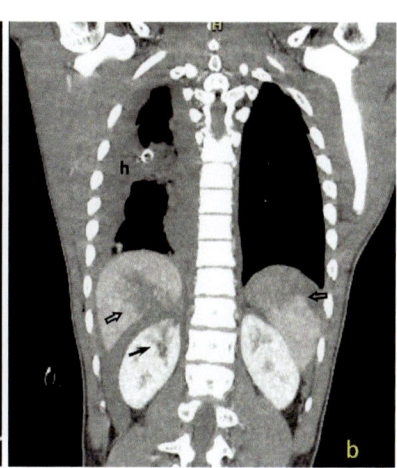

Figura 52-1. A) AngioTC toracoabdominal. Corte axial. Hallazgos: herida que atraviesa el hígado de derecha a izquierda y de atrás adelante, comprometiendo los segmentos VI, VII, II y III (triángulos amarillos). Fractura del 10º arco costal derecho posterior (flecha abierta). Burbujas de neumoperitoneo (flechas sólidas). **B)** AngioTC toracoabdominal. Corte coronal. Hallazgos: hemotórax derecho (h). Se observa el corte transversal del tubo de tórax derecho. Herida hepática de los segmentos VI, II y III (flechas abiertas). Herida del polo renal superior derecho (flecha cerrada).

dados intensivos (UCI) para realizar un manejo no operatorio. A la hora del ingreso en la UCI, presenta hipotensión y taquicardia, con requerimiento de líquidos y soporte vasopresor. Se decide realizar una angiografía para una posible angioembolización.

UNIDAD DE ANGIOGRAFÍA

En la unidad de angiografía se procede con los siguientes puntos:

- Anestesia general.
- Acceso a través de la arteria femoral derecha con guía ecográfica.
- Se cateterizan selectivamente las arterias hepáticas derecha e izquierda y las arterias de los segmentos comprometidos. No se evidencian focos de sangrado o pseudoaneurismas.

Después de un período corto de estabilidad, desarrolla de nuevo hipotensión, sin un aumento significativo del drenaje a través del tubo de tórax. Se inicia transfusión y se traslada al quirófano.

QUIRÓFANO

En el quirófano se procede con los siguientes aspectos:

- Laparotomía mediana xifopubiana y disección hasta la cavidad.
- Hallazgos operatorios:
  - Hemoperitoneo de 1.500 mL.
  - Herida hepática de grado V, con trayecto de derecha a izquierda y de abajo arriba, con entrada entre los segmentos VI y VII y salida en los segmentos II y III, donde hay exposición del parénquima y sangrado activo, de tipo venoso.
  - Hematoma estable perirrenal derecho. No hay lesión de los órganos vecinos (duodeno, vena cava ni uréter).
  - Dos heridas de 0,8 cm cada una, en el borde antimesentérico del yeyuno, a 40 cm del ángulo de Treitz. Después de desbridarlas y comunicarlas, abarcan el 40 % del perímetro del órgano.
  - Herida de cada uno de los hemidiafragmas de, aproximadamente, 0,8 cm cada una.
- Debido a que hubo colapso circulatorio después de la inducción anestésica, se practica oclusión manual de la

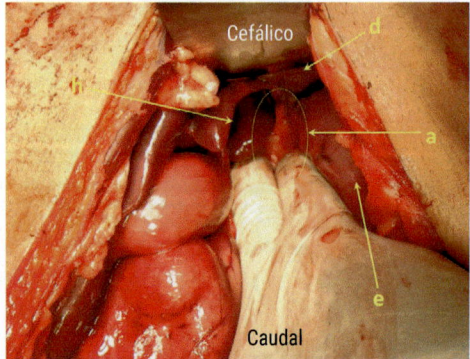

Figura 52-2. Oclusión manual de la aorta supra celíaca. Los dedos índice y medio comprimen la arteria (a). Hígado (h). Diafragma (d). Estómago (e).

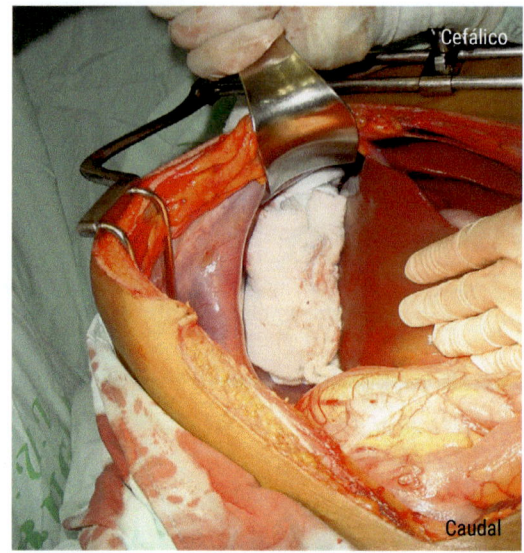

Figura 52-3. Empaquetamiento suprahepático derecho. Se observan las compresas desplazando y comprimiendo el parénquima hepático. Apréciese que el ligamento redondo y el ligamento falciforme no han sido seccionados, lo cual favorece la comprensión que se busca hacer con las compresas.

aorta durante 12 minutos (**Fig. 52-2**).
- Se realiza empaquetamiento de cuatro cuadrantes y drenaje del hemoperitoneo.
- Empaquetamiento perihepático con control temporal de la hemorragia (**Fig. 52-3**).
- Revisión sistemática de la cavidad.
- Desbridamiento y sutura de la herida yeyunal, en un plano de sutura continua de monofilamento no absorbible.
- Levantamiento del colon derecho y del duodeno, con los hallazgos descritos.
- Se explora la transcavidad de los epiplones.
- Se amplían las heridas diafragmáticas, se evacuan las colecciones torácicas y se verifica la ausencia de sangrado activo intrapleural. Se suturan los diafragmas con monofilamento no absorbible 0 y se coloca un tubo de toracostomía, derecho e izquierdo.
- Debido a la persistencia de la hemorragia, evidente por la tinción progresiva de las compresas por sangre (**Fig. 52-4**), se realiza oclusión del hilio hepático (**Fig. 52-5**),

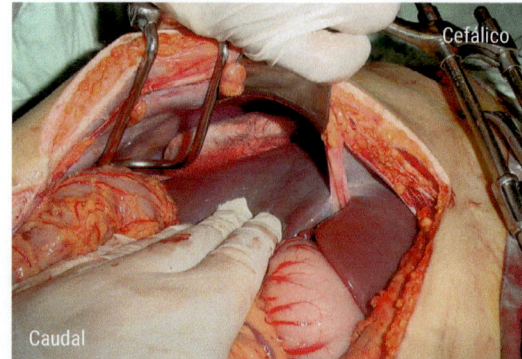

Figura 52-4. Las compresas están empapadas con sangre. Es conveniente, después de realizar el empaquetamiento, permitirse unos minutos para comprobar la efectividad del procedimiento.

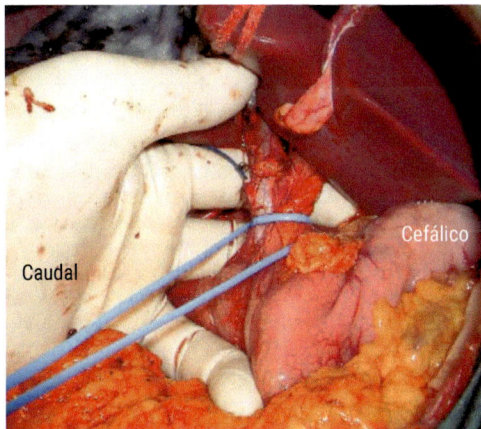

Figura 52-5. Maniobra de Pringle. El cirujano rodea el hilio hepático con su dedo. En este caso ha perforado el epiplón menor y ha enlazado el hilio con una banda vascular. La oclusión puede llevarse a cabo traccionando la banda, colocando una pinza vascular o empleando un torniquete de Rummel.

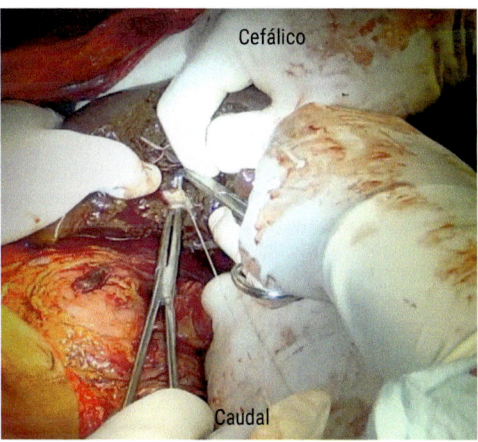

Figura 52-6. El cirujano identifica los puntos de sangrado liberando intermitentemente la oclusión del hilio hepático. Liga los vasos como lo muestra la imagen o, más frecuentemente, lo hace mediante la colocación de puntos en «X».

con control de la hemorragia. Se expone la herida traumática y, mediante liberación intermitente de la pinza del hilio hepático, se identifican los vasos sangrantes, que se controlan mediante puntos en «X» de material no absorbible y ligaduras con seda de 3/0 (**Fig. 52-6**). Después de obtener un control satisfactorio de los sitios de sangrado mecánico, se procede a reempaquetar la herida.
- Se realiza empaquetamiento de la cavidad con tres compresas infrahepáticas y cinco compresas suprahepáticas.
- Se deja el abdomen abierto con un sistema de cicatrización asistida por vacío.

Durante procedimiento quirúrgico, se transfunden dos concentrados de hematíes (CH), dos bolsas de plasma fresco concentrado (PFC), una aféresis de plaquetas y el equivalente a 3 CH de la sangre recuperada de la cavidad abdominal y procesada.

El paciente ingresa en la UCI con ventilación mecánica invasiva y sin soporte vasopresor.

Permanece estable desde el punto de vista metabólico y hemodinámico. El drenaje a través de los tubos de tórax es escaso. Es extubado 28 horas después del traumatismo. A las 48 horas del posoperatorio, se realiza la reintervención programada.

REINTERVENCIÓN

En la reintervención destacan los siguientes aspectos:

- Retirada del sistema de vacío.
- Se identifican ocho compresas en el área perihepática. Es desempaquetado sin que se produzca hemorragia. No se encuentra filtración de bilis, por lo que se decide **no dejar un drenaje perihepático**.
- No se identifica filtración de líquido intestinal y no se encuentran otras lesiones.
- Cierre de fascia con PDS™ de 1/0 con sutura continua.
- Cierre de piel con Prolene® 3/0 con sutura intradérmica.

EVOLUCIÓN POSOPERATORIA

El paciente es trasladado extubado a la UCI. Tolera la vía oral desde el día siguiente. Es dado de alta de la UCI cuatro días después del traumatismo.

Se retira el tubo del tórax izquierdo un día después y el tubo del tórax derecho un día más tarde. Es dado de alta del hospital a los 10 días del ingreso. En los controles postoperatorios dos y cuatro semanas después del alta hospitalaria se le encuentra activo. No refiere limitaciones físicas y no presenta complicaciones en las heridas quirúrgicas.

 CLAVES DEL CASO

- Una proporción considerable de los pacientes con traumatismo hepático penetrante o cerrado puede ser manejada exitosamente sin realizar una intervención quirúrgica. Las condiciones indispensables son la estabilidad hemodinámica y la ausencia de hallazgos clínicos o de imagen que indiquen la existencia de una lesión de vísceras huecas.
- Después de verificar la estabilidad y la ausencia de hallazgos clínicos que indiquen la existencia de una lesión de víscera hueca, la TC con fases arterial y venosa constituye

la base para planear y llevar a cabo el manejo no operatorio. Aunque el estudio tiene una sensibilidad y especificidad elevadas para identificar la hemorragia activa o las lesiones arteriales, hay un cierto número de falsos negativos y positivos, por lo que el seguimiento clínico es esencial.

- La mayor parte de las heridas hepáticas que requieren tratamiento quirúrgico responden a medidas simples: empaquetamiento (algunas veces solamente intraoperatorio y,

(Continúa)

CLAVES DEL CASO (*Cont.*)

- otras veces, como un procedimiento de control de daños) o sutura simple.

- En los pacientes que presentan hemorragia persistente y requieren medidas más complejas, la maniobra de Pringle (oclusión del hilio hepático) permite diferenciar las lesiones en las que el sangrado proviene de ramas portales o de la arteria hepática de aquellas ocasionadas por heridas venosas suprahepáticas o de la vena cava retrohepática. En las primeras, el sangrado cede con la maniobra; en las segundas, no. Después de verificar el origen del sangrado, en las primeras se define la necesidad de realizar hemostasia selectiva como en el caso presente. En las segundas será necesario practi-car un aislamiento hepático formal, replantear las incisiones y movilizar el hígado, para abordar y reparar la lesión.

- La hipotensión después de la intubación ocurre en la tercera parte de los pacientes traumatizados. Se asocia con peores desenlaces (mortalidad, estancia hospitalaria). La oclusión aórtica es un recurso útil en el manejo de esta situación. Centraliza transitoriamente la circulación, aumenta la poscarga cardíaca y mejora la presión arterial proximal a la oclusión, con lo que la perfusión del corazón y el cerebro también mejoran. Le proporciona a quien está reanimando al paciente algunos minutos para corregir la hipovolemia e instaurar soporte vasopresor.

BIBLIOGRAFÍA

Coccolini F, Coimbra R, Ordóñez C, Kluger Y, Vega F, Moore EE, et al. Liver trauma: WSES 2020 guidelines. World J Emerg Surg. 2020;15(1):24.

Kozar RA, Moore FA, Moore EE, West M, Cocanour CS, Davis J, et al. Western Trauma Association critical decisions in trauma: nonoperative management of adult blunt hepatic trauma. J Trauma. 2009;67(6):1144-8.

Navsaria P, Nicol A, Krige J, Edu S, Chowdhury S. Selective nonoperative management of liver gunshot injuries. Eur J Trauma Emerg Surg. 2019;45(2): 323-8.

Ordóñez CA, Parra MW, Millán M, Caicedo Y, Guzmán-Rodríguez M, Padilla N, et al. Damage control in penetrating liver trauma: fear of the unknown. Colomb Med (Cali). 2020;51(4):e4134365.

Pachter HL. Prometheus bound: evolution in the management of hepatic trauma--from myth to reality. J Trauma Acute Care Surg. 2012;72(2):321-9.

Vieira Starling S, De Lima Rodrigues B, Portes Rocha Martins M, Fernandes Da Silva M, Drumond DA. Non operative management of gunshot wounds on the right thoracoabdomen. Rev Col Bras Cir. 2012;39(4):286-94.

CASO
53

PRESENTACIÓN DEL CASO

Se recibe a las 2:15 horas de un día laborable, sin preaviso, a un paciente varón de 55 años que ha sufrido un caída de la moto que conducía unos 45 minutos antes de la llegada. Ha perdido el control de la moto, ha caído hacia el lado izquierdo y ha derrapado unos 20 metros de distancia. Los testigos solo han oído el ruido y no aportan información sobre volteretas o golpe directo. El paciente solo refiere derrape sobre el costado izquierdo. Se desconoce la velocidad. En la evaluación *in situ*, se ve que el paciente es portador de casco, presenta traumatismo craneoencefálico (TCE) leve sin pérdida de conocimiento y refiere dolor en el hemitórax izquierdo, así como presencia de escoriaciones en la cadera y en el miembro inferior izquierdo. Sus constantes vitales son: presión arterial (PA): 142/85 mmHg; frecuencia cardíaca (FC): 88 lpm; Shock Index (SI) 0,62; frecuencia respiratoria (FR): 22 rpm; saturación de oxígeno (SatO$_2$): 97 % basal y puntuación en la escala de coma de Glasgow (ECG) de 15/15. Se decide traslado a hospital de referencia inmovilizado con tabla espinal y collarín cervical. Se canaliza vía venosa periférica de 14 G en el miembro superior izquierdo con suero fisiológico.

F. Pareja Ciuro, V. Durán Muñoz-Cruzado, I. Martínez Casas

ESCENA PREHOSPITALARIA

En el aspecto prehospitalario, informan según el acrónimo MIST (mecanismo de la lesión [M], las lesiones identificadas [I], los signos y síntomas [S] y los tratamientos aplicados [T]) de rescate, se dispone de los siguientes datos de rescate de los siguientes datos:

- **M**: caída de motocicleta con derrape sobre el costado izquierdo.
- **I**: abrasiones sobre el costado y el muslo izquierdos.
- **S**: presión arterial sistólica (PAS): 142 mmHg; FC: 88 lpm; SI: 0,62 y ECG de 15/15. Fetor etílico y dolor en el costado y la cadera izquierdos.
- **T**: collarín cervical, oxígeno en gafas nasales, suero fisiológico lento e inmovilizado en tabla espinal.

REVISIÓN PRIMARIA

Se recibe al paciente a las 2:15 horas de la noche en el hospital de referencia y pasa al box de críticos, donde se realiza su atención inicial, que consta de evaluación de la vía aérea (A), respiración (B), circulación (C), déficit neurológico (D) y exposición (E):

A: vía aérea permeable y cuello inmovilizado con collarín.
B: saturación de oxígeno periférica (SpO$_2$): 98 % basal. Tórax simétrico, eupneico. Auscultación: murmullo vesicular conservado, ruidos cardíacos presentes, sin ingurgitación yugular.
C: PA: 135/81 mmHg; FC: 82 lpm; SI: 0,60. No hay signos de sangrado externo. Pulsos distales presentes, color y temperatura de la piel buenos.
D: pupilas isocóricas, normorreactivas. ECG: 15/15. No hay focalidad neurológica.
E: escoriaciones en el hemitórax y la cadera izquierdos. Se administran paracetamol y metoclopramida por náuseas. Se extraen muestras para analítica, incluidos tóxicos.

Los anexos de la revisión primaria realizados son los siguientes:

- Radiografía de tórax: fractura del cuarto arco costal izquierdo en el plano dorsal y fractura de acromion.
- Radiografía de pelvis: sin fracturas visibles.
- Analítica urgente: hemoglobina (Hb): 12,4 g/dL; hematocrito: 35,9 %; pH: 7,4; lactato: 0,7 mmol/L, cociente internacional normalizado (INR): 1; índice de Quick: 92 %. Ausencia de tóxicos, y resto en el rango de la normalidad.
- Sonda vesical: orina clara. Rechaza sonda nasogástrica a pesar de las náuseas.

REVISIÓN SECUNDARIA

En la revisión secundaria destacan los siguientes datos:

- Cabeza y cuello: sin signos de fracturas.
- Tórax: simétrico, murmullo vesicular conservado. Dolor a la palpación en el hemitórax izquierdo. Abrasiones leves en el hemitórax izquierdo, sobre todo posteriores.
- Abdomen: blando, depresible y no doloroso salvo levemente sin peritonismo en el hipocondrio izquierdo. Pelvis: estable. Periné: sin hallazgos. Extremidades: escoriaciones superficiales en la mano y la muñeca del miembro superior izquierdo (MSI). Sin signos aparentes de fracturas ni daño vasculonervioso.
- Neurología: ECG 15/15. Pupilas normorreactivas e isocóricas.
- Espalda: sin evidencia de contusiones ni sospecha de fracturas de las apófisis espinosas.

Respecto a los anexos de la revisión secundaria, se realiza radiografía de brazo y de muñeca izquierdos y de cadera izquierda, ambas sin evidencia de lesiones óseas. Dada la estabilidad hemodinámica y la ausencia de signos de alarma, no se indica ninguna prueba de imagen más. Se mantiene con sueroterapia convencional de suero fisiológico sin administrar bolos y el paciente pasa monitorizado a la sala de observación.

SALA DE OBSERVACIÓN Y REVALUACIÓN

Dada la estabilidad hemodinámica y de los hallazgos radiológicos, se decide traslado a la sala de observación con monitorización continua y presencia física de personal médico y de enfermería. Durante las siguientes horas, el paciente se muestra en similar situación de estabilidad, si bien, en dos ocasiones solicita analgesia por el dolor costal de hemitórax izquierdo, que se irradia hacia abajo a la zona lumbar izquierda. Se le administran 25 mg de dexketoprofeno y, posteriormente, al no ceder, un bolo de morfina. Sobre las 8:30 horas de la mañana (poco más de 6 horas desde el ingreso), el paciente comienza a referir dolor brusco periumbilical y epigástrico, que se irradia al hipocondrio izquierdo, así como aumento del dolor costal que presenta con irradiación lumbar. Se procede a revaluar:

A: vía aérea permeable y collarín cervical.
B: oxígeno en gafas, SpO$_2$: 97 %. Tórax simétrico, 23 rpm. Mantiene murmullo vesicular conservado y simétrico, ruidos cardíacos presentes, sin ingurgitación yugular.
C: no hay signos de sangrado externo. Pulsos distales presentes, pero débiles; palidez cutánea franca y sequedad de mucosas; frío y levemente sudoroso. La PAS en este momento ha bajado de modo brusco a 88 mmHg y la FC asciende a 125 lpm. SI: 1,42.

En este punto, se repite la radiografía de tórax (**Fig. 53-1**),que no muestra datos de hemotórax ni neumotórax, pero sí se aprecia que las fracturas de arcos costales no se limitaban a la cuarta costilla, sino también se aprecian fracturas desde la segunda a la novena costilla. Se realiza ecografía abdominal enfocada para el traumatismo extendida (e-FAST) (**Fig. 53-2**) que objetiva líquido libre periesplénico, perihepático y en el fondo de saco de Douglas. Se canaliza una segunda vía periférica y se administra bolo de 250 mL de suero fisiológico sin respuesta. Se cursan pruebas cruzadas, se solicita sangre urgente y se administra 1 g de ácido tranexámico. Se informa al paciente de la necesidad de intervención quirúrgica urgente por posible rotura de bazo, y da su consentimiento informado

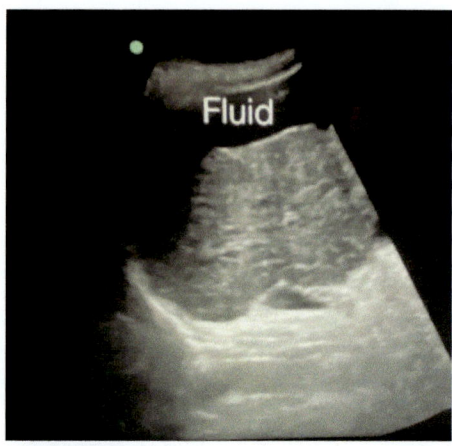
Figura 53-2. Ecografía abdominal enfocada para el traumatismo extendida (e-FAST) con ventana hepatorrenal.

verbal. Se avisa a los familiares, que no se encuentran en el hospital y se les informa de la necesidad de traslado a quirófano sin posibilidad de esperar a que lleguen.

EN EL QUIRÓFANO

Durante la cirugía, el paciente se reanima con 1.000 mL de cristaloides y dos unidades de sangre. Se logra al final de la intervención una presión arterial media (PAM) de 65 mmHg y una FC de 105 lpm. Se comprueba mediante gasometría al concluir la cirugía una Hb de 9,5 g/dL y un ácido láctico de 3 mmol/L. Durante la cirugía se evacúa un hemoperitoneo de 1.200 mL y un gran hematoma periesplénico. Se visualizan varias laceraciones esplénicas con sangrado activo y se procede a esplenectomía total. Se explora el resto de cavidad y se aprecia como único hallazgo un discreto abombamiento del retroperitoneo lateral izquierdo, no expansivo, con diuresis clara en la sonda vesical. Finalmente, se procede al cierre de la laparotomía suprainfraumbilical (**Figs. 53-3** y **53-4**).

EVOLUCIÓN POSOPERATORIA

Tras la laparotomía, y una vez estabilizado el paciente, se traslada a radiología para realizar una tomografía computa-

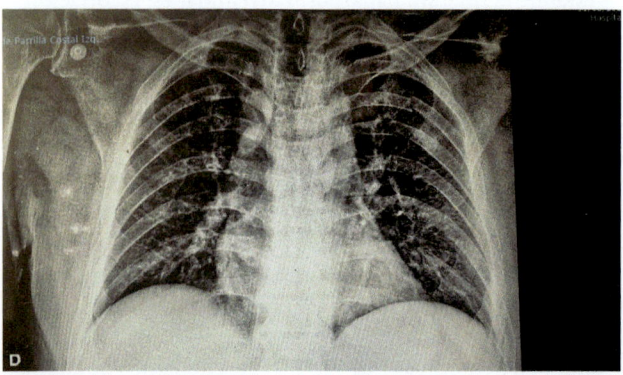
Figura 53-1. Radiografía de tórax en revaluación.

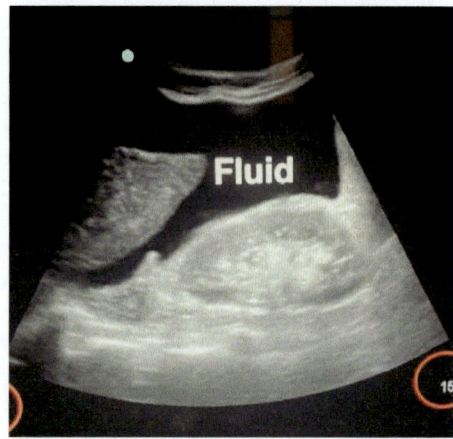
Figura 53-3. Hemoperitoneo secundario a lesión esplénica.

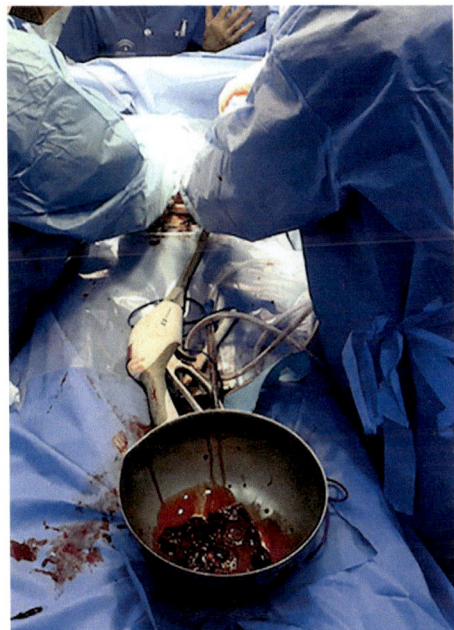

Figura 53-4. Intervención con esplenectomía.

rizada (TC) de cuerpo entero que muestra como datos reseñables fracturas no desplazadas del arco anterior de la tercera, cuarta, quinta y sexta costillas derechas, fractura acabalgada del arco anterior de la segunda costilla izquierda, fracturas no desplazadas del arco anterior de la cuarta y la quinta costillas izquierdas, fracturas del arco lateral de la sexta a la novena costillas izquierdas, fracturas del arco posterior de la segunda,

cuarta, quinta y de la séptima a la novena costillas izquierdas y fractura del acromion de la escápula izquierda. En el abdomen y la pelvis se aprecian cambios posquirúrgicos secundarios a esplenectomía. Se observa cámara de neumoperitoneo y burbujas de gas extraluminal de distribución difusa, hallazgos que podrían considerarse dentro de la normalidad dado el antecedente de cirugía reciente. No se identifican alteraciones groseras ni signos radiológicos sugestivos de lesión traumática en el resto de vísceras abdominopélvicas. Se visualizan la vejiga urinaria con balón de sonda en su interior, ligera cantidad de líquido en la pelvis menor y columna vertebral lumbosacra y anillo pélvico sin aparentes trazos de fractura. Una vez realizada la TC, el paciente pasa a la unidad de cuidados intensivos (UCI).

Durante su estancia en la UCI, la evolución es favorable y con normalización progresiva de la situación hemodinámica y del resto de parámetros fisiológicos. Es extubado a las 12 horas después de la intervención. Una vez controlado el dolor y tras presentar buena dinámica respiratoria, el paciente pasa a planta el cuarto día posoperatorio. Allí la evolución sigue siendo favorable y es dado de alta al octavo día posoperatorio. Se remite a medicina preventiva, que recomienda vacuna neumocócica conjugada en una dosis única de VNC20, vacunación frente a meningococo ACWY y vacunación frente a meningococo B.

Los resultados son los siguientes: traumatismo esplénico de tipo 4 de la American Association for the Surgery of Trauma (AAST); Injury Severity Score (ISS): 21; Revised Trauma Score (RTS): 7,10, y Trauma Injury Severity Score (TRISS): 14,18 % (porcentaje de muerte).

 CLAVES DEL CASO

- Un traumatismo esplénico de cualquier grado (I-V) con o sin evidencia de sangrado activo, y en ausencia de otras lesiones que obliguen a una laparotomía urgente, en un paciente que presenta estabilidad hemodinámica puede ser candidato a manejo no operatorio (MNO). El requisito es que sea un centro que tenga acceso a protocolos de transfusión masiva, capacidad de respuesta quirúrgica inmediata y que disponga todos los días de forma continua de radiología vascular intervencionista.

- Un traumatismo esplénico de cualquier grado en un paciente que presenta inestabilidad hemodinámica no es candidato a MNO y es indicación de laparotomía urgente.

- La condición indispensable del MNO, sobre todo, en pacientes que presenten lesiones esplénicas de grados III y V es que se mantenga con vigilancia clínica y hemodinámica activa, al menos, durante las 48 horas posteriores al traumatismo y que se realicen controles de Hb seriados. En caso de inestabilidad hemodinámica o anemización progresiva con persistencia de requerimiento de transfusión sanguínea, el MNO se debe suspender e indicar la cirugía urgente o angioembolización en función de la situación clínica del paciente.

- La realización de la e-FAST, simultánea a la administración de líquidos intravenosos, es un método no invasivo, económico, portátil, que se realiza en un corto período de tiempo y puede repetirse cuantas veces sea necesario, con una sensibilidad del 98 %. Una e-FAST positiva en un paciente inestable hace que sea obligatorio realizar una

laparotomía para descartar el sangrado intraabdominal como causa del *shock*.

- En el caso de pacientes hemodinámicamente normales, es importante valorar el mecanismo de lesión y si este no es favorable, es necesario realizar una TC de abdomen con contraste, independientemente de la clínica que presente. Se considera cinemática no favorable en colisiones de motocicletas aquellas en las que se produce colisión con otro vehículo, velocidad de más 32 km/h o salir despedido.

- En el caso de pacientes hemodinámicamente normales, es importante valorar el mecanismo de lesión. También se debe realizar TC con contraste a los pacientes no valorables, que son aquellos en los que la exploración abdominal normal puede llevar a errores debido a que el paciente presenta una alteración del nivel de consciencia o de la sensibilidad. Estos pacientes son los pacientes con intoxicación etílica u otras sustancias tóxicas, pacientes con TCE o raquimedular y el paciente intubado. En este caso, se describía al ingreso la presencia de fetor etílico.

- En este paciente, se debió realizar una TC con contraste una vez realizada la revisión primaria. Habría dado información de la lesión esplénica y quizás habría podido permitir un tratamiento conservador más dirigido que permitiese anticiparse, o bien, de haber visualizado sangrado activo, podría haber sido subsidiario de una angioembolización que evitase la cirugía.

BIBLIOGRAFÍA

Durán VM, Pareja F, Navarro L. Trauma abdominal cerrado. En: Durán V, Pareja F, Peñuela JD (eds.). Manual de algoritmos para el manejo del paciente politraumatizado. Sevilla: Asociación Andaluza de Cirujanos y Asociación Española de Cirujanos; 2018. p. 46-55.

Leppäniemi A. Nonoperative management of solid abdominal organ injuries: from past to present. Scand J Surg. 2019;108(2):95-100.

Parrilla P, García-Granero E, Martín-Pérez E, Morales S, Navarro S, Targarona E. Cirugía AEC. Manual de la Asociación Española de Cirujanos. 3ª ed. Editorial Médica Panamericana; 2022. p. 1144-8.

Petrone P, Anduaga Peña MF, Servide Staffolani Mj, Brathwaite C, Axelrad A, Ceballos Esparragón. Evolution of the treatment of splenic injuries: from surgery to non-operative management. J. Cir Esp. 2017;95(8):420-7.

CASO
54

PRESENTACIÓN DEL CASO

A las 19:00 horas de un domingo se recibe el preaviso del servicio prehospitalario de la llegada de una paciente mujer de 35 años que a las 17:55 horas de la misma tarde, sufre una colisión mientras conducía su motocicleta a unos 80 km/h, tras haber perdido el equilibrio y haber caído de lado e impactado contra un jardín sobre el costado izquierdo. En la evaluación *in situ* la paciente es portadora de casco, presenta traumatismo craneoencefálico (TCE) leve sin pérdida de conocimiento y refiere dolor en el hemitórax izquierdo, así como presencia de escoriaciones en la cadera y en el miembro inferior izquierdos. Sus constantes vitales son: presión arterial (PA): 159/85 mmHg; frecuencia cardíaca (FC): 68 lpm; Shock Index (SI): 0,42; frecuencia respiratoria (FR): 20 rpm; saturación de oxígeno (SatO$_2$): 98 % basal, y puntuación en la escala de coma de Glasgow (ECG) 15/15. Se decide traslado a hospital de referencia inmovilizada con tabla espinal y collarín cervical. Lleva un acceso venoso periférico de 14 G en el miembro superior izquierdo con suero fisiológico.

J. J. Ceballos Esparragón, M. Pelloni , A. C. Rahy Martín y H. Hernández Oaknin

REVISIÓN PRIMARIA

Llega a las 19:00 horas al hospital de referencia y es asignada a la unidad de críticos, donde se le realiza la revisión primaria, que consiste en la evaluación de la vía aérea (A), respiración (B), circulación (C), déficit neurológico (D) y exposición (E):

A: vía aérea permeable.
B: saturación de oxígeno periférica (SpO$_2$): 99 % basal. Tórax simétrico, eupneica. Auscultación: murmullo vesicular conservado, ruidos cardíacos presentes, sin ingurgitación yugular.
C: PA: 130/81 mmHg; FC: 93 lpm; SI: 0,7. No hay signos de sangrado externo. Pulsos distales presentes, color y temperatura de la piel buenos.
D: pupilas isocóricas, normorreactivas. ECG: 15/15. No hay focalidad neurológica.
E: escoriaciones en la cadera, la rodilla y la región pretibial izquierdas. Erosión con pérdida de sustancia en el dorso del quinto dedo del miembro inferior izquierdo (MII).

Se activa el código traumatismo y se coloca una segunda vía venosa periférica en el miembro superior derecho. Se administran 1 g de ácido tranexámico, tramadol y metoclopramida. Se administra profilaxis antitetánica y se extraen muestras para analítica.

Los anexos de la revisión primaria realizados son los siguientes:

- Radiografía de tórax: no aparenta neumotórax ni fracturas.
- Radiografía de pelvis: sin fracturas visibles.
- Analítica urgente: hemoglobina (Hb): 12,4 g/dL; hematocrito: 35,9 %; pH: 7,4; lactato: 0,7 mmol/L; cociente internacional normalizado (INR): 1; índice de Quick: 92 %. Ausencia de tóxicos y resto en el rango de la normalidad.
- Sonda vesical: orina clara.

REVISIÓN SECUNDARIA

En la revisión secundaria destacan los siguientes datos:

- Cabeza y cuello: sin signos de fracturas.
- Tórax: simétrico, murmullo vesicular conservado. Dolor a la palpación en el hemitórax izquierdo e hipocondrio izquierdo.
- Abdomen: blando, depresible y no doloroso salvo en el hipocondrio izquierdo. Pelvis: estable. Periné: sin hallazgos. Extremidades: escoriaciones superficiales en el MII. Sin signos aparentes de fracturas ni daño vasculonervioso.
- Neurología: ECG de 15/15. Pupilas normorreactivas e isocóricas.
- Espalda: sin evidencia de contusiones ni sospecha de fracturas de las apófisis espinosas.

Respecto a los anexos de la revisión secundaria, dada la estabilidad hemodinámica, se traslada a la paciente al servicio de radiología para realizar tomografía computarizada (TC) de cuerpo entero que describe los siguientes hallazgos:

- TC de cráneo y de columna cervical sin contraste: sin hallazgos patológicos.
- TC de tórax y de abdomen: se identifican laceraciones esplénicas con varios trazos que alcanzan el hilio en relación con laceración tipo 4 según la American Association for the Surgery of Trauma (AAST) (**Fig. 54-1**). Se aprecian focos intraparenquimatosos hiperdensos que progresan levemente entre ambas fases y que se relacionan con sangrado. Pequeña cantidad de líquido libre periesplénico y en el canal parietocólico izquierdo de alta densidad, en relación con hemoperitoneo. Pequeña cantidad de líquido libre perihepático y en el canal parietocólico derecho de baja densidad. Sonda urinaria. Pequeña cantidad de líquido en la pelvis de densidad intermedia (30 UH), posiblemente, hemático.

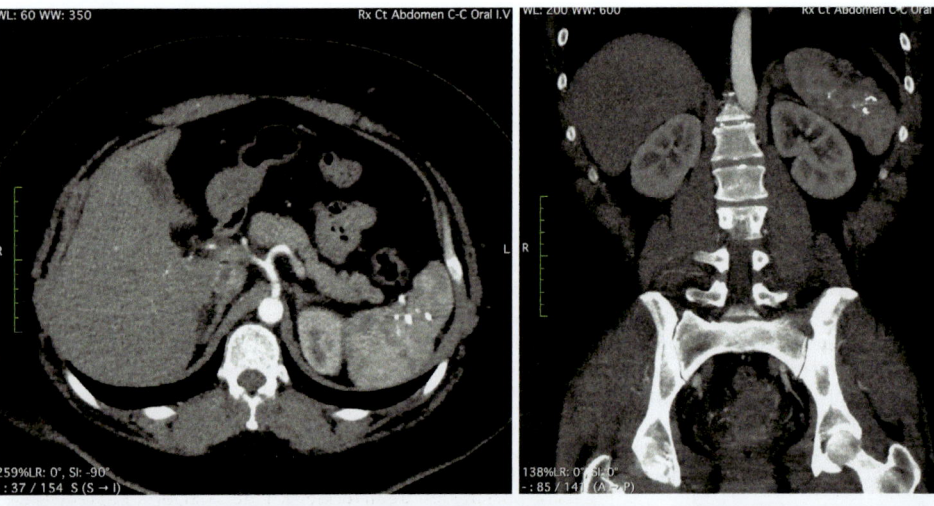

Figura 54-1. TC de abdomen con evidencia de lesión esplénica traumática de grado IV.

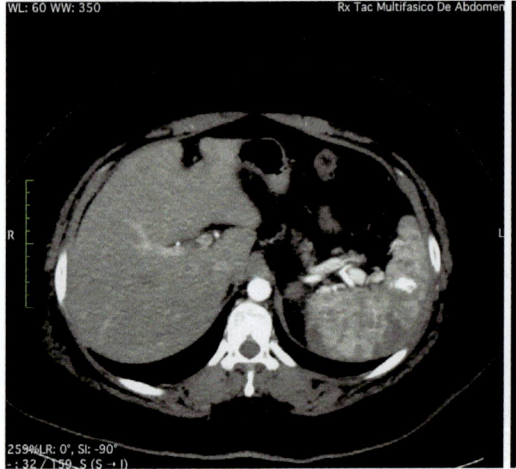

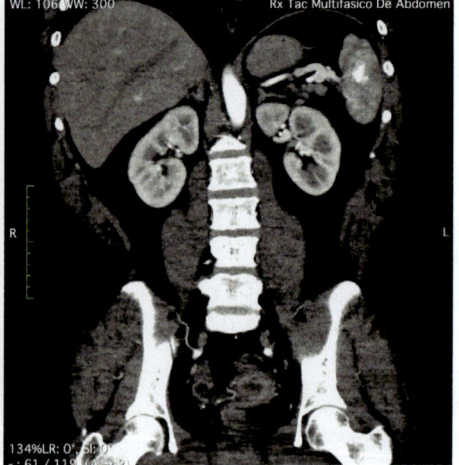

Figura 54-2. TC de abdomen con hallazgo de pseudoaneurisma en el bazo.

SALA DE RADIOLOGÍA VASCULAR INTERVENCIONISTA

Dada la estabilidad hemodinámica y de los hallazgos radiológicos, se decide traslado a radiología vascular intervencionista, donde se realiza arteriografía selectiva de arteria esplénica y sus ramas sin objetivar sangrado activo. Sin embargo, dados los hallazgos de la TC, se procede a embolización de ramas de tercio medio con Embocube® con resultado satisfactorio. Terminado el procedimiento, la paciente es trasladada a cuidados intensivos para vigilancia hemodinámica y hemogramas seriados.

EVOLUCIÓN TRAS EL PROCEDIMIENTO INTRAVASCULAR

En las siguientes 48 horas la paciente se mantiene estable hemodinámicamente, sin necesidad de soporte vasoactivo, con diuresis conservada. La Hb es superior a 10 g/dL en todo momento sin necesidad de transfusión, por lo que se decide el traslado a la planta de cirugía general.

En planta se continúa tratamiento conservador con observación clínica y hemogramas cada 24 horas. La paciente evoluciona clínicamente de forma satisfactoria, con cifras de PA y FC normales y no presenta anemización.

Coincidiendo con un episodio de dolor intenso en el hipocondrio izquierdo, se repite una TC de abdomen de control el noveno día del traumatismo que describe la presencia de un foco hiperdenso pseudonodular en fase arterial de hasta 1,6 cm localizado en proximidad con el hilio esplénico, en el tercio medio inferior del bazo, en relación con un pseudoaneurisma (Fig. 54-2).

Se contacta con radiología vascular intervencionista y se decide la embolización del pseudoaneurisma. Se realiza arte-

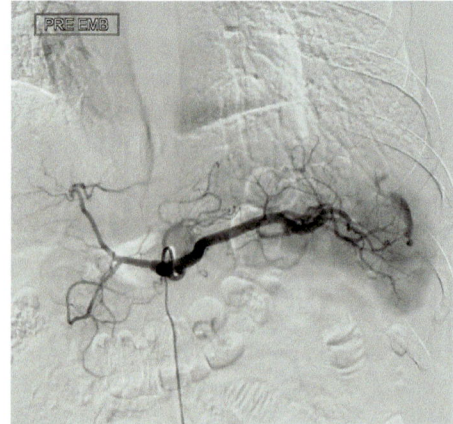

Figura 54-3. Arteriografía selectiva de la arteria esplénica con hallazgo de pseudoaneurisma o laguna vascular.

riografía del tronco celíaco y selectiva de la arteria esplénica, y se objetiva una imagen de morfología serpiginosa en el tercio medio del bazo, de localización distal (subcapsular), que se rellena de contraste y que se pone en relación con un pseudoaneurisma o laguna vascular (**Fig. 54-3**). Se cateteriza de forma supraselectiva con microcatéter de 2,7 F y se embolizan con Onyx™ 18 (agente embolizante vascular líquido) las ramas arteriales que irrigan esa zona, con buen resultado final, pues ha desaparecido la alteración vascular (**Fig. 54-4**). El procedimiento se concluye sin incidencias y en las posteriores 48 horas la paciente evoluciona de forma favorable, sin presentar dolor, alteraciones hemodinámicas ni analíticas, con lo cual es dada de alta con una TC abdomen de control a los seis meses.

Los resultados son los siguientes: traumatismo esplénico tipo 4 de la AAST; Abbreviated Injury Scale (AIS): 4; Injury Severity Score (ISS): 18; Revised Trauma Score (RTS): 7,84; Trauma Injury Severity Score (TRISS): 1,23 % probabilidad de muerte.

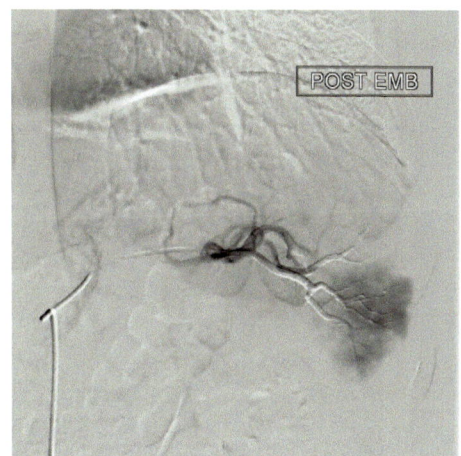

Figura 54-4. Imagen de arteriografía de la arteria esplénica tras embolización supraselectiva.

CLAVES DEL CASO

- Un traumatismo esplénico de cualquier grado (I-V) con o sin evidencia de sangrado activo y, en ausencia de otras lesiones que obliguen a una laparotomía urgente, en un paciente que presenta estabilidad hemodinámica puede ser candidato a manejo no operatorio (MNO). El requisito es que sea un centro que tenga acceso a protocolos de transfusión masiva, capacidad de respuesta quirúrgica inmediata y que disponga todos los días de forma continua de radiología vascular intervencionista.

- Un traumatismo esplénico de cualquier grado (I-V) con evidencia de sangrado activo evidenciado en la TC que se mantiene estable hemodinámicamente es candidato a angioembolización (AE).

- Un traumatismo esplénico de cualquier grado en un paciente que presenta inestabilidad hemodinámica no es candidato a MNO y es indicación de laparotomía urgente.

- La condición indispensable del MNO, sobre todo, en pacientes que presenten lesiones esplénicas de grados III-V es que se mantenga con vigilancia clínica y hemodinámica activa al menos durante las 48 horas posteriores al traumatismo y se realicen controles de Hb seriados. En caso de inestabilidad hemodinámica o anemización progresiva con persistencia de requerimiento de transfusión sanguínea, el MNO se debe suspender e indicar la cirugía urgente o angioembolización en función de la situación clínica del paciente.

- No hay consenso en la realización de TC de control en los pacientes tratados de forma conservadora, pero se recomienda solicitar una TC de abdomen con contraste intravenoso al cabo de una semana para la detección de lesiones vasculares esplénicas tardías (pseudoaneurismas) cuya incidencia en pacientes con lesiones de grado III o superior se estima entre el 5 y el 35 %.

- El tratamiento del pseudoaneurisma esplénico postraumático (observación frente a AE) depende de la colaboración entre el cirujano de traumatismo y el radiólogo intervencionista basándose en la dimensión, el número y la localización (proximal o distal al hilio esplénico) de las lesiones. Se calcula que, aproximadamente, la mitad de los pseudoaneurismas esplénicos se ocluyen de forma espontánea sin necesitar AE. No obstante, varios autores recomiendan AE en todos los pseudoaneurismas que se detecten para reducir el riesgo de roturas esplénicas diferidas, cuya mortalidad puede alcanzar el 15 %.

BIBLIOGRAFÍA

Leppäniemi A. Nonoperative management of solid abdominal organ injuries: From past to present. Scand J Surg. 2019;108(2):95-100.

Parrilla P, García-Granero E, Martín-Pérez E, Morales S, Navarro S, Targarona E. Cirugía AEC. Manual de la Asociación Española de Cirujanos. 3ª ed. Madrid: Editorial Médica Panamericana; 2022. p. 1144-8.

Petrone P, Anduaga Peña MF, Servide Staffolani Mj, Brathwaite C, Axelrad A, Ceballos Esparragón. Evolution of the treatment of splenic injuries: from surgery to non-operative management. J Cir Esp. 2017; 95(8):420-7.

Shreve L, Jarmakani M, Javan H, Babin I, Nelson K, Katrivesis J, et al. Endovascular management of traumatic pseudoaneurysms. CVIR Endovasc. 2020;3(1):88.

Wallen TE, Clark K, Baucom MR, Pabst R, Lemmink J, Pritts TA, et al. Delayed splenic pseudoaneurysm identification with surveillance imaging. J Trauma Acute Care Surg. 2022;93(1):113-7.

Yardeni D, Polley TZ Jr, Coran AG. Splenic artery embolization for post-traumatic splenic artery pseudoaneurysm in children. J Trauma. 2004;57(2):404-7.

CASO

55

PRESENTACIÓN DEL CASO

Varón de 21 años que es traído al servicio de emergencias con una herida por arma de fuego con orificio único a nivel del sexto espacio intercostal izquierdo por la línea axilar posterior, de 30 minutos de evolución.

G. F. Barillaro Segade, F. A. Pérez y A. Scolarici

ESCENA PREHOSPITALARIA

Según el acrónimo MIST (mecanismo de la lesión [M], las lesiones identificadas [I], los signos y síntomas [S] y los tratamientos aplicados [T]) de rescate, se dispone de los siguientes datos de rescate de los siguientes datos:

M: herida por arma de fuego.
I: traumatismo abdominal penetrante.
S: presión arterial sistólica (PAS): 100 mmHg; frecuencia cardíaca (FC): 100 lpm; Shock Index (SI): 1; puntuación en la escala de coma de Glasgow (ECG): 15/15.
T: oxígeno y cobertura con frazadas. Sin vía venosa ni reanimación prehospitalaria.

REVISIÓN PRIMARIA

Se le realiza la revisión primaria, que consiste en la evaluación de la vía aérea (A), respiración (B), circulación (C), déficit neurológico (D) y exposición (E):

A: vía aérea permeable; cuello sin particularidades.
B: disminución de la entrada de aire en el hemitórax izquierdo. Frecuencia respiratoria (FR): 24 rpm; saturación de oxígeno (SatO$_2$): 95 %.
C: PA: 110/80 mmHg; FC: 100 lpm; SI: 0,9.
D: ECG: 15/1.
E: orificio único de herida de arma de fuego a la altura del sexto espacio intercostal izquierdo por la línea axilar posterior.

TRATAMIENTO INICIAL

En el tratamiento inicial destacan las siguientes acciones:

- Mascarilla con oxígeno.
- Dos vías venosas periféricas en los antebrazos.
- Se toma muestra sanguínea para análisis habitual, incluyendo gasometría arterial y grupo sanguíneo.
- Reanimación con 500 mL de lactato de Ringer.
- Se realiza ecografía abdominal enfocada para el traumatismo extendida (e-FAST): negativa.

- Se realiza radiografía de tórax: velamiento del tercio inferior del hemitórax izquierdo y bala en proyección de duodécima vertebra dorsal.
- Se lleva a la sala de emergencias para colocar un drenaje pleural izquierdo, cuyo gasto inicial es de 500 mL de sangre.

REVALUACIÓN

En la revaluación conserva los constantes vitales, con cambios en la B (respiración), pues hay mejoría de la entrada de aire en el hemitórax izquierdo. FR: 22 rpm; SatO$_2$: 97 % (**Fig. 55-1**).

REVISIÓN SECUNDARIA

En la revisión secundaria no hay datos clínicos agregados a la revisión primaria.

Se reciben los resultados del laboratorio: hematocrito: 37 %; hemoglobina: 11 g/dL; pH: 7,32; defecto de bases: 5 mEq/L, y lactato: 2 mmol/L.

Se solicita tomografía computarizada (TC) de tórax y abdomen con contraste intravenoso, en la cual se advierte en el tórax una contusión en la base del hemitórax

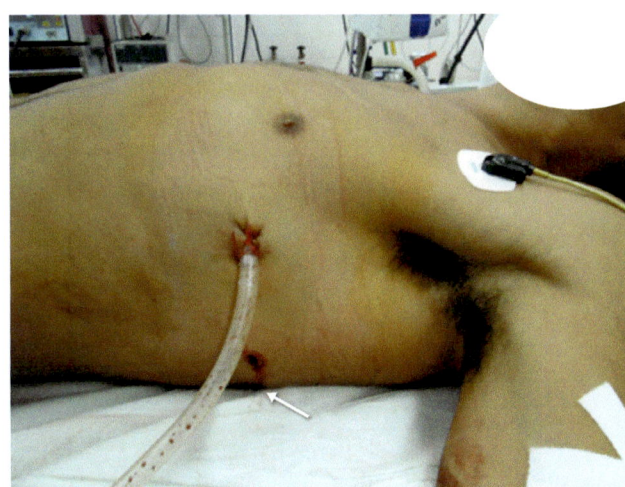

Figura 55-1. Momento de la revisión secundaria con el drenaje pleural ya colocado. La flecha blanca indica orificio único por arma de fuego.

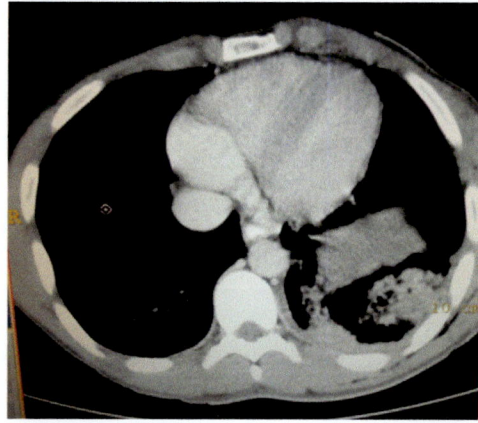

Figura 55-2. Tomografía de tórax que muestra contusión pulmonar en la base del hemitórax izquierdo por donde habría transcurrido el trayecto del proyectil.

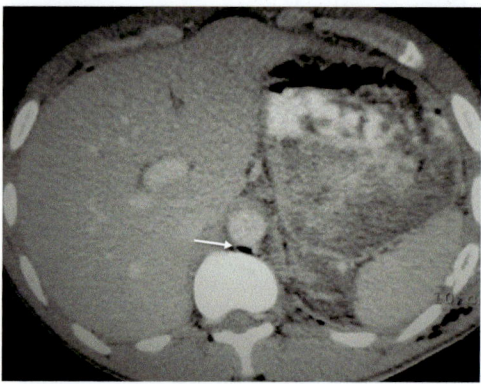

Figura 55-3. Tomografía de abdomen que muestra burbuja de aire a la altura del retroperitoneo (flecha blanca).

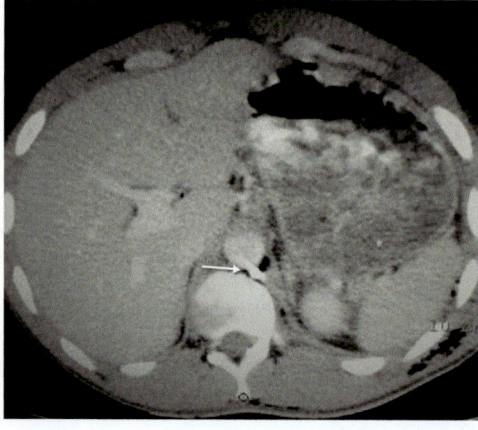

Figura 55-4. Tomografía de abdomen que muestra el proyectil junto a la aorta abdominal (flecha blanca).

izquierdo y en el abdomen burbujas de retroneumoperitoneo, así como el proyectil junto a la aorta abdominal (**Figs. 55-2, 55-3** y **55-4**).

EN EL QUIRÓFANO

Se decide llevar al paciente a quirófano para realizarle una laparotomía exploradora, dado que el trayecto del proyectil a través del área toracoabdominal izquierda con ubicación final

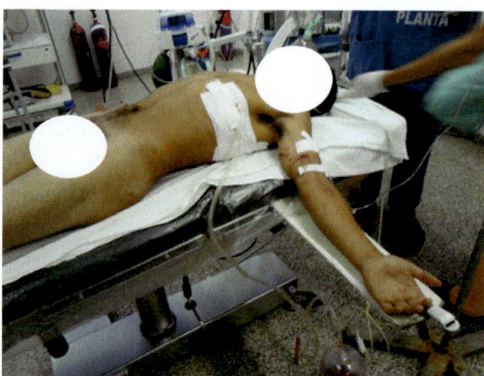

Figura 55-5. Paciente preparado para laparotomía exploradora en posición de decúbito dorsal y con sus miembros superiores abducidos.

del proyectil en el retroperitoneo tiene elevada probabilidad de lesión del diafragma y de las vísceras huecas intraabdominales (**Fig. 55-5**).

En la intervención se practica una laparotomía media supra-infraumbilical, y se halla una lesión esplénica en el polo inferior del órgano, la cual presenta sangrado activo en ese momento. Se decide realizar esplenectomía (**Figs. 55-6** y **55-7**).

En el examen cavitario se hallan, además, una lesión en el hemidiafragma izquierdo y otra en la cara posterior del estómago. La lesión diafragmática se sutura con puntos separados de lino y con respecto a la lesión gástrica la misma consiste en dos orificios a raíz de un trayecto transfixiante en la cara posterior del cuerpo gástrico. Se realiza un desbridamiento de

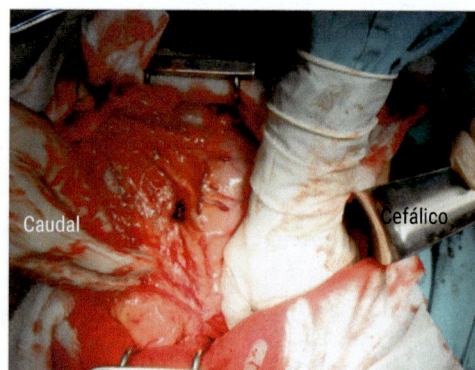

Figura 55-6. Laparotomía exploradora.

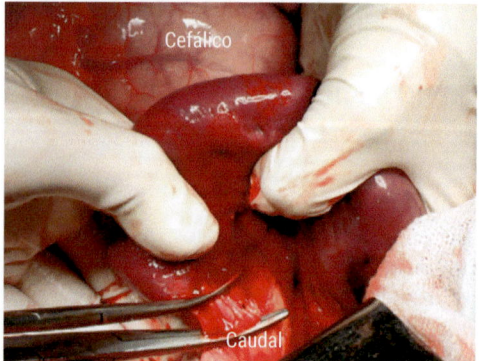

Figura 55-7. Esplenectomía.

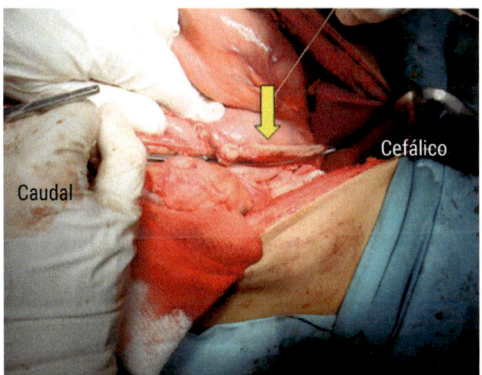

Figura 55-8. *Clamp* colocado sobre la herida gástrica, tras el desbridamiento de esta y antes de la sutura en dos planos.

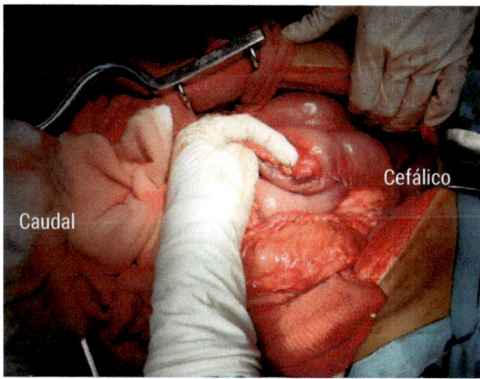

Figura 55-9. Reparación gástrica concluida con sutura en dos planos.

ambas lesiones, se unifican y se deja, así, una herida longitudinal que se repara con sutura en dos planos con polipropileno de 3/0 (**Figs. 55-8** y **55-9**).

No se hallan otras lesiones y se recoge la bala, ubicada próxima a la aorta abdominal. Se realiza un lavado con solución fisiológica de la cavidad abdominal, donde se hallan restos alimentarios, y se coloca un drenaje en el espacio subfrénico izquierdo.

En función del traumatismo padecido los índices asignados son:

- Injury Severity Score (ISS): 25.
- Revised Trauma Score (RTS): 7,84.
- Trauma Injury Severity Score (TRISS): 97,4 %.

EVOLUCIÓN POSOPERATORIA

El paciente cursa un posoperatorio sin complicaciones en la planta de cirugía general, tolera la dieta por vía oral a partir del tercer día, se le retiran los drenajes el cuarto día y se le da el alta hospitalaria el séptimo día posoperatorio.

 CLAVES DEL CASO

- Las heridas por arma de fuego en la región toracoabdominal pueden plantear la duda con respecto a la necesidad de una intervención quirúrgica y, además, con respecto a qué cavidad operar primero, si la torácica o la abdominal. Se ha descrito que un error en dicha decisión táctica puede asociarse a un aumento de la morbimortalidad en estos pacientes.
- El examen físico y la condición hemodinámica del paciente, el resultado de la e-FAST y de la placa radiográfica de tórax, así como el gasto de un eventual drenaje pleural colocado son todos ellos factores que hay que considerar para tomar aquellas decisiones.
- En este caso, la compensación hemodinámica del paciente y el débito del drenaje pleural, que no superó los 500 mL, permitió la realización de una TC de tórax y abdomen con contraste intravenoso para aumentar la precisión diagnóstica preoperatoria. En dicho estudio, técnica de imagen de elección en aquellos pacientes hemodinámicamente estables o respondedores, se advirtió que el trayecto había

sido a través del diafragma y, a su vez, transfixiante de la cavidad abdominal. Ambos hallazgos son indicadores de la necesidad de una intervención quirúrgica exploratoria en el abdomen, dadas las elevadas probabilidades de una lesión diafragmática o de vísceras huecas. La TC también aportó los datos de la ausencia de un hemotórax residual grande y definió un trayecto de la bala lejos de los grandes vasos torácicos y del corazón. Esta información ayudó a definir la prioridad del abdomen como cavidad a explorar y a descartar lesiones torácicas de gravedad que requirieran más que un drenaje pleural.
- En la laparotomía se confirmaron las sospechas previas acerca de posibles lesiones y, además, se halló una lesión sangrante del bazo que obligó a una extirpación de dicho órgano, dado que se consideró no factible su reparación. Finalmente, se buscó y retiró el proyectil, que estaba en íntimo contacto con la aorta abdominal, para prevenir alguna eventual futura lesión vascular por el mecanismo de decúbito y diabrosis.

BIBLIOGRAFÍA

Berg RJ, Inaba K, Okoye O, Pasley J, Teixeira PG, Esparza M, et al. The contemporary management of penetrating splenic injury. Injury. 2014;45(9):1394-400.

Coccolini F, Fugazzola P, Morganti L, Ceresoli M, Magnone S, Montori G, et al. The World Society of Emergency Surgery (WSES) spleen trauma classification: a useful tool in the management of splenic trauma. World J Emerg Surg. 2019;14:30.

Coccolini F, Montori G, Catena F, Kluger Y, Biffl W, Moore EE, et al. Splenic trauma: WSES classification and guidelines for adult and pediatric patients. World J Emerg Surg. 2017;12:40.

Echavarria C, Bou S, Guzman F, Assell C, Nazaretto J, Potes A, et al. Traumatismo toracoabdominal penetrante: ¿qué cavidad operar primero? Panam J Trauma Crit Care Emerg Surg. 2021;10(2):71-7.

Spijkerman R, Teuben MPJ, Hoosain F, Taylor LP, Hardcastle TC, Blokhuis TJ, et al. Non-operative management for penetrating splenic trauma: how far can we go to save splenic function? World J Emerg Surg. 2017 25;12:33.

CASO 56

PRESENTACIÓN DEL CASO

Un paciente de 64 años con antecedentes destacables como fibrilación auricular (anticoagulado con apixabán) y con nefropatía por inmunoglobulinas A (IgA) acude a urgencias por una caída desde una escalera (altura aproximada de 50 cm) y contusión sobre el hemitórax izquierdo. No se activa código politrauma, es valorado por el equipo de traumatología y se realiza radiografía de tórax y de parrilla costal; no se evidencian fracturas aparentes. Se administra analgesia y se decide alta a domicilio. Reconsulta a las 4 horas en el mismo servicio de urgencias por dolor lumbar e inestabilidad cefálica. Vuelve a ser valorado directamente por traumatología sin activar código politrauma y, al realizar una evaluación primaria, se decide contactar con cirugía de guardia para valoración.

R. Gràcia Roman y A. Campos Serra

REVISIÓN PRIMARIA

Se le realiza la revisión primaria, que consiste en la evaluación de la vía aérea (A), respiración (B), circulación (C), déficit neurológico (D) y exposición (E):

A: vía aérea permeable, tráquea centrada, no es portador de collarín cervical.

B: ventilación espontánea, taquipnea a 15 rpm (saturación de oxígeno periférica [SpO$_2$] del 96%, fracción inspirada de oxígeno [FiO$_2$] de 0,21). Auscultación respiratoria: murmullo vesicular conservado sin ruidos sobreañadidos.

C: presión arterial (PA): 99/55 mmHg; frecuencia cardíaca (FC): 105 lpm. Shock Index (SI): 1,06. Abdomen blando y depresible, doloroso a la palpación en la región lumbar izquierda y el hipocondrio izquierdo; sin signos de irritación peritoneal, y pelvis estable.

D: escala de coma de Glasgow (ECG) 15. Pupilas isocóricas normorreactivas. Sin focalidad neurológica.

E: sin alteraciones destacables.

Se colocan dos vías periféricas y se administran 500 mL de cristaloides. Se cursa analítica, gasometría venosa y pruebas cruzadas. Dado que el paciente ya presenta radiografía de tórax del mismo día sin lesiones óseas, se decide realizar tomografía computarizada (TC) abdominal urgente.

REVISIÓN SECUNDARIA

En la revisión secundaria se realizan las siguientes pruebas:

- Analítica de sangre: leucocitos: 15,82 × 10^9/L (valores normales (VN): 4-11); hemoglobina: 122 g/dL (VN: 13,0-17,5), hematocrito: 34% (VN: 41-53%); plaquetas: 255 × 10^9/L; neutrófilos (%): 88,4%; cociente del tiempo de protrombina: 1,80 (VN: 0,7-1,2); cociente del tiempo de tromboplastina parcial activada: 0,88; pH: 7,26 (VN: 7,33-7,43); presión parcial de CO$_2$: 45,40 mmHg (VN: 38-51); bicarbonato: 19,60 mmol/L (VN: 23-27); CO$_2$ total: 21,00 mmol/L (VN: 24-28); exceso de bases: 7,10 mEq/L; glucosa: 470 mg/dL;

urea: 86 mg/dL (VN: 10-50); creatinina: 2,81 mg/dL (VN: 0,7-1,2); sodio: 137 mEq/L; potasio: 6,6 mEq/L (VN: 3,5-5); creatinacinasa (CK): 283 U/L (VN: 0,7-1,2); ácido láctico: 44,4 mg/dL (VN: 4,5-19,8); etanol en sangre <10 mg/dL.

- TC abdominal (**Fig. 56-1**): hematoma subcapsular renal izquierdo de hasta unos 3 cm, que desplaza el riñón anteriormente y comprime el parénquima renal subyacente, con extensión a través del retroperitoneo a los espacios perirrenal, pararrenal anterior y posterior hasta la fosa ilíaca izquierda. Se observan algunas imágenes hiperdensas en fase arterial en el interior del hematoma subcapsular que aumentan en fase venosa, sugestivas de sangrado activo a este nivel (grado IV de la clasificación de la American Association for the Surgery of Trauma [AAST]). Lámina de líquido libre periesplénico. No se observan otros puntos de sangrado activo abdominales ni lesiones traumáticas viscerales ni de grandes vasos. Fractura del arco posterior de la novena costilla no desplazada.

- Tras reanimación con sueroterapia, el paciente muestra buena respuesta hemodinámica con PA: 112/63 mmHg; FC: 95 lpm, SI: 0,84. Se obtiene muestra sanguínea para

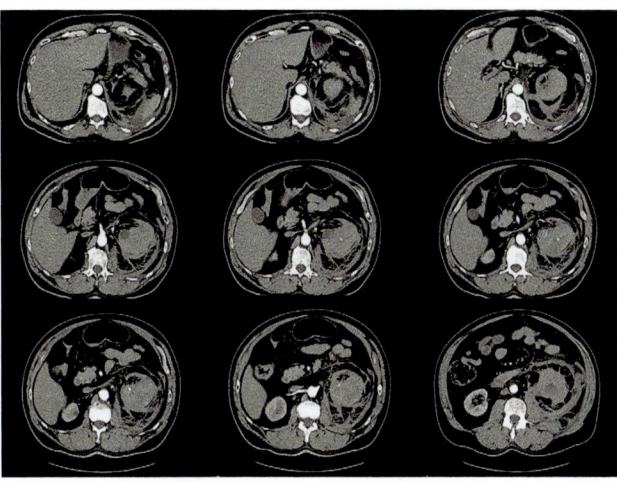

Figura 56-1. Tomografía computarizada en fase arterial. Se evidencia la contusión renal de grado IV de la American Association for the Surgery of Trauma (AAST) con sangrado activo.

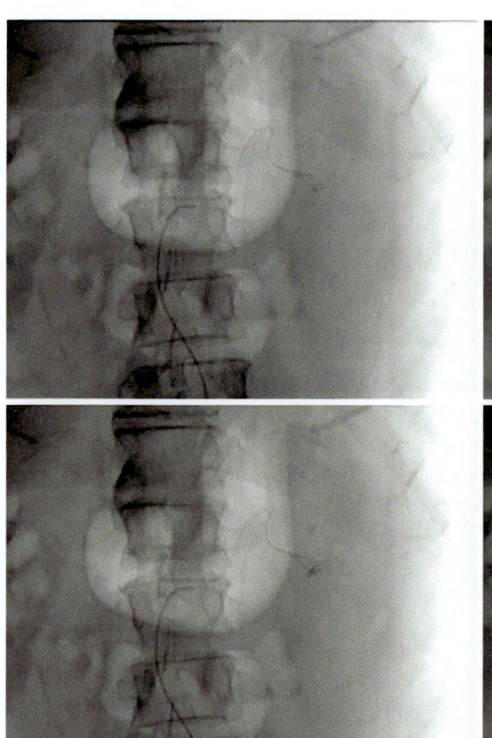
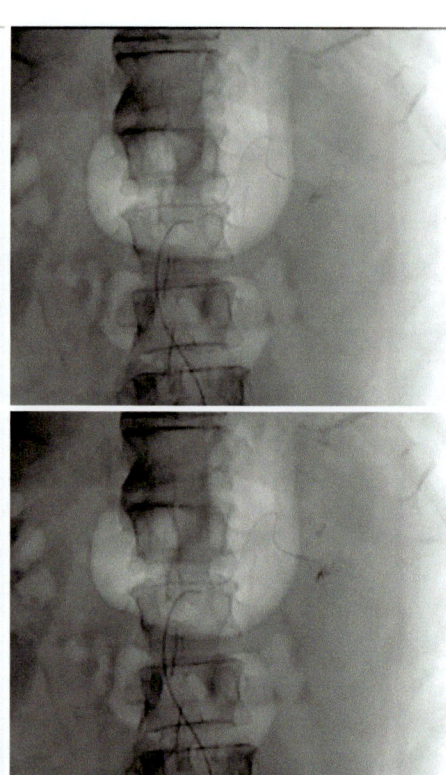

Figura 56-2. Arteriografía y embolización supraselectiva renal izquierda.

realizar tromboelastografía (ROTEM) y se decide administrar 2.000 UI de complejo protrombínico guiado por el resultado. Dado que se trata de paciente respondedor, se decide contactar con radiología intervencionista para valorar arteriografía y embolización.

- Arteriografía (**Figs. 56-2** y **56-3**): se cateteriza y se realiza arteriografía desde la arteria renal izquierda; se observan

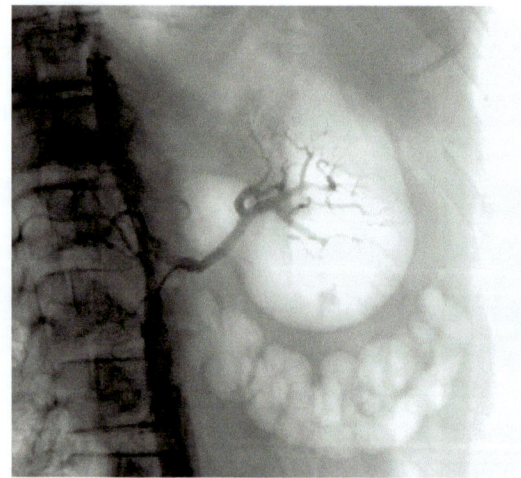

Figura 56-3. Arteriografía renal. Serie de control, sin sangrado activo.

puntos de sangrado activo dependientes de ramas de la arteria renal izquierda. Se procede a embolizar supraselectivamente dos ramas mediante copolímero de alcohol etileno vinílico (EVOH 18) hasta ectasia vascular. En series de control posteriores no se evidencia sangrado activo.

EVOLUCIÓN POSINTERVENCIONISMO

Tras realización de embolización, el paciente ingresa en la unidad de semicríticos a cargo del servicio de anestesiología con soporte de nefrología.

Como complicaciones presenta:

- Insuficiencia renal crónica agudizada: en el contexto de insuficiencia renal crónica con creatininas habituales de 1,3 mg/dL; tras realización de TC y arteriografía presenta empeoramiento con creatinina de 3,6 mg/dL (VN: 0,7-1,2) y urea de 99 mg/dL (VN: 10-50). Se incrementan los aportes de sueroterapia y bicarbonato. Muestra evolución favorable con mejora de la acidosis metabólica y buen ritmo de diuresis.
- Anemia que precisa trasfusión de 1 concentrado de hematíes durante todo el ingreso.

Tras ochi días de ingreso el paciente es dado de alta con seguimiento por parte de urología y nefrología.

 CLAVES DEL CASO

- La TC es la prueba diagnóstica de elección ante la sospecha de traumatismo renal, en pacientes hemodinámicamente normales. Además, permite clasificar el tipo de traumatismo renal y su gravedad.

(Continúa)

CLAVES DEL CASO (*Cont.*)

- La hematuria aparece en el 95 % de los pacientes con traumatismo renal; sin embargo, la ausencia de ella no excluye una lesión renal significativa.
- El estado hemodinámico del paciente es el principal factor determinante para el manejo conservador y quirúrgico del traumatismo renal.
- La embolización angiográfica está indicada en traumatismos renales que presentan: sangrado activo a nivel de arteria segmentaria renal; fístula arteriovenosa y pseudoaneurisma.

- En el caso de no disponer de angiorradiólogo de guardia y puesto que el paciente estaba hemodinámicamente normal, se debería haber derivado a otro centro con disponibilidad inmediata de radiología intervencionista, ya que los traumatismos renales de grado III-IV con estabilidad hemodinámica son los que más se benefician del tratamiento conservador con angioembolización según las guías clínicas.

BIBLIOGRAFÍA

Erlich T, Kitrey ND. Renal trauma: the current best practice. Ther Adv Urol. 2018;10(10):295-303.

Liguori G, Rebez G, Larcher A, Rizzo M, Cai T, Trombetta C, et al. The role of angioembolization in the management of blunt renal injuries: a systematic review. BMC Urol. 2021;21(1):104.

Muratsu A, Nakao S, Yoshimura J, Muroya T, Shimazaki J, Nakagawa Y, et al. Evaluation of urinary extravasation after non-operative management of traumatic renal injury: a multi-center retrospective study. Eur J Trauma Emerg Surg. 2022;48(3):2117-24.

Tomasz Z, Piotr P, Ryszard S, Marek S. Validity of routine reimaging of blunt renal trauma managed conservatively. Medicine (Baltimore). 2019;98(14): e15135.

CASO
57

PRESENTACIÓN DEL CASO

Varón de 35 años que es remitido desde un centro de salud de nivel intermedio una hora después de recibir múltiples heridas por arma cortopunzante en la región craneofacial, el abdomen y el miembro superior derecho. Refería haber consumido sustancias psicoactivas horas antes.

A. García Marín, C. A. Muñoz Chaves e I. Caicedo Holguín

REVISIÓN PRIMARIA

En la valoración inicial, que consiste en la evaluación de la vía aérea (A), respiración (B), circulación (C), déficit neurológico (D) y exposición (E), se encuentra:

Constantes vitales: frecuencia cardíaca (FC): 120 lpm; presión arterial (PA): 100/50 mmHg; Shock Index (SI): 1,2; frecuencia respiratoria (FR): 22 rpm; saturación de oxígeno (SatO$_2$): 91 %.

A: vía aérea permeable, sin dolor a la palpación ni en la movilización cervical.

B: murmullo vesicular presente. Los ruidos respiratorios están disminuidos en el campo pulmonar izquierdo.

C: los ruidos cardíacos son rítmicos, sin soplos. El llenado capilar es simétrico, menor de 2 segundos. Las heridas no muestran sangrado activo y no hay deformidades;

D: puntuación en la escala de coma de Glasgow (ECG) de 12/15, pupilas isocóricas, fotorreactivas y sin signos de focalidad.

E: se expone al paciente protegiéndolo de hipotermia. Se encuentran las siguientes heridas por objeto cortopunzante (**Fig. 57-1**):

1. Herida vertical de 5 cm en la región temporal izquierda, sin sangrado activo.
2. Herida vertical de 5 cm en la región parietal izquierda, sin sangrado activo.
3. Herida oblicua de 6 cm en la región toracoabdominal izquierda, entre los espacios intercostales sexto y octavo, en la línea medioaxilar. Se dirige medialmente y no sangra ni sopla.
4. Herida horizontal de 3 cm en el codo derecho.
5. Herida diagonal de 6 cm en el tercio distal de la región posterolateral del antebrazo derecho, sin sangrado activo.

En los anexos de la revisión primaria destacan:

- Ecografía abdominal enfocada para el traumatismo extendida (e-FAST): líquido en el espacio pleural izquierdo y en el abdomen.
- Radiografía de tórax: derrame pleural izquierdo.

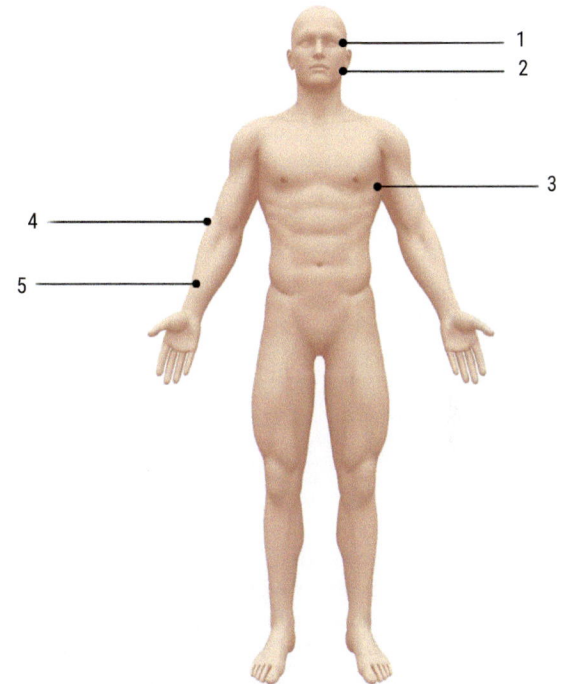

Figura 57-1. Localización de las heridas presentes en el paciente.

REANIMACIÓN INICIAL Y RESPUESTA

Durante la atención inicial se le administra ácido tranexámico, se activa el protocolo de transfusión masiva y se realiza toracostomía izquierda con salida de 30 mL de contenido hemático. Después de la administración de la primera unidad de concentrado de hematíes (CH) y la primera unidad de plasma (PFC), la puntuación de la ECG del paciente mejora a 14, pero persiste hipotenso, taquicárdico y desaturado. El abdomen, ahora evaluable, es doloroso a la palpación.

REVISIÓN SECUNDARIA

Se comprueban las heridas identificadas en la revisión primaria. Se halla limitación para la extensión de la muñeca derecha y para la prensión.

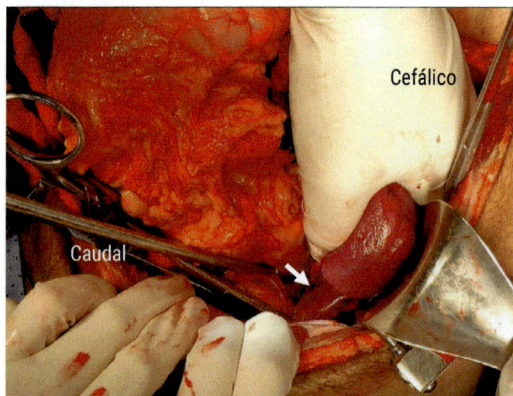

Figura 57-2. Laceración de 7 cm de la cara diafragmática del bazo con sangrado activo (traumatismo de grado III de la American Association for the Surgery of Trauma [AAST]). Los ligamentos han sido seccionados y el bazo ha sido movilizado hacia la línea media. El cirujano comprime los vasos esplénicos con sus dedos, controlando transitoriamente el sangrado.

Después de la recuperación neurológica, se encuentra dolor en la palpación abdominal. No se identifican otros hallazgos.

Dados la respuesta hemodinámica transitoria y los hallazgos clínicos, se traslada al paciente al quirófano para realizar una laparotomía exploratoria. Se le prepara desde el mentón hasta las rodillas, considerando la necesidad de explorar otras cavidades u obtener un acceso inguinal.

EN EL QUIRÓFANO

En el quirófano se llevan a cabo las siguientes acciones:

- Preparación del paciente.
- Laparotomía media xifopúbica.
- Drenaje de 750 mL de hemoperitoneo con evidencia de una laceración esplénica de 7 cm en su cara diafragmática (**Fig. 57-2**), por lo que se realiza empaquetamiento.
- Revisión sistemática de la cavidad abdominal: cuadrantes superiores derecho e izquierdo, asas intestinales iniciando desde el ligamento de Treitz, colon, recto intraperitoneal, pelvis y ligamento mesocólico. Se descartan lesiones de vísceras huecas.
- En el examen del compartimento supramesocólico se identifica una herida en el diafragma izquierdo de 10 cm, la cual es reparada con una sutura continua de monofilamento no absorbible del número 0.
- Levantamiento coloparietal izquierdo donde se evidencia un hematoma retroperitoneal en la zona II izquierda perirrenal, estable (**Fig. 57-3**). Se evidencia un hematoma en la cola del páncreas sin identificar perforación ni fuga pancreática y se descartan perforaciones de la cara posterior del colon.
- Se desempaqueta el bazo, con reaparición de abundante sangrado. Por ello, se empaqueta la herida con un apósito hemostático de celulosa y se logra el control de la hemorragia.
- Cierre de fascia, tejido celular subcutáneo y piel.
- Durante el procedimiento quirúrgico, las constantes vitales del paciente se estabilizan. El sangrado total fue de 850 mL. La transfusión total es de 2 unidades de CH y 2 unidades de PFC.

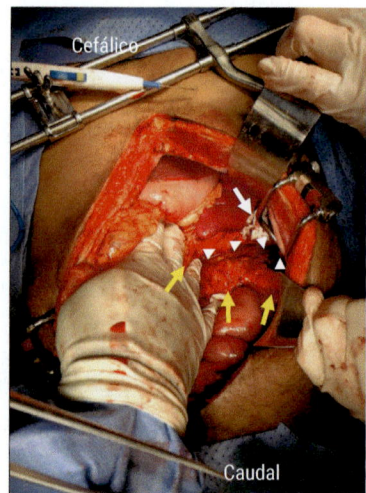

Figura 57-3. Hematoma retroperitoneal estable en la zona II izquierda. El ángulo esplénico del colon ha sido movilizado medialmente y hacia abajo (flechas amarillas). El bazo ha sido movilizado medialmente y está comprimido por un apósito hemostático que logra el control del sangrado. El hematoma perirrenal se proyecta hacia delante (flechas blancas).

- Datos paraclínicos perioperatorios:
  - Gases arteriales: pH: 7,4; presión parcial de dióxido de carbono (pCO_2): 38,1; presión parcial de oxígeno (pO_2); 196 mmHg; bicarbonato (HCO_3): 24,3 mmol/L; exceso de bases (EB): −1 mEq/L; saturación de oxígeno ($SatO_2$): 100 % mmol/L.
  - Electrólitos: sodio (Na): 138 mEq/L, potasio (K): 5 mEq/L, calcio ionizado (iCa): 1,17.
  - Hemoglobina (Hb): 8,8 g/dL; hematocrito (Hto): 26 %, lactato: 1,15 mmol/L.
  - Glucometría: 111 mg/dL.

EVOLUCIÓN POSOPERATORIA

El paciente sale extubado del quirófano. Tiene una evolución posoperatoria satisfactoria y muestra estabilidad hemodinámica y metabólica. Los controles de Hb y Hto también son estables.

Ante el hallazgo quirúrgico de hematoma perirrenal izquierdo, se realiza tomografía computarizada (TC) de

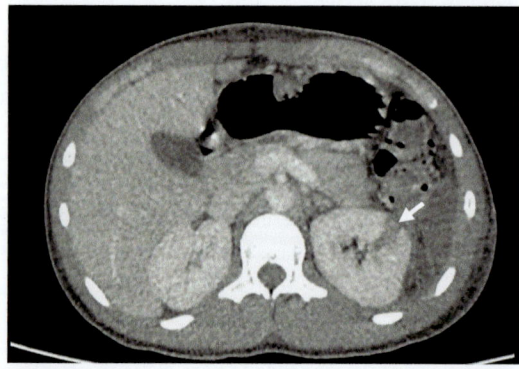

Figura 57-4. TC de abdomen contrastada. Traumatismo renal de grado IV: lesión parenquimatosa que compromete la corteza, la médula y se extiende al sistema colector. Hay hematoma retroperitoneal adyacente.

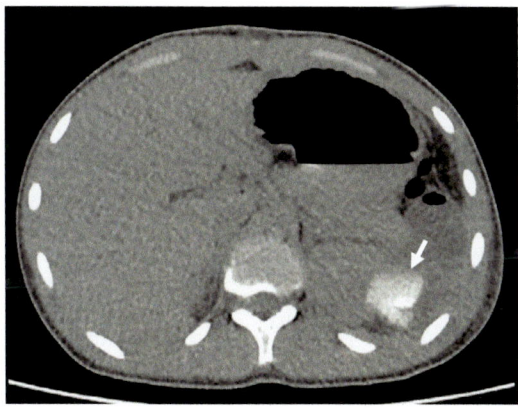

Figura 57-5. Extravasación de orina que se hace evidente en la fase tardía de la TC.

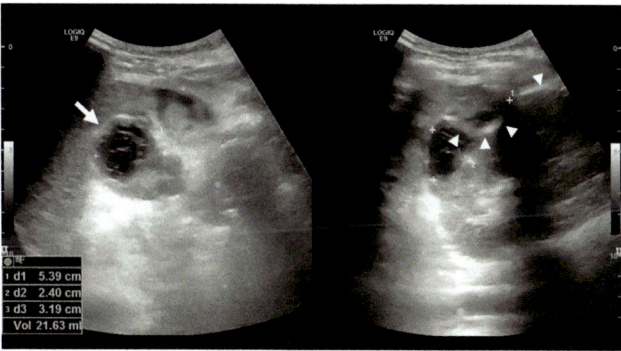

Figura 57-6. Drenaje de colección en el margen inferior del riñón izquierdo realizado por punción y guiada por ecografía en el que se obtienen 80 mL de líquido serohemático. En la imagen de la izquierda se observa la colección; en la de la derecha, el catéter ubicado dentro de la colección.

abdomen contrastada, que evidencia un traumatismo renal izquierdo de grado IV con extraluminación del contraste en la fase de eliminación con presencia de colección en su margen inferior (▶ **Vídeo 57-1** y **Figs. 57-4** y **57-5**). Por este motivo, el servicio de urología practica una cistoscopia en la que se evidencia una pequeña extravasación en el cáliz menor inferior del polo superior, que es tratada con la colocación de catéter doble «J» y el drenaje percutáneo de la colección en el margen inferior renal (**Fig. 57-6**).

A las 48 horas se retira el tubo de tórax y el quinto día posoperatorio se da el alta hospitalaria.

En el control efectuado a los 30 días del alta, se encuentra al paciente sin complicaciones y se retira el catéter doble «J».

 CLAVES DEL CASO

- En la evaluación inicial se hizo evidente la indicación de laparotomía emergente: traumatismo toracoabdominal penetrante, inestabilidad hemodinámica persistente y abdomen doloroso. El cirujano estaba preparado para acceder al tórax o al abdomen, pero prefirió lo segundo por el escaso drenaje por el tubo de tórax.
- La indicación de la transfusión con criterio de transfusión masiva se soportó por la presencia de tres puntos del sistema ABC: mecanismo penetrante, taquicardia ≥ 120 lpm y FAST positiva. La administración de hemocomponentes se guio por la respuesta.
- El hematoma retroperitoneal en la zona II tiene dos componentes anatómicos: el perirrenal, que solo se explora si

  es expansivo o sangra activamente, y el «pericólico», que siempre se explora en el traumatismo penetrante, en busca de lesiones vasculares o de víscera hueca.
- En pacientes con traumatismo renal sin sangrado activo, se prefiere el tratamiento conservador.
- Ante un hematoma perirrenal estable, se indica una TC con administración intravenosa de medio de contraste y fase tardía, excretora, para confirmar el traumatismo renal y determinar sus características.
- Los hallazgos de extravasación del medio de contraste, pseudoaneurismas, extravasación de orina o colecciones determinarán el uso de métodos intravasculares, endoscópicos o mínimamente invasivos para su manejo.

BIBLIOGRAFÍA

Coccolini F, Moore EE, Kluger Y, Biffl W, Leppaniemi A, Matsumura Y, et al. Kidney and uro-trauma: WSES-AAST guidelines. World J Emerg Surg. 2019;14:54.

Salcedo A, Ordóñez CA, Parra MW, Osorio JD, Leib P, Caicedo Y, et al. Damage control for renal trauma: the more conservative the surgeon, better for the kidney. Colomb Med (Cali). 2021;52(2):e4094682.

 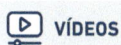 VÍDEOS

CASO 58

PRESENTACIÓN DEL CASO

Mujer de 14 años que es traída a la sala de urgencias por el Servicio de Asistencia Médica de Urgencias (SAMU) básico tras haber sido atropellada por un autobús. El conductor se quedó dormido mientras conducía y chocó con la parte posterior de un autobús de pasajeros, perdió el control del vehículo y atropelló a otros seis individuos en un parada de transporte público. El atropello fue comunicado inmediatamente por otros transeúntes. Llegaron varias ambulancias a la escena en 15 minutos. La paciente es trasladada al hospital más cercano en 25 minutos. Durante el traslado, se miden las constantes vitales y se evidencia taquicardia y presión arterial (PA) normal (frecuencia cardíaca [FC]: 119 lpm; PA: 94/59 mmHg, y Shock Index [SI]: 1,2). Se le colocan dos vías periféricas de grueso calibre y se inicia la administración de un bolo de 1.000 mL de cloruro de sodio al 0,9 %. La paciente se encuentra muy quejumbrosa, responde poco a la llamada y no aporta información al interrogatorio. Llega a urgencias tras unos 45 minutos después de ocurrido el atropello.

P. R. Ottolino Lavarte y W. J. Neumann Ordóñez

RESUMEN DE LA ESCENA PREHOSPITALARIA

En la escena prehospitalaria según el acrónimo MIST (mecanismo de la lesión [M], las lesiones identificadas [I], los signos y síntomas [S] y los tratamientos aplicados [T]) de rescate, se dispone de los siguientes datos:

M: traumatismo toracoabdominal cerrado; traumatismo craneoencefálico (TCE) leve.
I: múltiples escoriaciones en la zona toracoabdominal.
S: presión arterial sistólica (PAS): 94/59 mmHg; frecuencia cardíaca (FC): 119 lpm; SI: 1,2; puntuación en la escala de coma de Glasgow (ECG): 13/15 puntos.
T: monitorización y oxígeno; cateterización de dos vías venosas; bolo de 1.000 mL de cloruro de sodio al 0,9 %. Control de hipotermia con mantas.

REVISIÓN PRIMARIA

A la llegada de la paciente, se verifica que se encuentra consciente, pero somnolienta. Responde poco a las preguntas que se le realizan, presenta voz de tono normal. Hace gestos frecuentes de dolor abdominal.

Se miden las constantes vitales cuyos valores fueron los siguientes:

- PA: 93/57 mmHg.
- FC: 122 lpm.
- Frecuencia respiratoria (FR): 24 rpm.
- Saturación periférica de oxígeno (SpO$_2$): 92 %.

En la valoración inicial, se procede con la revisión primaria, que consiste en la evaluación de la vía aérea (A), respiración (B), circulación (C), déficit neurológico (D) y exposición (E):

A: vía aérea permeable. Por el valor de la SpO$_2$ se procede a la colocación de una máscara con reservorio a un flujo de 15 L/min, y se incrementa al 97 %.

B: ventila espontáneamente y está taquipneica. El tórax se encuentra simétrico, con expansibilidad conservada. No hay signos de traumatismo. El murmullo vesicular es audible en ambos hemitórax, sin alteraciones. Se realiza una ecografía abdominal enfocada para el traumatismo extendida (e-FAST) sin evidencia de hemotórax ni neumotórax.
C: se encuentra hemodinámicamente anormal, con taquicardia y tendencia a la hipotensión, SI: 1,3. Está mal perfundida, sudorosa y con los pulsos periféricos débiles. El llenado capilar es superior a 3 segundos. El abdomen está plano, poco depresible, con dolor a la palpación difusa con signos de irritación peritoneal. Se aprecia hematoma discreto y escoriaciones en el hemiabdomen inferior. No se observan otros sitios de hemorragia externa. En la e-FAST se aprecia líquido libre en la ventana hepatorrenal y suprapúbica. Se permeabilizan las dos vías venosas periféricas y se activa el protocolo de transfusión masiva, por lo que recibe 2 unidades de concentrado de hematíes (CH) de forma inmediata. Se coloca una faja pélvica. Las constantes vitales se miden en dos oportunidades, con un espacio de 5 minutos entre cada toma, y se evidencia una respuesta transitoria a la reanimación. Se toman muestras para gasometría arterial, hemoglobina y hematocrito, grupo sanguíneo y factor Rh. Lactato: 4,8 mmol/L; defecto de bases (DB): –7 mEq/L.
D: ECG: 13/15 puntos. Moviliza las cuatro extremidades. No se evidencian signos de focalidad neurológica. Sin embargo, no se logra una evaluación apropiada de la sensibilidad. Las pupilas están simétricas, normorreactivas a la luz.
E: no se encuentran otras lesiones adicionales. Se cubre a la paciente con una manta térmica. Su temperatura corporal es de 36 ºC.

REVALUACIÓN

Tras la valoración inicial y las medidas instauradas, con una evidencia clara de un estado de hipoperfusión, se decide proteger la vía aérea en el área de urgencias. Se realiza una intubación orotraqueal, se conecta a ventilación mecánica y se mantiene el protocolo de transfusión masiva. Hasta este instante de la evaluación, han transcurrido unos 20 minutos. El equipo de guardia decide solicitar turno quirúrgico de emergencia con el diagnóstico de *shock* hipovolémico secundario a un traumatismo abdominal contuso y se sospecha una lesión de víscera maciza.

EN EL QUIRÓFANO

En la mesa operatoria, el equipo de cirujanos de turno decide realizar una laparotomía exploradora (**Fig. 58-1**) a través de una incisión xifopúbica. Los hallazgos operatorios son los siguientes:

- 1.500 mL de hemoperitoneo.
- Contaminación leve de la cavidad.
- Hematoma retroperitoneal en las zonas 1 y 3.
- Desgarro extenso del mesenterio hacia el colon ascendente, con sección del colon en dicho nivel, con compromiso de su vascularización (grado V según la American Association for the Surgery of Trauma [AAST]).
- Disrupción de la pared duodenal a nivel de segunda porción en un 75% de la circunferencia aproximadamente (grado IV según la AAST).
- Sección pancreática a la izquierda del eje mesentérico, con lesión del conducto de Wirsung (grado III según la AAST).

Antes de la incisión de piel, se comienza la transfusión de los hemoderivados solicitados. Al inicio de la cirugía se toma una gasometría arterial, en la cual se observa pH de 7,231; lactato de 5,8 mmol/L y DB de −9 mEq/L. Surge la decisión de realizar una cirugía de control de daños. Se realiza el empaquetamiento de los cuadrantes abdominales y la evacuación del hemoperitoneo. En vista del estado hemodinámico de la paciente, se realiza un pinzamiento aórtico supracelíaco

con pinza de Satinsky (**Fig. 58-1A**) y se procede a explorar el hematoma retroperitoneal en la zona I. No se evidencian lesiones vasculares. Sin embargo, se visualiza un hematoma de gran tamaño hacia la celda pancreática y el duodeno. Se realiza una maniobra de Catell-Braasch y se identifica en este momento la lesión mesentérica hacia el colon ascendente (**Fig. 58-1C**). Se complementa la exploración con una maniobra de Kocher amplia, con la cual se evidencia la lesión duodenal (**Fig. 58-1B**). Se realiza un cierre temporal de la luz duodenal para control de la contaminación con polipropileno de 3/0 en un solo plano. Se completa la sección del páncreas con sutura mecánica y se realiza una pancreatectomía distal. Se realiza resección del segmento del colon comprometido (colon ascendente y ángulo esplénico del colon) y ligadura de ambos cabos. En la pelvis no se evidencia expansión ni pulsatilidad del hematoma que justificara su exploración, por lo que se decide la abertura del espacio preperitoneal y la colocación de un *packing*. Se considera un sangrado transoperatorio estimado de 3,5 L. Se administran un total de 3,5 L de lactato de Ringer y se trasfunden un total de 11 unidades de CH, 8 unidades de plasma fresco congelado (PFC), 18 unidades de crioprecipitados y 10 unidades de plaquetas.

EVOLUCIÓN

La paciente sale de quirófano con soporte con fármacos vasoactivos y conectada a ventilación mecánica. Ingresa en la unidad de cuidados intensivos (UCI) con la intención de estabilizar su estado hemodinámico para una segunda intervención (fase 2 de la cirugía de control de daños). Se trasfunden 8 unidades de CH, 1 unidad de PFC, 6 unidades de crioprecipitados y 2 unidades de plaquetas adicionales. La paciente muestra mejoría considerable del lactato y del déficit de bases en sus controles gasométricos sucesivos. Al permanecer hemodinámicamente estable, se lleva a la sala de radiología y se realiza una tomografía computarizada (TC) de cráneo, columna y pelvis con la cual se descartan lesiones encefálicas y vertebromedulares. Se confirma la presencia de una fractura de pelvis y se solicita la valoración por traumatología. Es llevada de nuevo a sala de operaciones a las 12 horas de la primera cirugía, estable hemodinámicamente. La relaparotomía se inicia con la lesión duodenal. Se retira la sutura previa y, tras evaluar el tejido remanente, se decide realizar una anastomosis terminoterminal del duodeno (**Fig. 58-2A**) con exclusión pilórica y una gastroyeyunoanastomosis

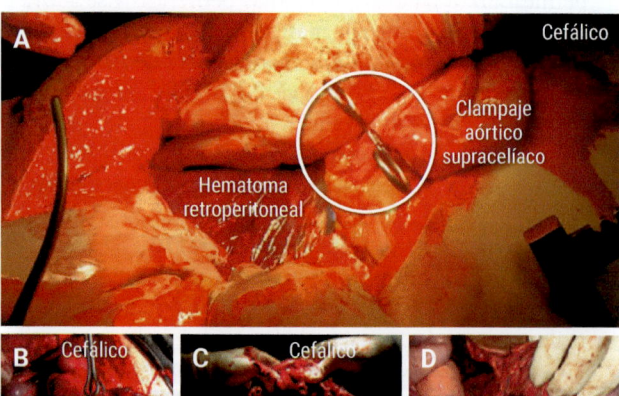

Figura 58-1. A) Hematoma retroperitoneal en zona 1 y 3. **B)** Lesión duodenal a nivel de segunda porción en un 75% de la circunferencia (grado IV según la AAST). **C)** Desgarro extenso del mesenterio del colon ascendente, con sección del mismo a dicho nivel y con compromiso de su vascularización (grado V según la AAST). **D)** Sección pancreática a la izquierda del eje mesentérico, con lesión del conducto de Wirsung (grado III según la AAST).

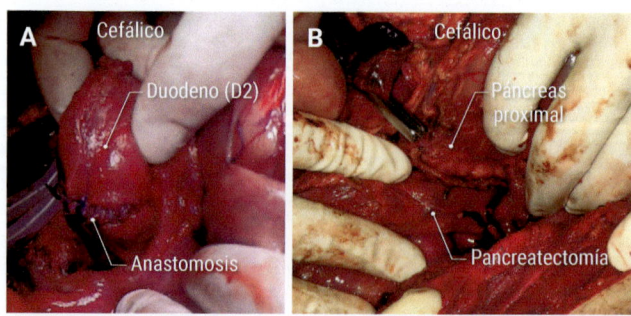

Figura 58-2. A) Anastomosis terminoterminal de la segunda porción del duodeno. **B)** Detalle del lecho quirúrgico después de la pancreatectomía distal.

en asa omega. Se verifica la indemnidad del borde de sección pancreático y se realiza un refuerzo del borde con sutura. Además, se colocan dos drenajes tubulares en la celda pancreática. Se realiza una hemicolectomía derecha y se confecciona una ileostomía terminal con una fístula mucosa del colon transverso. Se retira el *packing* preperitoneal y se notifica al servicio de traumatología para la fijación definitiva de la pelvis. Se mantiene hemodinámicamente estable durante la cirugía. Regresa la UCI para continuar el tratamiento del posoperatorio. Se inicia nutrición parenteral total (NPT). Permanece en dicha área durante tres días. Evoluciona favorablemente y es llevada al servicio de hospitalización quirúrgica. Desde el día 5 hasta el día 8 no presenta mayores intercurrencias.

El día 9 del posoperatorio, presenta taquicardia y fiebre, y se asocia incremento del dolor abdominal, por lo que se solicitan pruebas de laboratorio de control. Se evidencia una leucocitosis marcada de 43.000/μL y una proteína C-reactiva (PCR) en 304 mg/dL. Se decide realizar una TC de tórax, abdomen y pelvis con contraste. En ella se visualiza abundante líquido libre intraabdominal y áreas de neumoperitoneo localizado alrededor del duodeno, donde se aprecian múltiples colecciones heterogéneas. Asimismo, se identifican cambios inflamatorios de la grasa mesentérica de forma difusa, por lo que se sospecha de una dehiscencia de la anastomosis duodenal. Se decide llevar de nuevo a cirugía a la paciente. Se encuentra una dehiscencia del 30 % de la anastomosis duodenal y una peritonitis difusa. Se realiza un lavado exhaustivo y drenaje de la cavidad y se realiza una rafia del área dehiscente con PDS™ 3/0. La paciente evoluciona favorablemente. Sin embargo, comienza a presentar salida de secreción biliar por los drenajes intraabdominales. Cursa entonces con una fístula duodenal de bajo gasto. No presenta fiebre ni signos de sepsis. Se maneja con NPT y antibióticos de amplio espectro. Evoluciona favorablemente y es dada de alta a los 52 días de su hospitalización.

 CLAVES DEL CASO

- Las lesiones duodenopancreáticas son verdaderos retos para el cirujano de traumatismo y emergencias, tanto desde el punto de vista diagnóstico como durante el tratamiento quirúrgico. Cuando ocurren por traumatismo contuso, se relacionan directamente con mecanismos de traumatismo de alta energía, por lo que es de suponer que el paciente puede presentar más de un órgano o sistema afectados, de manera que se requiere de un tratamiento agresivo desde la valoración primaria, sobre todo desde el punto de vista de la reanimación.

- Los mecanismos de traumatismo contuso generalmente producen lesiones por estallido de las vísceras huecas, desgarros parenquimatosos a nivel de los ligamentos y de los hilios vasculares o lesiones mesentéricas que afectan a la vascularización intestinal en distintos niveles.

- El manejo quirúrgico adecuado requiere de una exposición apropiada. Toda lesión duodenopancreática requiere de la combinación de múltiples maniobras de exposición para la correcta identificación de las lesiones (Catell-Braasch, Kocher) y del conocimiento de diversas estrategias de control vascular como el pinzamiento de la aorta supracelíaca para lograr explorar la zona sin hemorragia. Hay que recordar que es muy complicado identificar y reparar lesiones debajo de un pozo de sangre que se llena continuamente.

- La estrategia de control de daños en las lesiones duodenopancreáticas, así como en el resto de las lesiones, se basa en el control de la hemorragia y de la contaminación. La ligadura selectiva y el empaquetamiento para el primer objetivo y el cierre primario de la luz intestinal con sutura manual o mecánica para el segundo son las estrategias iniciales de elección para el manejo quirúrgico en la primera fase.

- Las reparaciones complejas deben dejarse para un segundo tiempo, una vez restablecida la hemodinamia normal del paciente debido a que requieren gestos técnicos más elaborados y tiempos quirúrgicos prolongados.

- El uso sistemático de drenajes en el contexto de un traumatismo duodenopancreático está más que justificado debido a la gravedad de las complicaciones que conlleva un fallo en las reparaciones realizadas. El paciente con este tipo de lesiones está gravemente enfermo en la mayoría de los casos, por lo que el éxito de la reparación depende no solo de una adecuada técnica quirúrgica, sino tambien del restablecimiento temprano de la fisiología del paciente. Los factores adversos son el tiempo que el paciente permanece en *shock* hipovolémico, la cantidad de hemoderivados requeridos, el uso de fármacos vasoactivos y el número total de lesiones asociadas o sistemas comprometidos.

BIBLIOGRAFÍA

Coccolini F, Kobayashi L, Kluger Y, Moore EE, Ansaloni L, Biffl W, et al. Duodeno-pancreatic and extrahepatic biliary tree trauma: WSES-AAST guidelines. World J Emerg Surg. 2019;14:56.

Krige J, Nicol A, Navsaria P. Treating complex pancreatic injuries. Trauma and pancreatic surgeons working together is the modern man-agement paradigm. J Visc Surg. 2017;154(2):143.

Ordóñez C, Parra M, Millán M, Caicedo Y, Padilla N, Guzmán-Rodríguez M, et al. Pancreatic damage control: the pancreas is simple, don't complicate it. Colomb Med 2020;51(4):e4164361.

Ottolino P, Vivas L. Manejo integral del paciente politraumatizado. 2ª ed. Caracas: Editorial Médica Panamericana; 2010.

Petrone P, Moral Álvarez S, González Pérez M, Ceballos Esparragón J, Marini CP. Traumatismos de páncreas: manejo y revisión de la literatura. Cir Esp. 2017;95:123-30.

Rodríguez Montalvo F, Viteri Y, Vivas L, Ottolino P. Trauma duodenal. En: Manejo del paciente politraumatizado. Bogotá: Editorial Distribuna; 2008.

Rodríguez Montalvo F, Viteri Y, Vivas L, Ottolino P. Trauma pancreático. En: Manejo del paciente politraumatizado. Bogotá: Editorial Distribuna; 2008.

Søreide K, Weiser T, Parks RW. Clinical update on management of pancreatic trauma. HPB (Oxford). 2018;20(12):1099-108.

CASO
59

PRESENTACIÓN DEL CASO

Varón de 54 años que se precipita desde cierta altura. A nivel prehospitalario, informan de los siguientes datos, según el acrónimo MIST (mecanismo de la lesión, lesiones identificadas, signos y síntomas y tratamientos aplicados hasta la llegada al hospital, por sus siglas en inglés) de rescate:

M: paciente con trastorno psiquiátrico que sufre precipitación como intento autolítico desde un tercer piso.
I: traumatismo craneoencefálico y herida abierta en pelvis.
S: puntuación en la escala de coma de Glasgow (ECG) de 6/15, presión arterial (PA) de 80/52 mmHg, frecuencia cardíaca (FC) de 102 lpm, Shock Index (SI): 1,2.
T: oxigenación e intubación orotraqueal (IOT), vía periférica con 500 mL de suero fisiológico, inmovilización con collarín cervical y colchón de vacío.

Es trasladado a un centro hospitalario de tercer nivel de referencia. A nivel hospitalario, se activa código de atención al paciente politraumatizado y, mientras se traslada al paciente, el equipo multidisciplinario pertinente se prepara para recibirlo y comprueba que se dispone del ambiente y el material correspondiente y en correcto funcionamiento.

S. Navarro Soto y S. Montmany Vioque

REVISIÓN PRIMARIA

Cuando llega el paciente se procede a la revisión primaria, que consiste en la evaluación de la vía aérea (A), respiración (B), circulación (C), déficit neurológico (D) y exposición (E):

A: paciente intubado. Se comprueba la correcta colocación traqueal del tubo y su funcionamiento. Saturación de oxígeno (SatO$_2$): 98 %. Portador de collarín cervical.
B: murmullo vesicular conservado de forma bilateral. SatO$_2$: 93 % (fracción inspirada de oxígeno [FiO$_2$]: 100 %).
C: PA: 73/50 mmHg; FC: 98 lpm; SI: 1,3. La exploración abdominal no es valorable al estar intubado. No hay deformidades de huesos largos visible, ni sangrados externos. Fractura abierta de pelvis a la altura del ala ilíaca derecha con sangrado activo.

D: ECG no valorable por IOT. Pupilas isocóricas y normorreactivas. Focalidades neurológicas no valorables por IOT.
E: no se objetivan otras lesiones.

Se colocan dos vías periféricas gruesas y se infunden 1.500 mL de lactato de Ringer y se activa el protocolo de transfusión masiva.

Las **pruebas complementarias** durante la revisión primaria son las siguientes:

- Analítica: hemoglobina: 8 g/dL; hematocrito: 27 %; leucocitos: 16.400/µL; neutrófilos: 81,2 %; plaquetas: 180.000/µL; cociente del tiempo de protrombina (TP): 1,99; fibrinógeno: 1,3 g/L (valores normales [VN]: 1,5-4,5 g/L); ácido láctico: 75,5 mg/dL (VN <5,5 mg/dL); urea: 31 mg/dL; creatinina: 1,1 mg/dL; pH: 7,21; presión parcial de dióxido de carbono (pCO$_2$): 40 mmHg, bicarbonato: 15,5 mmol/L; exceso de bases (EB): −11 mEq/L.

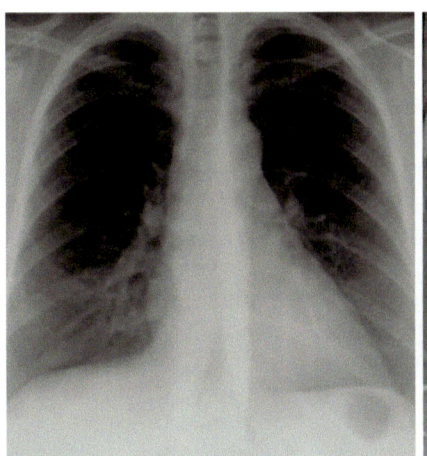
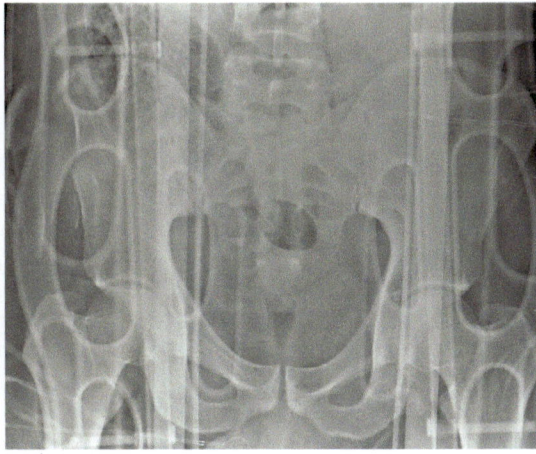

Figura 59-1. Radiografía de tórax y pelvis.

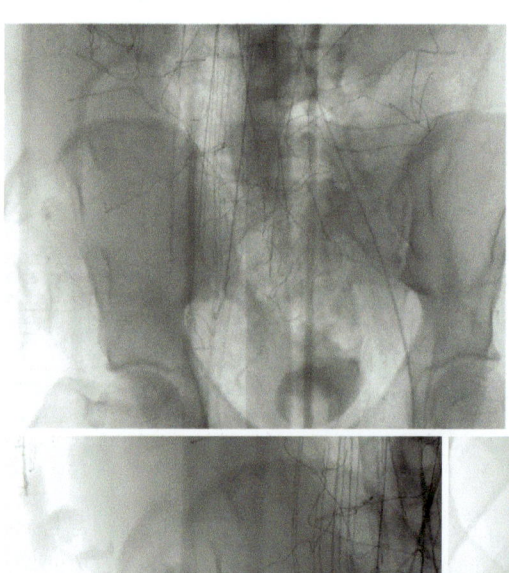
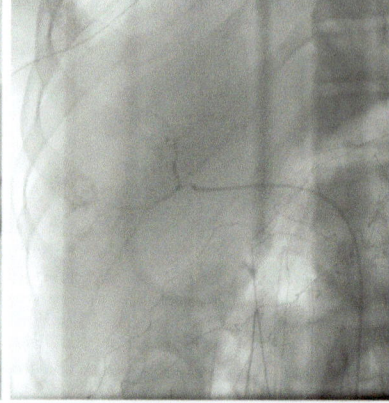
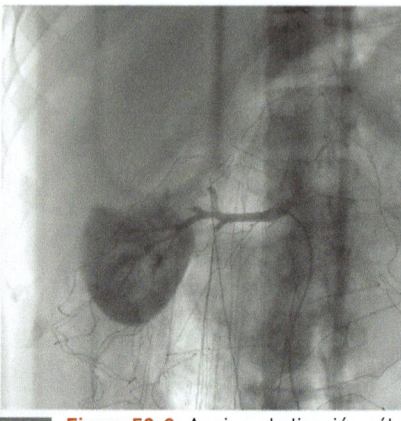
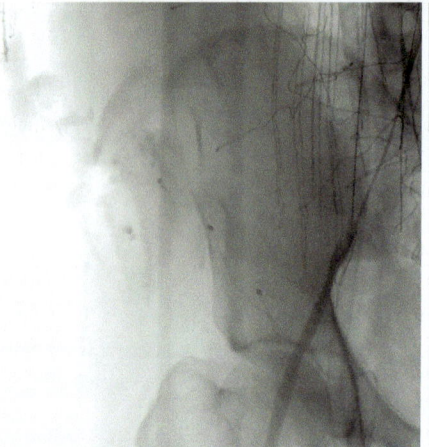
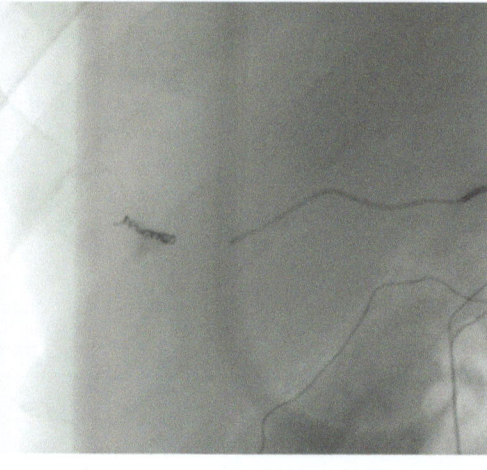

Figura 59-2. Angioembolización pélvica y hepática.

- Radiografía de tórax y pelvis (**Fig. 59-1**).
- Ecografía abdominal enfocada para el traumatismo extendida (e-FAST): líquido libre intraabdominal. Espacio pericárdico normal.

EN EL QUIRÓFANO

Se decide intervención quirúrgica y se traslada al paciente al quirófano.

Se realiza laparotomía media y se objetiva 1 L de hemoperitoneo con líquido fecaloideo, perforación de 3 cm en el ángulo hepático del colon, deserosamiento en el ciego, así como desgarro muscular con rotura peritoneal en la fascia de Gerota derecha que presenta un sangrado en sábana.

Se procede a realizar una cirugía de control de daños seccionando el colon perforado con una grapadora quirúrgica abierta. Se abandonan los cabos colónicos cerrados, se hace *packing* en la fascia de Gerota y abdomen abierto.

Durante la intervención quirúrgica se inician fármacos vasoactivos en dosis bajas.

Ante la persistencia de inestabilidad hemodinámica, se decide trasladar al paciente a la sala de radiología intervencionista.

En la arteriografía se identifica sangrado múltiple de la arteria ilíaca circunfleja superficial, pseudoaneurisma arterial intrahepático con fístula arterioportal del segmento VI y trombosis de las ramas del polo superior del riñón derecho (**Fig. 59-2**).

Se procede a una embolización de la arteria ilíaca circunfleja superficial y a una embolización del pseudoaneurisma intrahepático con fístula arterioportal del segmento VI (v. **Fig. 59-2**).

Tras la embolización, el paciente presenta PA de 140/95 mmHg, FC de 92 lpm (SI: 0,6) con infusión de noradrenalina a velocidad de 12 mL/h. Se completa estudio con tomografía computarizada (TC) craneal, torácica y abdominal. Se halla: discreto hematoma subaracnoideo temporoparietal izquierdo, neumotórax bilateral, contusión pulmonar derecha y contusión hepática de grado III que afecta a los segmentos VI, VII y VIII.

EVOLUCIÓN POSTOPERATORIA

Se traslada el paciente al área de críticos.

En las siguientes 24 horas, el paciente presenta empeoramiento del estado hemodinámico (PA: 75/45 mmHg; FC: 110 lpm; SI: 1,4 con noradrenalina a 35 mL/h).

En la analítica de control presenta hemoglobina del 7,8 g/dL, hematocrito del 25 %, leucocitos del 14.600/µL, neutrófilos del 81,2 %, plaquetas de 95.000/µL, ácido láctico de 38,5 mg/dL (VN < 5,5 mg/dL), cociente del TP de 1,94, fibrinógeno de 1,6 g/L, pH de 7,23, EB: –11 mEq/L, bicarbonato de 16,7 mmol/L, CO_2 de 40 mmHg.

No se identifica sangrado a través del sistema de abdomen abierto.

Tras la persistencia de la inestabilidad hemodinámica y mayor requerimiento de noradrenalina, se decide la revisión quirúrgica (**Figs. 59-3** y **59-4**). En la segunda intervención quirúrgica se identifica líquido serohemático intraabdominal

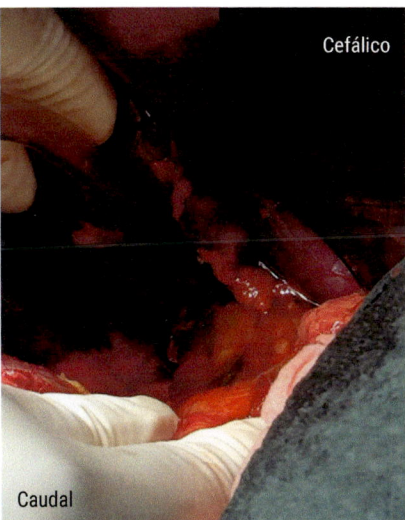

Figura 59-3. Hallazgos intraoperatorios.

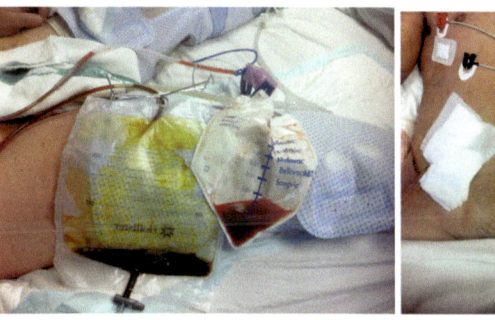

Figura 59-5. Drenajes y cierre de la pared abdominal.

con un hematoma evidente en la zona retroperitoneal I, entre el hilio hepático y el duodeno, donde se observa un tinte bilioso (v. **Fig. 59-3**).

Se explora el hematoma retroperitoneal de la zona I y se identifica una perforación duodenal posterior en la segunda

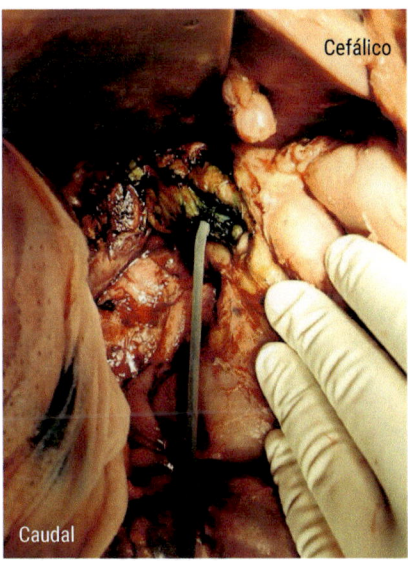

Figura 59-4. Tratamiento quirúrgico.

y tercera porciones duodenales, una contusión de la cabeza del páncreas y una lesión de la vía biliar en su extremo más distal.

Se realiza una sutura duodenal y de la lesión de la vía biliar distal, se coloca drenaje de Kehr, se asocia una exclusión pilórica y se reconstruye el tránsito mediante gastroenteroanastomosis, con un cierre primario de la pared abdominal (v. **Fig. 59-4**).

El paciente presenta una buena evolución en el área de críticos con salida de contenido biliar por el drenaje de Kehr y líquido serohemático por el drenaje intraabdominal asociado (**Fig. 59-5**). Se produce mejoría hemodinámica con retirada de fármacos y posterior extubación del paciente.

Puede ser dado de alta tras 16 días del ingreso.

Antes del alta, se comprueba la estanqueidad del árbol biliopancreático mediante colangiografía trans-Kehr (**Fig. 59-6**).

La Injury Severity Score (ISS) del caso es 59.

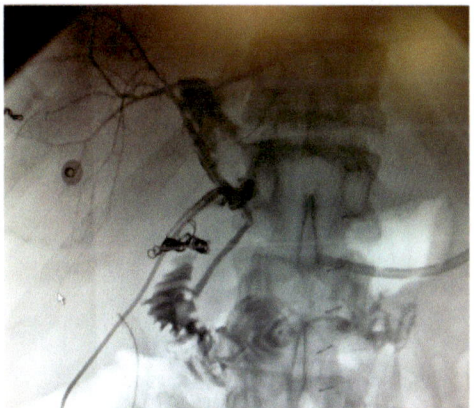

Figura 59-6. Colangiografía trans-Kehr.

CLAVES DEL CASO

- Las lesiones duodenopancreáticas se producen en mecanismos de alta energía con otras lesiones asociadas graves.
- Las lesiones duodenopancreáticas suelen pasar desapercibidas clínica, analítica e, incluso, quirúrgicamente, las primeras horas tras un traumatismo.

- Los hematomas retroperitoneales de la zona I, tanto en mecanismos de acción cerrados como penetrantes, son de obligada exploración quirúrgica.
- En un hospital sin disponibilidad quirúrgica ni de radiología intervencionista, este paciente debería haber sido

(Continúa)

CLAVES DEL CASO (*Cont.*)

trasladado de inmediato a un centro de referencia con disponibilidad de ambas. Para el traslado habría sido imprescindible:
- IOT.
- Drenaje pleural bilateral.

- Vías periféricas gruesas con infusión de volumen y trasfusión de hematíes.
- Taponamiento pélvico a través de la herida abierta e inmovilización con cinturón pélvico.
- Mantas y otros dispositivos para evitar la hipotermia.

BIBLIOGRAFÍA

Boffard KD (ed.). Manual of definitive surgical trauma care. Incorporating definitive anaesthetic trauma care. 5ª ed. CRC Press. Taylor and Francis Group; 2019,

Kashuk JL, Burch JM. Duodenum and pancreas. En: Feliciano DV, Mattox KL, Moore EE (eds.). Trauma. 6ª ed. McGraw Hill Medical; 2008.

Phillips B, Turco L, McDonald D, Mause E, Walters RW. A subgroup analysis of penetrating injuries to the pancreas: 777 patients from the National Trauma Data Bank, 2010-2014. J Surg Res. 2018;225:131-41.

Phillips B, Turco L, McDonald D, Mause A, Walters RW. Penetrating injuries to the duodenum: an analysis of 879 patients from the National Trauma Data Bank, 2010 to 2014. J Trauma Acute Care Surg. 2017;83(5):810-7.

CASO 60

PRESENTACIÓN DEL CASO

Una paciente mujer de 26 años que es traída al servicio de urgencias (SU) tras haber sufrido una colisión en motocicleta contra un poste hace 1 hora. No había testigos y ha sido trasladada por carretera. Refieren un traumatismo toracoabdominopélvico. Sus constantes vitales en la escena eran: saturación de oxígeno (SatO$_2$) del 99 % (ventilación mecánica), presión arterial (PA) de 100/85 mmHg con perfusión de norepinefrina (noradrenalina), Shock Index (SI) 1,4 (con norepinefrina), frecuencia cardíaca (FC) de 115 lpm, relleno capilar >3 segundos, temperatura de 36,2 °C, pupilas mióticas, isocóricas e isorreactivas y puntuación en la escala de coma de Glasgow (ECG) de 8. Se ha procedido a intubación orotraqueal (IOT) y ventilación mecánica. Se establecen dos accesos periféricos y se administran 2 L de cristaloides, además de propofol, rocuronio, fentanilo, norepinefrina y morfina (4 mg).

E. Santos, A. C. de Oliveira Almeida, H. Alexandrino y C. Mesquita

INFORMACIÓN PREHOSPITALARIA

Una paciente mujer de 26 años que es traída al SU tras haber sufrido una colisión en motocicleta contra un poste hace 1 hora. No había testigos y ha sido trasladada por carretera. Refieren un traumatismo toracoabdominopélvico. Sus constantes vitales en la escena eran: SatO$_2$ 99 % (ventilación mecánica), PA de 100/85 mmHg con perfusión de norepinefrina, SI de 1,4 (con norepinefrina), FC de 115 lpm, relleno capilar >3 segundos, temperatura de 36,2 °C, pupilas mióticas, isocóricas e isorreactivas y puntuación en la ECG de 8. Se ha procedido a IOT y ventilación mecánica. Se establecen dos accesos periféricos y se administran 2 L de cristaloides, además de propofol, rocuronio, fentanilo, norepinefrina y morfina (4 mg).

PREPARATIVOS EN EL SERVICIO DE URGENCIAS

Se prepara el equipo de traumatología (cirugía general, ortopedia, neurocirugía y cuidados intensivos, anestesiología) y alerta al banco de sangre (se activa el protocolo de transfusión masiva). Se prepara la realización de una tomografía computarizada (TC) y un quirófano.

REVISIÓN PRIMARIA

En la valoración inicial en el hospital, se procede con la revisión primaria, que consiste en la evaluación de la vía aérea (A), respiración (B), circulación (C), déficit neurológico (D) y exposición (E):

A: vía aérea segura (IOT, con protección de la columna cervical).
B: ventilación mecánica invasiva; saturación periférica de oxígeno (SpO$_2$) del 99 %. Expansión simétrica del tórax y sonidos respiratorios.
C: PA de 78/46 mmHg con norepinefrina en concentración de 10 mg/50 mL a 3 mL/h; FC de 106 lpm; pulsos periféricos débiles; tiempo de relleno capilar > 3 segundos, piel pálida y sudorosa; hiperlactacidemia de 11,38 mmol/L; tonos cardíacos apagados; ecografía abdominal enfocada para el traumatismo extendida (e-FAST) negativa para líquido abdominal libre.
D: sedada con propofol, analgesia con fentanilo y bloqueo neuromuscular con rocuronio; pupilas mióticas, isocóricas e isorreactivas.
E: abdomen blando y distendido; hematoma perineal extenso hasta la parte interna del muslo en ambas piernas; fracturas en muñeca izquierda; dos accesos periféricos.

Se coge vía venosa subclavia derecha y se inicia el protocolo de transfusión masiva; se coloca una faja pélvica.

Como respuesta, se produce una mejoría hemodinámica (PA: 98/53 mmHg y FC: 100 lpm).

En la **figura 60-1** se aprecia la TC de cuerpo completo realizada a la hora de su llegada al hospital. En la cabeza se detecta hemorragia interpeduncular subaracnoidea leve. La columna vertebral no presenta lesiones traumáticas. En el tórax se aprecian signos de contusión pulmonar en los lóbulos inferiores de ambos pulmones; no hay signos de hemoneumotórax, pero sí cuatro fracturas costales izquierdas. En el abdomen y la pelvis no hay traumatismo importante en los órganos sólidos, incluido el páncreas; se aprecia una pequeña cantidad de líquido (alta densidad) en la pelvis, una vejiga mal rellenada con irregularidad parietal a nivel inferolateral derecho, sin excluir lesión traumática con eventual rotura. Se aprecia fractura del isquion y de las ramas iliopúbicas izquierdas, con diástasis marcada de la sínfisis púbica (*open book*), fractura de la apófisis sacra transversa izquierda e infiltración hemática del tejido celular subcutáneo de la pared pélvica anterior.

A las 3 horas del ingreso y ya en el quirófano, el servicio de cirugía ortopédica y traumatología (COT) coloca un fijador externo (**Fig. 60-2**).

INGRESO EN LA UNIDAD DE CUIDADOS INTENSIVOS

Se traslada a la unidad de cuidados intensivos (UCI) a la paciente intubada y ventilada (ETV); el ácido láctico es de 3,12 mg/dL.

Es valorada por urología. Dado el contexto del traumatismo pélvico con hematoma pélvico masivo e infiltración

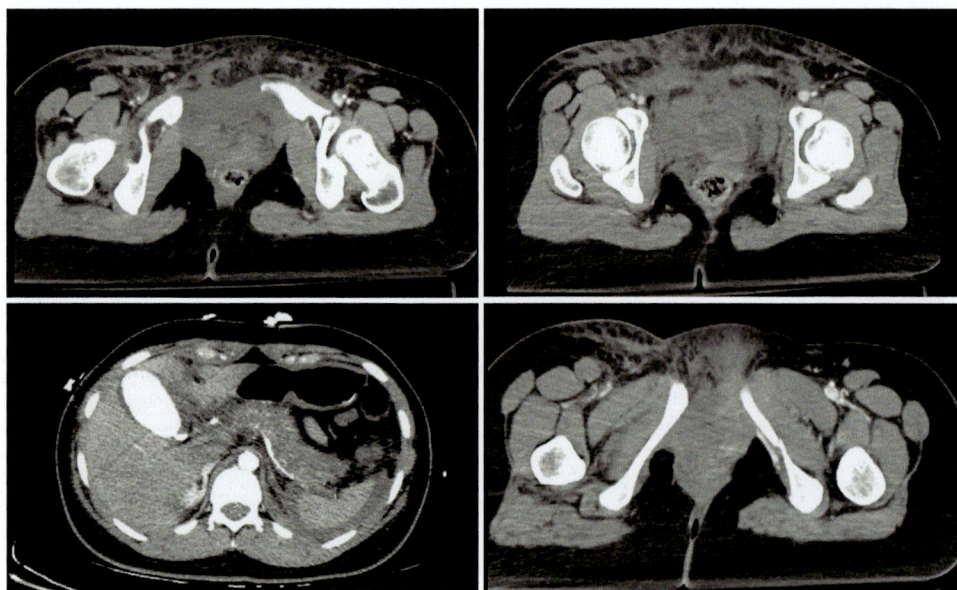

Figura 60-1. Tomografía computarizada de cuerpo entero.

perivesical, sin evidencia de rotura intraperitoneal de la vejiga, se opta por un abordaje conservador con catéter de Foley.

Se han transfundido en total 8 unidades de concentrado de hematíes, 4 unidades de plasma, 4 g de fibrinógeno y 2 *pools* de plaquetas. Debido a la necesidad creciente de vasopresores, se decide repetir la angio-TC abdominopélvica:

- No hay signos de sangrado activo; se observa un volumen moderado de líquido peritoneal libre no presente en el examen previo y una hiperdensidad cercana del bazo, sin excluir su naturaleza hemática. No se aprecia traumatismo mayor en órganos sólidos.
- Sospecha de rotura extraperitoneal de la vejiga.
- Fractura del ramo isquiático e iliopúbico izquierdos; diástasis de la sínfisis púbica, con lesiones pélvicas sometidas a fijación ortopédica.
- Se aprecia una colección en la pared pélvica anterior derecha.

En la revaluación quirúrgica destaca: abdomen blando; se revisan las imágenes con los radiólogos y no hay signos de traumatismo en órganos sólidos ni asas mal perfundidas; páncreas heterogéneo; se sugiere amilasa sérica diaria y vigilancia clínica.

En la revaluación ortopédica, se decide tratamiento quirúrgico diferido de las fracturas del cúbito y del radio.

Al tercer día en la UCI permanece intubada y con nutrición parenteral total (NPT). El ácido láctico es de 1,1 mg/dL y la amilasa, de 571 U/L. Se produce un empeoramiento de su situación y necesidad creciente de vasopresores, por lo que se decide de nuevo repetir la TC abdominopélvica (**Fig. 60-3**).

- No hay signos de sangrado activo.
- El páncreas tiene dimensiones normales, con áreas que no captan contraste en el cuerpo proximal y en la transición del cuerpo a la cola, lo que sugiere necrosis con menos del 50 % de afectación.
- Colección en la pared pélvica anterior derecha con nivel hidroaéreo de, aproximadamente, 10×6,4 ×3,2 cm.

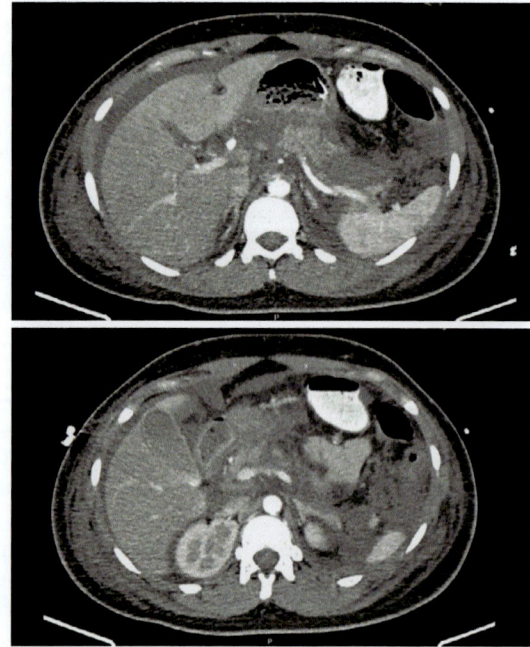

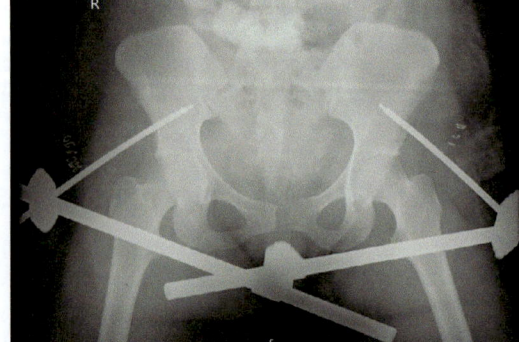

Figura 60-2. Fijador externo.

Figura 60-3. TC abdominopélvica.

Figura 60-4. TC de control.

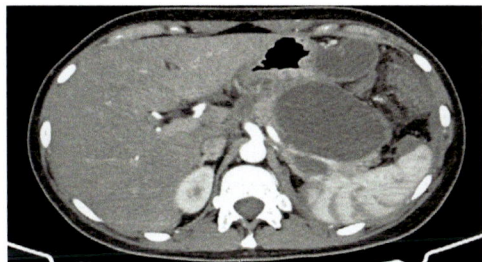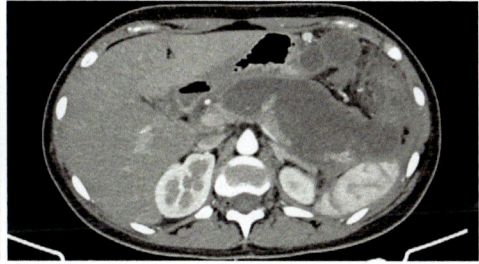

REVALUACIÓN QUIRÚRGICA

En la revaluación quirúrgica se detecta mejoría clínica, sin fármacos vasoactivos y con el abdomen tenso pero sin dolor. Se sugiere tratamiento de apoyo para la pancreatitis aguda/traumarismo pancreático, sin indicación quirúrgica. La evolución es la siguiente:

- Día 7 en la UCI: permanece intubada, con NPT. El ácido láctico es de 0,71 mg/dL. Por parte del servicio de COT, se practica reducción abierta y osteosíntesis del radio derecho.
- Día 9 en la UCI: el ácido láctico es de 1,02 mg/dL. Es evaluada por cirugía maxilofacial y se le practica un drenaje percutáneo de absceso dental.
- Día 16 en la UCI: el ácido láctico es de 1,17 mg/dL. Por parte de cirugía maxilofacial se practica nuevo drenaje quirúrgico y necrosectomía del absceso dental.
- Día 26 en la UCI: permanece intubada y se comienza nutrición enteral por sonda nasogástrica (NG). Se practica por los servicios de COT y urología sutura vesical y reducción abierta de la sínfisis púbica.
- Día 32 en la UCI: es extubada y sigue con nutrición enteral (NG).

Se le realiza una nueva TC de control: colección organizada que involucra la región ístmica pancreática, el cuerpo y la cola (12,5 × 7,2 × 12,5 cm); probablemente una colección pancreática necrótica; colección periesplénica multiloculada (5,5 × 8,5 × 26 cm); daño en el parénquima pancreático superior al 50 %, y colección en la pared pélvica anterior derecha.

- Revaluación quirúrgica: mejoría clínica; vigilancia de las colecciones peripancreáticas.
- En el día 35 es dada de alta de la UCI a la unidad de cuidados quirúrgicos intermedios.
- Día 61 en la sala de cirugía: necesidad de un drenaje torácico izquierdo debido a derrame pleural de alto volumen; se retira a los cuatro días.

Es sometida a múltiples desbridamientos quirúrgicos del cuello y necrosectomías por mucormicosis cervical invasiva.

La TC de control presenta los mismos hallazgos que la TC previa (**Fig. 60-4**).

Es dada de alta al día 73 del ingreso, asintomática desde el punto de vista abdominal, con dieta baja en grasas, fisioterapia y seguimiento en la unidad de cirugía maxilofacial. Se planifica revaluación con resonancia magnética pancreática en consulta quirúrgica dos meses después del alta.

Injury Severity Score (ISS): 29 (lesión abdominal moderada, lesión pélvica crítica).

 CLAVES DEL CASO

- La lesión del páncreas por un traumatismo cerrado es muy rara y representa menos del 2 % de todas las lesiones abdominales. Se asocia a hasta el 19 % de mortalidad.
- La mayoría de las lesiones pancreáticas son el resultado de colisiones de tráfico en las que la energía del impacto se dirige a la parte superior del abdomen. Esta fuerza provoca el aplastamiento de las estructuras retroperitoneales contra la columna vertebral.
- La TC inicial puede subestimar el grado de lesión pancreática.
- En los traumatismos abdominales cerrados, la lesión del conducto pancreático debe evaluarse al decidir sobre tratamiento quirúrgico o conservador. Si bien el tratamiento conservador se considera en traumatismos abdominales cerrados de bajo grado (grados I y II), se requerirá tratamiento quirúrgico para los de alto grado (grados III, IV y V).

- La necrosis pancreática resultante de un traumatismo cerrado debe tratarse como necrosis pospancreatitis no traumática, es decir, solo se ha de intervenir si hay elevada sospecha de infección, y elegir un enfoque tardío y escalonado, utilizando técnicas percutáneas o endoscópicas secuenciales como primera opción.
- El pronóstico está influido por la causa y la complejidad de la lesión pancreática, la cantidad de sangre perdida, la duración del *shock*, la velocidad de la reanimación y la calidad y necesidad de intervención quirúrgica.
- El traumatismo pancreático sigue siendo un desafío para un cirujano de traumatismo con controversias que persisten en el manejo. El enfoque integrado y multidisciplinario para el paciente politraumatizado puede ayudar a optimizar la atención, minimizar la morbilidad y reducir la mortalidad.

BIBLIOGRAFÍA

Cogbill TH, Moore EE, Feliciano DV, Hoyt DB, Jurkovich GJ, Morris JA, et al. Conservative management of duodenal trauma: a multicenter perspective. J Trauma. 1990;30(12):1469-75.

El-Boghdadly S, Al-Yousef Z, Al Bedah K. Pancreatic injury: an audit and a practical approach. Ann R Coll Surg Engl. 2000;82:258-62.

Krige JE, Beningfield SJ, Nicol AJ, Navsaria P. The management of complex pancreatic injuries. S Afr J Surg. 2005;43(3):92-102.

Venkatesh SK, Wan JM. CT of blunt pancreatic trauma: a pictorial essay. Eur J Radiol. 2008;67(2):311-20.

CASO
61

PRESENTACIÓN DEL CASO

Se recibe un preaviso hospitalario. Los servicios de emergencias trasladan a un varón de 17 años con herida por arma blanca (HAB) en el epigastrio e hipocondrio derecho. El paciente presenta una presión arterial (PA) de 100/75 mmHg, una frecuencia cardíaca (FC) de 95 lpm, un Shock Index (SI) de 0,95 y una frecuencia respiratoria (FR) de 16. rpm Está consciente y orientado, con un una puntuación en la escala de coma de Glasgow (ECG) de 15/15. La saturación de oxígeno (SatO₂) es del 99 %, con mascarilla tipo Ventimask® con reservorio. Presenta una herida incisa de unos 2 cm con salida de epiplón (**Fig. 61-1**). Se han colocado dos vías i.v. y se han infundido 1.500 mL de lactato de Ringer en el traslado.

M. D. Pérez Díaz y T. Moreno Salazar

REVISIÓN PRIMARIA

A su llegada a la sala de urgencias del hospital se le realiza la revisión primaria, que consiste en la evaluación de la vía aérea (A), respiración (B), circulación (C), déficit neurológico (D) y exposición (E):

A: vía aérea permeable; el paciente habla sin dificultad.
B: murmullo vesicular conservado en ambos hemitórax, sin ruidos sobreañadidos.
C: PA de 100/55 mmHg y FC de 120 lpm (SI: 1,2).
D: ECG de 15/15, pupilas isocóricas y normorreactivas.
E: temperatura de 36,5 ºC.

REVISIÓN SECUNDARIA

Se realiza la revisión secundaria, que es complicada por problemas de comunicación porque el paciente no habla castellano. Destaca la herida referida con salida de epiplón y un abdomen doloroso. Hay presencia de restos hemáticos por la sonda nasogástrica (SNG).

EN EL QUIRÓFANO

Dada la inestabilidad hemodinámica del paciente y la salida de epiplón por la herida, se decide llevar al paciente a quirófano y

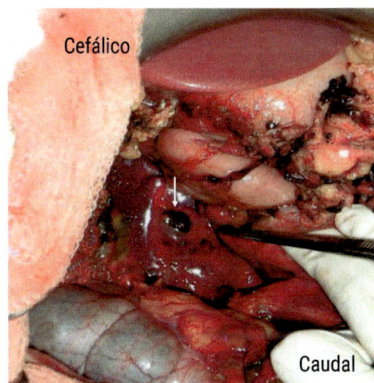
Figura 61-2. Lesión de la vena cava inferior.

realizar un abordaje laparoscópico. Se encuentra hemoperitoneo escaso por sangrado del epiplón, hematoma periduodenal y perforación a nivel del antro gástrico que se sutura; se deja un drenaje periduodenal.

EVOLUCIÓN POSTOPERATORIA

A las 10 horas de la cirugía, el paciente impresiona de gravedad, tiene mal estado general, con dolor y defensa abdominales y presencia de una amilasemia elevada en el líquido del drenaje. Se decide realizar **laparotomía urgente** y se encuen-

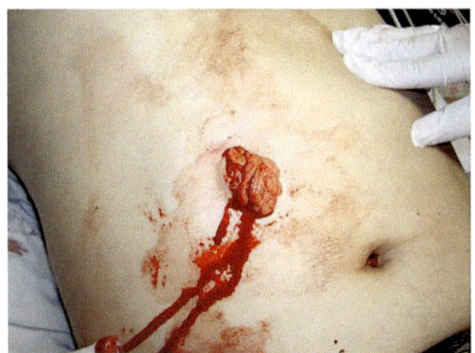
Figura 61-1. Herida incisa de unos 2 cm con salida de epiplón.

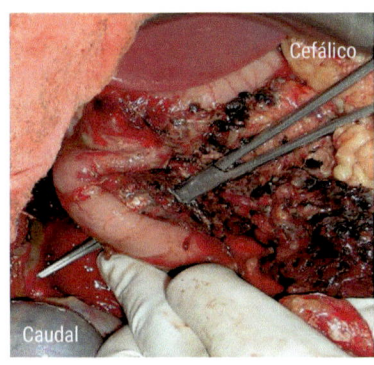
Figura 61-3. Perforación de la cabeza del páncreas.

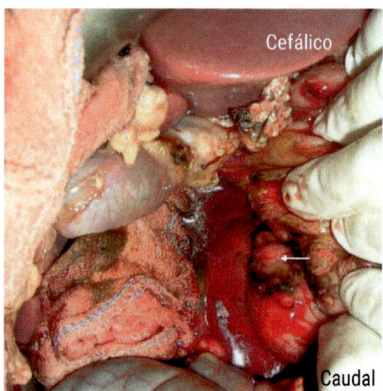

Figura 61-4. Perforación de la segunda porción duodenal.

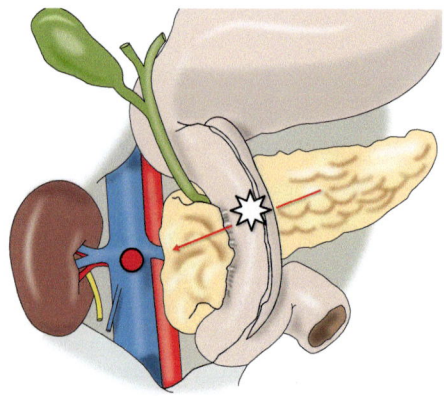

Figura 61-5. Trayectoria de la lesión de la herida por arma blanca.

tra una lesión de la vena cava inferior ocluida por un trombo (v. **Fig. 61-2**), perforación de la cabeza del páncreas (**Fig. 61-3**) y de la segunda porción duodenal (**Fig. 61-4**). Se trata de una lesión pancreática de grado V según la clasificación de la American Association for the Surgery of Trauma (AAST). Se realiza sutura de la vena cava, sutura duodenal, exclusión pilórica y gastroyeyunostomía.

El paciente presenta una fístula pancreática desde la reintervención. Se realiza una resonancia magnética (RM) que confirma una lesión de Wirsung en la cabeza del páncreas. A los 21 días de la segunda reintervención es **reoperado** por sepsis. Se le realiza colecistectomía y colocación de tubo de Kehr en el colédoco. A los cinco días es reintervenido por empeo-

ramiento clínico y fístula biliar de alto débito; se encuentra necrosis duodenal y de la cabeza del páncreas. Se realiza duodenopancreatectomía cefálica con hepatoyeyunostomía, nueva gastroyeyunostomía e intubación del conducto pancreático a la piel. A los nueve días,. se realiza otra intervención por fístula biliar. Se encuentra una fuga de la hepatoyeyunostomía y una pequeña perforación del intestino delgado que se repara. Posteriormente, evoluciona de forma tórpida con múltiples complicaciones infecciosas y a los ocho meses de la primera intervención se realiza una pancreatogastrostomía, tras la cual no precisa ningún reingreso.

La Injury Severity Score (ISS) era de 25 y la New Injury Severity Score (NISS) era de 41.

 CLAVES DEL CASO

- El abordaje laparoscópico de un paciente con evisceración del epiplón está aceptado porque, en muchos casos, no hay lesiones y se puede evitar una laparotomía, sin embargo, en un paciente inestable no se debe realizar un abordaje laparoscópico.

- Sin embargo, la presencia de un hematoma retroperitoneal en la zona I implica exploración de este para descartar lesiones pancreatoduodenales y de grandes vasos como en

este caso (**Fig. 61-5**). No se realizó en este caso y dio lugar a que pasaran inadvertidas lesiones muy graves.

- Aunque en la literatura científica se recomienda el drenaje de las lesiones traumáticas de la cabeza del páncreas, en algunos casos es necesaria la duodenopancreatectomía cefálica en un segundo tiempo para poder controlar la fístula pancreática.

- En las lesiones duodenales se debe realizar lo más sencillo, que en la mayoría de los casos es la sutura de la lesión.

BIBLIOGRAFÍA

Coccolini F, Kobayashi L, Kluger Y, Moore EE, Ansaloni L, Biffl W, et al. Duodeno-pancreatic and extrahepatic biliary tree trauma: WSES-AAST guidelines. World J Emerg Surg. 2019;14:56.

Krige JE, Jonas E, Thomson SR, Kotze UK, Setshedi M, Navsaria PH, et al. Resection of complex pancreatic injuries: Benchmarking postoperative complications using the Accordion classification. World J Gastrointest Surg. 2017;9(3):82-91.

Ordóñez CA, Parra MW, Millán M, Caicedo Y, Padilla N, García A, et al. Damage control in penetrating duodenal trauma: less is better. Colomb Med (Cali) 2021;52(2):e4104509.

Ordóñez CA, Parra MW, Millán M, Caicedo Y, Padilla N, Guzmán-Rodríguez M, et al. Pancreatic damage control: the pancreas is simple don't complicate it. Colomb Med (Cali). 2020;51(4):e4164361.

CASO
62

PRESENTACIÓN DEL CASO

Se recibe a un varón de 30 años referido por un centro hospitalario de la provincia a 4 horas de la ciudad con historia de haber sufrido heridas por arma de fuego en el abdomen de 1 hora de evolución, por lo que es explorado quirúrgicamente hace 48 horas. Es atendido en ese centro, donde le realizan laparotomía exploradora y se documenta una lesión del duodeno en la segunda porción. En ese momento se realiza una reparación primaria. Además, presenta lesión de grado III hepática en el lóbulo derecho. Dejan drenaje que, a las 24 horas, da material biliar abundante, por lo que deciden referirlo a este centro.

M. N. Méndez Rivera

REVISIÓN PRIMARIA

El paciente está consciente y orientado en las tres esferas con presión arterial (PA) de 90/60 mmHg, frecuencia cardíaca (FC) de 110 lpm, frecuencia respiratoria (FR) de 18 rpm, temperatura oral de 38 ºC, saturación de oxígeno (SatO$_2$) de 90 % a oxígeno ambiente.

No hay compromiso de la vía aérea ni de la respiración. La saturación del 90 % se eleva al 94 % con cánula binasal. No hay hipotensión, pero presenta taquicardia. No hay palidez, los pulsos palpables son fuertes y no hay evidencia de sangrado por el drenaje; tampoco hay compromiso neurológico.

REVISIÓN SECUNDARIA

Se documentan dos orificios de arma de fuego, en el epigastrio y en la región paralumbar derecha.

Hay cicatriz de herida operatoria mediana supraparainfraumbilical izquierda y distensión franca del abdomen. Se toma presión intraabdominal con método de Krön y se documenta una lectura de 23 cmH$_2$O. Hay dolor abdominal a la palpación con defensa y rebote.

REVISIÓN DEL CASO

Paciente con 48 horas de evolución por herida por arma de fuego abdominal, explorado en la sala de operaciones y reparado. En el momento del ingreso muestra signos francos de irritación peritoneal, está taquicárdico, febril y con hipertensión intraabdominal, con salida de material biliar franco.

La gasometría evidencia lactato en 7 mmol/L. Se sospecha lesión inadvertida gastrointestinal o sangrado, por lo que se decide explorar inmediatamente, tras administrar un bolo de 500 mL de lactato de Ringer y administrar antibióticos para gramnegativos y anaerobios.

EN EL QUIRÓFANO

En el quirófano se realiza laparotomía exploradora y se documenta material de aspecto intestinal y biliar de 600 mL; no hay sitios de sangrado activo. Se aprecian lesiones en el lóbulo derecho hepático en los segmentos V y VI.

Se observa lesión del duodeno en la segunda porción. Se cierra con puntos de seda en forma transversa de, aproximadamente, de 6 cm de longitud, con franca isquemia en el cierre y se evidencia tensión en este.

Se decide abrir el cierre para intentar desbridar el tejido necrótico y realizar un nuevo cierre. Se evidencia una lesión grande de 10 cm de diámetro con necrosis en los bordes y pérdida de tejido que provoca isquemia de toda la segunda porción del duodeno. Además, hay un orificio inadvertido en el borde pancreático de la segunda porción. Se explora la ampolla que se observa sin lesión, se feruliza y se instila agua que sale claramente por el orificio inadvertido en el centro de la cabeza del páncreas, a través del colédoco intrapancreático.

Por la pérdida de tejido no se puede realizar cierre de la segunda porción, que presenta isquemia importante. Además, hay una lesión del colédoco intrapancreático.

Se considera lesión irreparable de la segunda porción, además de lesión inadvertida de la cara pancreática y lesión de colédoco intrapancreático, que se clasifica como lesión pancreatoduodenal de grado V.

Se realiza pancreatoduodenectomía desde el antro y se resecan el duodeno y la cabeza del páncreas.

Se secciona el colédoco en la porción supraduodenal y se deja sonda de alimentación hacia fuera de la cavidad. Se cierra el muñón del páncreas con ligadura del Wirsung (**Fig. 62-1**). Se cierra el muñón antral e intestinal con sutura mecánica.

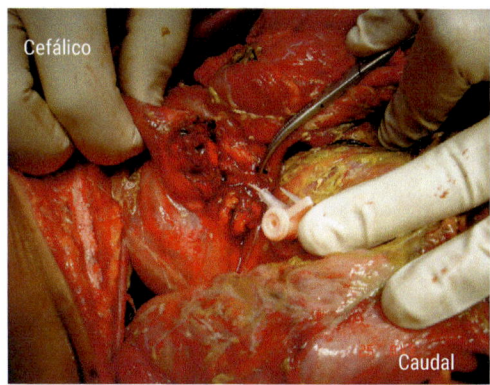

Figura 62-1. Lesión destructiva de la segunda porción del duodeno con ferulización de Wirsung.

Se deja segunda vista programada en 48 horas para realizar reconstrucción, ya que el paciente está hipotenso, taquicárdico con respuesta inflamatoria y acidosis.

EVOLUCIÓN POSTOPERATORIA

A las 48 horas de realizar la segunda vista para reconstrucción, el paciente muestra mejor condición, menos taquicardia y gasometría con acidosis corregida.

Se realiza anastomosis gastroyeyunal con sutura mecánica y derivación biliodigestiva mediante hepaticoyeyunostomía (**Fig. 62-2**). En el muñón pancreático no se realiza derivación; solo se practica refuerzo del cierre del muñón con seda de 2/0. Se dejan drenajes cerrados y se practica cierre formal de la cavidad.

El paciente permanece en la unidad de cuidados intensivos 14 días con una neumonía nosocomial, ventilación prolongada, traqueostomía y una fuga de material pancreático que disminuye conforme pasan los días.

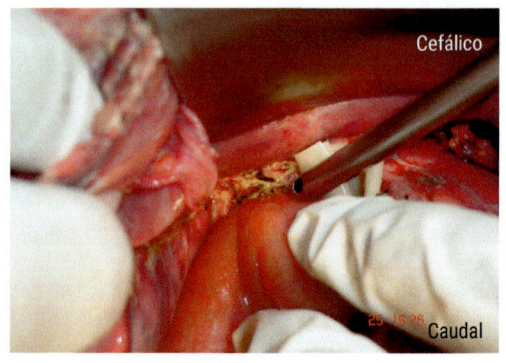

Figura 62-2. Derivación biliodigestiva mediante hepaticoyeyunostomía.

A los ocho días se realiza destete de ventilación mecánica y se inicia dieta oral tolerada por el paciente. Desarrolla una infección superficial de la herida operatoria.

Tras un mes se recupera de las infecciones y de la fístula y es dado de alta para seguimiento.

 CLAVES DEL CASO

- En las lesiones de víscera hueca que tienen sitio de entrada, debe buscarse de forma exhaustiva el sitio de salida. El borde pancreático difícil de explorar, en caso de lesiones en el borde antimesentérico puede ampliarse la lesión para explorar la cara pancreática a través de la luz intestinal.
- Las reparaciones intestinales, incluidas las del duodeno, deben realizarse sin tensión, además de asegurar que haya buena irrigación para evitar isquemia y fallo del cierre.

- En las lesiones duodenales de la segunda porción, es imperativo revisar la permeabilidad de la ampolla, además de descartar lesión en la cabeza del páncreas.
- La pancreatoduodenectomía es una cirugía reservada para lesiones irreparables del complejo pancreatoduodenal.
- La lesión irreparable de la segunda porción del duodeno debe realizarse derivación biliodigestiva si se acompaña de lesión de grado V de cabeza de páncreas o colédoco intrapancreático.

BIBLIOGRAFÍA

Aiolfi A, Matsushima K, Chang G, Bardes J, Strumwasser A, Lam L, et al. Surgical trends in the management of duodenal injury. J Gastrointest Surg. 2019;23(2):264-9.

Krige JE, Kotze UK, Setshedi M, Nicol AJ, Navsaria PH. Surgical management and outcomes of combined pancreaticoduodenal injuries: analysis of 75 consecutive cases. J Am Coll Surg. 2016;222(5):737-49.

CASO 63

PRESENTACIÓN DEL CASO

Se activa el código politraumático tras una colisión de coche de un varón de 43 años que se ha precipitado por un barranco. El paciente sale inicialmente del coche por sus propios medios y es atendido por el equipo de bomberos, quienes lo trasladan en helicóptero a nuestro centro.

H. Llaquet Bayo y A. Campos Serra

REVISIÓN PRIMARIA

A su llegada a la sala de las urgencias del hospital se le realiza la revisión primaria, que consiste en la evaluación de la vía aérea (A), respiración (B), circulación (C), déficit neurológico (D) y exposición (E):

A: vía aérea permeable; tráquea centrada; no es portador de collarín cervical.

B: ventilación espontánea; saturación periférica de oxígeno (SpO$_2$) del 100 %; fracción inspirada de oxígeno (FiO$_2$) del 100 % (mascarilla de alto flujo). Auscultación respiratoria con murmullo vesicular conservado. No hay crepitantes en la palpación torácica.

C: presión arterial (PA): 123/82 mmHg; frecuencia cardíaca (FC): 120 lpm. Shock Index (SI): 0,97. En la exploración abdominal hay dolor localizado en hemiabdomen inferior izquierdo con marca de cinturón de seguridad (**Fig. 63-1**). La pelvis está estable.

D: la puntuación en la escala de coma de Glasgow (ECG) es de 15/15. Pupilas isocóricas normorreactivas; sin focalidad neurológica.

E: múltiples dermoabrasiones sin sangrado activo.

Se colocan dos vías periféricas, se administran 1.200 mL de cristaloides con normalización de la frecuencia cardíaca.

Se realiza ecografía abdominal enfocada para el traumatismo extendida (e-FAST), que es negativa. Se realiza también radiografía de tórax que no evidencia neumotórax ni hemotórax y radiografía de pelvis que no muestra lesiones óseas agudas. Se coloca sonda nasogástrica y sonda vesical con salida de 200 mL de orina clara.

REVISIÓN SECUNDARIA

En la revisión secundaria se objetiva herida estrellada a nivel del párpado inferior y periocular izquierda, hematoma a nivel supraclavicular izquierdo y hombro izquierdo, así como múltiples dermoabrasiones en el rostro y en las extremidades.

Dada la estabilidad hemodinámica, se traslada a la sala de radiología, donde se realiza:

- Tomografía computarizada (TC) de cráneo y de columna cervical: no se objetivan lesiones.
- TC torácica: se objetiva contusión pulmonar en los lóbulos superior izquierdo con fracturas de 1ª, 9ª, 10ª y 11ª costillas izquierdas.
- TC abdominopélvica (**Fig. 63-2**): describe moderada cantidad de líquido libre abdominal con neumoperitoneo difuso. Además, se objetiva engrosamiento de los músculos oblicuos y músculo psoas izquierdos con una solución de continuidad de la pared abdominal en la fosa ilíaca izquierda de

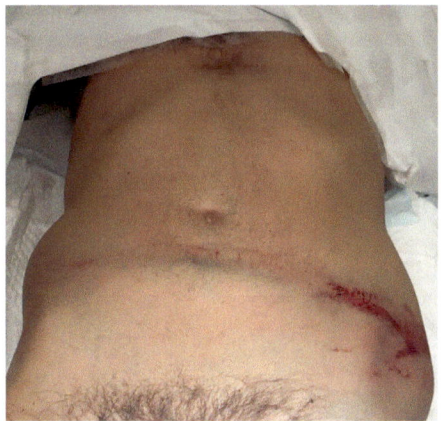

Figura 63-1. Marca del cinturón.

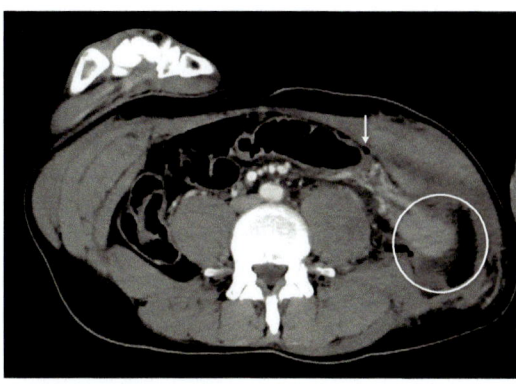

Figura 63-2. TC abdominal con hallazgos sugestivos de perforación intestinal. Flecha: burbuja de neumoperitoneo. Círculo: asa engrosada, con hipocaptación mural focal y líquido alrededor.

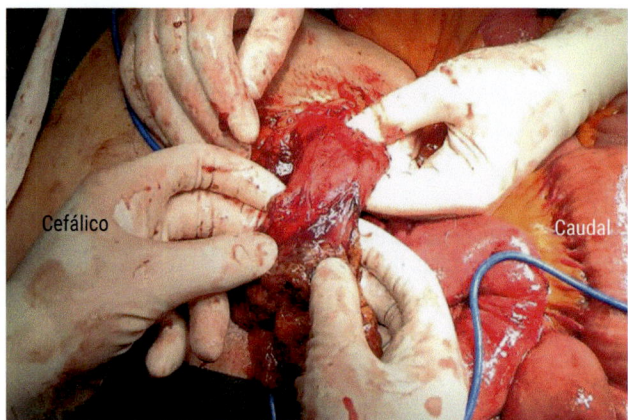

Figura 63-3. Deserosamiento del colon transverso.

6 cm a través de la cual se eventran asas de intestino delgado con signos de perforación intestinal (engrosadas, con hipocaptación mural focal, burbujas de neumoperitoneo adyacentes y abundante líquido alrededor). Dados los hallazgos de la TC, se decide intervención quirúrgica urgente.

EN EL QUIRÓFANO

Se realiza laparotomía media xifopúbica y se explora la totalidad de la cavidad abdominal. Se evidencian los siguientes hallazgos:

- 400 mL de hemoperitoneo y contaminación fecal.
- Sección completa de primer asa yeyunal a 20 cm del ángulo de Treitz con contusión del mesenterio.
- Deserosamiento circular de yeyuno a 10 cm de la perforación anterior.
- Múltiples deserosamientos de colon: uno en el ciego, tres en el colon transverso (**Fig. 63-3**) y otro en el colon sigmoide.

- Hematoma en la zona II izquierda no expansivo.
- Cizallamiento de toda la pared abdominal en la zona de la marca del cinturón con sección de músculos rectos bilaterales y parte de la aponeurosis anterior. Se palpan tres defectos de pared, dos en fosa ilíaca izquierda y otro más externo de unos 20 cm, por encima de la cresta ilíaca izquierda a nivel dorsolumbar.

Se realiza resección de 25 cm de yeyuno (contiene sección completa y deserosamiento), con anastomosis terminoterminal manual con seda de 3/0 a 20 cm de la válvula de Treitz, sutura de los deserosamientos colónicos con seda de 3/0 y lavados de la cavidad abdominal.

Respecto a la pared abdominal, se reparan los defectos aponeuróticos de la fosa ilíaca izquierda con continuas de polidioxanona doble *loop*. No se consigue reparar el defecto dorsolumbar (muy posterior y sin punto de anclaje por ser muy cercano a cresta ilíaca). Se realiza el cierre de la laparotomía con sutura de polidioxanona doble *loop* y se deja drenaje subcutáneo Redon de 14 F y cierre cutáneo con grapas.

EVOLUCIÓN POSOPERATORIA

Tras la intervención, el paciente es extubado e ingresa en semicríticos. Durante su estancia en esa área (tres días) se mantiene con dieta absoluta, sonda nasogástrica y cobertura antibiótica con piperacilina-tazobactam. Posteriormente, presenta buena evolución, por lo que se retira la sonda nasogástrica e inicia dieta progresiva, bien tolerada.

Como complicaciones posoperatorias, presenta cuadro de rabdomiólisis sin afectación de la función renal y síndrome depresivo que requiere de atención por psiquiatría.

Al alta queda pendiente de reparar una hernia en el flanco izquierdo, justo por encima de la cresta ilíaca izquierda en su centro de referencia.

 CLAVES DEL CASO

- La laparotomía exploradora tras un traumatismo abdominal cerrado está indicada en casos de inestabilidad hemodinámica y demostración de líquido libre en la e-FAST; en pacientes hemodinámicamente normales con TC abdominal que muestra extravasación de contraste intraperitoneal por sangrado activo, fuga de orina intraperitoneal por lesión vesical o signos de perforación de víscera hueca.
- La marca del cinturón (hematoma/erosión cutánea en la zona donde estaba del cinturón) está relacionada con el 12 % de lesiones intestinales. Por tanto, si no está indicado realizar una laparotomía exploradora urgente (no hay ines-

tabilidad hemodinámica ni signos de irritación peritoneal), es necesario realizar una TC abdominal. Incluso si no hay hallazgos en la TC inicial, se recomienda mantener a estos pacientes en observación, dada la elevada asociación de lesiones intestinales.
- La decisión de realizar una anastomosis intestinal con sutura manual o mecánica en el contexto de una laparotomía urgente por traumatismo debe individualizarse según el estado del paciente y las habilidades técnicas del cirujano. Actualmente, no hay evidencia para demostrar la superioridad de una técnica u otra.

BIBLIOGRAFÍA

Biswas S, Adileh M, Almogy G, Bala M. Abdominal injury patterns in patients with seatbelt signs requiring laparotomy. J Emerg Trauma Shock. 2014; 7(4):295-300.

Delaplain PT, Barrios C, Spencer D, Lekawa M, Schubl S, Dosch A, et al. The use of computed tomography imaging for abdominal seatbelt sign: a single center, prospective evaluation. Injury. 2020;51(1):26-31.

CASO

64

PRESENTACIÓN DEL CASO

Se activa el código politraumático por un paciente de 48 años que ha sido agredido con arma blanca y bate de béisbol, según refiere. A la llegada de la ambulancia, el paciente se encuentra hemodinámicamente normal, presenta herida incisocontusa abdominal con evisceración del intestino delgado, múltiples heridas penetrantes en el muslo y el glúteo izquierdo y traumatismo craneoencefálico.

A. Muñoz Campaña y A. Campos Serra

REVISIÓN PRIMARIA

Se le realiza la revisión primaria, que consiste en la evaluación de la vía aérea (A), respiración (B), circulación (C), déficit neurológico (D) y exposición (E):

A: vía aérea permeable, tráquea centrada, sin ingurgitación yugular. Es portador de collarín cervical.
B: ventilación espontánea, eupneico (saturación periférica de oxígeno [SpO$_2$] del 98 %, fracción inspirada de oxígeno [FiO$_2$] de 0,21). Auscultación respiratoria: murmullo vesicular conservado sin ruidos sobreañadidos; palpación torácica no dolorosa, y sin deformidades evidentes.
C: presión arterial (PA): 130/80 mmHg; frecuencia cardíaca (FC): 70 lpm; Shock Index (SI): 0,54. Dolor abdominal difuso con signos de irritación peritoneal a la palpación. Herida incisocontusa abdominal de 7 cm en el flanco izquierdo con evisceración de paquete intestinal, sin signos de sangrado activo aparentes.
D: puntuación en la escala de coma de Glasgow (ECG) de 15/15; pupilas isocóricas normorreactivas; sin focalidad neurológica.
E: herida penetrante abdominal descrita. Heridas incisas en el muslo y el glúteo izquierdos, superficiales, sin signos de sangrado activo; *scalp* occipital.

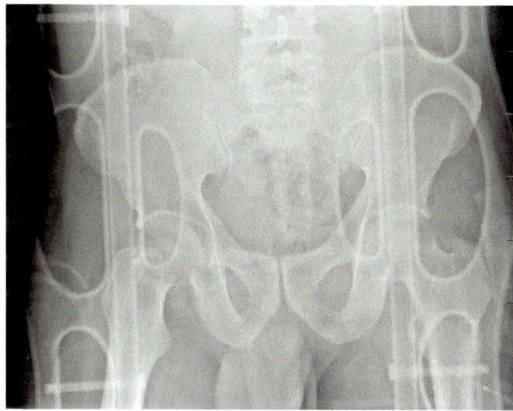
Figura 64-2. Radiografía de pelvis sin lesiones óseas aparentes.

Se colocan dos vías periféricas y se administra 1 L de cristaloides. Se realiza radiografía de tórax (**Fig. 64-1**) que no evidencia hemotórax ni neumotórax y radiografía de pelvis (**Fig. 64-2**) que no evidencia lesiones óseas agudas. Dados los hallazgos clínicos se decide trasladar al paciente a quirófano.

EN EL QUIRÓFANO

Se realiza laparotomía media xifopúbica y se evidencia: hemoperitoneo de 200 mL; sección completa de yeyuno (grado IV de la American Association for the Surgery of Trauma [AAST]) (**Fig. 64-3**), a 60 cm del ángulo de Treitz; lesiones intestina-

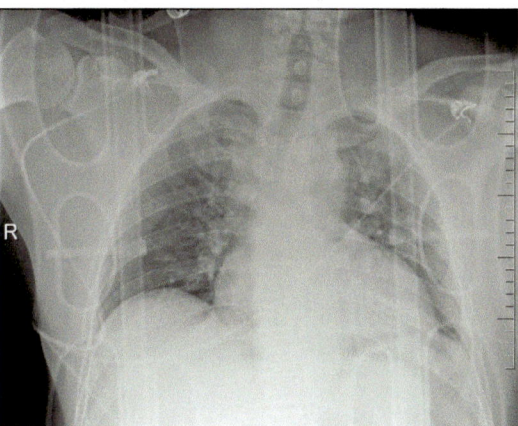
Figura 64-1. Radiografía de tórax sin hemotórax ni neumotórax, ni lesiones óseas aparentes. Tampoco hay ensanchamiento mediastínico ni lesiones diafragmáticas aparentes.

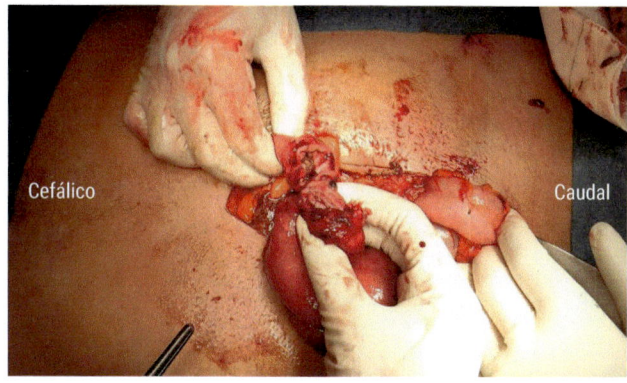
Figura 64-3. Sección completa del asa del yeyuno (grado IV de la AAST).

les de grado III de la AAST (perforación puntiforme del asa eviscerada, a 50 cm del ángulo de Treitz; lesión penetrante de yeyuno, a 65 cm del ángulo de Treitz); hematoma del mesenterio a 70 cm (grado II de la AAST), y dos lesiones penetrantes del mesenterio a 80 cm (grado II de la AAST). El paciente se mantiene hemodinámicamente normal durante toda la intervención, por lo que se decide realizar una resección de unos 20 cm del yeyuno incluyendo todas las lesiones intestinales y confección de anastomosis terminoterminal manual. Al finalizar, se procede con el cierre de la laparotomía.

Adicionalmente presenta diversas heridas incisas en el vasto externo y glúteo izquierdo y se realiza sutura simple con cierre por planos y grapas en piel.

EVOLUCIÓN POSTOPERATORIA

Tras la intervención quirúrgica, el paciente es trasladado para realización de una tomografía computarizada (TC) craneal y TC cervical. Se evidencia una fractura lineal del techo de la órbita derecha, sin otras lesiones aparentes.

El paciente presenta una evolución posoperatoria correcta. Se mantiene en todo momento hemodinámicamente normal y afebril. Presenta buena tolerancia a la dieta oral y realiza deposiciones normales. La fractura del suelo de la órbita no precisa tratamiento.

Dada su correcta evolución, el paciente es dado de alta a domicilio a los siete días del ingreso.

CLAVES DEL CASO

- Tan solo el 30 % de las heridas penetrantes abdominales por arma blanca con penetración del peritoneo presentan lesión de órganos intraabdominales. Hay controversia sobre el tratamiento conservador en estos casos; aun así, está muy aceptado que una laparotomía inmediata se debe realizar en pacientes con compromiso hemodinámico, peritonitis, evisceración de asas intestinales o empalamiento.
- El 98 % de los pacientes con heridas penetrantes por arma de fuego con penetración del peritoneo presentan lesión de órganos intraabdominales. Por esta razón, si se demuestra violación del peritoneo, es recomendable realizar una laparotomía exploradora en estos casos.
- Dado que, durante la intervención, el paciente se mantuvo hemodinámicamente normal, fue posible realizar una resección intestinal con anastomosis primaria. En pacientes hemodinámicamente inestables, se debería plantear una cirugía de control de daños, realizando resección intestinal con extremos cerrados sin realizar anastomosis pri-

maria y valorar una revisión quirúrgica en un segundo tiempo, a las 24-48 h del traumatismo.
- En pacientes hemodinámicamente normales, sin peritonismo ni otras indicaciones de cirugía urgente, es posible realizar un tratamiento conservador mediante observación clínica, en caso de que no se evidencien signos radiológicos de lesión de víscera hueca en la angio-TC (sensibilidad del 88 % y especificidad del 72 %) ni de otras lesiones que precisen reparación quirúrgica. Se suele recomendar la monitorización de las constantes vitales, la exploración física seriada y las analíticas de control durante, al menos, 24 horas.
- En pacientes no tributarios de laparotomía urgente, en centros donde no se dispone de TC y hay duda de penetración del peritoneo y en casos en los que la monitorización del paciente haga dudar de una posible mala evolución, se ha descrito la laparoscopia exploradora como una prueba a tener en consideración. Suele ser recomendable realizarla a las 12-24 h del incidente, pues antes algunas lesiones pueden pasar inadvertidas.

BIBLIOGRAFÍA

ATLS. Advanced trauma life support, 10ª ed. Chicago: Committee on Trauma. American College of Surgeons; 2018.

Biffl WL, Leppaniemi A. Management guidelines for penetrating abdominal trauma. World J Surg. 2015;39(6):1373-80.Boffard KD (ed.). Manual of definitive surgical trauma care (DSTC), 5ª ed. International Association for Trauma Surgery and Intensive Care; 2019.

Smyth L, Bendinelli C, Lee N, Reeds MG, Loh EJ, Amico F, et al. WSES guidelines on blunt and penetrating bowel injury: diagnosis, investigations, and treatment. World J Emerg Surg. 2022;17(1):13.

A. C. de Oliveira Almeida, E. Santos, H. Alexandrino y C. Mesquita

CASO
65

PRESENTACIÓN DEL CASO

Varón de 62 años que es trasladado de otro centro en helicóptero (tiempo estimado de 30 minutos). Ha sufrido una caída de un caballo, ha sido aplastado por este y ha estado atrapado durante un tiempo desconocido. Refieren traumatismo toracoabdominopélvico: fracturas costales sin lesión intratorácica y fractura pélvica compleja con diástasis de la sínfisis púbica (*open book*). La saturación de oxígeno (SatO$_2$) es del 99 % con ventilación mecánica; la presión arterial (PA) es de 86/45 mmHg con perfusión de norepinefrina (noradrenalina); el Shock Index (SI) es de 1,5 (con perfusión de norepinefrina); la frecuencia cardíaca (FC) es de 130 lpm; el relleno capilar es superior a 3 segundos; la temperatura es de 36 ºC, con pupilas mióticas, isocóricas e isorreactivas, y la puntuación en la escala de coma de Glasgow (CGE) es de 7(T). Se ha procedido a intubación orotraqueal y ventilación invasiva, infusión de volumen por subclavia derecha y dos accesos periféricos e inmovilización pélvica con una sábana. El volumen de líquidos administrado ha sido: 2 unidades de plasma, 3 unidades de concentrado de hematíes y 3 L de cristaloides, y la medicación: propofol, rocuronio, fentanilo y norepinefrina. La Injury Severity Score (ISS) es de 45 (lesión torácica moderada, lesión abdominal grave, lesión pélvica crítica).

REVISIÓN PRIMARIA

Se le realiza la revisión primaria, que consiste en la evaluación de la vía aérea (A), respiración (B), circulación (C), déficit neurológico (D) y exposición (E):

A: vía aérea segura (intubación orotraqueal, en la posición adecuada).
B: ventilación mecánica invasiva; saturación periférica de oxígeno (SpO$_2$) del 99 %. Expansión simétrica bilateral y sonidos respiratorios presentes.
C: presión arterial sistólica (PAS) de 86 mmHg con norepinefrina en concentración de 10 mg/50 mL a 5 mL/h, pulsos periféricos no palpables, relleno capilar > 3 segundos, piel pálida y sudorosa; tonos cardíacos apagados; ecografía abdominal enfocada para el traumatismo extendida (e-FAST) negativa para líquido abdominal libre.
D: sedado con propofol, analgesia con fentanilo y bloqueo neuromuscular con rocuronio; pupilas mióticas, isocóricas e isorreactivas.
E: abdomen blando y distendido; catéter de Foley sin hematuria; vía central subclavia derecha más dos accesos periféricos. Inmovilización pélvica con sábana y hematoma escrotal y peneano.

En la analítica destaca hiperlactacidemia ~4 mmol/L.
Respecto a la reanimación y la respuesta, se activa el protocolo de transfusión masiva y se coloca una faja pélvica, sin apreciarse cambios importantes en su estado hemodinámico. Se toma la decisión de realizar una tomografía computarizada (TC).
En el informe de la TC de cuerpo completo realizada a los 45 minutos destaca:

- Tórax sin signos de contusión ni laceración pulmonar; no hay signos de hemoneumotórax; fracturas de la 3ª a la 7ª costillas izquierdas, y fractura de la escápula izquierda.
- En el abdomen y la pelvis (**Fig. 65-1**) no hay traumatismo importante en órganos sólidos. Hay una pequeña cantidad de líquido (alta densidad) en la pelvis. Fracturas extensas de ambos huesos púbicos, en las ramas superior e inferior, con desalineación significativa de las partes superiores de la fractura. Pequeño foco de contraste extravascular adyacente a la fractura de la rama púbica superior izquierda, que podría ser una hemorragia activa de bajo rendimiento. Hay sospecha de sangrado activo en el cuerpo cavernoso

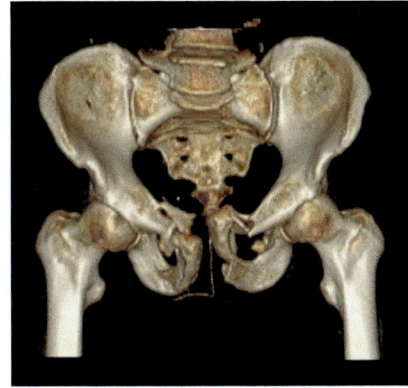 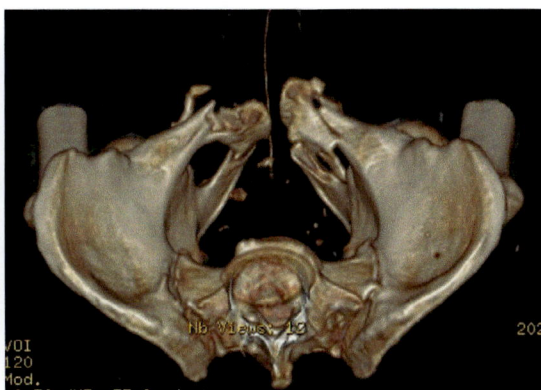

Figura 65-1. Reconstrucción de imágenes de tomografía computarizada: fracturas extensas de ambos huesos púbicos con desalineación.

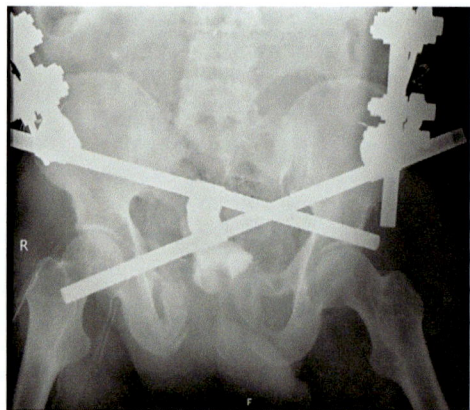

Figura 65-2. Radiografía después de la fijación externa.

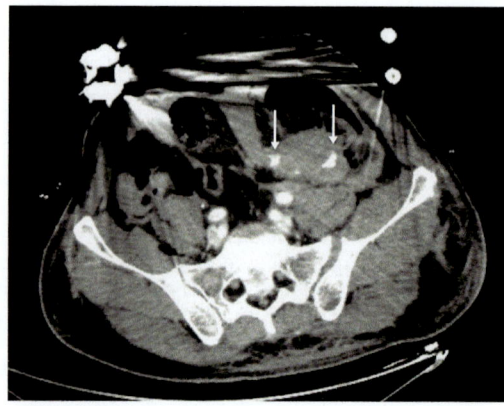

Figura 65-4. Sangrado activo (flechas blancas).

izquierdo en la raíz del pene. Hematoma extenso en el grosor del tejido celular subcutáneo de la región lumbar, con sangrado activo.

Se toma la decisión de traslado urgente a quirófano para fijación pélvica externa, con posterior angiografía y embolización, e ingreso posterior en la unidad de cuidados intensivos (UCI).

EN EL QUIRÓFANO

A las 2 horas entra en el quirófano. El tratamiento quirúrgico es el siguiente:

- Fijación pélvica externa (**Fig. 65-2**).
- Angioembolización a las 6 horas: se aprecian signos de sangrado activo tanto de las arterias a nivel de L4 como periféricamente de la arteria sacra lateral. Se practica embolización con *coils* a nivel de L4 derecha y con partículas de PVA de 300 μm y *microcoils,* periféricamente la L4 izquierda y la sacra lateral derecha (**Fig. 65-3**).

EVOLUCIÓN EN LA UNIDAD DE CUIDADOS INTENSIVOS

A las 9 horas se realizan transfusiones totales: glóbulos rojos 10 unidades de concentrado de hematíes, cuatro unidades de plasma, 4 g de fibrinógeno, plaquetas. Requiere una creciente necesidad de vasopresores, por lo que se decide

la repetición de la angiografía. No hay signos de sangrado activo en la imagen de las arterias previamente embolizadas que sugiera un pequeño foco hemorrágico dependiente de la arteria sacra media (no pueden ser cateterizadas por calibre muy fino).

En las siguientes horas hay un empeoramiento de su situación, por lo que se decide realizar una nueva TC a las 16 horas. En ella se aprecia un gran hemoperitoneo con un área de sangrado activo evidente en la pelvis, aparentemente en posición intraperitoneal (**Fig. 65-4**).

MANEJO QUIRÚRGICO

A las 17 horas, se realiza laparotomía de control de daños: hemoperitoneo, hematoma retroperitoneal de zona III, hemorragia intraabdominal con laceración mesosigmoidea e isquemia sigmoide segmentaria.

Se realiza una sigmoidectomía *clip and drop* con sección proximal y distal con grapadora sin anastomosis ni estomas y *packing* pélvico intraperitoneal con cinco compresas grandes.

Se realiza laparostomía con cierre de herida asistido por vacío y tracción fascial mediada por malla (**Fig. 65-5**).

Se planifica un *second-look* (48 horas después de la operación índice). No hay signos de sangrado; se aprecia isquemia del colon sigmoide restante y del recto intraperitoneal (**Fig. 65-6**). Se retira el *packing* con control de rayos X y confirmar el recuento. Se practica resección de colon y

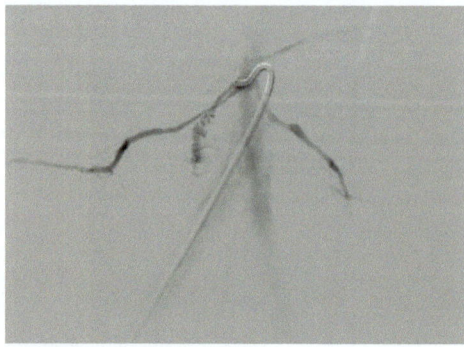

Figura 65-3. Angiografía selectiva.

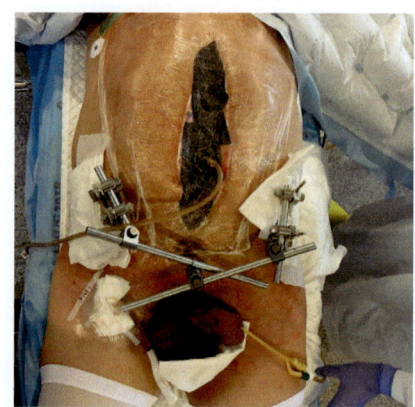

Figura 65-5. Paciente después de la laparotomía de control de daños.

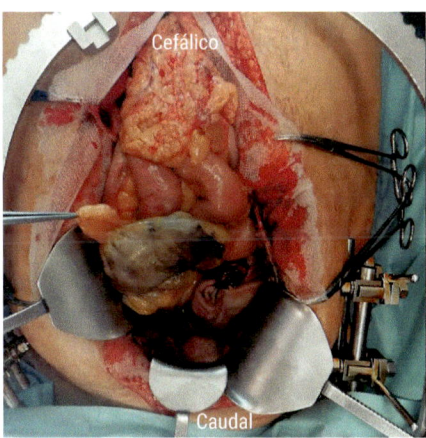

Figura 65-5. Isquemia del colon sigmoide restante y del recto intraperitoneal.

recto (sin estoma ni anastomosis). Se mantiene la laparostomía.

Se realiza una nueva revisión cinco días después de la operación índice, sin encontrar sangrado adicional ni isquemia. Se realiza una colostomía terminal y aproximación progresiva de la fascia a través de tracción mediada por malla, con apósito asistido por vacío.

A los siete días de la operación índice se procede con el cierre definitivo de la pared abdominal.

MANEJO POSOPERATORIO EN LA UNIDAD DE CUIDADOS INTENSIVOS

El tratamiento posoperatorio en la UCI consiste en:

- Tercer día: lactato de 8,82 ≥ 2,96.
- Cuarto día: lactato de 2,96 ≥ 1,89; comienzo de nutrición parenteral.
- Quinto día: revisión de laparostomía y colostomía terminal del colon descendente.
- Sexto día: lactato de 1,36; comienzo de nutrición enteral.
- Séptimo día: cirugía definitiva con revisión de laparostomía, muñón rectal sin signos de fuga, colostomía con buena viabilidad y cierre de la pared abdominal. Es extubado a los 20 días del ingreso.

Como complicaciones en la UCI desarrolla un íleo posoperatorio, una infección de la herida quirúrgica de la que se cultiva *Pseudomonas aeruginosa*, sensible a ciprofloxacina. Desarrolla una neumonía que responde a amoxicilina. Desarrolla también un hundimiento de la colostomía que es suturada en la propia UCI.

A los 39 días del ingreso, los traumatólogos reposicionan los fijadores externos para permitir la elevación a la silla del paciente. Sigue sesiones de fisioterapia y es trasladado a sala de rehabilitación.

 CLAVES DEL CASO

- La transfusión masiva es indispensable, pero no reemplaza al control quirúrgico ni angiográfico del sangrado.
- El sangrado pélvico puede estar asociado a sangrado intraabdominal concomitante. Un elevado índice de sospecha y un umbral bajo para la laparotomía son obligatorios.
- La fractura pélvica puede estar asociada a una lesión sigmoide del mesocolon que, a su vez, puede causar isquemia del colon, con lo que se puede agravar el síndrome de

respuesta inflamatoria sistémica y empeorar la agresión sistémica.
- La estrategia de control de daños es esencial para tratar pacientes inestables. Evitar la anastomosis y el estoma en la operación índice y diferirlos para el *second-look* puede prevenir complicaciones graves.
- El enfoque del equipo de traumatismo multidisciplinario maximiza todos los recursos del centro de trauma.

BIBLIOGRAFÍA

Coccolini F, Roberts D, Ansaloni L, Ivatury R, Gamberini E, Kluger Y, et al. The open abdomen in trauma and non-trauma patients: WSES guidelines. World J Emerg Surg. 2018;13:7.

Smyth L, Bendinelli C, Lee N, Reeds MG, Loh EJ, Amico F, et al. WSES guidelines on blunt and penetrating bowel injury: diagnosis, investigations, and treatment. World J Emerg Surg. 2022;17(1):13.

Tang MH, Wong JSH, Chia CLK, Lee DJK. Meta-analysis on surgical management of colonic injuries in trauma: to divert or to anastomose? Eur J Trauma Emerg Surg. 2021;47(5):1381-8.

CASO

66

PRESENTACIÓN DEL CASO

Se recibe un preaviso hospitalario. Los servicios de emergencias trasladan a un varón de 23 años con herida por arma blanca (HAB) en la región lumbar izquierda. Se encuentra estable, con una presión arterial (PA) de 140/70 mmHg, una frecuencia cardíaca (FC) de 90 lpm, Shock Index (SI) de 0,65 y una frecuencia respiratoria (FR) de 14 rpm. Está consciente y orientado, con una puntuación en la escala de coma de Glasgow (ECG) de 15/15. La saturación de O_2 es del 99 %, con un Ventimask® con reservorio. Presenta una herida incisa de unos 2 cm en la fosa renal izquierda. Se han colocado dos vías i.v. y se han infundido 100 mL de suero fisiológico en el traslado.

M. D. Pérez Díaz y T. Moreno Salazar

REVISIÓN PRIMARIA

A su llegada a la sala de urgencias del hospital se le realiza la revisión primaria, que consiste en la evaluación de la vía aérea (A), respiración (B), circulación (C), déficit neurológico (D) y exposición (E):

A: vía aérea permeable, el paciente habla sin dificultad.
B: la FR es de 14 rpm, la saturación de O_2 sigue en el 99 % y en la auscultación hay murmullo vesicular conservado en ambos hemitórax sin ruidos sobreañadidos.
C: PA de 130/75 mmHg, y FC de 72 lpm, SI de 0,5.
D: ECG de 15/15, pupilas isocóricas y normorreactivas.
E: se aprecia una herida incisa de 1,5 cm en la región lumbar izquierda sobre la cresta ilíaca (**Fig. 66-1**).

REVISIÓN SECUNDARIA

Dada la estabilidad hemodinámica y respiratoria del paciente, se realiza la revisión secundaria. Como antecedentes solo destaca un trastorno disocial. En la revisión se encuentra un abdomen blando, depresible, no doloroso a la palpación, sin signos de irritación peritoneal. Lo único que destaca es la

existencia de otra herida incisa en el borde radial de la mano izquierda.

Dada la estabilidad del paciente se realiza una tomografía computarizada (TC) toracoabdominal (▶ **Vídeo 66-1**) en la que se observa un hematoma en el músculo cuadrado lumbar izquierdo y un voluminoso hematoma retroperitoneal ipsilateral que desplaza el colon en sentido anterior. Además, hay neumoperitoneo y algunas burbujas de retroneumoperitoneo con un defecto parietal de la pared del colon que sugieren perforación colónica. También hay hemoperitoneo y hematoma mesentérico a nivel del ángulo de Treitz, sin evidenciar lesión de los vasos mesentéricos ni de asas del intestino delgado.

Ante estos hallazgos se decide llevar al paciente al quirófano para abordarlo por laparoscopia.

EN EL QUIRÓFANO

Por abordaje laparoscópico se encuentra un hemoperitoneo de 1.000 mL y una perforación en la cara anterior del colon izquierdo, por lo que se intenta identificar la lesión en la cara posterior del colon sin conseguirlo. Debido a ello, se decide convertir a laparotomía. Una vez realizada esta, se identifican ambas lesiones y se realiza colectomía segmentaria (**Fig. 66-2**) y anastomosis.

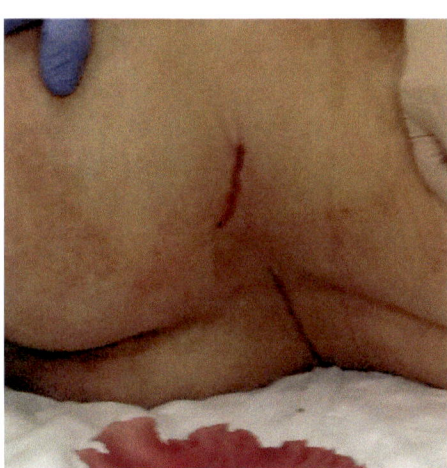

Figura 66-1. Herida en la región lumbar izquierda.

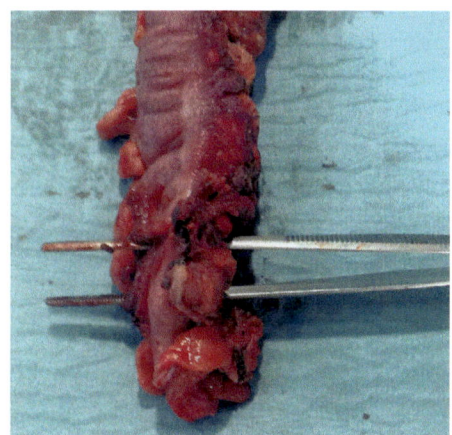

Figura 66-2. Resección de colon; la pinza señala la perforación transfixiante.

Se trata de una lesión de grado II según la clasificación de la American Association for the Surgery of Trauma (AAST) (laceración completa del espesor de la pared que afecta a menos del 50 % de la circunferencia).

EVOLUCIÓN POSOPERATORIA

El paciente evoluciona de forma satisfactoria en la planta y se inicia tolerancia el 2º día posoperatorio. Es dado de alta al 4º día.

La Injury Severity Score (ISS) y la New Injury Severity Score (NISS) son de 16.

Se visita al paciente en consulta al mes de la agresión; se encuentra en buena situación clínica; no había presentado infección de herida quirúrgica y el estudio anatomopatológico de la pieza es del segmento de colon con necrosis mucosa con relación a la solución de continuidad y cambios histológicos de carácter inespecífico.

CLAVES DEL CASO

- Una mayoría de heridas lumbares por arma blanca no suelen producir lesiones viscerales ni vasculares retroperitoneales, pero se deben descartar siempre. Son pacientes que suelen llegar hemodinámicamente normales.
- La TC con doble contraste puede ser una prueba de imagen útil.

- La reparación primaria es el método de referencia para las lesiones de grado II y III del colon.
- En caso de lesiones de grado IV y V la resección y anastomosis son seguras, excepto en pacientes con comorbilidad o que hayan necesitado transfusión de más de 6 concentrados de hematíes, en los que es necesario plantearse la resección sin anastomosis.

BIBLIOGRAFÍA

Ordóñez CA, Pino LF, Badiel M, Sánchez AI, Loaiza J, Ballestas L, et al. Safety of performing a delayed anastomosis during damage control laparotomy in patients with destructive colon injuries. J Trauma. 2011;71(6):1512-8.

Sharpe JP, Magnotti LJ, Fabian TC, Croce MA. Evolution of the operative management of colon trauma. Trauma Surg Acute Care Open. 2017;2(1):e000092.

Shazi B, Bruce JL, Laing GL, Sartorius B, Clarke DL. The management of colonic trauma in the damage control era. Ann R Coll Surg Engl. 2017;99(1):76-81.

Yamamoto R, Logue AJ, Muir MT. Colon trauma: evidence-based practices. Clin Colon Rectal Surg. 2018;31(1):11-6.

 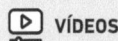 VÍDEOS

CASO 67

PRESENTACIÓN DEL CASO

Un varón de 45 años es atendido por los servicios de emergencias médicas (SEM) a las 4:15 horas tras una colisión con un vehículo de motor a gran velocidad. Se encuentra en la posición del copiloto y es portador de cinturón de seguridad.

En la valoración extrahospitalaria destaca: paciente consciente y colaborador, ventilación espontánea con saturación de oxígeno (SatO$_2$) del 96 % (aire ambiente), presión arterial (PA) de 140/80 mmHg, frecuencia cardíaca (FC) de 91 lpm y puntuación en la escala de coma de Glasgow (ECG) de 15/15. El paciente refiere dolor abdominal y en el miembro inferior derecho, donde se objetiva una clara deformidad.

En la escena se coloca collarín cervical, se canalizan dos vías venosas periféricas, se infunden 500 mL de suero salino fisiológico, 150 mg de fentanilo y 5 mg de midazolam. Se inmoviliza en una tabla espinal y se procede al traslado al centro con activación del código trauma.

C. Rey Valcárcel, A. Prosperi Giannone y R. Franco Herrera

REVISIÓN PRIMARIA

En la valoración inicial a las 4:54 horas se procede con la evaluación de la vía aérea (A), la respiración (B), la circulación (C), el déficit neurológico (D) y la exposición (E):

A: vía aérea permeable, está consciente y conversa. Portador de collarín cervical, sin aparente desviación traqueal ni otras lesiones cervicales.

B: tórax con movilización simétrica, murmullo vesicular conservado en ambos hemitórax. No hay hematomas ni heridas evidentes. Saturación del 100 % con oxígeno por máscara tipo Ventimask® al 50 %.

C: PA de 123/64 mmHg, FC de 103 lpm, Shock Index (SI) de 0,8, sin evidencia de heridas ni hemorragia externa. Abdomen doloroso a la exploración en hipogastrio sin datos de peritonismo. La pelvis es estable.

D: ECG de 13/15, pupilas mióticas y normorreactivas. Miembro inferior derecho inmovilizado; el resto de miembros, con sensibilidad y movilidad conservada.

E: múltiples erosiones superficiales en la cara y en los miembros inferiores. Equimosis en fosa ilíaca derecha (marca de cinturón). Deformidad e intenso dolor en el miembro inferior derecho con pulso distal conservado.

En box vital se comprueba permeabilidad de vías periféricas, se extrae muestra para analítica y pruebas cruzadas. Se administran otros 500 mL de suero fisiológico y se inmoviliza el miembro inferior derecho por parte del servicio de traumatología.

REVISIÓN SECUNDARIA

El paciente refiere alergia a betalactámicos, sin otros antecedentes médico-quirúrgicos de interés.

En los resultados de la analítica a la llegada destaca: hemoglobina (Hb): 10,3 g/dL; hematocrito (Hto): 30,3 %; pH: 7,24; exceso de bases: –9,7, lactato: 3,6 mmol/L.

Dada la estabilidad hemodinámica del paciente, se procede a su traslado al servicio de radiodiagnóstico, donde se le realiza una tomografía computarizada (TC) con contraste intravenoso. Se mantiene estable con un SI < 0,8 durante todo el procedimiento. El informe verbal del radiólogo de guardia indica fractura de primer arco costal bilateral sin neumotórax ni hemotórax asociado, pequeña laceración esplénica o cisura esplénica, líquido libre intraperitoneal en moderada cuantía, sospecha de pequeño hematoma mesentérico y fractura de ala sacra, fémur, tibia y peroné derechos.

EVOLUCIÓN EN LA UNIDAD DE CUIDADOS INTENSIVOS

A las 5:45 horas y, en vista de su estabilidad clínica, se decide el ingreso en la unidad de cuidados intensivos (UCI) con sospecha de lesión esplénica sin sangrado activo, que justificaría el líquido libre, y pendiente de valoración de tratamiento definitivo de sus fracturas por el servicio de traumatología.

Durante las primeras horas de su ingreso en la UCI el paciente se mantiene hemodinámicamente estable, aunque con tendencia a la taquicardia, que se achaca a importante dolor pélvico y del miembro inferior derecho, por lo que se inicia una perfusión continua de fentanilo en dosis crecientes.

Como no se había procedido al sondaje vesical en el box vital, se realiza dentro del protocolo de ingreso en la UCI y se objetiva hematuria macroscópica, por lo que se avisa a los cirujanos de guardia y se solicita revaluación de la TC por radiología, que informa de:

- Cisura fisiológica del bazo.
- Ausencia de neumoperitoneo. Líquido libre abundante, sin lesión de vísceras sólidas y lesión vesical sugestiva de pólipo o hematoma (**Figs. 67-1** y **67-2**).
- Hematoma mesentérico de 2 cm que indica laceración mesentérica y asa ileal con engrosamiento mural de 6 cm sugestiva de lesión intestinal (**Fig. 67-3**).

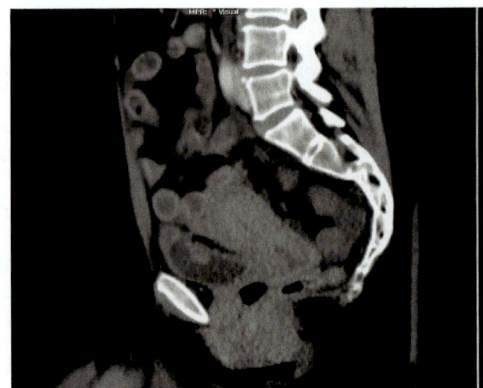

Figura 67-1. Engrosamiento vesical informado como posible hematoma o lesión polipoidea asociado a líquido libre intraabdominal.

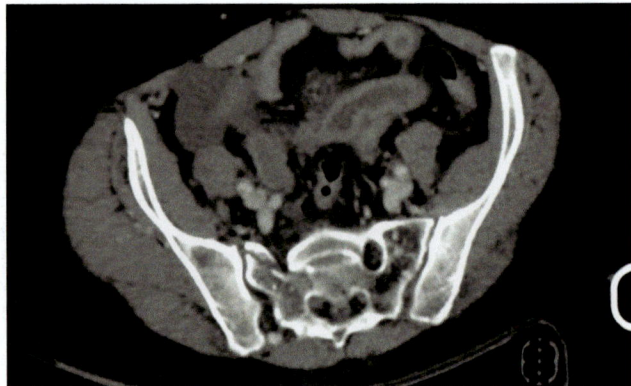

Figura 67-3. Asa ileal con segmento de 6 cm con engrosamiento mural sugestivo de lesión intestinal.

EN EL QUIRÓFANO

A las 8:30 horas, tras los hallazgos en la exploración física con dolor abdominal e irritación peritoneal, junto con los hallazgos descritos en la TC, se decide cirugía urgente.

Se inicia cirugía mediante acceso laparoscópico y se objetiva moderada cantidad de sangre en la pelvis, laceración hepática en el segmento IV sin sangrado activo, avulsión de 15 cm de íleon distal con necrosis (**Fig. 67-4**) y estallido de la cúpula vesical.

Ante estos hallazgos, se decide reconversión a laparotomía infraumbilical y se realiza resección ileocecal con anastomosis

primaria, cistorrafia primaria en dos planos y enclavado de fémur derecho por parte del servicio de traumatología.

EVOLUCIÓN POSOPERATORIA

La evolución posoperatoria es buena y recibe el alta a los 42 días de ingreso hospitalario en buen estado general, con sonda vesical retirada tras cistografía de control y pendiente de completar rehabilitación de sus lesiones esqueléticas.

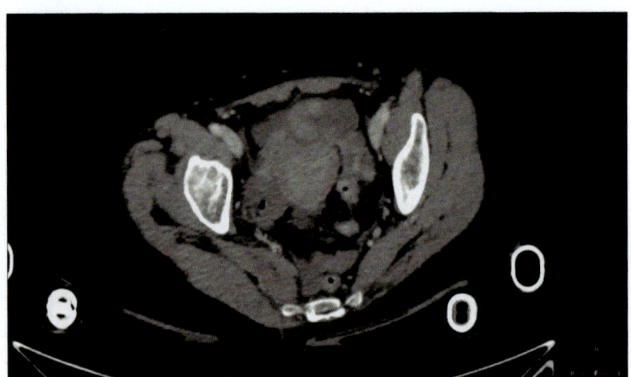

Figura 67-2. Engrosamiento vesical informado como posible hematoma o lesión polipoidea asociado a líquido libre intraabdominal.

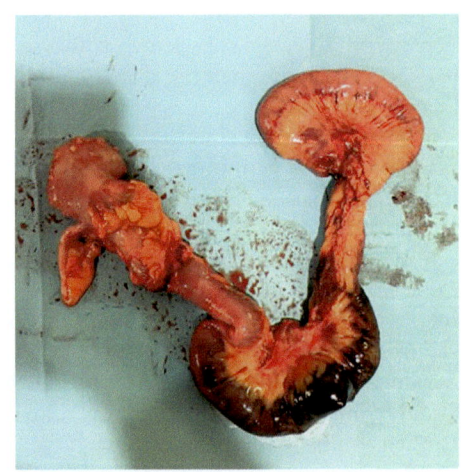

Figura 67-4. Resección ileocecal tras confirmar necrosis de 15 cm de íleon distal por avulsión mesentérica.

📋 **CLAVES DEL CASO**

- En los pacientes con traumatismo abdominal cerrado de alta energía, más aún si asocian fractura de pelvis o sospecha de ella, es recomendable realizar un sondaje vesical precoz si no hay indicios de una lesión uretral. Esto permite descartar hematuria, además de estar indicado para monitorizar la reanimación del paciente politraumatizado grave.

- Un sondaje vesical con hematuria macroscópica, en ausencia de lesión renal, habría permitido un diagnóstico precoz de la lesión vesical y, probablemente, habría guiado a un estudio dirigido debido a la estabilidad del paciente, sabiendo que la cistografía con TC es superior

a la TC abdominopélvica con contraste intravenoso para su detección.

- Hasta el 80 % de las lesiones vesicales se asocian a fracturas pélvicas (laceración directa por fragmentos óseos, avulsión por fuerzas tangenciales o estallido en cúpula por compresión directa sobre vejiga llena). El 8 % de las fracturas pélvicas, y más del 30 % si se asocia hematuria macroscópica, tendrán una lesión vesical.

- La hematuria macroscópica es indicativa de estudio dirigido (cisto-TC o pielografía retrógrada). La hematuria microscópica aislada no se considera una indicación absoluta para estudio, salvo que haya otros signos de sospecha.

(Continúa)

CLAVES DEL CASO (*Cont.*)

- Las lesiones vesicales intraperitoneales siempre deberán ser tratadas quirúrgicamente mediante sutura reabsorbible simple o biplano y sondaje posoperatorio hasta comprobar su estanqueidad. Sin embargo, el manejo de las lesiones vesicales extraperitoneales suele ser conservador (sondaje o talla vesical) a excepción de aquellos casos en los esté comprometido el trígono vesical, haya impactación de esquirlas óseas o lesiones complejas con comunicación a recto o vagina.

- La presencia de un hematoma mesentérico junto con líquido libre intraperitoneal siempre debe hacer sospechar una avulsión mesentérica con posible lesión intestinal, en especial, tras traumatismos de alta energía en los que el desgarro se produce por las fuerzas de desaceleración. La marca del cinturón de seguridad sobre el tórax o el abdomen es un marcador de gran energía que asocia lesión de vísceras intraabdominales en más del 30 % de los casos.

BIBLIOGRAFÍA

Bryk DJ, Zhao LC. Guideline of guidelines: a review of urological trauma guidelines. BJU Int. 2016;117(2):226-34.

Coccolini F, Moore EE, Kluger Y, Biffl W, Leppaniemi A, Matsumura Y, et al. Kidney and uro-trauma: WSES-AAST guidelines. World J Emerg Surg. 2019;14:54.

Hsieh CH, Chen RJ, Fang JF, Lin BC, Hsu YP, Kao JL, et al. Diagnosis and management of bladder injury by trauma surgeons. Am J Surg. 2002;184(2):143-7.

Pereira BM, De Campos CC, Calderan TR, Reis LO, Fraga GP. Bladder injuries after external trauma: 20 years' experience report in a population based cross-sectional view. World J Urol. 2013;31(4):913-7.

Rutledge R, Thomason M, Oller D, Meredith W, Moylan J, Clancy T, et al. The spectrum of abdominal injuries associated with the use of seat belts. J Trauma. 1991;31(6):820-5.

CASO 68

PRESENTACIÓN DEL CASO

Varón de 11 años que es traído a la sala de urgencias tras sufrir una caída en movimiento con el patinete asociada a empalamiento por un objeto contusocortante (varilla de metal) en el muslo derecho, con salida a nivel suprapúbico. Sus padres refieren que no tienen mayor información de la caída, ya que no la han presenciado directamente.

No ha recibido atención prehospitalaria. Los testigos han retirado al niño del sitio de la caída sin asistencia. El objeto con el que se ha producido el empalamiento estaba fijo en un muro de hormigón, por lo que se ha requerido traccionar el cuerpo del niño para poderlo trasladar.

El tiempo de traslado hasta el hospital ha sido de 45 minutos. Desde el momento de la caída hasta su ingreso a la sala de urgencias han pasado unos 60 minutos.

W. J. Neumann Ordóñez e Y. R. Contreras Contreras

REVISIÓN PRIMARIA

El paciente se encuentra muy quejumbroso y con llanto permanente. Responde a la llamada con normalidad, pero no aporta información precisa al interrogatorio.

Se miden las constantes vitales y los valores son los siguientes:

- Presión arterial (PA): 122/72 mmHg.
- Frecuencia cardíaca (FC): 130 lpm.
- Shock Index (SI): 1,06.
- Frecuencia respiratoria (FR): 18 rpm.
- Saturación periférica de oxígeno (SpO$_2$): 100 %.

En la valoración inicial se le realiza la revisión primaria, que consiste en la evaluación de la vía aérea (A), respiración (B), circulación (C), déficit neurológico (D) y exposición (E):

- **A**: vía aérea permeable.
- **B**: ventila espontáneamente. No se evidencian signos de traumatismo en el tórax.
- **C**: taquicardia. El llenado capilar es menor de 3 segundos. Hay palidez mucocutánea moderada. Se evidencia una lesión anfractuosa de, aproximadamente, 2 cm a nivel suprapúbico con restos hemáticos, sin evidencia de sangrado activo (**Fig. 68-1A**). El resto del abdomen es plano, blando, depresible, doloroso en el hipogastrio, pero sin signos de irritación peritoneal. Se realiza una ecografía abdominal enfocada para el traumatismo extendida (e-FAST) en la que se identifica líquido libre en las ventanas hepatorrenal y suprapúbica en escasa cantidad. Se encuentra uretrorragia, edema doloroso del pene y un hematoma de pequeño tamaño a nivel perineal derecho. En la cara lateral del muslo derecho, se aprecia una herida anfractuosa de gran tamaño con exposición de tejidos profundos, sin sangrado activo (**Fig. 68-1B**). Los pulsos periféricos de ambos miembros inferiores son simétricos y de características normales. Se procede a la colocación de dos vías venosas periféricas con catéter nº 14 y se administra 1 L de cloruro de sodio al 0,9 % en total. Se realiza un empaquetamiento con gasas de la lesión en el muslo y se realizan puntos de sutura para afrontar la lesión suprapúbica. Las constantes vitales se miden en dos oportunidades más, con un espacio de 10 minutos entre cada toma. Se evidencia una respuesta satisfactoria a la reanimación, con mejoría de la taquicardia; sin embargo, no se normaliza. Se toman muestras para hemoglobina (Hb), hematocrito, grupo sanguíneo y factor Rh.

- **D**: puntuación en la escala de coma de Glasgow (GCS) de 15/15. Pupilas simétricas, normorreactivas a la luz y sin signos de focalidad.
- **E**: no se encuentran otras lesiones adicionales. Se coloca al paciente en una camilla y se cubre con una manta térmica. Su temperatura corporal es de 36,3 ºC.

REVISIÓN SECUNDARIA

Tras la valoración inicial y las medidas instauradas, el paciente permanece con taquicardia, en menor proporción. Hasta este instante, han transcurrido alrededor de 30 minutos desde su ingreso. Se realiza un tacto rectal, sin evidenciarse sangrado ni heridas. Sin embargo, se palpa un aumento de volumen anormal hacia la pared anterior del recto, muy doloroso a la movilización. Se difiere la colocación de sonda Foley ante la sospecha de lesión uretral. En vista del estado hemodinámico del paciente y al no contar con tomografía computarizada en el centro de salud, el equipo de guardia decide solicitar una ecografía Doppler del miembro inferior derecho y una uretrocistografía retrógrada, pues se plantea una posible lesión compleja del tracto urogenital inferior. El paciente es A Rh (+) y tiene Hb >11,3 g/dL.

En la ecografía Doppler no se evidencian signos que sugieran una lesión vascular de la extremidad inferior derecha. Para la uretrocistografía, se coloca una sonda Nelaton delgada a nivel de la uretra peneana y se instilan 50 mL de contraste yodado hidrosoluble a la vez que se obtiene una visión fluoroscópica de la pelvis del paciente. Se obtienen dos hallazgos importantes que se agregan al cuadro traumático: una fractura de la rama íleo e isquiopubiana izquierda y la extravasación de contraste por fuera de la vejiga (signo de la llamarada o del

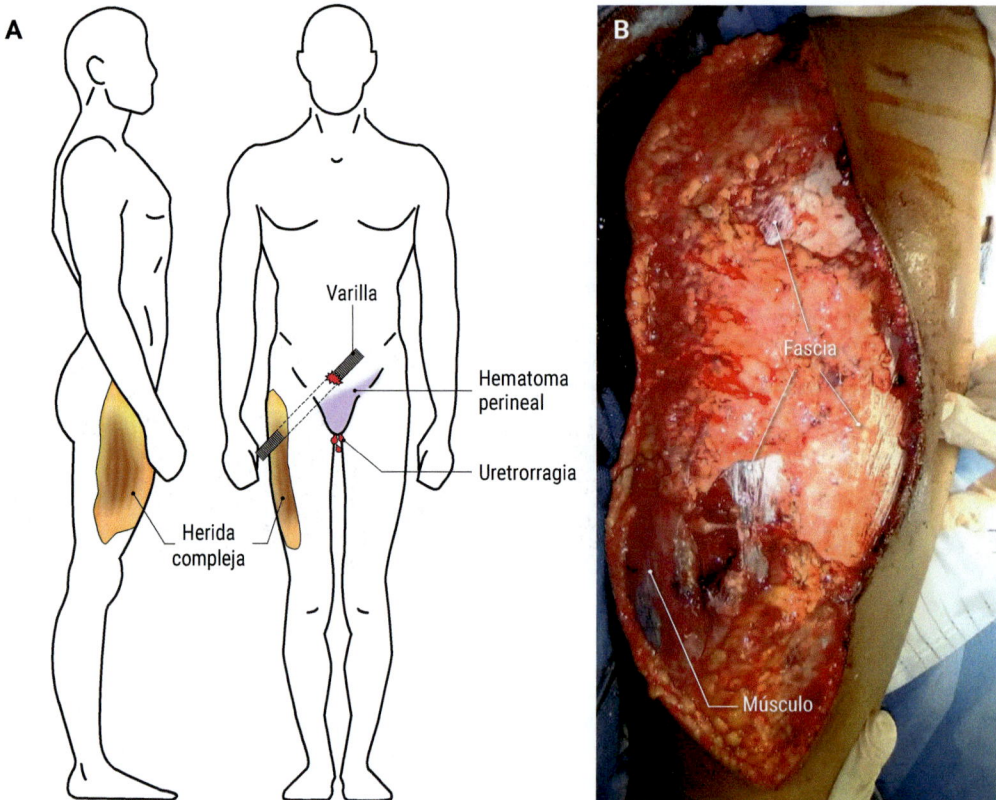

Figura 68-1. A) Ubicación topográfica de las lesiones (hipogastrio y muslo derecho). **B)** Detalle de la herida compleja del muslo derecho.

resplandor solar), sin alcanzarse una plenificación normal del órgano con la solución contrastada (**Fig. 68-2**). En vista de la presencia de líquido libre intraabdominal, en un paciente hemodinámicamente estable y con dolor abdominal, se plantea la posibilidad de una lesión compleja de vejiga y se decide solicitar turno operatorio de emergencia con el diagnóstico de un traumatismo abdominopélvico penetrante complicado con un traumatismo urogenital.

EN EL QUIRÓFANO

Se realiza una laparotomía exploradora a través de una incisión infraumbilical, con apoyo del urólogo de turno, quien procede a colocar una sonda Foley antes de iniciarse la cirugía (para este momento, se tiene evidencia radiológica del paso de contraste al interior de la vejiga) y luego se une al equipo quirúrgico. Los hallazgos operatorios son los siguientes:

- 500 mL de hemoperitoneo y orina libre en la cavidad.
- Hematoma en la zona III retroperitoneal no expansivo ni pulsátil. Globo de la sonda Foley libre en la cavidad pélvica (**Fig. 68-3**).
- Lesión perforante total, anfractuosa del techo de la vejiga, de alrededor de 3 cm.
- Sección casi total de la próstata y de la uretra prostática, asociado a una lesión de 2 cm de la cara extraperitoneal de la vejiga.
- Trígono vesical indemne.
- Demás vísceras macizas y huecas de la cavidad peritoneal sin lesiones.

Al inicio de la cirugía, se toma una gasometría arterial en la cual se observa pH de 7,33; lactato de 3,5 mmol/L, y déficit de bases (DB) –9 mEq/L. Durante la disección de la pelvis, se identifica un sangrado persistente que condiciona el deterioro hemodinámico del paciente, por lo que se inicia la transfusión de hemoderivados y la administración de soporte vasopresor con dopamina. Finalmente, se decide realizar una rafia de vejiga intraperitoneal para mejor control de la contaminación con *catgut* crómico de 3/0, un empaquetamiento de la zona con seis compresas de gasa y un cierre diferido de la cavidad como estrategia de control de daños. Se difiere la reparación de la uretra en ese momento.

El paciente es trasladado a la unidad de cuidados intensivos pediátricos (UCIP), donde se continúa con la fase 2 del control de daños.

EVOLUCIÓN

Se transfunden en total 4 unidades de concentrado de hematíes (CH), 8 unidades de plasma fresco congelado (PFC) y 4 unidades de crioprecipitados durante el manejo en la UCIP. Se mantiene hemodinámicamente estable, sin mayor requerimiento de vasopresores y sin incremento de los parámetros ventilatorios, por lo que se decide reintervenir a las 48 horas. En la segunda cirugía, los hallazgos son los siguientes:

- No hay hemoperitoneo ni orina libre en la cavidad peritoneal.

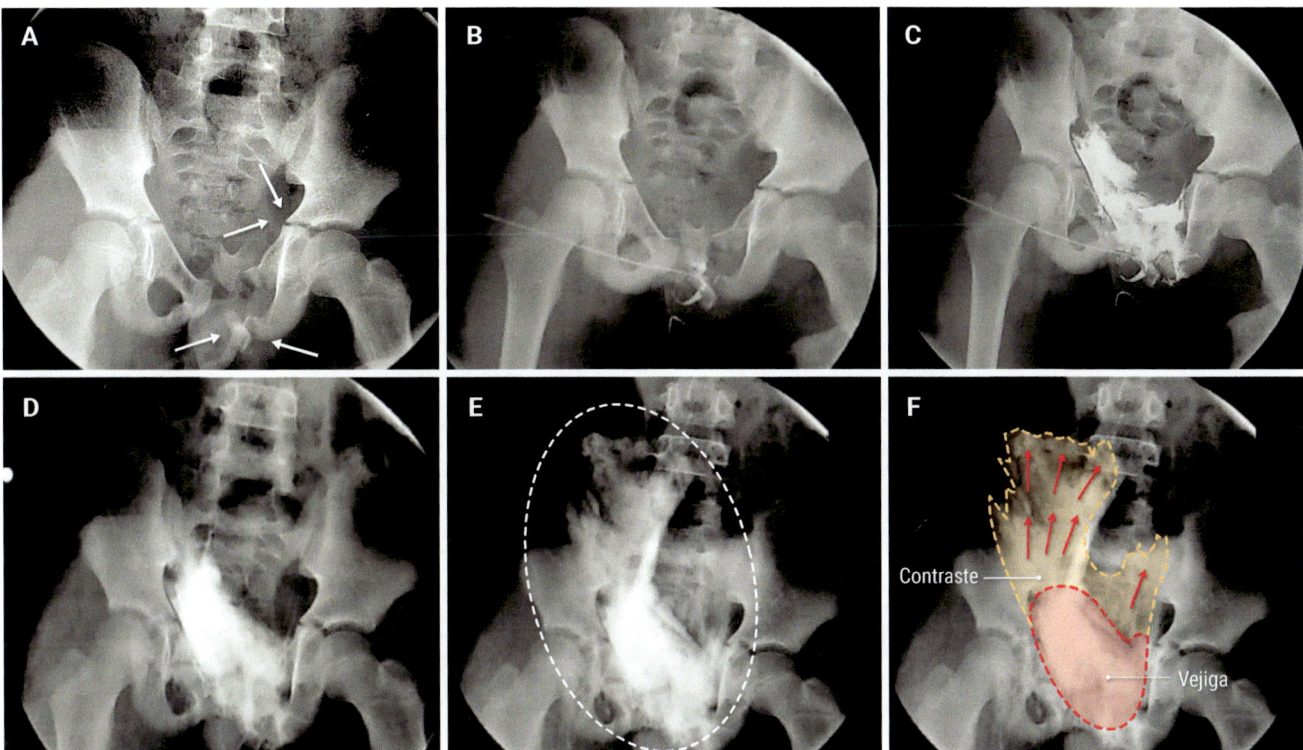

Figura 68-2. Secuencia radiológica de la uretrocistografía retrógrada. **A)** Fluoroscopia inicial (sin contraste). Se observa una fractura de la rama ileopubiana e isquiopubiana izquierda (flechas blancas). **B-D)** Cateterización uretral e instilación progresiva del contraste. **E)** Signo de la llamarada, característico de las lesiones de vejiga extraperitoneal (círculo blanco). **F)** Representación esquemática del signo anteriormente mencionado.

- No hay sangrado activo en la pelvis tras la retirada del empaquetamiento.
- La rafia vesical está indemne.

En este momento, el servicio de urología realiza los siguientes procedimientos:

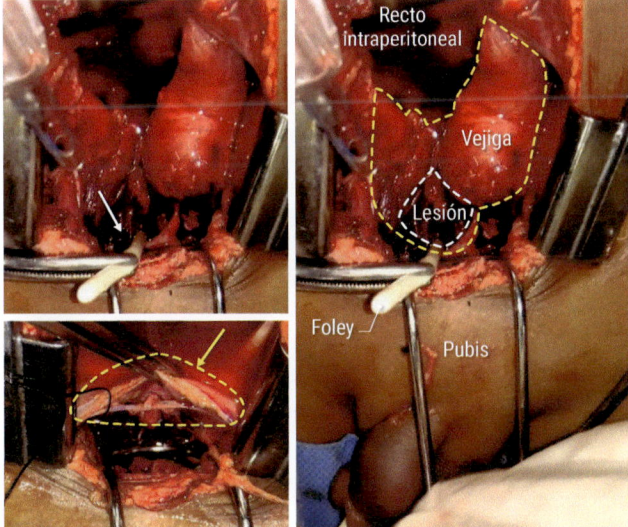

Figura 68-3. Hallazgos de la exploración quirúrgica de la pelvis. Se aprecia el hematoma en la zona 3 y la presencia del globo de la sonda Foley libre en la cavidad pélvica **(A)**, el cual protruye a través de una lesión anfractuosa del techo de la vejiga **(B)**. **C** y **D)** Representaciones esquemáticas de la lesión vesical y de las relaciones anatómicas de los órganos de la región.

- Refuerzo de la rafia vesical anterior, confeccionando un segundo plano con *catgut* crómico de 2/0.
- Confección de cistostomía.
- Cambio de sonda Foley por una 100 % siliconada de 12 F que serviría para tutorizar la uretra.
- Anastomosis terminoterminal de la uretra posterior con poliglactina 910 de calibre 4/0.

El equipo de cirugía realiza una limpieza quirúrgica y la síntesis definitiva de la herida del muslo derecho.

El paciente sale de quirófano conectado a ventilación mecánica e ingresa de nuevo en la UCIP para continuar el tratamiento del posoperatorio. Tiene una Hb posterior al procedimiento quirúrgico de 9,6 g/dL. El segundo día posoperatorio, no tiene soporte vasopresor, el lactato ha registrado una tasa de aclaramiento apropiada (está en 1,8 mmol/L para este momento) y el DB se encuentra en valores normales. Al tercer día es extubado con éxito y pasa a la planta de hospitalización pediátrica, donde tiene una evolución favorable. Durante su hospitalización, es evaluado por el servicio de traumatología, que indica tratamiento conservador de la fractura de pelvis, con reposo absoluto en cama, sin realizar ningún tipo de inmovilización ni fijación externa. Finalmente, es dado de alta tras 25 días de hospitalización.

Está en seguimiento por traumatología, urología y cirugía general. La sonda Foley y la cistostomía permanecen durante un mes, y son retiradas tras una nueva uretrocistografía en la que no se identifican alteraciones. Hasta el momento, no se ha registrado reingreso del paciente en el hospital por ninguna complicación asociada.

CLAVES DEL CASO

- Debe sospecharse una lesión de tracto urogenital inferior en todo traumatismo pélvico penetrante que traspase la línea media y en aquellos traumatismos contusos en los que se identifiquen signos clínicos de fractura de pelvis: dolor pélvico espontáneo y a la maniobra de compresión-distracción, presencia de hematomas en periné o genitales, uretrorragia, tacto rectal con sangrado, disrupción de la pared del recto, próstata flotante (no se identifica en la exploración digital) en los varones ni presencia de fragmentos óseos.
- La colocación de sonda Foley en los traumatismos pélvicos complicados debe diferirse en primera instancia y debe ser realizada por personal adecuadamente entrenado, idealmente, un urólogo.
- El líquido libre en la e-FAST es sangre hasta demostrar lo contrario. Sin embargo, en el contexto de un traumatismo pélvico penetrante, podría ser orina, o ambos. En estos casos, es posible sospechar su origen integrando la información clínica del paciente, es decir, analizando el mecanismo del traumatismo, el comportamiento de los parámetros hemodinámicos durante la reanimación y los signos en el examen físico abdominal (presencia de signos de irritación peritoneal, más marcados cuando hay hemoperitoneo que orina libre) y pélvico.
- Ante la sospecha de lesiones vesicales, el estudio de elección para el diagnóstico es la tomografía computarizada con fase de eliminación. No obstante, la uretrocistografía retrógrada es una alternativa válida, con elevada sensibilidad, fiable, fácilmente reproducible y rentable para la identificación de este tipo de lesiones en lugares con recursos limitados. El signo de la llamarada o del resplandor solar es clásico en los traumatismos de vejiga extraperitoneal.
- El uso de cistostomías para derivar el fluyo urinario no está protocolizado, es decir, no tiene que realizarse en todos los pacientes. Sin embargo, ha demostrado ser de utilidad en la población pediátrica. Su combinación con el uso de sonda Foley podría estar indicado en casos de lesiones complejas que involucren tanto la porción extraperitoneal de la vejiga como la uretra posterior o que presenten una importante pérdida tisular o un elevado riesgo de obstrucción de los dispositivos de evacuación de la orina. A pesar de esto, parece que la mayoría de los traumatismos vesicales pueden manejarse adecuadamente con el uso de sondas transuretrales.
- La mayoría de los autores describen que las lesiones uretrales no deben ser reparadas en primera instancia, aunque hay controversia al respecto. Este procedimiento debe ser realizado por personal especializado. En este paciente, la edad representó un factor que influyó positivamente en la factibilidad y el pronóstico posoperatorio de la reparación, y la anastomosis primaria terminoterminal fue la opción de elección. El objetivo final del tratamiento definitivo debe ser minimizar los daños a futuro como la formación de fístulas urocutáneas, de divertículos periuretrales, estenosis uretral, incontinencia e impotencia.

BIBLIOGRAFÍA

Bryk D, Zhao L. Guideline of guidelines: a review of urological trauma guidelines. BJU Int. 2016;117(2):226-34.

Coccolini F, Moore EE, Kluger Y, Biffl W, Leppaniemi A, Matsumura Y, et al. Kidney and uro-trauma: WSES-AAST guidelines. World J Emerg Surg. 2019;14:54.

Ottolino P, Vivas L. Manejo integral del paciente politraumatizado. 2ª ed. Caracas: Editorial Médica Panamericana; 2010.

Parry NG, Rozycki GS, Feliciano DV, Tremblay LN, Cava RA, Voeltz Z, et al. Traumatic rupture of the urinary bladder: is the suprapubic tube necessary? J Trauma. 2003;54(3):431-6.

Philipraj S. Delayed repair is the ideal management for posterior urethral injuries – FOR the motion. Indian J Urol. 2010;26(2):305-9.

Pichler R, Fritsch H, Skradski V, Horninger W, Schlenck B, Rehder P, et al. Diagnosis and management of pediatric urethral injuries. Urol Int. 2012;89(2):136-42.

Rodríguez Montalvo F, Viteri Y, Vivas L, Ottolino Pablo. Trauma urogenital. En: Manejo del paciente politraumatizado. Bogotá: Editorial Distribuna; 2008.

CASO
69

PRESENTACIÓN DEL CASO

Una mujer de 54 años se ha precipitado desde una altura de 12-15 metros, posiblemente como intento autolítico. En la valoración realizada por los servicios de emergencias médicas (SEM), la paciente presenta traumatismos craneoencefálico, torácico y abdominal, con constantes de presión arterial sistólica (PAS) de 50 mmHg, frecuencia cardíaca (FC) de 110 lpm, Shock Index (SI) de 2,2 y puntuación en la escala de coma de Glasgow (ECG) de 3/15. Proceden a control de la vía aérea mediante intubación orotraqueal, colocan dos vías intravenosas e infunden 1.000 mL de suero fisiológico. Ante la falta de respuesta a líquidos, comienzan perfusión de norepinefrina (noradrenalina) con dosis crecientes. Colocan collarín cervical y se procede a su inmovilización mediante colchón de vacío. A continuación, es trasladada al centro previa activación del código trauma.

C. Rey Valcárcel, R. Franco Herrera y A. Prosperi Giannone

REVISIÓN PRIMARIA

En la valoración inicial se procede con la evaluación de la vía aérea (A), la respiración (B), la circulación (C), el déficit neurológico (D) y la exposición (E):

A: intubada orotraquealmente.
B: hipoventilación en ambas bases, la saturación de oxígeno ($SatO_2$) es del 95 % con fracción inspirada de oxígeno (FiO_2) del 25 %.
C: la PAS se mantiene en torno a 50-60 mmHg con perfusión de norepinefrina, FC de 100 lpm. No se evidencian focos de sangrado externo. La pelvis está estable.
D: ECG de 3/15, pupilas medias reactivas.

Durante la valoración inicial se comprueba permeabilidad de vías periféricas, se coloca sonda vesical con escasa orina concentrada y se extrae muestra para analítica y pruebas cruzadas.

Se realizan en el box vital radiografías anteroposteriores de tórax y pelvis (**Figs. 69-1** y **69-2**) en las que no se evidencian neumotórax ni hemotórax graves ni una fractura abierta de pelvis que justifique la inestabilidad de la paciente y la ausencia de respuesta a líquidos.

Se procede a realizar ecografía según protocolo ecografía abdominal enfocada para el traumatismo (e-FAST) y evidencia moderado líquido libre perihepático sin otros hallazgos.

Se activa el protocolo de transfusión masiva en paciente politraumatizado del centro (cumple tres criterios de la puntuación ABC: e-FAST positiva, PAS <90 mmHg y FC >100 lpm con sospecha de hemorragia activa).

En este momento su familia y asistente social nos informan de que la paciente es testigo de Jehová, por lo que rechaza la transfusión de hemoderivados y ha firmado un testamento vital en el que lo ratifica. Inmediatamente se desactiva el protocolo de transfusión masiva.

Ante la inestabilidad mantenida de la paciente y e-FAST positiva en abdomen, se decide laparotomía de control de daños.

EN QUIRÓFANO

Se realiza la laparotomía xifopubiana y se objetiva:

- Mínima cantidad de hemoperitoneo que no justifica la hipotensión.
- Hematoma pélvico no expansivo de pequeño tamaño.

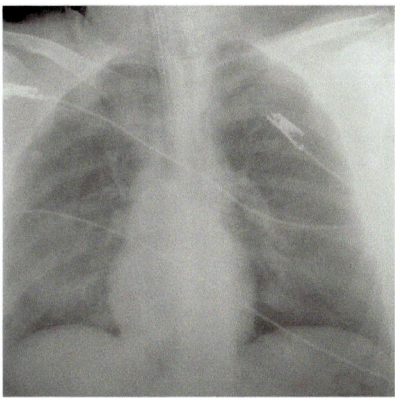

Figura 69-1. Radiografía de tórax y pelvis realizadas en el box vital sin hallazgos que justifiquen la inestabilidad de la paciente (hemotórax o neumotórax grave o fractura abierta de pelvis).

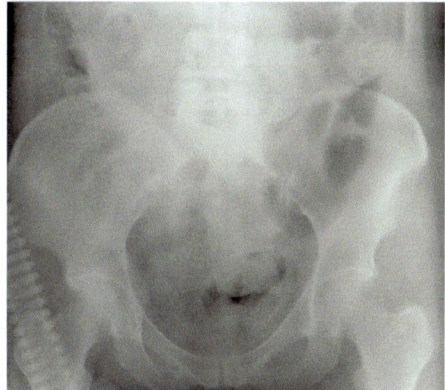

Figura 69-2. Radiografía de tórax y pelvis realizadas en el box vital sin hallazgos que justifiquen la inestabilidad de la paciente (hemotórax o neumotórax grave o fractura abierta de pelvis).

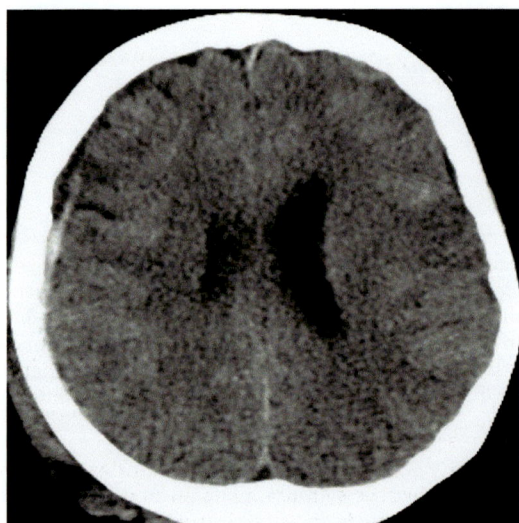

Figura 69-3. Hematoma subdural sin desplazamiento de la línea media, contusión hemorrágica cerebelosa y múltiples fracturas craneales.

- Hematoma retroperitoneal a nivel del ángulo de Treitz en la zona I.
- Se abre la transcavidad de los epiplones y se encuentra un pequeño hematoma a nivel del cuerpo del páncreas.
- Se decide colocar dos tubos de tórax en busca del foco de sangrado, se drenan 200 mL de hemotórax en el lado derecho y nada en el izquierdo.
- Ante estos hallazgos, se decide cerrar la laparotomía y completar estudio mediante tomografía computarizada (TC) con contraste intravenoso (CIV).

Durante el procedimiento, la paciente se mantiene inestable con necesidad de fármacos vasoactivos en dosis creciente.

En los resultados de la analítica extraída en el box vital destacan: hemoglobina (Hb): 5,4 g/dL, cocientes de coagulación incalculables, pH = 7,06, exceso de bases (EB): 11,6 mEq/L y ácido láctico: 5,3 mmol/L.

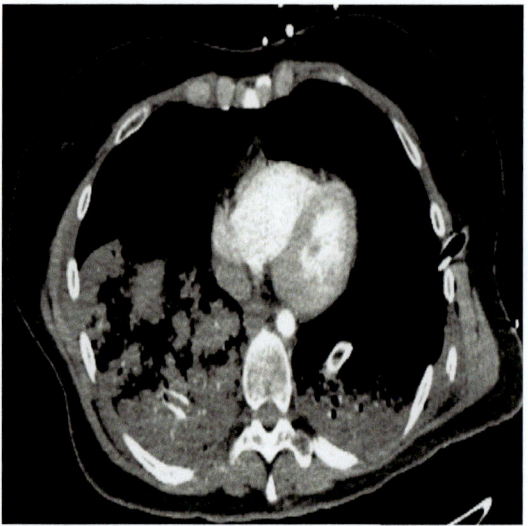

Figura 69-5. Contusiones pulmonares bilaterales.

Durante el procedimiento y ante la imposibilidad de administrar hemoderivados, se administran líquidos, 4.000 U de eritropoyetina (EPO), 2 g de carboximaltosa de hierro, 2 viales de complejo protrombínico, 1 g de ácido tranexámico y 500 mL de albúmina al 20 %.

EVOLUCIÓN POSTOPERATORIA

A pesar de la inestabilidad de la paciente se decide realizarle la TC al no encontrar foco hemorrágico en quirófano. En la TC con CIV se evidencia:

- Contusión cerebelosa hemorrágica derecha y hematoma subdural derecho de 7 mm sin desplazamiento de la línea media (**Figs. 69-3** y **69-4**).
- Fracturas craneales múltiples.
- Fracturas costales bilaterales y contusión pulmonar bilateral (**Fig. 69-5**).
- Fractura de ambas escápulas.

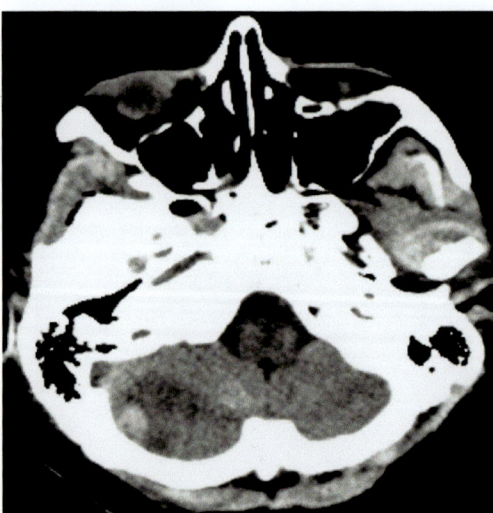

Figura 69-4. Hematoma subdural sin desplazamiento de línea media, contusión hemorrágica cerebelosa y múltiples fracturas craneales.

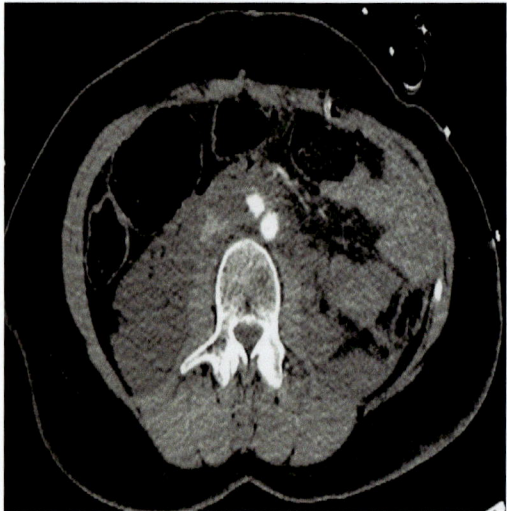

Figura 69-6. Rotura traumática de aorta abdominal con extenso hematoma retroperitoneal.

- Rotura traumática de aorta abdominal con extenso hematoma retroperitoneal (**Fig. 69-6**).
- Contusión pancreática.
- Fractura de pelvis.
- Fractura de apófisis transversas lumbares izquierdas.

Finalizando la TC la paciente presenta hipotensión extrema y parada cardiorrespiratoria inminente, por lo que se traslada a reanimación para que esté acompañada por sus familiares. Fallece en pocos minutos con una Hb de1,8 g/dL y hematocrito del 5,8 %.

 CLAVES DEL CASO

- Las lesiones de la aorta abdominal son poco frecuentes, afectan a menos del 0,1 % de los pacientes tras un traumatismo cerrado y, en general, se asocian a traumatismos de elevada energía por colisiones de vehículos de motor (signo del cinturón) o atropellos.
- Tienen una elevada tasa de mortalidad inmediata. El 80 % de los pacientes mueren antes de llegar al hospital y el 50-78 % de los que llegan fallecen durante el ingreso.
- En el manejo del *shock* hemorrágico es clave el trabajo multidisciplinario basado en la reanimación y la cirugía de control de daños. El concepto de **reanimación de control de daños** se asienta sobre el tratamiento precoz y agresivo de la coagulopatía, acidosis e hipotermia que presentan estos pacientes, e implica la transfusión masiva de hemoderivados para mantener la oxigenación de tejidos y el mantenimiento de la coagulación. En el caso de esta paciente, el rechazo a la transfusión de hemoderivados imposibilitó una correcta reanimación.

- Algunos autores proponen el uso de un balón de oclusión aórtico (REBOA) para control inicial de la hemorragia en el paciente inestable no respondedor o preagónico con hemoperitoneo o hematoma retroperitoneal. Sin embargo, no hay evidencia de que esta estrategia mejore la supervivencia en estos pacientes.
- **Los hematomas retroperitoneales centrales o de zona I deben explorarse siempre**, tanto en traumatismo penetrante como cerrado, máxime si los hallazgos de la laparotomía no justifican la situación hemodinámica del paciente.
- Las lesiones vasculares aisladas sin indicación de laparotomía urgente pueden beneficiarse del manejo no operatorio incluyendo la terapia intravascular.
- En caso de precisar tratamiento quirúrgico, el uso de la arteriorrafia, precedido de control vascular proximal y distal a la lesión, es preferido a maniobras más complejas.

BIBLIOGRAFÍA

Feliciano DV. Management of traumatic retroperitoneal hematoma. Ann. Surg. 1990;211(2):109-23.

Joseph B, Zeeshan M, Sakran JV, Hamidi M, Kulvatunyou N, Khan M, et al. Nationwide analysis of resuscitative endovascular balloon occlusion of the aorta in civilian trauma. JAMA Surg. 2019;154(6):500-8.

Kasotakis G. Retroperitoneal and rectus sheath hematomas. Surg Clin North Am. 2014;94(1):71-6.

Petrone P, Magadán Alvárez A, D'Andrea J, Cartagena L, Ali F, Brathwaitex C. Approach and management of traumatic retroperitoneal injuries. Cir Esp. 2018;96(5):250-9.

Sahu KK, Mishra AK, George SV, Siddiqui AD. Managing retroperitoneal hematoma: associated complexities and its challenges. Am J Emerg Med. 2020;38(9):1957-8.

Sheehan BM, Grigorian A, De Virgilio C, Fujitani RM, Kabutey NK, Lekawa M, et al. Predictors of blunt abdominal aortic injury in trauma patients and mortality analysis. J Vasc Surg. 2020;71(6):1858-66.

CASO
70

PRESENTACIÓN DEL CASO

Se recibe en la sala de *shock* a una paciente de 44 años con una herida por arma blanca (HAB) en el flanco y la fosa ilíaca izquierdos (FII) con posible evisceración. Es trasladada por el Servicio de Asistencia Municipal de Urgencia y Rescate (SAMUR) con collarín e intubación orotraqueal (IOT) por agitación psicomotriz. Las constantes en el traslado son: frecuencia cardíaca (FC) de 126 lpm, presión arterial (PA) de 60/35 mmHg (Shock Index [SI]: 2,1), saturación de oxígeno (SatO$_2$) del 86 %, frecuencia respiratoria (FR) de 24 rpm y puntuación en la escala de coma de Glasgow (ECG) de 9/15. Se han administrado 1.500 mL i.v. de cristaloides, fentanilo, suxametonio (succinilcolina), etomidato, rocuronio, midazolam, ácido tranexámico y norepinefrina (noradrenalina [NA]). Se ha realizado una ecografía abdominal enfocada para el traumatismo extendida (e-FAST) durante el traslado que es positiva en la fosa de Morrison, de Douglas y en el espacio periesplénico.
Llega al hospital una hora después de la atención inicial. Analíticamente informan de hematocrito (Hto) del 23 %, hemoglobina (Hb) de 8 g/dL, pH de 7,05 y ácido láctico de 7,4 mg/dL.

J. M. Ligero Ramos, F. García Boyano y Á. Moreno Cuervo

REVISIÓN PRIMARIA

En la valoración inicial, se procede con la revisión primaria, que consiste en la evaluación de la vía aérea (A), respiración (B), circulación (C), déficit neurológico (D) y exposición (E):

A: está con IOT y conectada a respirador portátil. Es portadora de collarín cervical.
B: SatO$_2$ del 93 % con ruidos simétricos en ambos hemitórax.
C: se registran una PA de 80/60 mmHg y una FC de 135 lpm. SI es de 1,69. HAB de 7 cm en FII sin evisceración y con sangrado moderado.
D: ECG: 3T.
E: muy hipotérmica.

En la sala de *shock* se activa el protocolo de transfusión masiva (PTM) y se repite la e-FAST, que revela abundante líquido libre intraabdominal, descarta líquido en pericardio, hemoneumotórax y neumotórax. Dada la inestabilidad de la paciente, con escasa respuesta a la reanimación y evidencia de sangrado intraabdominal, se decide el traslado a quirófano de forma inmediata.

CIRUGÍA DE CONTROL DE DAÑOS

Se realiza laparotomía de emergencia, con los siguientes hallazgos operatorios: gran hemoperitoneo y hematoma inframesocólico roto que sangra activamente, lesión incisa transversa de aorta infrarrenal, en el 50 % de su circunferencia (**Fig. 70-1**), distal al origen de la arteria mesentérica inferior y proximal a la bifurcación aórtica y cinco perforaciones de yeyuno en un segmento de unos 20 cm (Injury Severity Score [ISS] de 34).
Se sigue la técnica de «control de daños», con pinzamiento de la aorta infrarrenal con pinzas, arteria mesentérica inferior y ambas ilíacas comunes con *vessel-loops*. Se cierra la lesión aórtica con sutura continua de polipropileno de 5/0, con

posterior resección de yeyuno sin anastomosis. Se hace *packing* abdominal y se cierra mediante *vacuum pack* de Barker.

Durante la cirugía, se administran 22 unidades de concentrado de hematíes (CH), 5 de plasma fresco congelado (PFC) y 2 *pools* de plaquetas, 3.000 mL de cristaloides y 1.000 mL de coloides, 2 g de fibrinógeno, 4 g de calcio, y 2 viales de bicarbonato 1 M. Se traslada a la unidad de reanimación (REA) con NA a 2 µg/kg/min y epinefrina (adrenalina [ADR]) a 0,08 µg/kg/min.

PRIMERA EVOLUCIÓN POSOPERATORIA

Cursa hemodinámicamente inestable con FC de 130 lpm y PA de 70/35 mmHg. Se canaliza vía venosa central y se inician medidas físicas de calentamiento.

En la exploración de los miembros inferiores, se detecta frialdad cutánea y palidez, pulsos distales ausentes con poplíteos y femorales presentes bilateralmente.

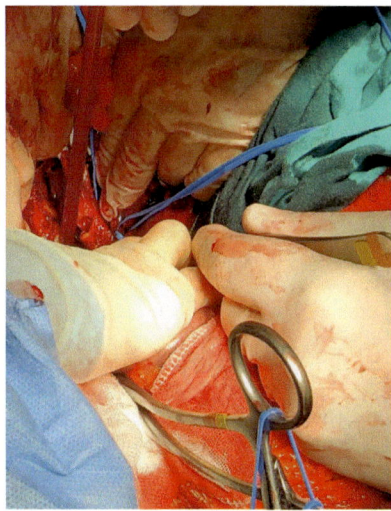

Figura 70-1. Imagen de la lesión incisa de la aorta abdominal infrarrenal.

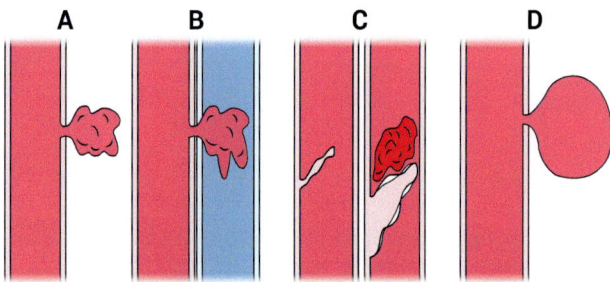

Figura 70-2. Tipos de lesiones arteriales más probablemente encontradas en aorta. **A)** Incisión con exteriorización del sangrado. **B)** Fístula aortocava. **C)** Contusión con disección de la íntima. **D)** Pseudoaneurisma.

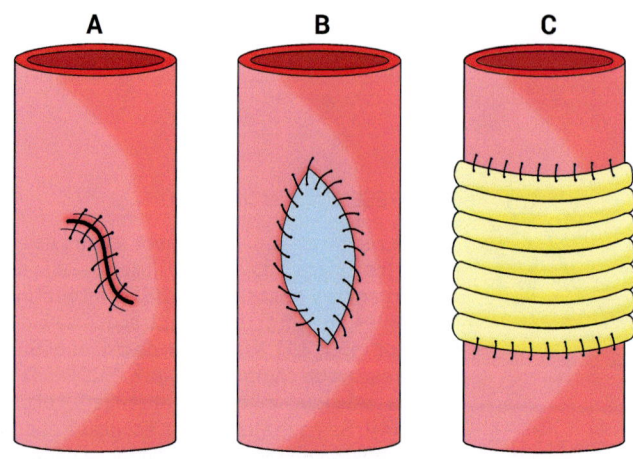

Figura 70-3. Tipos de reparaciones. **A)** Sutura directa. **B)** Cierre con parche de vena o sintético. **C)** Interposición de prótesis sintética.

Hay presencia de débito serohemático abundante por drenajes. Análisis con Hb de 8,7 g/dL, Hto del 24,9 %, plaquetas 142.000/μL, pH de 7,23, presión parcial de dióxido de carbono (pCO_2) de 50 mmHg, presión parcial de oxígeno (pO_2) de 137 mmHg, bicarbonato de 21 mmol/L, exceso de bases (EB) de 6,8 mEq/L y lactato de 15,0 mg/dL.

Se transfunden 8 unidades de CH, 4 unidades de PFC, 4 g de fibrinógeno y 3 g de tranexámico PC.

La evolución a las 2 horas es de empeoramiento progresivo, con sangrado por drenajes de forma importante (1.800 mL) de aspecto francamente hemático. En el análisis presenta Hb de 6,7 g/dL, Hto del 19 %, 95.000 plaquetas/μL tras transfusiones previas, pH de 7,20; lactato de 13,8 mg/dL, y EB de –9,6 mEq/L.

Se transfunden 2 unidades de CH, 2 unidades de PFC y 250 mL de bicarbonato 1 M.

Se decide nuevo paso por quirófano, pero se tienen que mantener perfusiones de NA a 90 μg/kg/min y ADR a 30 μg/kg/min.

Se reabre la laparotomía y se encuentra hemoperitoneo muy importante, sangrado difuso por coagulopatía. Se trasfunden 8 unidades de CH, 4 unidades de PFC, 2 *pools* de plaquetas, 2 g de fibrinógeno, 2 g de calcio y un vial de bicarbonato. Se administra un vial de complejo protombínico (Protromplex®) y se consigue que empiece a coagular. Se vuelve a hacer *packing* con compresas y se realiza un cierre idéntico al previo.

En el traslado a la REA se puede suspender la perfusión de ADR, se reduce la NA de 2 μg/kg/min a 0,3 μg/kg/min. Se trasfunden dos unidades de CH y dos unidades de PFC.

SEGUNDA EVOLUCIÓN POSTOPERATORIA

En la evolución en REA se mantiene inestable con FC de 120 lpm, PA media de 65 mmHg con NA a 0,3 μg/kg/min. Se detecta sangrado por laparostomía (débito por aspiración de 850 mL) y deposiciones melénicas. Se realiza monitorización con Volumeview™.

Los datos de la analítica son: Hb de 12 g/dL, Hto del 35 %, plaquetas 131.000/μL; pH de 7,33; lactato de 14 mg/dL; defecto de bases (DB) de –3,7 mEq/L; Ca de 0,7 mEq/L; fibrinógeno de 118 mg/dL. Se transfunden 6 g de fibrinógeno, 2 unidades de PFC y 1 g de cloruro cálcico.

Se realiza revisión quirúrgica a las 48 horas, con retirada de *packing*, anastomosis yeyunoyeyunal, esplenectomía por desgarro yatrogénico del bazo y cierre definitivo del abdomen.

Tras el cierre, hay una mejoría progresiva desde todos los puntos de vista, con extubación en las siguientes 24 horas y, hemodinámicamente, sin fármacos vasoactivos.

Se lleva a cabo una exploración vascular por sospecha de isquemia del pie izquierdo: miembro inferior izquierdo (MII) caliente, bien perfundido con buena coloración; posible infarto cutáneo en el dorso del pie a nivel del tobillo. Paciente con gesto de dolor a la movilización. Se decide actitud expectante y heparinización.

En la tomografía computarizada (TC) realizada demostraba defectos de opacificación de la arteria tibial anterior y peronea izquierdas y, en menor medida, de la peronea derecha, con signos de isquemia de la musculatura del MII. Se aprecian extensas zonas isquémicas en el riñón derecho y en el bazo y, en menor medida, en el hígado y el riñón izquierdo, así como posible colitis isquémica derecha.

En días sucesivos se mantiene la heparinización sistémica y se solicita evaluación por el servicio de rehabilitación, dada la disminución de la dorsiflexión del pie, con curas locales de una flictena en el dorso y medidas antiequino del pie izquierdo.

El tiempo de hospitalización son 10 días.

 CLAVES DEL CASO

- Las lesiones vasculares abdominales son muy graves y son causa de mortalidad del 32-54 % de los traumatizados. Por suerte, son infrecuentes, excepto en algunos países, y lo habitual es encontrar múltiples lesiones asociadas, difíciles de exponer y reparar a tiempo. Se cifra que en el 14 % los casos que requieren tratamiento quirúrgico, hay afectación de la aorta. El sangrado masivo antes de la llegada al hospital es la causa directa de la muerte en el 75-95 % de los casos. El tiempo de traslado en este caso es excesivo para un traumatismo penetrante grave en medio urbano (*scoop & run*).

(Continúa)

CLAVES DEL CASO (*Cont.*)

- En casos de hemorragia masiva, se deben seguir los principios de la reanimación de control de daños basada en el tratamiento precoz de la coagulopatía inducida por el traumatismo. Los protocolos de transfusión masiva y el uso precoz de ácido tranexámico y fibrinógeno han demostrado aumentar la supervivencia de estos pacientes. Se recomienda la restauración volumétrica con una relación 1:1:1:1 de CH, PFC, plaquetas y crioprecipitados. En esta paciente falló el PTM porque hubo dos activaciones a la vez y las ratios de transfusión no se siguieron, lo que explica, en parte, la evolución posterior.

- En estos casos es fundamental cirugía de control de daños, con reparación inmediata de la lesión vascular y control de la contaminación. Se han de dejar en segundo tiempo otras reparaciones formales, con cierre transitorio de la laparotomía sin desperdiciar tiempo en maniobras que no sean indispensables.

- La clínica isquémica de la extremidad, asociada a fenómenos isquémicos viscerales encontrados en este caso, puede explicarse por hipoperfusión, por la embolización desde la zona de reparación (que no justificaría la isquemia visceral), o más probablemente por la administración masiva de fármacos procoagulantes (ácido tranexámico, fibrinógeno, complejo protrombínico, etcétera).

- En los hospitales que no dispongan de cirugía vascular, los cirujanos de traumatismo deben conocer las técnicas de disección de grandes vasos intraabdominales, cómo pinzarlos para interrumpir el sangrado y saber realizar reparaciones vasculares básicas: sutura directa, plastias con parches venosos o autólogos, anastomosis para interposiciones de injertos protésicos (**Figs. 70-2** y **70-3**). Siempre que sea posible, en todas las reparaciones vasculares adyacentes a suturas gastrointestinales debe interponerse tejido viable, generalmente epiplón, para evitar infecciones, fístulas entéricas-vasculares, dehiscencias anastomóticas y fugas.

- Podría ser útil la técnica REBOA (*resuscitative endovascular ballon occlusion of the aorta*) previa a la laparotomía. Es mejor hacer ambas cosas en paralelo con otro equipo de cirujanos para evitar la mayor inestabilidad hemodinámica que supone perder la contención de la pared. No obstante, hay que tener en cuenta que pueden ser no efectivos si el dispositivo sale por la zona lesionada de la arteria hacia el peritoneo. Igualmente, pueden usarse balones de oclusión para el pinzamiento temporal introduciéndolos directamente por la lesión de la arteria.

- Los tratamientos intravasculares requieren del conocimiento necesario, así como de disponer de material endoprotésico en depósito y arco de rayos X en quirófano con posibilidad de angiografía.

BIBLIOGRAFÍA

García A, Millán M, Burbano D, Ordóñez CA, Parra MW, González Hadad A, et al. Control de daños en el trauma vascular abdominal. Damage control in abdominal vascular trauma. Colomb Méd (Cali). 2021;52(2):e4064808.

Holcomb JB, Tilley BC, Baraniuk S, Fox EE, Wade CE, Podbielski JM, et al. Transfusion of plasma, platelets, and red blood cells in a 1:1:1 vs a 1:1:2 ratio and mortality in patients with severe trauma: the PROPPR randomized clinical trial. JAMA. 2015;313(5):471-82.

Sánchez JM, Menéndez P, Asensio JA. Lesiones vasculares abdominales. Cir Esp. 2012;90(4):215-21.

CASO **71**

PRESENTACIÓN DEL CASO

Varón de 32 años sin antecedentes médicos ni quirúrgicos de interés que es trasladado por funcionarios policiales a un centro hospitalario. Ingresa en urgencias sin previo aviso 20 minutos después de sufrir un apuñalamiento por arma blanca en el flanco derecho. A su llegada se aprecian signos sugestivos de intoxicación etílica; las constantes vitales al ingresar son presión arterial (PA): 85/45 mmHg, saturación de oxígeno (SatO$_2$): 94 %, frecuencia cardíaca (FC): 128 lpm, frecuencia respiratoria (FR): 25 rpm. No ha recibido atención prehospitalaria, fluidoterapia ni medicación.

C. J. Yáñez Benítez, L. M. Richard Sonences, S. Mohseni y T. Hörer

REVISIÓN PRIMARIA

A la llegada al centro hospitalario se realiza la revisión primaria, que consiste en la evaluación de la vía aérea (A), respiración (B), circulación (C), déficit neurológico (D) y exposición (E):

A: vía aérea permeable con tráquea central sin desviación ni ingurgitación venosa.
B: discretamente taquipneico con ruidos respiratorios presentes y simétricos en ambos hemitórax sin agregados. Pulsioximetría: 94 %.
C: palidez cutaneomucosa acentuada, diaforético con PA de 85/45 mmHg y taquicardia de 128 lpm. Shock Index (SI) de 1,51.
D: consciente, orientado y con aliento etílico. Puntuación en la escala de coma de Glasgow (ECG) de 15/15.

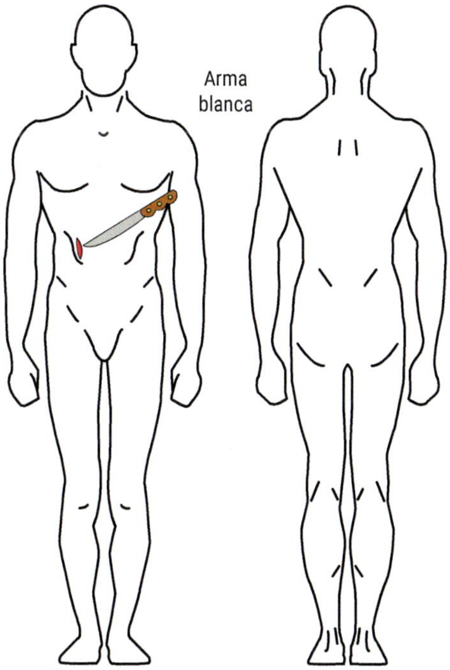

E: herida por arma blanca, lineal de 2 cm de longitud en el flanco derecho, sin otras lesiones aparentes (**Fig. 71-1**).

Debido a la acentuada inestabilidad hemodinámica y a la falta de clínica respiratoria en la exploración primaria, no se realizaron estudios radiológicos. La exploración ecográfica en urgencias (ecografía abdominal enfocada para el traumatismo extendida [e-FAST]) confirma la presencia de líquido libre abdominal, sin alteraciones en el pericardio ni pleuropulmonares. Se procede a la canulación de dos vías periféricas de 16 F. Se toma muestra para analítica completa incluyendo hemograma, gasometría venosa y pruebas cruzadas. Adicionalmente, se administra oxígeno húmedo por mascarilla, 2 g de ácido tranexámico y se activa el protocolo de transfusión

Arma blanca

Figura 71-1. Lesión penetrante por arma blanca en el flanco derecho (imágenes realizadas por Ilaria Bondi, ilustradora médica).

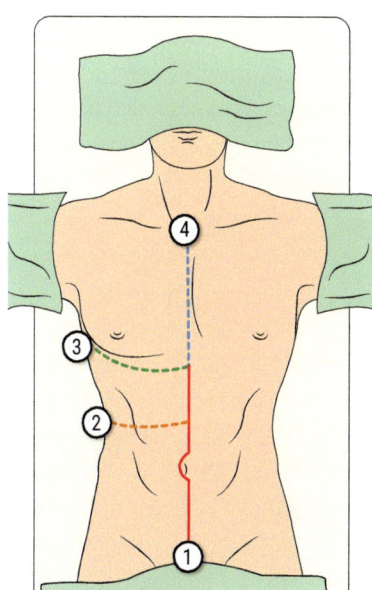

Figura 71-2. Posición y preparación (con campo estéril desde el mentón hasta las rodillas) del paciente con traumatismo penetrante abdominal y sospecha de lesión vascular. Se realiza incisión xifopúbica (1), (indicada en rojo); las líneas intermitentes muestran las potenciales extensiones para ampliar el campo quirúrgico dependiendo de los hallazgos, 2) trasversal derecha, 3) subcostal y 4) esternotomía media (imágenes realizadas por Ilaria Bondi, ilustradora médica).

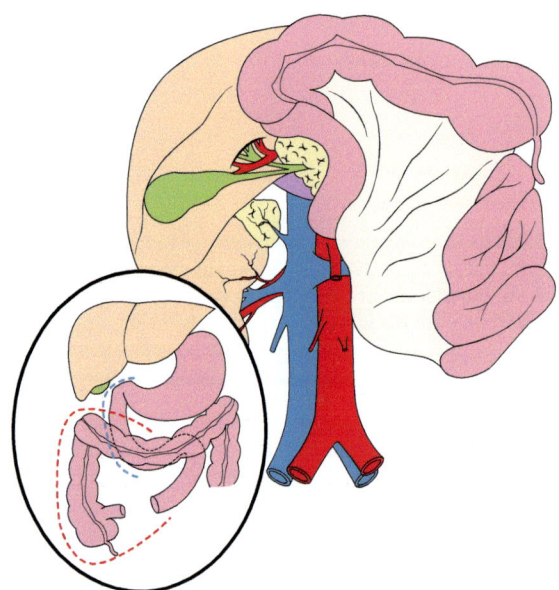

Figura 71-3. Maniobra de rotación visceral derecha en la que se expone el retroperitoneo (imágenes realizadas por Ilaria Bondi, ilustradora médica).

masiva con una puntación en la escala ABC de 4/4. Debido a la persistente hipotensión grave, a pesar de haber iniciado la reanimación con 1 L de lactado de Ringer, el equipo tratante decide el traslado inmediato a quirófano.

EN EL QUIRÓFANO

El paciente es colocado en decúbito dorsal con ambos brazos extendidos a 90 grados para preparar el campo operatorio desde el cuello hasta las rodillas (**Fig. 71-2**).

Los hallazgos encontrados durante la laparotomía son 700 mL de hemoperitoneo y un gran hematoma retroperitoneal contenido no expansivo, ni pulsátil en zona II derecha. Se procede al empaquetado sistemático por cuadrantes, y se le

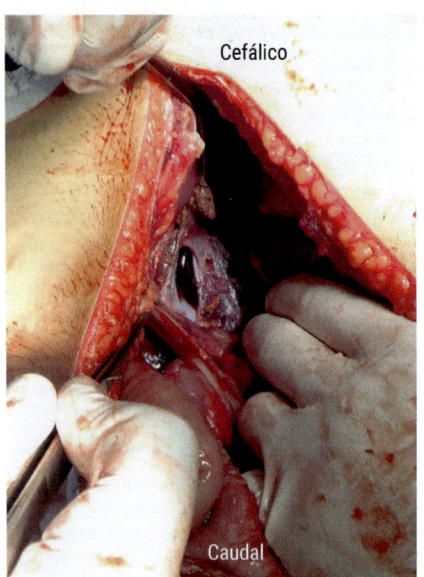

Figura 71-4. Lesión en la cara anterior de la vena cava inferior (nótese el colapso venoso debido a la hipovolemia aguda).

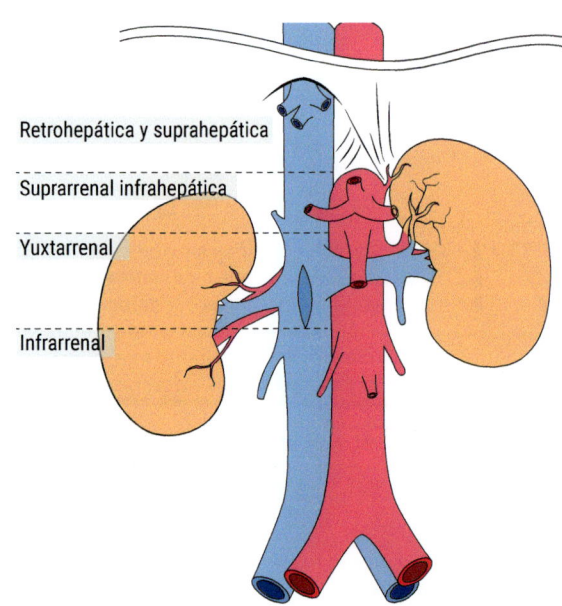

Figura 71-5. Esquema que muestra la división segmentaria de la vena cava inferior (imágenes realizadas por Ilaria Bondi, ilustradora médica).

brinda la oportunidad al anestesista de iniciar infusión de cristaloides a la espera de hemoderivados. Al retirar las compresas, se realiza maniobra de rotación visceral derecha (**Fig. 71-3**).

Acto seguido, se realiza abertura del hematoma, lo que provoca profuso sangrado venoso procedente de la vena cava inferior (VCI). Se obtiene el control parcial y temporal del foco hemorrágico aplicando presión directa con compresa quirúrgica enrollada. Al explorar el retroperitoneo, se identifica una laceración lineal de 2 cm en la cara anterior de la vena cava perirrenal (**Figs. 71-4** y **71-5**).

Se trata, sin éxito, de controlar el foco hemorrágico colocando una pinza de Satinsky. Se logra control subóptimo

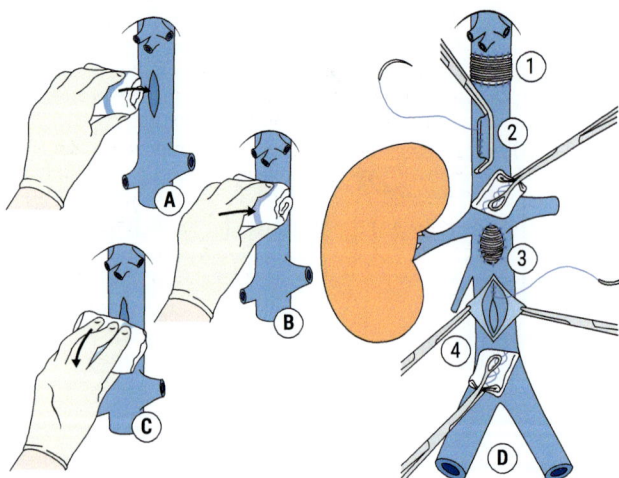

Figura 71-6. Maniobra usada para el control temporal de la laceración de la vena cava inferior: A) Compresa quirúrgica enrollada comprimiendo de forma directa, B) con desplazamiento a forma de rodillo cefalocaudal para C) identificar la lesión venosa. D) Distintas opciones técnicas para la reparación definitiva de las lesiones de la vena cava: 1) prótesis; 2) sutura sobre pinza de Satinsky; 3) parche venoso, y 4) sutura de la pared posterior (imágenes realizadas por Ilaria Bondi, ilustradora médica).

proximal y distal con torundas aplicadas con pinzas de anillo, con espacio suficiente para suturar la lesión venosa con Prolene© 3/0 a puntos continuos (**Fig. 71-6**).

EVOLUCIÓN POSTOPERATORIA

El paciente es trasladado a la unidad de cuidados intensivos (UCI) tras la cirugía (55 minutos) y se le infunden 4 unidades de concentrado de hematíes (CH) y 5 L de cristaloides. A su llegada a la UCI se trata de revertir el estado de acidosis, para lo cual se transfunden 4 unidades adicionales de CH, 4 unidades de plasma fresco congelado (PFC) y 1 *pool* de plaquetas.

Pasadas 14 horas de la cirugía el paciente falleció en la UCI por acidosis persistente y fallo multiorgánico.

¿Qué pudo hacerse distinto en la intervención quirúrgica? Pudo haberse realizado control vascular temporal mediante *shunt*, ligadura temporal venosa o control intravascular con balón REBOA colocado en la VCI (REBOVC). Otra consideración es que la reanimación ideal en los casos de lesión vascular abdominal debe seguir principios de reanimación de control de daños (hipotensión permisiva) y utilizar protocolos de transfusión masiva o protocolos de hemorragia masiva que incluyan una composición de CH, PFC y plaquetas de forma equilibrada (1:1:1), así como gluconato cálcico y ácido tranexámico desde el inicio. También se aconseja seguimiento estrecho de analítica con valores de fibrinógeno y cuando sea posible, usar pruebas viscoelásticas de tipo tromboelastograma (TEG) o tromboelastometría rotacional (ROTEM) para guiar la reanimación hemostática. La cirugía de control de daños con cierre abdominal diferido, seguida de una cirugía de revisión una vez revertida la coagulopatía, acidosis, hipocalcemia e hipotermia pueden contribuir a reducir la mortalidad de casos como este.

CLAVES DEL CASO

- El mecanismo de traumatismo depende de la región geográfica: mientras que en **Europa las lesiones vasculares abdominales por traumatismo penetrante son ocasionadas con mayor frecuencia por heridas por arma blanca**, en **América la gran mayoría son por arma de fuego**.

- El traumatismo vascular abdominal penetrante cursa con elevada mortalidad: el **50 % muere antes de llegar al hospital**, y de los que llegan vivos al servicio de urgencias, mueren entre el 20 % y el 57 %.

- En todo paciente que presente **traumatismo abdominal penetrante e hipotensión arterial**, que no responda a la reanimación inicial, se debe **sospechar lesión vascular abdominal**.

- La **VCI está desprovista de válvulas**, por lo que su lesión genera hemorragias catastróficas de difícil control. Incluso muchos de los pacientes en los que se obtiene control de la hemorragia sucumben debido a lesiones asociadas o **complicaciones tardías como el fallo multiorgánico, *shock*, acidosis o coagulopatía**.

- La **mortalidad** de este tipo de lesiones está condicionada principalmente por **tres factores: la estabilidad hemodinámica** del paciente a su llegada al servicio de urgencias, la **ocurrencia de taponamiento** de la lesión por los tejidos que rodean la lesión vascular y, en menor grado, **la localización del segmento venoso lesionado**.

- Clásicamente, la **VCI intraabdominal se divide en cinco porciones: infrarrenal, yuxtarrenal o perirrenal, suprarrenal infrahepática, retrohepática y suprahepática**. Cada una de las distintas porciones tienen unas características anatómicas particulares que condicionan su exposición, acceso y control. Solo la infrarrenal puede ser ligada en casos extremos. El segmento yuxtarrenal comprende 2 cm por encima y por debajo de las venas renales y son de difícil control en ambos casos. La proximidad de estas, de la cabeza del páncreas y del duodeno complican el logro de un control vascular adecuado que permita su reparación.

- Las porciones **retrohepáticas y suprahepáticas son las más desafiantes**, desde el punto de vista quirúrgico, **por lo complicado de su acceso y exposición, y asocian una elevada mortalidad**. Si la lesión se encuentra contenida o el *packing* es efectivo, no deben explorarse. En caso contrario, la rápida y adecuada exposición pueden ser determinantes para controlar la hemorragia. **Una forma rápida de ampliar la exposición de estas porciones se logra con la extensión lateral derecha de la incisión**.

- Sofisticados *shunts* auriculocavos, difíciles de implementar por su complejidad técnica, han sido descritos para afrontar estas lesiones, pero los resultados son poco alentadores. Una opción válida por constituir una técnica más sencilla y con potencial mejor resultado, aunque su aplicación no está generalizada por lo reciente, es la incorporación de **técnicas de control intravascular siguiendo la filosofía *endovascular trauma management* (EVTM)**. Un componente esencial de la filosofía EVTM es el uso del **balón REBOA** en casos de *shock* grave. Más recientemente se ha descrito el uso del **REBOVC**, aunque no hay suficiente soporte en la literatura científica para generalizar su uso.

- Los pacientes con **lesión de VCI por traumatismo penetrante**, independientemente del tipo de reparación que se realice, **se benefician de maniobras para limitar el estancamiento venoso**, como el uso de vendajes elásticos compresivos o compresión secuencial intermitente. También se recomienda el **inicio precoz de tromboprofilaxis con heparinas de bajo peso molecular**. Estas medidas contribuyen a promover el flujo venoso distal a la reparación y **reducen la incidencia de complicaciones tromboembólicas**.

BIBLIOGRAFÍA

Buckman RF, Pathak AS, Badellino MM, Bradley KM. Injuries of the inferior vena cava. Surg Clin North Am. 2001;81(6):1431-47.

Feliciano DV, Moore EE, Biffl WL. Western Trauma Association critical decisions in trauma: management of abdominal vascular trauma. J Trauma Acute Care Surg. 2015;79(6):1079-88.

García A, Millán M, Burbano D, Ordóñez CA, Parra MW, González Hadad A, et al. Damage control in abdominal vascular trauma. Colomb Med (Cali). 2021;52(2):e4064808.

Kobayashi L, Coimbra R, Goes AMO Jr, Reva V, Santorelli J, Moore EE, et al. American Association for the Surgery of Trauma-World Society of Emergency Surgery guidelines on diagnosis and management of abdominal vascular injuries. J Trauma Acute Care Surg. 2020;89(6):1197-211.

Mullins RJ, Huckfeldt R, Trunkey DD. Abdominal vascular injuries. Surg Clin North Am. 1996;76(4):813-32.

CASO
72

PRESENTACIÓN DEL CASO

A las 23:15 horas un varón de 37 años sufre heridas múltiples por arma blanca en el tórax y el abdomen durante un altercado. Sus amigos lo llevan al hospital en un vehículo privado.

B. I. Monzón Torres

REVISIÓN PRIMARIA

A las 23:58 horas se le realiza la revisión primaria, que consiste en la evaluación de la vía aérea (A), respiración (B), circulación (C), déficit neurológico (D) y exposición (E):

A: habla sin esfuerzo.

B: murmullo vesicular normal bilateral.

C: pulso de 120 lpm, presión arterial (PA) de 100/65 mmHg, Shock Index (SI) de: 0,8, frecuencia respiratoria (FR) de 28 rpm, saturación de oxígeno (SatO$_2$) del 96 % y heridas en la pared anterior del tórax izquierdo (precordial) y en el epigastrio en la línea media. Se procede con suturas hemostáticas para detener la hemorragia proveniente de las heridas torácicas.

D: puntuación en la escala de coma de Glasgow (ECG) de 14/15, podría presentar intoxicación por alcohol; pupilas iguales y reactivas a la luz.

E: heridas incisas en la región precordial y el epigastrio, temperatura axilar de 35 ºC.

Se le realiza ecografía abdominal enfocada para el traumatismo extendida (e-FAST): líquido libre en el abdomen, no hay neumotórax ni derrame pericárdico. La radiografía del tórax es normal y la gasometría arterial aporta los siguientes datos: pH de 7,30, presión parcial arterial de dióxido de carbono (PaCO$_2$) de 34 mmHg, presión parcial arterial de oxígeno (PaO$_2$) de 98 mmHg, lactato de 4 mmol/L, exceso de bases (EB) de –9 mEq/L y hemoglobina (Hb) de 16 g/dL.

REVISIÓN SECUNDARIA

A medianoche se le realiza la revisión secundaria, que aporta hallazgos positivos:

- Abdomen: dolor generalizado a la palpación superficial y profunda, no se aprecia rigidez muscular involuntaria. Se aprecian las heridas incisas ya descritas.
- Hematuria macroscópica en la sonda vesical.
- Sonda nasogástrica con residuo gástrico normal.

Tras la administración de 1 L de lactato de Ringer, la PA se mantiene en 98/56 mmHg y el pulso en 126 lpm (SI: 1,2). La gasometría aporta pH de 7,25, lactato de 6 mmol/L y EB de –8 mEq/L.

A las 00:20 horas entra en quirófano para laparotomía.

EN EL QUIRÓFANO

En el quirófano se producen los siguientes hallazgos durante la laparotomía (**Fig. 72-1**): hemoperitoneo de 900 mL, perforación del intestino delgado terminal y colon ascendente, gran hematoma retroperitoneal en la zona I y en la zona II derecha. Anestesia comienza la infusión de epinefrina (adrenalina) y se inicia el protocolo de transfusión masiva.

La exploración del hematoma usando rotación visceral medial derecha muestra herida de 1,5 cm de la pared anterior de la vena cava inferior con trombo que actúa como tapón de la herida y lesión de grado 3 en el riñón derecho, en el polo inferior sin hemorragia activa.

La herida venosa se repara usando suturas continuas de Prolene® de 5/0.

En este momento anestesia llama la atención sobre deterioro de la fisiología y el estado hemodinámico; se decide completar la cirugía usando control de daños. Las heridas

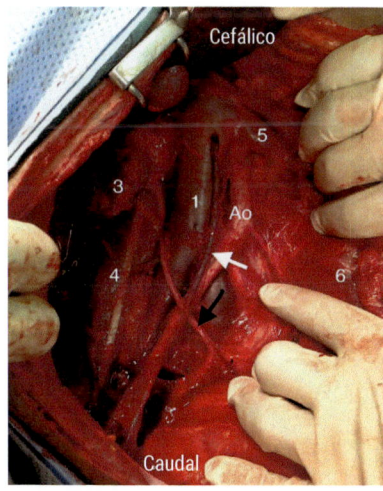

Figura 72-1. Imagen *in vivo* que demuestra la rotación medial visceral derecha para exponer las estructuras retroperitoneales en la zona II derecha por herida penetrante. 1) Vena cava inferior; Ao) aorta abdominal; 3) riñón derecho; 4) músculo iliopsoas; 5) vena renal izquierda; 6) colon ascendente y duodeno desplazado hacia la línea media. Flecha negra: ureter derecho; flecha blanca: vena espermática (gonadal) derecha. Se puede apreciar claramente la bifurcación de la aorta y vena cava inferior. En este caso la exploración no demostró lesion vascular.

intestinales se suturan de manera temporal con poliglactina (Vicryl®) de 2/0 para controlar la contaminación fecal. El abdomen se deja abierto usando VAC® sándwich y se transfiere al paciente a la unidad de cuidados intensivos (UCI) para continuar la reanimación.

EVOLUCIÓN POSTOPERATORIA

En las primeras 24 horas hay mejoría de la acidosis, se reduce la dosis de epinefrina, la PA se mantiene alrededor de 110 mmHg sistólica y con buen gasto urinario. El VAC® abdominal no presenta hemorragia evidente.

Se procede a *re-look* en 36 horas tras la mejoría de la hemodinamia y el control de la acidosis. Se interrumpe la infusión de epinefrina. Se realiza hemicolectomía derecha con anastomosis ileocólica. Las suturas de la vena cava están intactas. Se coloca drenaje de aspiración en el espacio perinéfrico y se cierra el abdomen por planos anatómicos sin tensión.

El paciente es dado de alta de la UCI 72 horas después del *re-look* y de alta hospitalaria el día 8 de su ingreso.

 CLAVES DEL CASO

- Las lesiones de vasos abdominales y pélvicos mayores pocas veces se presentan de manera aislada y comúnmente se identifican durante la laparotomía de emergencia para controlar una hemorragia intraabdominal.

- La asociación a lesiones intestinales y contaminación fecal se traducen en complicaciones infecciosas y elevada mortalidad.

- Los pacientes con traumatismos penetrantes del abdomen que llegan en *shock* y con signos de hemorragia necesitan cirugía urgente; en este paciente con traumatismo penetrante de la pared anterior del abdomen, e-FAST positiva para líquido libre y radiografía de tórax normal, la gasometría y la PA empeoraron a pesar del uso de cristaloides, lo que indica claramente la presencia de hemorragia abdominal.

- Pacientes con lesiones vasculares de gran magnitud, asociadas a lesiones intestinales, con deterioro hemodinámico durante la cirugía y aquellos que requieren cirugía compleja o de larga duración deben ser tratados con cirugía de control de daños para disminuir el riesgo de muerte.

- Las laceraciones renales de bajo grado (1, 2 y 3), especialmente causadas por arma blanca, pueden ser tratadas con drenaje perinéfrico simple para preservar el órgano, siempre que no sean una fuente de hemorragia.

- Sin embargo, insistir en preservar un órgano claramente dañado (bazo, riñón), sangrando, en un paciente que requiere control de daños (coagulopático, acidótico e hipotérmico) solo puede terminar de una manera: perdiendo al paciente en el quirófano o en la UCI.

- Las laceraciones de la vena cava inferior infrarrenal en pacientes *in extremis* pueden ser ligadas con impunidad; las lesiones yuxtarrenales, suprarrenales o retrohepáticas se deben tratar con sutura primaria, *shunt* intravascular, empaquetamiento con compresas o ligadura dependiendo de la situación fisiológica del enfermo durante la cirugía.

- La utilidad de la e-FAST para demostrar líquido libre en el abdomen en traumatismos penetrantes es limitada; una e-FAST negativa no excluye traumatismo intraabdominal, en especial en aquellos pacientes en *shock*. La mejor utilidad de la e-FAST en traumatismos penetrantes radica en la habilidad de excluir derrame pericárdico (taponamiento).

- Las indicaciones de laparotomía en traumatismos penetrantes están bien establecidas:

  - *Shock* y deterioro fisiológico.
  - Signos evidentes de peritonitis (rigidez abdominal, distensión, etcétera).
  - Objetos retenidos (*impalement*): como cuchillos, flechas y fragmentos de metal, entre otros.

BIBLIOGRAFÍA

Como JJ, Bokhari F, Chiu WC, Duane TM, Holevar MR, Tandoh MA, et al. Practice management guidelines for selective nonoperative management of penetrating abdominal trauma. J Trauma. 2010;68(3):721-33.

CASO

73

PRESENTACIÓN DEL CASO

Se recibe un preaviso hospitalario. Los servicios de emergencias médicas (SEM) avisan por un varón de 39 años que ha sufrido una electrocución. Tras ella se ha caído de un andamio de 6 metros y, posteriormente, el andamio le ha aplastado. El paciente presenta un traumatismo abdominal. Su presión arterial (PA) es de 114/93 mm Hg, la frecuencia cardíaca (FC) es de 137 lpm (Shock Index [SI] de 1,2), la frecuencia respiratoria (FR) es de 20 rpm y la puntuación en la escala de coma de Glasgow (ECG) es de 15/15. Se colocan dos vías intravenosas, se infunden 1.600 mL de suero fisiológico y, tras poner el collarín cervical, es trasladado al hospital.

M. D. Pérez Díaz y T. Moreno Salazar

REVISIÓN PRIMARIA

A su llegada a la sala de la urgencias del hospital se le realiza la revisión primaria, que consiste en la evaluación de la vía aérea (A), respiración (B), circulación (C) y déficit neurológico (D):

A: el paciente está hablando sin dificultad;
B: respira espontáneamente con saturación de oxígeno ($SatO_2$) del 98 % con oxígeno suplementario. El murmullo vesicular está conservado en ambos campos.
C: la PA es de 104/70 mmHg y la FC, de 110-120 lpm. La pelvis está estable.
D: ECG de 15/15 y pupilas isocóricas y normorreactivas.

Se realiza una radiografía de tórax y de pelvis que no presentan alteraciones significativas.

REVISIÓN SECUNDARIA

Se procede a la revisión secundaria, en la que se informa de que es consumidor habitual de cannabis y cocaína y bebedor moderado. No hay lesiones en la cabeza, ni en el cuello ni en la pared torácica. Destaca una zona de contusión en el epigastrio y en el hipocondrio derecho con dolor importante a la palpación. También refiere dolor en el sacro y en el codo izquierdo. Presenta una herida en el primero y el segundo dedos de la mano izquierda y un pequeño *scalp* occipital.

Dada la estabilidad hemodinámica del paciente, se realiza una tomografía computarizada (TC) toracoabdominal en la que se evidencia un hematoma mesentérico, retroperitoneal y hemoperitoneo secundario a una afectación multisegmentaria de los vasos mesentéricos (▶ **Vídeo 73-1**). Presenta laceración de la tercera y cuarta porciones duodenales con neumorretroperitoneo. Se detecta pseudoaneurisma de la aorta abdominal infrarrenal con hematoma periaórtico que sugiere rotura contenida, infarto renal derecho, hematoma mural de colon derecho, contenido hemático intravesical y fractura sacra.

Tras la realización de la TC, la analítica aporta los siguientes resultados: hemoglobina (Hb) de 9,3 g/dL, hematocrito (Hto) del 27,1 %, pH de 7,26 y ácido láctico 1,2 mg/dL. Tras los hallazgos de la TC, se decide llevar al paciente al quirófano.

EN EL QUIRÓFANO

En el quirófano se realiza la laparotomía y se encuentra un hemoperitoneo de unos 750 mL y un gran hematoma retroperitoneal en zona I roto en varios puntos y con sangrado importante. Se realiza *packing* de reanimación y una maniobra de Kocher extensa tras la que se evidencia:

- Sangrado de la vena mesentérica superior que se sutura.
- Lesión de la cara lateral de la vena cava inferior que se sutura tras pinzamiento con Satinsky.
- Sangrado de varias ramas de la aorta suprarrenal que precisa pinzamiento aórtico para el control del sangrado.
- Sangrado de varias ramas de la arteria mesentérica superior que se controlan con sutura.
- Sangrado muy profundo que parece venir de la vena renal izquierda, retroaórtica, muy cerca de su inserción en la vena cava inferior que se sutura con dificultad.
- Colocación de varios *hemopatches* y *packing* terapéutico a ambos lados de los vasos mesentéricos que controlan la hemorragia.
- Desvascularización completa y perforación de la segunda (infrapapilar), tercera y cuartas porciones duodenales.
- Resección duodenal con control de papila, dejando los extremos intestinales cerrados en el abdomen.
- Cierre temporal del abdomen (técnica de sándwich de Barker o VAC-pack «casero»).

Durante el procedimiento, que dura 120 minutos, hay sangrado abundante y se precisa la transfusión de 16 concentrados de hematíes, 7 de plasma fresco congelado y 2 *pools* de plaquetas.

EVOLUCIÓN POSOPERATORIA

Se traslada a reanimación intubado con perfusión de norepinefrina (noradrenalina) 0,7 μg/kg/min en ritmo sinusal con una FC de 120 lpm. Durante las primeras 48 horas se monitoriza con PiCCO®, realiza un balance equilibrado con diuresis > 0,5 mL/kg/h y se produce un descenso de norepinefrina de 0,7 a 0,1 μg/kg/min. Permanece intubado con fracción inspirada de oxígeno (FiO_2) de 0,35 y parámetros

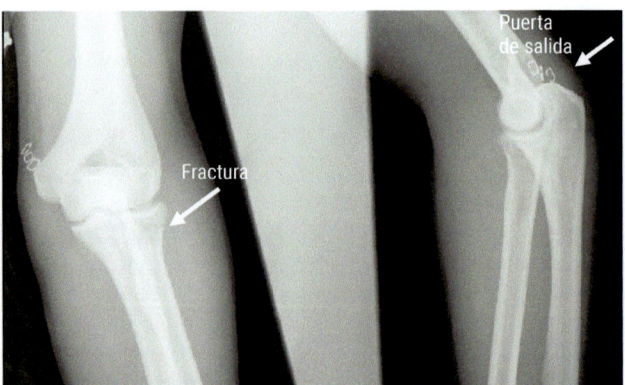

Figura 73-1. Radiografía del codo que evidencia una fractura proximal del radio izquierdo.

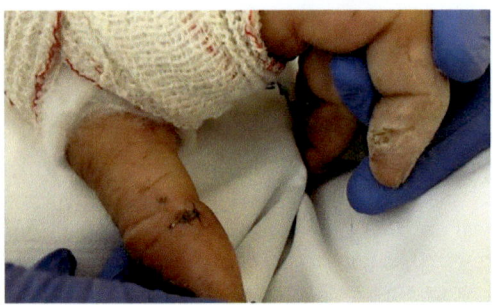

Figura 73-2. Heridas en los dedos de la mano que podrían ser el punto de entrada de la corriente.

de ventilación protectora. Se sutura el *scalp* y se realiza una radiografía del codo que evidencia una fractura proximal del radio izquierdo que se feruliza (**Fig. 73-1**) y que parece secun-

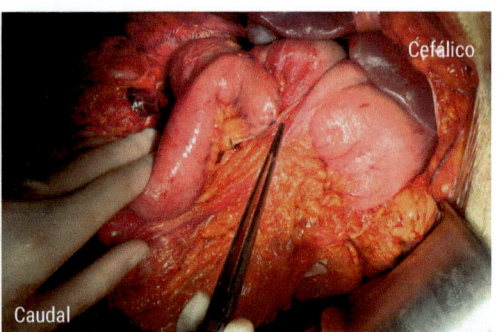

Figura 73-3. Imagen de la anastomosis duodenoyeyunal.

daria a la electrocución. También presenta unas heridas en los dedos de la mano que podría ser el punto de entrada de la corriente (**Fig. 73-2**).

A las 48 horas, cuando el paciente está sin fármacos vasoactivos (**Tabla 73-1**) y se realiza la revisión quirúrgica, se retira el *packing*, no se observa sangrado y hay buen aspecto del intestino, por lo que se realiza anastomosis duodeno-yeyunal terminoterminal transmesocólica manual con doble capa (**Fig. 73-3**) y cierre definitivo del abdomen. Posteriormente, evoluciona de manera favorable con delirio, probablemente por deprivación, y sube a la planta el octavo día. Es dado de alta con buena situación clínica a los 15 días del traumatismo.

La Injury Severity Score (ISS) es de 32 y la New Injury Severity Score (NISS) es de 36. La lesión duodenal era una lesión de grado III según la clasificación de la American Association for the Surgery of Trauma (AAST).

Es revisado al mes del alta y se encuentra en buena situación clínica.

Tabla 73-1. Evolución analítica durante las primeras 48 horas							
	Ingreso	**6 h**	**12 h**	**18 h**	**24 h**	**36 h**	**48 h**
Lactato (mmol/L)	4,2	1,2	1,3	1,9	2	1,3	1,2
Hb (g/dL)	9,8	9,6	10,2	8,2 2 concentrados de hematíes →	8,2 1 concentrado de hematíes →	8,4	10
Plaquetas (células/µL)	116.000	117.000	116.000	94.000	69.000	65.000	71.000
Creatinina (mg/dL)	1,26		1,64		1,24	1,15	0,97
CK (U/L)	429		1747		1.960	1.864	1.414
INR	1,31		1,23		1,85 3 plasma fresco congelado →	1,41	1,09

Cirugía definitiva

CK: creatina-cinasa; Hb: hemoglobina; INR: cociente internacional normalizado.

CLAVES DEL CASO

- Los hematomas retroperitoneales en la zona I, tanto cerrados como penetrantes, deben explorarse, debido a su porcentaje de lesiones inadvertidas y mortalidad elevados.
- Los hematomas retroperitoneales en la zona I suelen ser una fuente importante de sangrado y, cuando son peripan-

creáticos, como en este caso, el control de la hemorragia es técnicamente complicado.
- En las lesiones duodenales siempre hay que realizar la técnica más sencilla, si es posible la sutura simple o, en este caso, una anastomosis, evitando exclusiones duodenales.

BIBLIOGRAFÍA

Kasotakis G. Retroperitoneal and rectus sheath hematomas. Surg Clin North Am. 2014;94(1):71-6.

Mondie C, Maguire NJ, Rentea RM. Retroperitoneal hematoma. En: StatPearls. Treasure Island (FL): StatPearls Publishing; 2021.

Petrone P, Magadán Álvarez C, D'Andrea J, Cartagena L, Ali F, Brathwaite EM. Approach and management of traumatic retroperitoneal injuries. Cir Esp (Engl Ed). 2018;96(5):250-9.

Sahu KK, Mishra AK, George SV, Siddiqui AD. Managing retroperitoneal hematoma: Associated complexities and its challenges. Am J Emerg Med. 2020; S0735-6757(20)30076-0.

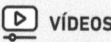 VÍDEOS

| CASO **74** | PRESENTACIÓN DEL CASO |

Varón de 25 años que es traído a la sala de urgencias tras haber sufrido un traumatismo abdominal penetrante por arma de fuego durante un tiroteo en una comunidad local. El paciente se encuentra consciente, responde poco a la llamada y no aporta información al interrogatorio. Los policías que lo han traído informan de que el paciente forma parte de una banda de delincuentes que han sido detenidos tras una intervención policial en la que hubo un intercambio de varios disparos. No recibe atención prehospitalaria. Llega a urgencias unos 60 minutos después de ocurrido el evento.

W. J. Neumann Ordóñez y P. R. Ottolino Lavarte

RESUMEN DE LA ESCENA PREHOSPITALARIA

A nivel prehospitalario, según el acrónimo MIST (mecanismo de la lesión [M], las lesiones identificadas [I], los signos y síntomas [S] y los tratamientos aplicados [E]) de rescate se tienen los siguientes datos:

M: traumatismo abdominal penetrante por arma de fuego.
I: sin datos.
S: sin datos.
T: sin datos.

REVISIÓN PRIMARIA

A la llegada del paciente, se verifica que se encuentra consciente, aunque poco comunicativo. No responde a las preguntas que se le realizan y su voz es normal. Manifiesta dolor en la región lumbar y en el abdomen.

Se miden las constantes vitales, cuyos valores son los siguientes:

- Presión arterial (PA): 108/61 mmHg.
- Frecuencia cardíaca (FC): 93 lpm.
- Frecuencia respiratoria (FR): 18 rpm.
- Saturación periférica de oxígeno (SpO$_2$): 97 %.

En la valoración inicial se procede con la revisión primaria, que consiste en la evaluación de la vía aérea (A), respiración (B), circulación (C), déficit neurológico (D) y exposición (E):

A: vía aérea permeable.
B: ventila espontáneamente, sin taquipnea. No se evidencian signos de traumatismo en el tórax. Expansibilidad conservada. El murmullo vesicular es audible en ambos hemitórax, sin alteraciones.
C: se encuentra hemodinámicamente normal. Su piel es tibia y está algo pálido. El llenado capilar es menor de 3 segundos. El abdomen es plano, blando, depresible, con dolor a la palpación en el hemiabdomen izquierdo, donde se evidencia un orificio de bordes relativamente regulares a nivel del flanco, sin sangrado activo. El signo de rebote es positivo. No se observan otros sitios de hemorragia externa. Los pulsos periféricos se encuentran simétricos, de amplitud normal. Se colocan dos vías venosas periféricas con catéter nº 14 en ambos pliegues cubitales y se administra tramadol como analgésico. Las constantes vitales se miden en dos oportunidades, con un espacio de 5 minutos entre cada toma; permanece hemodinámicamente estable. Se toman muestras para gasometría arterial, hemoglobina y hematocrito, grupo sanguíneo y factor Rh.
D: puntuación en la escala de coma de Glasgow (ECG): 15/15 puntos. No hay signos de focalidad. La sensibilidad y la motricidad se encuentran normales. Las pupilas están simétricas y normorreactivas a la luz.
E: en la región lumbar izquierda, se aprecia otro orificio de bordes irregulares, estrellados, con escaso sangrado. La temperatura corporal del paciente es 36,9 ºC. Se le coloca una manta térmica para prevenir la hipotermia.

REVISIÓN SECUNDARIA

Tras la valoración inicial y las medidas instauradas, el paciente permanece hemodinámicamente estable, con persistencia del dolor abdominal. Se procede a la colocación de una sonda de Foley, en la cual se evidencia hematuria franca. Se realiza una radiografía de tórax, abdomen y pelvis con el propósito de ubicar más proyectiles. Sin embargo, no hay hallazgos significativos. Se concluye entonces que se trata de un impacto de bala único, con entrada y salida. Se reciben los resultados de laboratorio: pH: 7,38; lactato: 2,3 mmol/L; defecto de bases (DB): –2 mEq/L; hemoglobina (Hb): 10,3 g/dL, hematocrito (Hto): 32,1 %, grupo sanguíneo 0 Rh (+). Se realiza ecografía abdominal enfocada para el traumatismo (e-FAST) y se evidencia moderada cantidad de líquido libre en ventanas suprapúbica y esplenorrenal. Se solicitan 2 paquetes de concentrado de hematíes (CH) y de plasma fresco congelado (PFC) al banco de sangre. Hasta este instante de la evaluación, han transcurrido, aproximadamente, 30 minutos. En vista de las características clínicas del paciente, asociadas a una e-FAST positiva, el equipo de guardia decide solicitar turno quirúrgico de emergencia con el diagnóstico de traumatismo abdominal penetrante por arma de fuego complicado con una probable lesión renal izquierda. Adicionalmente a los CH y PFC pedidos, se solicitan 2 paquetes más de cada uno para el acto quirúrgico.

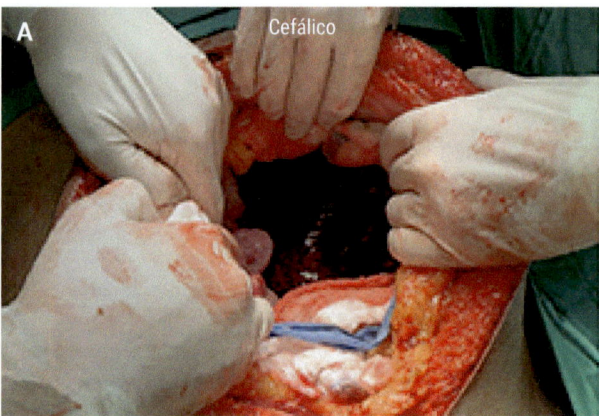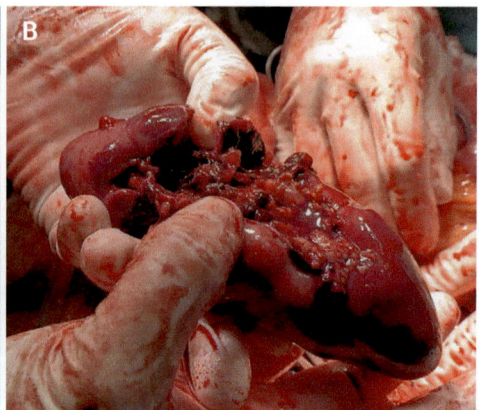

Figura 74-1. Exploración del retroperitoneo

EN EL QUIRÓFANO

En la mesa operatoria, el equipo de cirujanos de turno decide realizar una laparotomía exploradora. Los hallazgos operatorios son:

- 1.000 mL de hemoperitoneo.
- Contaminación leve de la cavidad.
- Hematoma retroperitoneal en la zona II izquierda, no expansivo ni pulsátil.
- Lesión de colon descendente en espejo (cara anterior y posterior), de menos del 50 % de la circunferencia del órgano, con hematoma perilesional.
- Lesión de asa delgada a 100 cm del ángulo de Treitz, mayor del 50 % de la circunferencia, con sangrado activo del meso.
- Lesión renal izquierda extensa, con daño importante del parénquima, con sangrado activo.

Se comienza con una incisión xifopúbica y se aborda la cavidad peritoneal. Se realiza el empaquetamiento de los cuadrantes abdominales y la evacuación del hemoperitoneo. Se identifica líquido biliar escaso y heces, así como las lesiones intestinales descritas, por lo que se realiza el control de la contaminación con una ligadura del asa delgada con seda gruesa a nivel proximal y distal de las lesiones y se coloca una gasa que envuelve los orificios en el colon y se sujeta con una pinza de Babcock. El bazo se encuentra sin alteraciones. Se explora apropiadamente el retroperitoneo. Se observa que el hematoma en la zona II izquierda se extiende hacia la zona I (**Fig. 74-1A**). El paciente continúa hemodinámicamente estable, por lo que una lesión vascular abdominal en la zona I es poco probable en este momento. Igualmente, se decide explorar ambas regiones. Se comienza entonces con una maniobra de Catell-Braasch hasta visualizar la vena cava inferior y la aorta infrarrenales, las cuales se encuentran sin alteraciones. Se abre la fascia de Toldt izquierda. Se realiza una disección de la zona retroperitoneal y un desplazamiento visceral hacia la zona medial hasta llegar a la celda renal, en la cual se identifican abundantes coágulos. En vista de la distorsión anatómica que genera el hematoma, se avanza cuidadosamente utilizando compresas de gasa y disección

roma con los dedos. Las gasas absorben parte del hematoma y permiten mejorar un poco la visibilidad de la zona. Se abre la fascia de Gerota y se extraen numerosos coágulos hasta identificar la superficie dañada del parénquima renal (**Fig. 74-1B**). Se realiza un control vascular del pedículo renal con pinza Satinsky y se evalúa el daño del parénquima. Al tratarse de una lesión destructiva, se decide realizar una nefrectomía izquierda tras verificar la presencia del riñón contralateral. Se realiza un taponamiento con gasas transitorio en la zona retroperitoneal y se procede a la reparación de las lesiones de víscera hueca. Se realiza una resección y anastomosis terminoterminal del intestino delgado y del colon descendente con polipropileno de 3/0 en un solo plano con puntos separados. Para la anastomosis colónica, se completa la disección de la fascia de Toldt y se libera el ángulo esplénico del colon hasta lograr una aproximación de los cabos sin tensión. Se completa la cirugía con el lavado de la cavidad, la colocación de dos drenajes, uno en la corredera parietocólica izquierda y otro en fondo del saco rectovesical, ambos tubulares, y el cierre definitivo, en bloque, de la pared abdominal.

EVOLUCIÓN

No se requiere el uso de vasopresores en el transoperatorio. Durante el acto quirúrgico se administró un total de 1.000 mL de solución fisiológica, 2 unidades de CH y 2 unidades de PFC. No se disponía de plaquetas en el centro. El paciente sale de quirófano hemodinámicamente estable, sin soporte de ventilación mecánica. Tiene una Hb posoperatoria de 9,8 g/dL. Se solicita un control de gasometría arterial, en el que no se aprecian alteraciones significativas (pH: 7,39, lactato: 2,1 mmol/L y DB: 1 mEq/L). Pasa al área de hospitalización quirúrgica. Se mantiene con la sonda de Foley para monitorización del gasto urinario, la cual se retira al día siguiente. El paciente evoluciona favorablemente, tolera la vía oral y se evidencian signos de tránsito intestinal al cuarto día. Se retiran progresivamente ambos drenajes. Recibe antibioticoterapia (ciprofloxacino + metronidazol) por vía intravenosa durante cinco días, y es dado de alta de hospitalización el sexto día del posoperatorio con control ambulatorio por cirugía general al cabo de siete días.

CLAVES DEL CASO

- La presencia de hematuria en un paciente con un traumatismo abdominal penetrante por arma de fuego debe despertar la sospecha de una lesión de la vía urinaria (riñón, uréter, vejiga), por lo que es obligatorio realizar una correcta identificación de dichas estructuras durante la cirugía.
- Todo hematoma retroperitoneal en la zona II, en el contexto de un traumatismo penetrante, debe explorarse.
- Es importante recordar que la correcta valoración del parénquima renal debe realizarse con un control vascular apropiado. El pinzamiento del hilio renal con una pinza de Satinsky permite un tiempo de isquemia tolerable de hasta 30 minutos para evitar una disfunción renal a largo plazo por hipoperfusión. En este tiempo, es posible valorar la gravedad de la lesión y definir la conducta quirúrgica más apropiada (resección del órgano o cirugía preservadora).
- No hay que olvidar confirmar la presencia del riñón contralateral en los casos en los que se plantee la realización de una nefrectomía.

BIBLIOGRAFÍA

Asensio JA, Chahwan S, Hanpeter D, Demetriades D, Forno W, Gambaro E, et al. Operative management and outcome of 302 abdominal vascular injuries. Am J Surg. 2000;180(6):528-33; discussion 533-4.

Brown MF, Graham JM, Mattox KL, Feliciano DV, DeBakey ME. Renovascular trauma. Am J Surg. 1980(6);140:802-5.

Carroll PR, McAninch JW, Klosterman P, Greenblatt M. Renovascular trauma: risk assessment, surgical management, and outcome. J Trauma. 1990;30(5):547-52; discussion 553-4.

Eachempati SR, Robb T, Ivatury RR, Hydo LJ, Barie PS. Factors associated with mortality in patients with penetrating abdominal vascular trauma. J Surg Res. 2002(2);108:222-6.

Feliciano DV, Moore EE, Biffl WL. Western Trauma Association critical decisions in trauma: management of abdominal vascular trauma. J Trauma Acute Care Surg. 2015;79(6):1079-88.

Ottolino P, Vivas L. Manejo integral del paciente politraumatizado. 2ª ed. Caracas: Editorial Médica Panamericana; 2010.

Rodríguez Montalvo F, Viteri Y, Vivas L, Ottolino P. Trauma urogenital. En: Manejo del paciente politraumatizado. Bogotá: Editorial Distribuna; 2008.

CASO 75

PRESENTACIÓN DEL CASO

Un varón de 42 años estaba bajo su furgoneta reparándola. El vehículo ha perdido el freno y le ha arrollado pasándole por encima del tórax. Cuando llega la ambulancia, el paciente está estable hemodinámicamente, con dolor en el hemitórax derecho y una herida incisa malar derecha. A nivel prehospitalario, se dispone de los siguientes datos, según el acrónimo MIST (mecanismo de la lesión, lesiones identificadas, signos y síntomas y tratamientos aplicados hasta la llegada al hospital, por sus siglas en inglés) de rescate:

- **M**: atropello por vehículo propio.
- **I**: dolor en el hemitórax derecho. Herida incisa malar derecha.
- **S**: puntuación en la escala de coma de Glasgow (ECG) 15/15; frecuencia cardíaca (FC): 80 lpm; presión arterial (PA): 109/78 mmHg; Shock Index (SI): 0,7; frecuencia respiratoria (FR): 33 rpm.
- **T**: fentanilo, ondansetrón, 1.000 mL de cristaloides. Collarín cervical y tabla espinal.

El paciente es trasladado a un hospital de referencia en atención al traumatismo.

A. Titos García, J. M. Aranda Narváez y L. Romacho López

REVISIÓN PRIMARIA

Cuando llega el paciente al hospital, se procede a la revisión primaria, que consiste en la evaluación de la vía aérea (A), respiración (B), circulación (C), déficit neurológico (D) y exposición (E):

A: vía aérea permeable.

B: taquipnea. Ventilación asimétrica. Dolor a la palpación en la parrilla costal derecha con hematoma. Hipoventilación en hemitórax derecho.

C: ausencia de hemorragia externa visible. Hemodinámicamente estable. Buena perfusión periférica.

D: puntuación de la ECG de 15/15 puntos. Pupilas isocóricas normorreactivas. Sensibilidad conservada en las cuatro extremidades, sin déficit neurológico, ni a nivel medular.

E: el paciente es desvestido completamente y cubierto para evitar pérdidas de calor. Se moviliza en tabla con collarín rígido.

Se decide colocación de sondaje vesical con salida de orina hematúrica y monitorización electrocardiográfica. Se canaliza una segunda vía de gran calibre en el otro brazo para continuar infusión de cristaloides; se extrae analítica de sangre completa con gasometría y tóxicos en sangre y orina y pruebas cruzadas. Se solicitan radiografías de tórax anteroposterior y de pelvis portátiles.

En la analítica de sangre destaca hemoglobina (Hb) de 14,5 g/dL, hemostasia sin alteraciones, creatinina de 0,98 mg/dL con filtrado glomerular de 90 ml/min · 1,73 m², iones normales y etanol negativo. La gasometría venosa presenta un pH de 7,227 y presión parcial de dióxido de carbono (pCO$_2$) de 57,8 mmHg; el análisis de orina es negativo a tóxicos. La radiografía de tórax muestra múltiples fracturas costales derechas y la radiografía de pelvis es normal.

REVISIÓN SECUNDARIA

Varón de 42 años sin alergias medicamentosas ni antecedentes de interés. Sin lesiones externas en cabeza y cráneo. Presenta herida malar incisa derecha. Sin lesiones oculares, otorrea ni rinorrea. Boca sin hallazgos. Cuello con collarín cervical rígido. Sin desviación traqueal ni ingurgitación yugular. Tórax con hematoma costal derecho que se extiende a la zona dorsal muy doloroso. Abdomen y pelvis bien. Extremidades bien. Pulsos radial, femoral, poplíteo y pedio presentes sin alteraciones. Se explora la espalda con movilización en bloque sin hallazgos.

Dada la situación de estabilidad se decide el traslado a radiología para realizar una tomografía computarizada (TC) de cuerpo entero. Los hallazgos son (**Figs. 75-1** y **75-2**):

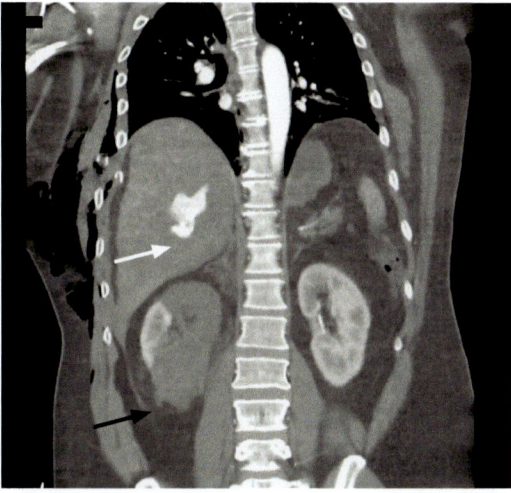

Figura 75-1. Pantomografía computarizada multifásica: corte coronal toracoabdominal. Flecha negra: riñón derecho hipoperfundido con hematoma retroperitoneal perirrenal en la zona II. Flecha blanca: fístula arteriovenosa hepática.

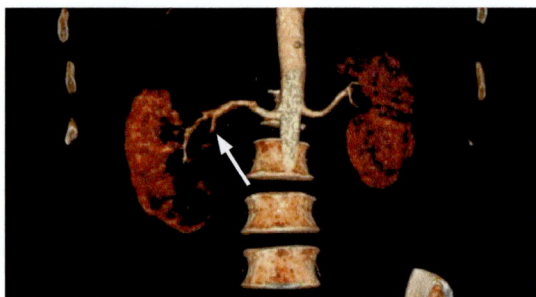

Figura 75-2. Pantomografía computarizada multifásica: reconstrucción vascular coronal. Flecha: arteria renal con rama posterior ocluída (lesión renal de grado IV de la American Association for the Surgery of Trauma [AAST]).

- Fractura del arco cigomático derecho.
- Fracturas costales derechas (de segunda a décima) con desplazamiento de estas.
- Pequeño neumotórax derecho.
- Pequeña laceración en el lóbulo superior derecho (LSD).
- Consolidación en el lóbulo inferior derecho (LID).
- Enfisema subcutáneo.
- Hígado con desvascularización de los segmentos VI y VII e imagen de extravasación de contraste en la teórica localización de la vena suprahepática derecha visible en fase arterial y portal (lesión hepática de grado V de la American Association for the Surgery of Trauma [AAST]).
- Pequeño hematoma perihepático.
- Riñón derecho con desvascularización del polo superior y la mitad posterior; se observa rama posterior ocluida (lesión renal de grado IV de la AAST) (v. **Figs. 75-1** y **75-2**).
- Pequeña cantidad de líquido libre en la cavidad abdominal.

Se interconsulta con cirugía y urología y se decide traslado a radiología intervencionista. El paciente está consciente, con saturación de oxígeno (SatO₂) del 100 % con Vmask al 50 %, PA de 115/85 mmHg, FC de 105 lpm, SI: 0,9, temperatura 36 ºC y FR de 22 rpm.

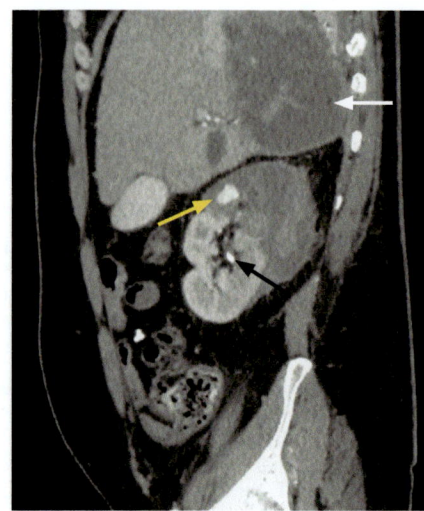

Figura 75-4. Pantomografía multifásica. Corte sagital toracoabdominal. Flecha amarilla: hematoma perirrenal zona II con imagen de pseudoaneurisma de 1,2 cm en polo superior renal. Flecha negra: material de embolización. Flecha blanca: devascularización segmentos VI y VII hepáticos.

EN RADIOLOGÍA INTERVENCIONISTA

Se realiza arteriografía mediante acceso femoral derecho con catéter de 6 F. Se cateteriza la arteria hepática y se identifica sangrado con fístula suprahepática que se emboliza con tapón vascular y Onyx® preservando la rama hepática posterior derecha. Se revisa el riñón derecho, donde se identifica lesión intimal en una rama de la división posterior que previamente estaba ocluida en TC con buen paso de contraste y sin sangrado activo (**Fig. 75-3**). En el polo superior del riñón se identifica un pequeño extravasado que se emboliza con Onyx®.

EVOLUCIÓN

El paciente pasa a la unidad de cuidados intensivos (UCI), donde llega con PA de 135/67; FC de 100 lpm; SpO₂ del 98% y FR de 21. Durante su ingreso en UCI se ha man-

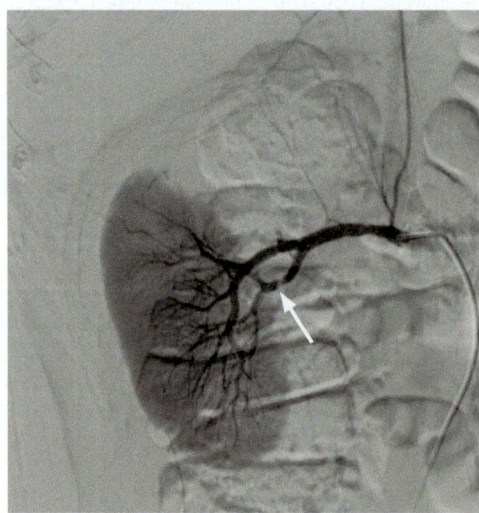

Figura 75-3. Arteriografía. Cateterización renal derecha. Flecha: lesión intimal en rama posterior renal con buen paso de contraste.

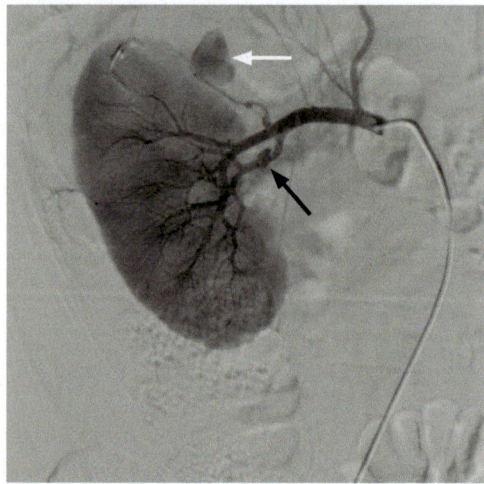

Figura 75-5. Arteriografía. Cateterización renal derecha. Flecha negra: rotura intimal de rama posterior de la arteria renal. Flecha blanca: pseudoaneurisma renal en el polo superior.

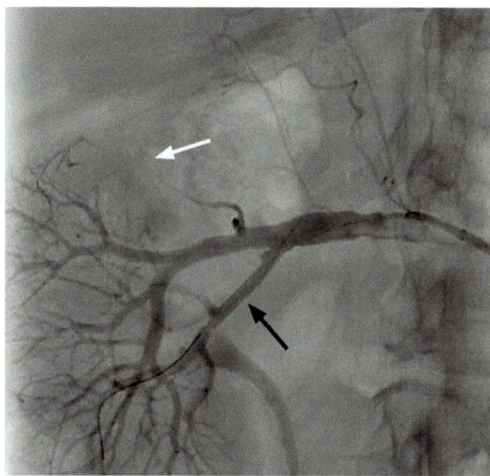

Figura 75-6. Arteriografía. Cateterización renal derecha. Flecha negra: lesión arteria renal tratada con colocación de *stent* de 3 × 20 mm. Flecha blanca: zona teórica de pseudoaneurisma tratado con onyx que no se visualiza en la imagen de control postratamiento.

tenido estable a nivel hemodinámico y bien perfundido, aunque con datos analíticos de anemización lenta, pero mantenida a pesar de transfusión de 2 concentrados de

hematíes. El cuarto día de ingreso comienza nuevamente con hematuria macroscópica, por lo que se decide solicitar TC abdominal de control: extensa zona de hipodensidad en el lóbulo hepático derecho (LHD) (predominantemente segmentos VI y VII) en relación con lesión isquémica. Hiporrealce del polo superior y región anterior del riñón derecho en relación con lesión isquémica con hematoma subcapsular en la región posterosuperior de mayor tamaño que en el previo; material de embolización, e imagen hiperdensa de 1,2 cm en el polo superior del riñón derecho, que no aumenta de tamaño en fase portal y que sugiere pseudoaneurisma (**Fig. 75-4**). Tras interconsultar con cirugía, se decide el manejo por radiología intervencionista. Se observa imagen de pseudoaneurisma en el polo superior que parece proceder de la bifurcación anterior del riñón que se emboliza con Onyx® e imagen de rotura intimal en la bifurcación posterior con oclusión que se trata con colocación de *stent* de 3 × 20 mm (**Figs. 75-5** y **75-6**).

El paciente vuelve a la UCI, donde permanece ingresado hasta el día 7, que es dado de alta a planta. Se mantiene asintomático, estable y afebril en todo momento, con Hb estables y recuperación de la función renal, por lo que es dado de alta a los 10 días de su ingreso.

 CLAVES DEL CASO

- El hematoma en la zona II retroperitoneal (también llamada lateral o perirrenal) es aquel que aparece en el área localizada entre el diafragma, las alas ilíacas, la fascia de Toldt lateralmente y los vasos renales medialmente, y puede ser consecuencia de lesiones en el duodeno, el colon ascendente o descendente, los riñones, las glándulas suprarrenales, los uréteres, las estructuras vasculares genitourinarias y los vasos musculares.

- El riñón es el órgano más frecuentemente afectado y se encuentra lesionado en el 10 % de los traumatismos abdominales cerrados. Además, el 80 % de las veces se asocia a otras lesiones de órganos.

- Solo el 2-5 % de lesiones renales por traumatismo cerrado requieren cirugía, pero es de suma importancia su correcto manejo, pues el traumatismo renal asocia una mortalidad de entre el 5 y el 11 %, y puede alcanzar el 20 % en caso de lesiones arteriales renales.

- La lesión renal debe sospecharse ante cualquier traumatismo cuyo mecanismo de producción sea una rápida desaceleración o un impacto directo en el flanco, dado que el riñón está fijado solamente por la pelvis renal y el pedículo vascular, por lo que es especialmente proclive a las lesiones vasculares. Las fracturas de costillas inferiores y vértebras torácicas o lumbares también deben hacer sospechar una lesión renal asociada.

- La hematuria es el marcador principal del traumatismo renal y está presente en el 95 % de los casos. Sin embargo, es importante saber que la hematuria puede ser microscópica en el 30 %, puede estar presente sin lesión renal, no predice el grado de lesión y la ausencia de hematuria no excluye una lesión compleja renal.

- La TC multifase con fase excretora es la prueba de elección en el traumatismo renal en paciente estable. La ecografía abdominal enfocada para el traumatismo extendida (e-FAST) puede ser de utilidad en la detección de líquido

libre en un paciente inestable, pero tiene una baja sensibilidad y especificidad para detectar un traumatismo renal. Esto es especialmente importante en el traumatismo renal, dado que la mayoría de lesiones pueden tratarse de forma conservadora con o sin la participación de radiología intervencionista si se ha identificado previamente la lesión por TC. Por otro lado, la TC informa de la funcionalidad de ambos riñones antes de tomar una decisión definitiva. Cuando la condición hemodinámica del paciente no permita el estudio de imagen adecuado y se sospeche una lesión renal en la zona II que hay que explorar, se debe valorar antes de abrir el hematoma el riñón contralateral y su funcionalidad mediante urografía i.v. en mesa de quirófano (2 mL/kg de contraste y a los 10 minutos radiografía de abdomen) por si fuese necesaria una nefrectomía (el porcentaje de falsos negativos es del 37-75 %).

- Todos los pacientes con traumatismo renal deben ser reanimados de acuerdo con los principios del Advanced Trauma Life Support (ATLS) independientemente del grado de lesión. El tratamiento definitivo de la lesión renal depende fundamentalmente del estado hemodinámico del paciente y sabiendo que el tiempo de isquemia renal límite es de 5-6 horas.

- La mayoría de las lesiones se tratan de forma conservadora o con terapéutica intervencionista intravascular, y es rara la necesidad de nefrectomía.

- El manejo no operatorio (MNO) es de elección en todo paciente estable o respondedor tras la reanimación inicial, siempre que el hematoma de la zona II no sea pulsátil, expansivo o esté abierto a cavidad. Tiene un porcentaje de éxito que supera el 90 % para los grados del I al IV y hasta el 35 % en el grado V de la AAST y supone un porcentaje mayor de preservación renal, una disminución de la estancia hospitalaria y comparables resultados de complicaciones respecto a la cirugía.

(Continúa)

CLAVES DEL CASO *(Cont.)*

- Las lesiones del sistema colector no son indicativas de cirugía y se pueden tratar con nefrostomías y drenajes percutáneos de los urinomas secundarios (porcentaje de éxito del 90 %).
- La angioembolización o revascularización percutánea con *stents* está indicada en pacientes estables con lesión, disección u oclusión de la arteria renal principal y sus ramas y en caso de sangrado activo o lesiones vasculares tardías, con un porcentaje de éxito superior al 94 %.
- La TC permite identificar a los pacientes con alto riesgo de fracaso del MNO como son la presencia de sangrado activo *(blush)*, hematoma perirrenal >3,5 cm, laceración medial con extravasación urinaria importante y la falta de contraste en el uréter, lo que sugiere una lesión completa de la unión ureteropélvica. La asociación de lesiones moderadas o graves y al menos dos de estos criterios conducen a un porcentaje de fracaso del MNO.
- El seguimiento del paciente tratado con MNO debe incluir examen físico, análisis de orina, mediciones seriadas de la PA, determinación sérica de la función renal y una investigación radiológica individualizada. En lesiones graves de grado IV-V se sugiere realizar un control de TC dentro de las primeras 48 horas tras el traumatismo. En el resto de lesiones debe reservarse para aquellos casos con cambios clínicos significativos o aparición de complicaciones.

BIBLIOGRAFÍA

Boffard KD (ed.). Manual of definitive surgical trauma care. 5ª ed. Zúrich: International Association for Trauma and Intensive Care; 2019; p. 184-94.

Chow SJ, Thompson KJ, Hartman JF, Wright ML. A 10-year review of blunt renal artery injuries at an urban level I trauma centre. Injury. 2009;40(8):844-50.

Coccolini F, Moore EE, Kluger Y, Biffl W, Leppaniemi A, Matsumura Y, et al. Kidney and uro-trauma: WSES-AAST guidelines. World J Emerg Surg. 2019;14:54.

Dayal M, Gamanagatti S, Kumar A. Imaging in renal trauma. World J Radiol. 2013;5(8):275-84.

Hardee MJ, Lowrance W, Stevens MH, Nirula R, Brant WO, Morris SE, et al. Process improvement in trauma: compliance with recommended imaging evaluation in the diagnosis of high-grade renal injuries. J Trauma Acute Care Surg. 2013;74(2):558-62.

Kozar RA, Crandall M, Shanmuganathan K, Zarzaur BL, Coburn M, Cribari C, et al. Organ injury scaling 2018 update: spleen, liver, and kidney. J Trauma Acute Care Surg. 2018;85(6):1119-22.

Manzini N, Madiba TE. The management of retroperitoneal haematoma discovered at laparotomy for trauma. Injury. 2014;45(9):1378-83.

McPhee M, Arumainayagam N, Clark M, Burfitt N, DasGupta R. Renal injury management in an urban trauma centre and implications for urological training. Ann R Coll Surg Engl. 2015;97(3):194-7.

Petrone P, Magadán Álvarez C, Joseph D, Cartagena L, Ali F, Brathwaite CEM. Approach and management of traumatic retroperitoneal injuries. Cir Esp (Engl Ed). 2018;96(5):250-9.

Serafetinides E, Kitrey ND, Djakovic N, Kuehhas FE, Lumen N, Sharma DM, et al. Review of the current management of upper urinary tract injuries by the EAU Trauma Guidelines Panel. Eur Urol. 2015;67(5):930-6.

Shewakramani S, Reed KC. Genitourinary trauma. Emerg Med Clin North Am. 2011;29(3):501-18.

CASO

76

PRESENTACIÓN DEL CASO

Se recibe preaviso hospitalario sobre un varón de 25 años que ha sufrido una herida por arma blanca (HAB) en el flanco posterior derecho. Los sanitarios informan de que está hemodinámicamente estable, con una presión arterial (PA) de 110/80 mmHg, una frecuencia cardíaca (FC) de 80 lpm (Shock Index [SI] de 0,7) y una frecuencia respiratoria (FR) de 22 rpm. Se aprecia un mínimo sangrado a través de la herida. Colocan dos vías i.v. e inician perfusión de lactato de Ringer durante el traslado al centro hospitalario.

F. J. Turégano Fuentes, R. C. Colombari Monteiro y M. Cuende Díez

REVISIÓN PRIMARIA

Durante la revisión primaria en el servicio de urgencias la vía aérea está permeable, tiene una FR de 20 rpm, una saturación de oxígeno (SatO$_2$) del 99 % y un murmullo vesicular conservado a la auscultación. Las primeras constantes son: PA de 120/88 mmHg, FC de 78 lpm, puntuación en la escala de coma de Glasgow (CEG) de 15/15 y las pupilas isocorias normorreactivas.

REVISIÓN SECUNDARIA

Durante la revisión secundaria no se aprecia nada anormal en el tórax; el abdomen está blando y depresible, con dolor en el flanco derecho, donde se aprecia una HAB en la fosa lumbar alta (**Fig. 76-1**) con un discreto sangrado que cede con compresión. La orina es clara.

La primera analítica en el servicio de urgencias revela los siguientes datos: hemoglobina de 14,5 g/dL, hematocrito del 42,5 % y etanol de 100 mg/dL; la bioquímica es normal. La radiografía de tórax portátil es normal (**Figs. 76-2**).

Debido a la estabilidad hemodinámica del paciente, se decide realizar angiotomografía computarizada (angio-TC) (**Figs. 76-3**).

El radiólogo informa de marcado sangrado activo por laceración del tercio medio posterior del riñón derecho, con voluminoso hematoma retroperitoneal de > 20 cm de eje craneocaudal (grado de la American Association for the Surgery of Trauma [AAST] de III-IV, puntuación en la Escala Abreviada de Lesiones [AIS] de 3). Hay sangrado de la arteria polar superior renal.

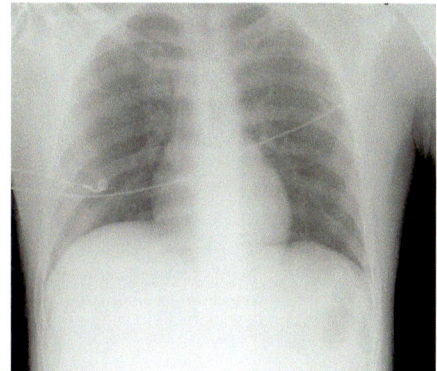

Figura 76-2. Radiografía de tórax portátil normal.

No se aprecian datos de traumatismo de vía urinaria en el estudio tardío, aunque no se observa el uréter medio-distal por el probable efecto compresivo del hematoma.

SALA DE RADIOLOGÍA VASCULAR INTERVENCIONISTA

El paciente tiene una Injury Severity Score (ISS) de 9. Se toma la decisión de realizar angiografía selectiva y supraselectiva del

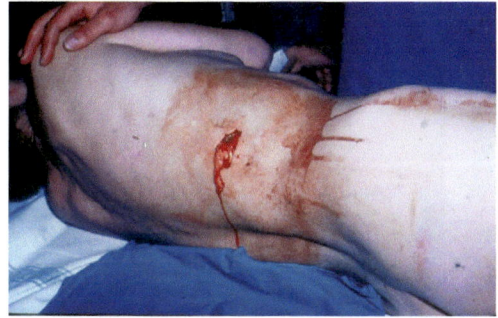

Figura 76-1. Herida por arma blanca dorsolumbar derecha.

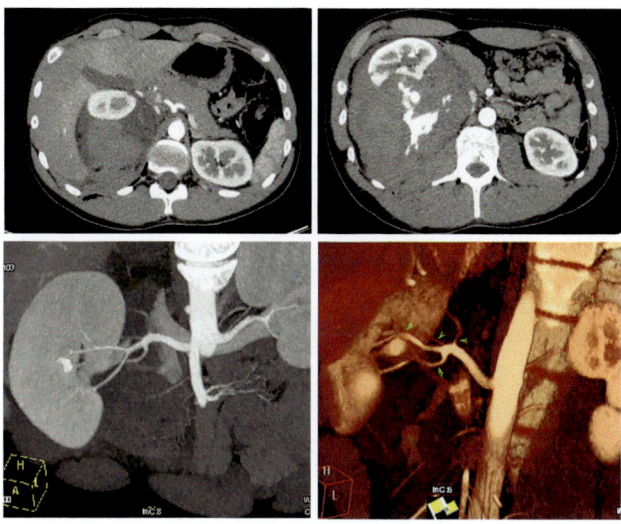

Figura 76-3. Se realiza angiotomografía computarizada.

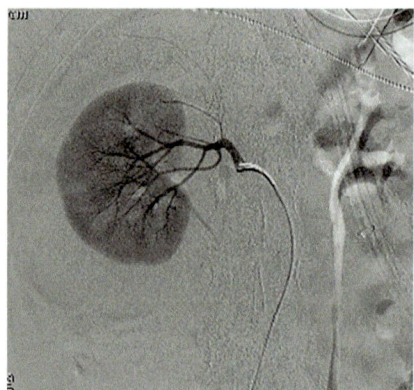

Figura 76-4. Angiografía renal selectiva sin fuga de contraste.

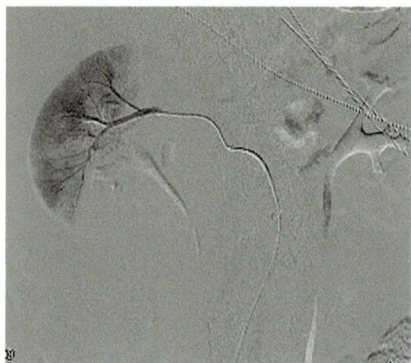

Figura 76-5. Angiografía renal selectiva sin fuga de contraste.

riñón derecho, sin apreciar fuga de contraste a ningún nivel (**Figs. 76-4** y **76-5**).

El paciente muestra en todo momento estabilidad hemodinámica durante la realización de la angiografía. Debido a ello, se decide su ingreso en la unidad de reanimación para vigilancia activa.

EVOLUCIÓN

Su evolución en las primeras 24 horas es hacia una taquicardia progresiva, de hasta 145 lpm, e hipotensión de 90/50 mmHg (SI de 1,6). Desarrolla, asimismo, una oliguria progresiva, y mantienen la orina clara. La analítica durante estas horas es de clara anemización progresiva, con una hemoglobina de 7,3 g/dL, y un hematocrito del 22 % que obliga a la transfusión de 2 unidades de concentrado de hematíes, con lo que la cifra de hemoglobina sube solo hasta 7,8 g.

Se toma la decisión de repetir la angio-TC (**Fig. 76-6**).

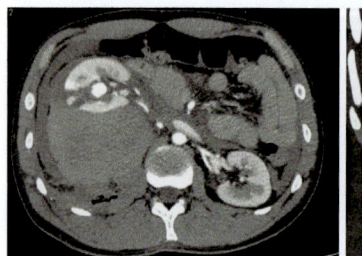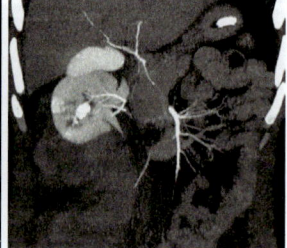

Figura 76-6. Repetición de angio-TC.

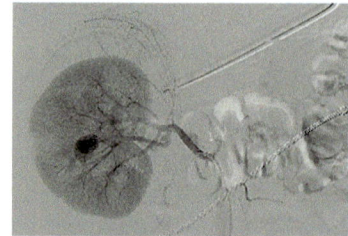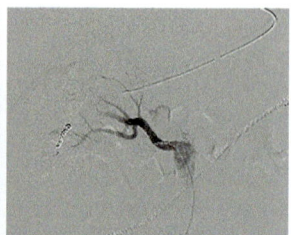

Figura 76-7. Imágenes en las que se aprecia el sangrado.

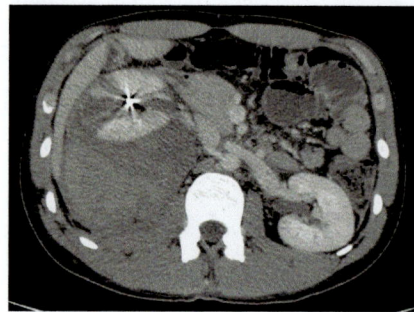

Figura 76-8. Material de embolización en el seno renal derecho y áreas de infarto renal.

El radiólogo informa de sangrado activo de probable origen en pseudoaneurisma de 17 mm, parcialmente contenido en seno renal derecho; voluminoso hematoma retroperitoneal ipsilateral sin grandes cambios con relación al previo, y abundante cantidad de líquido intraperitoneal perihepático, periesplénico, entre asas y en pelvis que sugiere hemoperitoneo de reciente aparición.

El paciente permanece estable en esos momentos, aunque se sigue anemizando, por lo que se toma la decisión de una nueva angiografía y probable angioembolización (**Fig. 76-7**).

La angiografía muestra sangrado, por lo que se procede a su embolización con *coils*. Tras la angioembolización cesa la anemización, y no se requieren nuevas transfusiones.

Una nueva TC de control realizada a la semana muestra material de embolización en el seno renal derecho y áreas de infarto renal. Se aprecia una discreta disminución del hematoma perirrenal, sin datos que sugieran resangrado (**Fig. 76-8**).

EVOLUCIÓN

El paciente es dado de alta a los pocos días en buena situación clínica. Durante el seguimiento en consulta externa se realiza una TC de control a los siete meses (**Fig. 76-9**). En ella se observan pequeñas zonas de infarto cortical renal, material de embolización y práctica desaparición del hematoma retroperitoneal perirrenal.

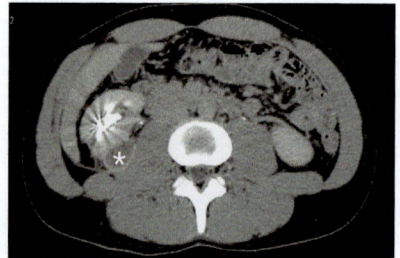

Figura 76-9. Pequeño hematoma retrorrenal residual (asterisco).

CLAVES DEL CASO

- Una angiografía negativa tras una TC en la que se ha apreciado extravasación de contraste puede deberse a sangrado venoso, fuga no vascular, fragmentos de parénquima, hemostasia espontánea o vasoconstricción temporal. En traumatismos cerrados se ha descrito que esto ocurre con más frecuencia en los riñones, dentro de las lesiones viscerales abdominales. En traumatismo penetrante renal se tienen menos datos.
- El manejo no operatorio debe ser el tratamiento de elección en pacientes estables o estabilizados con lesiones leves (AAST I-II), moderadas (AAST III) y graves (AAST IV-V).

- En caso de no disponer de radiología intervencionista, el paciente debería haber sido intervenido por laparotomía para realizar hemostasia. Aquí el riesgo de nefrectomía es grande, y esta solo se debe realizar tras haber comprobado previamente una función normal del riñón contralateral por palpación e inyección de azul de metileno i.v., teniendo pinzada la vía excretora del riñón lesionado. Una vez drenado el hematoma se habría podido intentar nefrectomía parcial si el paciente está estable y se comprueba que es un sangrado polar con una mayoría de parénquima renal conservado.
- Este paciente tenía una probabilidad de supervivencia según la Trauma Injury Severity Score (TRISS) del 98 %.

BIBLIOGRAFÍA

Boffard KD (ed.). Manual of definitive surgical trauma care, 5ª ed. CRC Press; 2019.

Coccolini F, Moore EE, Kluger Y, Biffl W, Leppaniemi A, Matsumura Y, et al. Kidney and uro-trauma: WSES-AAST guidelines. World J Emerg Surg. 2019;14:54.

Yuan KC, Wong YC, Lin BC, Kang SC, Liu EH, Hsu YP. Negative catheter angiography after vascular contrast extravasations on computed tomography in blunt torso trauma: an experience review of a clinical dilemma. Scand J Trauma Resusc Emerg Med. 2012;20:46.

CASO 77

PRESENTACIÓN DEL CASO

Se recibe preaviso hospitalario del servicio de emergencias médica (SEM) informando sobre el traslado inminente de un paciente de 30 años de edad que ha sufrido una colisión de vehículo a motor-CMV. Era el conductor y llevaba puesto el cinturón de seguridad. Se ha salido de la vía y ha caído por un terraplén unos 12 metros, saliendo del vehículo por su propio pie. El paciente está consciente y orientado, con una puntuación en la escala de coma de Glasgow (ECG) de 15/15, una respiración normal, y tiene unas cifras de presión arterial (PA) de 125/82 mmHg, con una frecuencia cardíaca (FC) de 80 lpm. Se ha instaurado una vía i.v. para la administración lenta de fluidos y analgesia, y se ha aplicado un collarín cervical.

F. J. Turégano Fuentes, R. C. Colombari Monteiro y M. Cuende Díez

REVISIÓN PRIMARIA

A su llegada al servicio de urgencias se le realiza la revisión primaria, que consiste en la evaluación de la vía aérea (A), respiración (B), circulación (C) y déficit neurológico (D). Los hallazgos son los siguientes:

A: vía aérea permeable.
B: eupneico, con hipoventilación en ambas bases pulmonares y una saturación de oxígeno (SatO$_2$) del 98 %. La frecuencia respiratoria (FR) es de 22 rpm.
C: PA de 124/80 mmHg, FC de 107 lpm y Shock Index (SI) de 0,8.
D: consciente y orientado, ECG de 15/15, pupilas isocóricas normorreactivas (ICNR).

REVISIÓN SECUNDARIA

Durante la revisión secundaria se aprecia un signo del cinturón a nivel cervical (**Fig. 77-1**), el tórax aparece normal, y el abdomen es globuloso, con gran panículo adiposo, blando, depresible y doloroso de manera difusa, pero sin signos de irritación peritoneal. Presenta en la zona infraumbilical un signo del cinturón muy llamativo, con lo que parece necrosis de una franja de la pared abdominal, pero manteniendo la

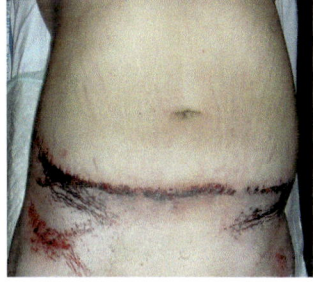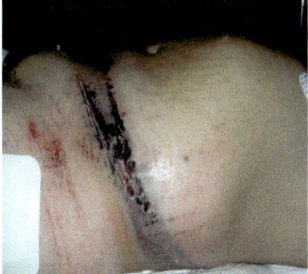

Figura 77-2. Signo del cinturón abdominal muy marcado, con zonas que impresionan de necrosis de la pared, pero manteniendo la solución de continuidad (predictivo de lesiones intraabdominales).

solución de continuidad (**Fig. 77-2**). El resto de la exploración es normal, así como la analítica de urgencia.

Debido a la estabilidad hemodinámica del paciente es llevado a realizarle una tomografía computarizada (TC) (**Fig. 77-3**).

El informe de la TC revela una rotura transversal de toda la musculatura abdominal que afecta a ambos rectos anteriores, y a la musculatura lateral derecha e izquierda. En el lado izquierdo llega hasta el cuadrado lumbar (vísceras contenidas solo por la piel). Hay herniación del paquete intestinal hacia el lado izquierdo y engrosamiento inespecífico del colon descendente y transverso; escasa cantidad de líquido libre. No se observan lesiones en otros órganos.

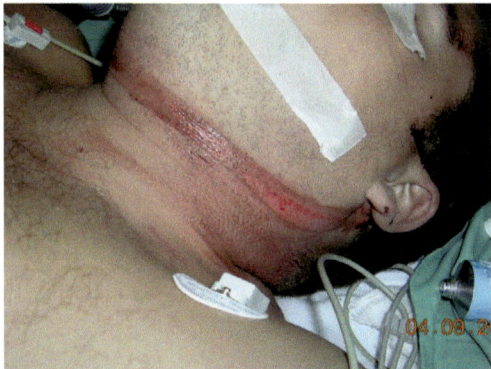

Figura 77-1. Signo del cinturón en el cuello, con el paciente bajo anestesia general (a descartar siempre lesión contusa de las carótidas antes de la eventual cirugía, fundamentalmente).

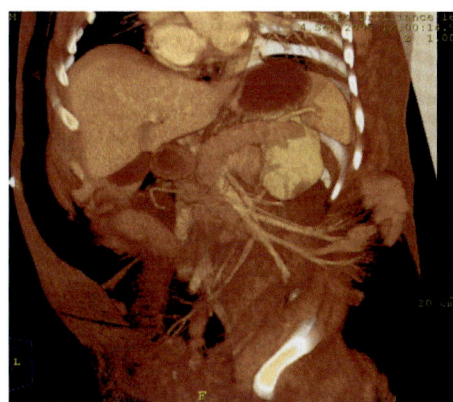

Figura 77-3. Plano coronal oblicuo donde se aprecia la hernia traumática de pared en vacío izquierdo.

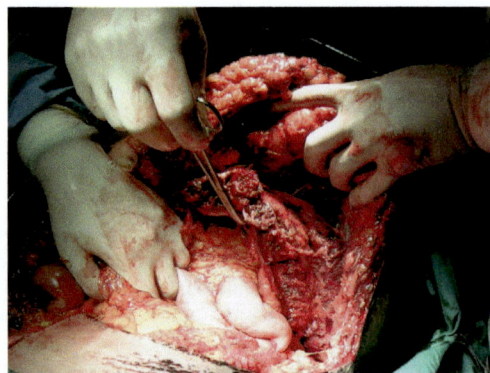

Figura 77-4. Se aprecia la sección completa de toda la musculatura de la pared abdominal (la pinza levanta la parte craneal de la musculatura. Obsérvese el gran panículo adiposo del paciente).

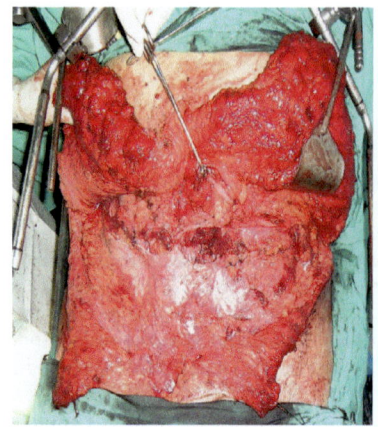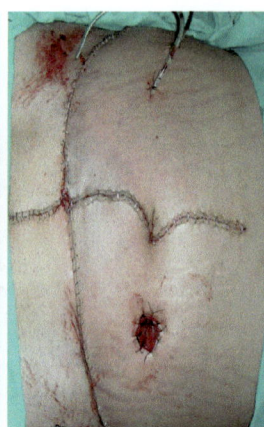

Figura 77-5. Reconstrucción de la pared abdominal.

EN EL QUIRÓFANO

Ante estos hallazgos y la clínica abdominal, se decide llevar al paciente al quirófano (**Figs.** 77-4 y 77-5). Se realiza una laparotomía media al plantearse dudas de un abordaje completo a toda la cavidad abdominal en una laparotomía transversa siguiendo la línea de contusión-necrosis cutánea transversal.

Se aprecia una lesión por desaceleración de parte del colon descendente y sigma con avulsión del meso y la capa muscular externa, y deserosamiento de la cuarta porción duodenal (Escala Abreviada de Lesiones [AIS] abdominales de 3, Injury Severity Score [ISS] de 9 y New Injury Severity Score [NISS] de 18).

La avulsión del meso del colon obliga a una resección segmentaria. El cirujano decide la no reconstrucción del tránsito en ese momento y la realización de colostomía terminal temporal. Se practica una reconstrucción primaria de la pared abdominal seccionada, con resección de la zona de contusión-necrosis cutánea (v. **Fig.** 77-5).

EVOLUCIÓN

El paciente tiene un curso posoperatorio favorable y no presenta complicaciones posoperatorias.

 CLAVES DEL CASO

- El signo del cinturón abdominal conlleva una alta probabilidad de lesión visceral (20 %).
- Cuando aparece el signo del cinturón cervical hay que descartar siempre traumatismo de carótida mediante la auscultación, ecografía Doppler y angio-TC.
- Las hernias traumáticas de pared abdominal son muy infrecuentes (< 1 % de ingresos por traumatismo cerrado), suelen ser lumbares, y un 90 % tienen lesiones asociadas. En la serie publicada más amplia había lesiones intestinales asociadas en más del 30 % de los casos.
- Permanece la controversia sobre si deben ser reparadas de manera aguda o tardía, cuando se han descartado lesiones que obliguen a una cirugía urgente.

BIBLIOGRAFÍA

Harrell KN, Grimes AD, Albrecht RM, Reynolds JK, Ueland WR, Sciarretta JD et al. Management of blunt traumatic abdominal wall hernias: a Western Trauma Association multicenter study. J Trauma Acute Care Surg. 2021; 91(5):834-40.

Honaker D, Green J. Blunt traumatic abdominal wall hernias: associated injuries, optimal timing and method of repair. J Trauma Acute Care Surg 2014;77(5):701-4.

Karhof S, Boot R, Simmermacher RKJ, Van Wessem KJP, Leenen LPH, Hietbrink F. Timing of repair and mesh use in traumatic abdominal wall defects: a systematic review and meta-analysis of current literature. World J Emerg Surg. 2019;14:59.

CASO 78

PRESENTACIÓN DEL CASO

Avisan al servicio de emergencias por atropello en la vía pública de una mujer de 29 años y gestante de 40 semanas. A su llegada la paciente está en decúbito lateral con traumatismo facial, abdomen muy doloroso y líquido claro abundante en el asfalto.

Al llegar los servicios de emergencias médicas (SEM) y realizar la valoración inicial, encuentran a la paciente con vía aérea permeable, eupneica y hemodinámicamente inestable. Su presión arterial (PA) es de 88/56 mmHg, la frecuencia cardíaca (FC) de 99 lpm, el Shock Index (SI) es de 1,1 y el relleno capilar es menor de 2 segundos. Su puntuación en la escala de coma de Glasgow (ECG) es de 15/15. Tiene dolor abdominopélvico intenso. Se le coloca collarín, se canalizan dos vías periféricas, se infunden 200 mL de suero fisiológico y se traslada al hospital en tabla espinal.

C. Sánchez Pérez, D. M. Crego Vita, F. Chana Rodríguez y A. Benjumea Carrasco

REVISIÓN PRIMARIA

A su llegada al hospital se realiza revisión primaria, que consiste en la evaluación de la vía aérea (A), respiración (B), circulación (C) y déficit neurológico (D):

A: eupneica.

B: tórax estable, murmullo vesicular conservado (MVC) con saturación de oxígeno (SatO$_2$) del 100%.

C: FC de 93 lpm, PA de 96/55 mmHg, SI de 0,9. No hay puntos de sangrado externo y la pelvis es inestable a las maniobras de distracción. Se le realiza ecografía abdominal enfocada para el traumatismo extendida (e-FAST) y se objetiva escaso líquido en ambas gotieras y ausencia de latido fetal.

D: ECG 15/15.

En los anexos a la revisión primaria destaca: se inclina la tabla espinal para mantener a la paciente en 45 grados de decúbito lateral izquierdo. Se realiza radiografía de pelvis que confirma fractura tipo Tile B3 y se saca muestra para analítica y pruebas cruzadas.

REVISIÓN SECUNDARIA

Se decide traslado de la paciente a la sala de radiología, dado que responde a la reposición de volumen. En la tomografía computarizada (TC) se visualiza una fractura de la pared medial de órbita izquierda, líquido perihepático y periesplénico sin observarse laceraciones de vísceras sólidas. Hay ausencia de neumoperitoneo. La vejiga tiene contenido hemático en la pelvis y pararrenal anterior. Se detecta un hematoma paravesical izquierdo con signos de sangrado activo venoso y arterial, pelvis con fractura de sínfisis púbica derecha y ramas iliopubianas bilaterales, diástasis sacroilíaca izquierda con fractura del ala sacra izquierda, fractura de isquion derecho y de la meseta tibial y de la cabeza del peroné derechos (**Fig. 78-1**).

En la sala de radiología la paciente comienza a presentar hipotensión mantenida que no responde a volumen y precisa

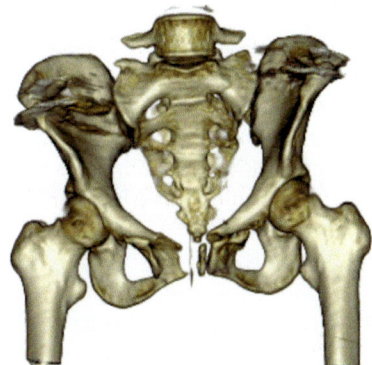

Figura 78-1. Imagen renderizada de la fractura de pelvis. Se observa una fractura Tile B3 con una fractura Denis II de sacro izquierdo y abertura de ambas articulaciones sacroilíacas que confieren una inestabilidad rotacional de la pelvis. En la parte anterior se ve una diástasis de la sínfisis púbica y fractura de ambas ramas iliopúbicas.

iniciar soporte con inotrópicos. Se decide activación de protocolo de transfusión masiva y traslado a quirófano de urgencia.

EN EL QUIRÓFANO

En el quirófano se procede con laparotomía media suprainfraumbilical. En ella, se evidencia ausencia de hemoperitoneo, hematoma preperitoneal en la zona III en relación con fractura pélvica, orina en la cavidad secundaria a lesión completa de cúpula vesical que se repara con sutura reabsorbible biplano y útero congestivo sin lesiones.

Se cierra la pared abdominal y se realiza *packing* pélvico preperitoneal. Los ginecólogos realizan la expulsión del feto muerto asistido mediante ventosa y los traumatólogos colocan fijador externo ilíaco. Durante el procedimiento, se administran 1.500 mL de cristaloides, 500 mL de coloides, 10 concentrados de hematíes, 3 unidades de plasma fresco congelado y 3 *pools* de plaquetas, 3 g de fibrinógeno, 2 viales de complejo protrombínico, 3 g de CaCl$_2$, 2 g de ácido tranexámico y 10 mg de vitamina K.

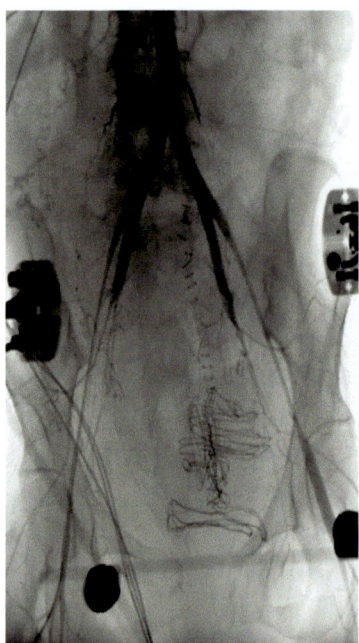

Figura 78-2. Imagen de angiografía con la situación del fijador externo y el contraste de las compresas del *packing* preperitoneal.

Pese a estos esfuerzos de reanimación, la paciente sigue inestable, por lo que se decide realizar una angiografía. Se observa sangrado de la arteria pudenda derecha. Los radiólogos intervencionistas embolizan ambas hipogástricas (**Fig. 78-2**).

EVOLUCIÓN POSTOPERATORIA

La paciente ingresa en la unidad de cuidados intensivos normocoloreada, normohidratada, normoperfundida y sedoanalgesiada con edema palpebral izquierdo. Su FC es de 100 lpm y la PA es de 130/70 mmHg. Está intubada saturando al 100 % con fracción inspirada de oxígeno (FiO$_2$) de 0,5 y murmullo vesicular conservado. En el abdomen, laparotomía, sin sangrado activo y con fijador externo pélvico. Los pulsos en las extremidades son simétricos bilaterales. Tiene lesión de rodilla izquierda con esguince del ligamento colateral medial, lesión de rodilla derecha con fractura de meseta tibial y lesión del nervio ciático poplíteo externo. En el periné se encuentra escaso sangrado vaginal y se mantiene afebril.

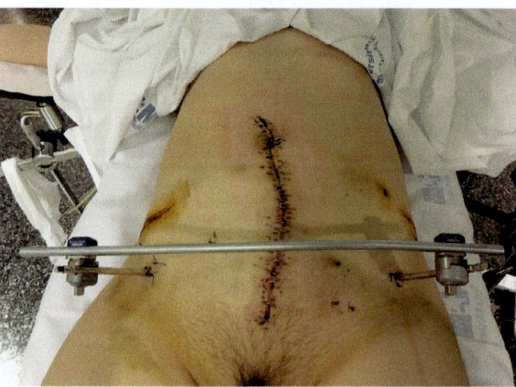

Figura 78-3. Paciente con fijador externo ya modificado con pines supraacetabulares y herida de laparotomía media.

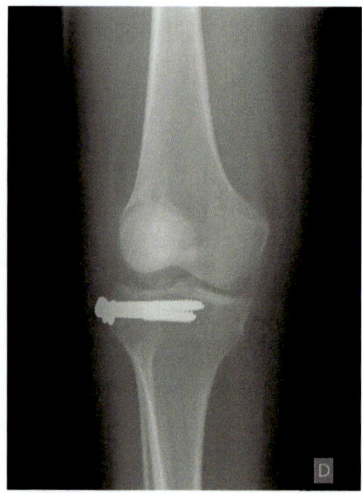

Figura 78-4. Radiografía simple anteroposterior de rodilla con tornillo de osteosíntesis.

A las 24 horas se retira el *packing* preperitoneal y se cierra por completo la laparotomía (**Fig. 78-3**). Tras tres días se retira el soporte vasoactivo y a los seis días es dada de alta del servicio de reanimación para el tratamiento definitivo de lesiones del aparato locomotor: osteosíntesis tibial (**Fig. 78-4**) y pélvica (**Figs. 78-5** y **78-6**).

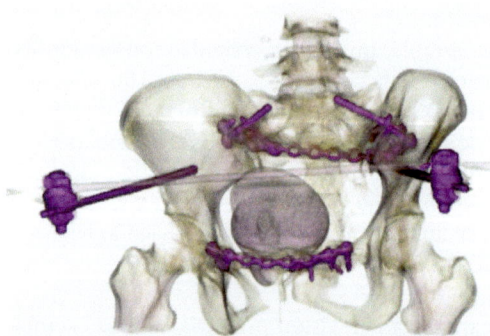

Figura 78-5. Renderizado de TC posquirúrgica en la que se observan: tornillos sacroilíacos posteriores, tornillos interfragmentarios ilíacos y placa ilioilíaca para tratar la inestabilidad posterior, placa anterior para cierre de sínfisis. Se mantiene el fijador externo como ayuda a la síntesis anterior. Se observa la vejiga llena con contraste.

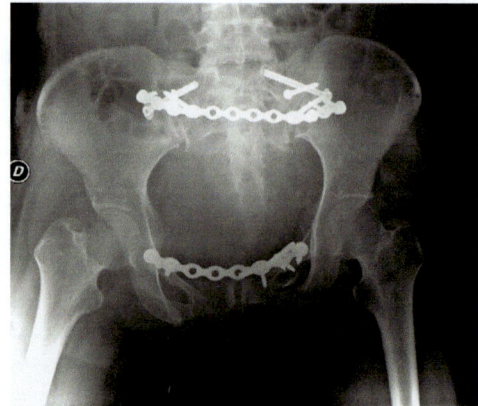

Figura 78-6. Radiografía anteroposterior de pelvis, control tras retirada de fijador y autorización de la carga.

CLAVES DEL CASO

- En el tercer trimestre el útero presenta unas paredes muy finas, existe poco líquido amniótico y el feto está muy expuesto al traumatismo. Son frecuentes las lesiones craneales fetales y la hemorragia retroperitoneal materna en caso de fractura de pelvis.
- Debido a cambios en la fisiología materna, se corre el riesgo de retrasar el diagnóstico de *shock* hipovolémico. Las medidas de reanimación deben instaurarse desde el inicio, prevaleciendo la prioridad de salvar la vida a la madre sobre la del feto. Garantizar el bienestar materno aumenta las posibilidades de supervivencia fetales.
- La existencia de una fractura de pelvis inestable en un paciente hemodinámicamente inestable lleva a pensar la necesidad de realizar un *packing* y una fijación externa de esta.
- La fijación externa en la cresta ilíaca no es la más estable, pero sí la más fácil de poner por personal no habituado a este tipo de lesión. El objetivo es cerrar la pelvis para que el *packing* ejerza la compresión adecuada sobre el sistema venoso.
- La angiografía y la embolización son el tratamiento de referencia para el sangrado arterial. Este sangrado está presente en el 15 % de fracturas de pelvis con patrones inestables. Sin embargo, no está exento de complicaciones y los porcentajes de mortalidad en pacientes que presentan sangrado arterial ascienden hasta el 50 % según las series. Si hay acceso, es la primera opción para el diagnóstico y el tratamiento de la lesión arterial.

BIBLIOGRAFÍA

Amorosa LF, Amorosa JH, Wellman DS, Lorich DG, Helfet DL. Management of pelvic injuries in pregnancy. Orthop Clin North Am. 2013;44(3):301-15, viii.

Lo BM, Downs EJ, Dooley JC. Open-book pelvic fracture in late pregnancy. Pediatr Emerg Care. 2009;25(9):586-7.

Schwartsmann CR, Macedo CAS, Galia CR, Miranda RH, Spinelli LF, Ferreira MT. Update on open reduction and internal fixation of unstable pelvic fractures during pregnancy: case reports. Rev Bras Ortop. 2017;53(1):118-24.

Tejwani N, Klifto K, Looze C, Klifto CS. Treatment of pregnant patients with orthopaedic trauma. J Am Acad Orthop Surg. 2017;25(5): e90-101.

The Committee on Trauma. ATLS® Advanced Trauma Life Support®. Student Course Manual, 10th ed. American College of Surgeons; 2018.

Vaidya R, Waldron J, Scott A, Nasr K. Angiography and embolization in the management of bleeding pelvic fractures. J Am Acad Orthop Surg. 2018;26(4):e68-76.

Wijffels DJ, Verbeek DO, Ponsen KJ, Carel Goslings J, Van Delden OM. Imaging and endovascular treatment of bleeding pelvic fractures: review article. Cardiovasc Intervent Radiol. 2019;42(1):10-8.

CASO
79

PRESENTACIÓN DEL CASO

Una mujer de 29 años embarazada recibe una herida punzante en el abdomen durante una discusión con su novio. La paciente es transportada al hospital por sus vecinos en un vehículo privado.

B. I. Monzón Torres

REVISIÓN PRIMARIA

Se le realiza la revisión primaria, que consiste en la evaluación de la vía aérea (A), respiración (B), circulación (C), déficit neurológico (D) y exposición (E):

A: normal.
B: normal.
C: frecuencia cardíaca (FC): 100 lpm; presión arterial (PA): 189/65 mmHg; Shock Index (SI): 0,5; frecuencia respiratoria (FR): 30 rpm; saturación de oxígeno (SatO$_2$): 89 %.
D: puntuación en la escala de coma de Glasgow (ECG) 15/15; pupilas normales.
E: herida por arma blanca en el flanco derecho, evisceración del asa colónica en la herida, hemorragia mínima. Altura uterina compatible con embarazo de 28 o 29 semanas (**Fig. 79-1**).

Además, se tienen los siguientes resultados:

- Radiografía de tórax: normal.
- Ecografía abdominal enfocada para el traumatismo extendida (e-FAST): líquido libre en el abdomen, útero grávido, latido cardíaco fetal presente.
- Sonda vesical: sin hematuria.
- Gasometría arterial: pH 7,32; presión parcial arterial de oxígeno (P$_a$O$_2$) 98 mmHg (13,06 KPa); presión parcial arterial de CO$_2$ (P$_a$CO$_2$): 34 mmHg (4,53 KPa); lactato: 3 mmol/L; exceso de bases (EB): −3,2 mEq/L, y hemoglobina (Hb): 16 g/dL.

REVISIÓN SECUNDARIA

En la revisión secundaria. Los hallazgos son:

- Cabeza, cuello y tórax normales.
- Abdomen: útero grávido, herida en el flanco y evisceración del asa colónica ya descritas, dolor a la palpación superficial y profunda en el abdomen, reacción peritoneal mínima.

La revisión obstétrica detecta pequeñas contracciones aisladas, latido cardíaco y movimientos fetales normales; en el tocograma el pulso fetal es de 156 lpm, sin desaceleraciones. Concluye bienestar fetal normal.

Se planifica ingreso y preparación de quirófano para laparotomía (por evisceración de órgano).

EN EL QUIRÓFANO

En el quirófano se realiza laparotomía conjunta con obstetricia. Los datos son:

- Hemoperitoneo de 600 mL, hemorragia venosa activa proveniente de herida en el fondo del útero (**Fig. 79-2**), sin

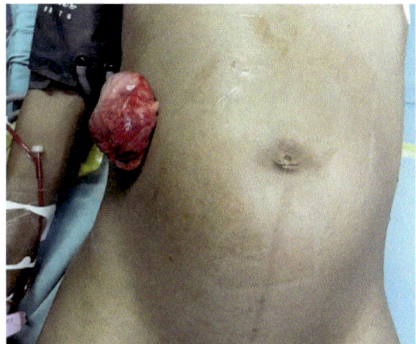

Figura 79-1. Localización de la herida abdominal y evisceración colónica.

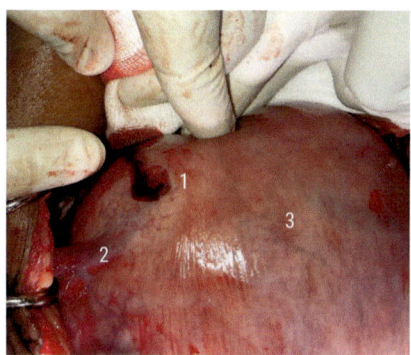

Figura 79-2. Laceración uterina (1) con hemorragia activa; 2) infundíbulo de la trompa de Falopio; 3) cuerpo del útero.

evidencias de penetración en la cavidad uterina ni al saco gestacional (no hay pérdida de líquido amniótico). Se controla y se repara usando sutura absorbible.

- Evisceración colónica ya descrita que se reduce e inspecciona bajo visión directa; no se detecta laceración colónica.
- Hemorragia de pequeños vasos en la pared abdominal que se controla con suturas hemostáticas; la pared abdominal se cierra usando monofilamento absorbible (PDS™).
- No se encuentran otras lesiones. La laparotomía se cierra por planos sin drenaje.

TRASLADO A LA UNIDAD DE CUIDADOS INTENSIVOS

La evolución postoperatoria es satisfactoria, con monitorización del bienestar fetal en las siguientes 48 horas que no muestra deterioro alguno. La paciente tolera la alimentación oral, es dada de alta de la unidad de cuidados intensivos (UCI) el tercer día y del hospital dos días más tarde sin complicaciones.

El embarazo llega a término y el trabajo de parto y nacimiento ocurren sin complicaciones bajo vigilancia del servicio de obstetricia.

CLAVES DEL CASO

- Las lesiones penetrantes de abdomen en pacientes embarazadas no son comunes, pero pueden tener consecuencias desvastadoras para la madre y el feto.
- En el primer trimestre del embarazo las lesiones penetrantes suelen causar laceraciones intestinales debido a la posición pélvica del útero. En la medida en que el embarazo progresa y el útero se hace más intraabdominal, los traumás penetrantes tienden a producir laceraciones uterinas y afectar directamente al feto o la placenta.
- El tratamiento inicial de una paciente embarazada que ha sufrido lesiones traumáticas es similar al manejo de pacientes no embarazadas (Advanced Trauma Life Support [ATLS]).
- La diferencia más importante radica en la habilidad de reconocer precozmente aquellas pacientes que presentan signos de hemorragia intraabdominal y controlarla rápidamente.
- La supervivencia del feto depende de una reanimación materna óptima.
- Debido a los cambios fisiológicos que acompañan al embarazo, los signos clásicos de *shock* aparecen tarde en las pacientes embarazadas, en particular en aquellas en el segundo o tercer trimestre. En estas pacientes la evaluación temprana del cardiotocograma permite detectar sufrimiento fetal (desaceleraciones y bradicardia) que, generalmente, indica una hemorragia oculta en la madre.
- La consulta obstétrica temprana es, por tanto, esencial durante la fase de reanimación.
- Es imprescindible que un obstetra experimentado participe en las decisiones quirúrgicas y colabore directamente en la reanimación.
- Otro aspecto muy importante en estos casos en la comunicación honesta con la paciente y los familiares (esposo, madre, padre) de la embarazada y la participación de ellos en decisiones que puedan afectar a la supervivencia o suponer complicaciones graves.

- Desde el principio, es importante transmitir a la paciente y la familia que la prioridad en el tratamiento siempre es la madre (paciente) y no el feto, a pesar de que el tratamiento adecuado de la madre protege al feto de complicaciones y muerte.
- Una situación que es, por suerte, rara, pero muy estresante para los médicos y que supone elevada mortalidad ocurre cuando la paciente desarrolla parada cardíaca durante la reanimación.
- La supervivencia de la paciente en estos casos depende de la rapidez con la que se controle la causa del paro (neumotórax a tensión, hemorragia, etc.) siempre teniendo en cuenta que el paro cardíaco secundario a hipovolemia no responde a masaje cardíaco cerrado y mucho menos en una paciente embarazada con un útero grande que comprime la vena cava inferior y que supone la disminución del retorno venoso (precarga) al corazón y, por consiguiente, del gasto cardíaco.
- Desplazar el útero a la izquierda, realizar una toracotomía de emergencia para pinzamiento aórtico o el uso de REBOA pueden ayudar en estos casos, pero es imperativo evacuar el útero rápidamente (la supervivencia fetal es secundaria). Demoras en evacuar el útero simplemente implican la muerte de la madre y del feto.
- Por otro lado, aquellas pacientes que no presentan signos clínicos de *shock* o una razón para intervención quirúrgica, pueden ser investigadas como cualquier otro paciente traumatizado. El uso de la TC no está contraindicado en el embarazo, especialmente si sus resultados pueden cambiar el manejo y disminuir el riesgo de complicaciones y muerte.
- En años recientes el uso de laparoscopia para evaluar traumatismos abdominales se ha hecho indispensable y el embarazo no representa una contraindicación para su realización. Su uso debe ser racional e individualizado al cuadro clínico de la paciente para obtener los máximos beneficios (menos dolor, recuperación más rápida, etc.) y evitar errores.

BIBLIOGRAFÍA

Boffard KD (ed). Manual of definitive surgical trauma care: incorporating definitive anaesthesia care, 5ª ed. Boca Raton: CRC Press; 2019.

Chames MC, Pearlman MD. Trauma during pregnancy: outcomes and clinical management. Clin Obstet Gynecol. 2008;51(2):398-408.

Jain V, Chari R, Maslovitz S, Farine D; Maternal Fetal Medicine Committee; Bujold E, et al. Guidelines for the management of a pregnant trauma Patient. J Obstet Gynaecol Can. 2015;37(6):553-74.

Petrone P, Talving P, Browder T, Teixeira PG, Fisher O, Lozornio A, et al. Abdominal injuries in pregnancy: a 155-month study at two level 1 trauma centers. Injury. 2011;42(1):47-9.

The Committee on Trauma. ATLS® Advanced Trauma Life Support®. Student Course Manual, 10th ed. American College of Surgeons; 2018.

Pelvis y extremidades

V

80 • Paciente respondedor transitorio (I)

81 • Paciente respondedor transitorio (II)

82 • Paciente respondedor transitorio (III)

83 • Paciente no respondedor (I)

84 • Paciente no respondedor (II)

85 • Traumatismo penetrante de pelvis con inestabilidad hemodinámica

86 • Traumatismo cerrado de miembro inferior con fractura y lesión neurovascular (I)

87 • Traumatismo cerrado de miembro inferior con fractura y lesión neurovascular (II)

88 • Traumatismo cerrado de miembro inferior con fractura y lesión neurovascular (III)

89 • Traumatismo penetrante de miembro inferior con/sin fracturas y lesión neurovascular

90 • Traumatismo penetrante de miembro inferior con cirugía reconstructiva compleja

91 • Traumatismo cerrado de miembro superior con fracturas y lesión neurovascular

92 • Lesión penetrante vascular de miembro superior

CASO

80

PRESENTACIÓN DEL CASO

Mujer de 22 años que sufre una precipitación desde 10 m de altura. A la llegada de los servicios médicos de extrahospitalaria encuentran una paciente inconsciente, con fetor etílico, presión arterial (PA): 120/60 mmHg, frecuencia cardíaca (FC): 96 lpm y frecuencia respiratoria (FR): 18 rpm. Se realiza intubación orotraqueal, canalizan dos vías intravenosas, infunden 500 mL de cristaloides, colocan collarín cervical, cinturón pélvico y se traslada al hospital en camilla de cuchara. El tiempo transcurrido desde el incidente a su llegada al hospital es de 35 minutos.

En el aspecto prehospitalario, informan según el acrónimo MIST (mecanismo de la lesión, lesiones identificadas, signos y síntomas y tratamientos aplicados hasta la llegada al hospital, por sus siglas en inglés) de rescate de los siguientes datos:

- **M**: se ha precipitado desde 10 m de altura.
- **I**: traumatismo craneoencefálico (TCE), traumatismo toracoabdominopélvico y en los miembros inferiores.
- **S**: PA: 120/60 mmHg, FC: 96 lpm, FR: 18 rpm.
- **T**: intubación orotraqueal, canalización de dos vías intravenosas con infusión de 500 mL de cristaloides, collarín cervical y cinturón pélvico.

P. Yuste García y M. Gutiérrez Andreu

VALORACIÓN INICIAL HOSPITALARIA

En la valoración inicial, que consiste en la evaluación de la vía aérea (A), respiración (B), circulación (C), déficit neurológico (D) y exposición (E), se encuentra:

A: intubada.

B: murmullo vesicular bilateral conservado. Saturación de oxígeno (SatO$_2$): 98 %.

C: presión arterial sistólica (PAS): 70 mmHg. FC: 92 lpm. Pulsos débiles conservados. Abdomen: blando y depresible. Sin sangrado externo. Cinturón pélvico.

D: puntuación en la escala de coma de Glasgow (ECG) de 3/15. Bajo efectos de sedoanalgesia. Pupilas simétricas y normorreactivas.

E: temperatura de 35,5 °C. Erosiones múltiples.

REVISIÓN PRIMARIA. ATENCIÓN INICIAL

Se monitoriza a la paciente. Los resultados de la analítica son: pH: 7,37; presión parcial de dióxido de carbono (pCO$_2$): 37 mmHg; presión parcial de oxígeno (pO$_2$): 118 mmHg; exceso de bases (EB): –3,4 mEq/L; hemoglobina: 9,5 g/dL; hematocrito: 29,6 %; plaquetas: 132 × 1.000/μL; ácido láctico: 2,8 mmol/L.

En el perfil hepático destaca: glutamato-oxalacetato transaminasa (GOT) de 456 U/L, glutamato-piruvato-transaminasa (GPT) de 419 U/L y lactato deshidrogenasa (LDH) de 919 U/L.

En los datos de la coagulación destaca: actividad de la protrombina: 91 %, cociente internacional normalizado (INR) 1,07.

Radiografía de tórax: sin hallazgos significativos (**Fig. 80-1**).

Radiografía de pelvis: mala calidad. Faja pélvica. Fractura de articulación sacroilíaca bilateral (**Fig. 80-2**).

Ecografía abdominal enfocada para el traumatismo extendida (FAST): escasa cantidad de líquido libre en el hipocondrio derecho y en la pelvis. No se aprecia derrame pericárdico.

REVISIÓN SECUNDARIA

Los datos de la revisión secundaria son los siguientes:

- Cabeza y cuello: normales. Herida.
- Tórax: normal.

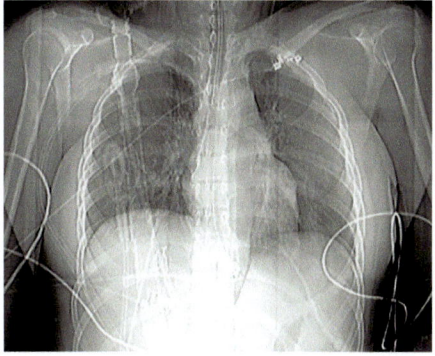

Figura 80-1. Radiografía de tórax: sin hallazgos significativos.

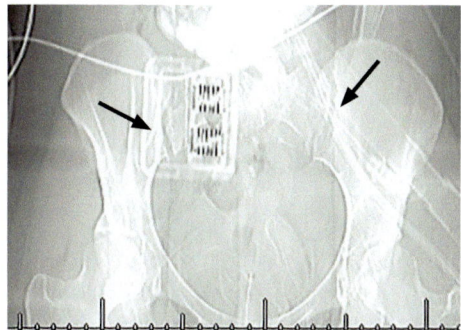

Figura 80-2. Radiografía de pelvis: faja pélvica. Fractura de articulación sacroilíaca bilateral.

- Abdomen: ligeramente distendido.
- Pelvis: sospecha de fractura pélvica.
- Extremidades: erosiones múltiples.
- Espalda: normal.

Se coloca sonda vesical y sonda orogástrica sin objetivar restos patológicos. Se administran 1.000 mL de coloides y 2 concentrados de hematíes (CH).

Tras 30 minutos de reanimación la paciente responde y mantiene PA en 120/70 mmHg y FC en 80 lpm.

PRUEBAS COMPLEMENTARIAS

Dada la estabilidad hemodinámica de la paciente, se decide realizar tomografía computarizada (TC) de cuerpo entero con contraste.

La TC informa de lo siguiente:

- Craneocervical: normal.
- Tórax: fracturas costales de la sexta, séptima y octava costillas izquierdas. Pequeña lámina de neumotórax izquierdo.
- Abdomen: contusión hepática (segmentos V, VI y VIII) con sangrado activo (**Fig. 80-3**). Pequeña laceración esplénica en polo superior con sangrado activo (**Fig. 80-4**). Líquido libre perihepático, periesplénico y pélvico. Pequeña laceración renal izquierda con sangrado activo.
- Pelvis y músculo esquelético: fractura de escápula izquierda. Fractura del ala sacra derecha. Fractura de la articulación

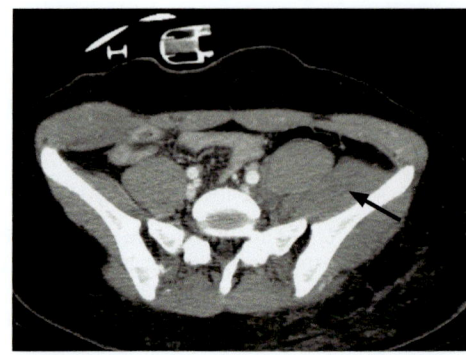

Figura 80-5. TC abdominopélvica: hematoma retroperitoneal adyacente a psoas ilíaco izquierdo (región II) con sangrado activo.

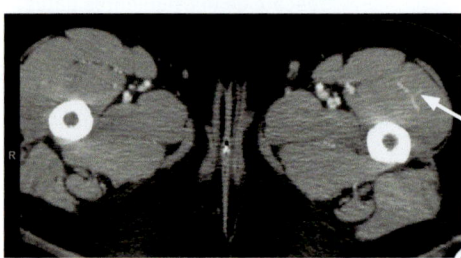

Figura 80-6. Hematoma en el glúteo izquierdo con sangrado activo.

sacroilíaca bilateral. Fracturas de ramas íleo e isquiopubianas izquierdas. Hematoma retroperitoneal adyacente a psoas ilíaco izquierdo (región II) con sangrado activo (**Figs. 80-5**). Hematoma en el glúteo izquierdo con sangrado activo (**Fig. 80-6**).

EVOLUCIÓN Y TOMA DE DECISIONES

La paciente está intubada y con cinturón pélvico.

Tras la realización de la TC y la reanimación con 1,5 l de coloides y 3 CH, la paciente presenta PA en 85/50 mmHg y FC de 100 lpm y requiere la administración de fármacos vasoactivos (norepinefrina (noradrenalina) 0,4 µg/kg/h).

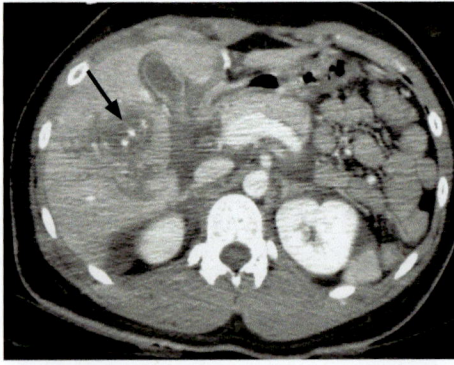

Figura 80-3. TC abdominal con contraste: contusión hepática (segmentos V, VI y VIII) con sangrado activo.

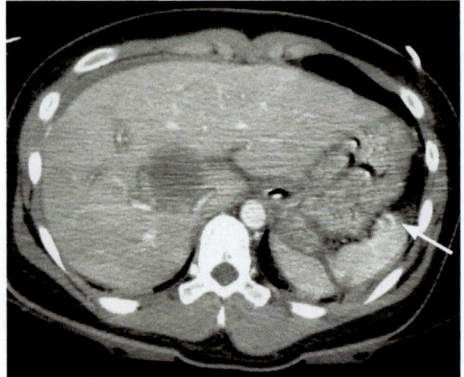

Figura 80-4. TC abdominal con contraste: pequeña laceración esplénica en el polo superior con sangrado activo.

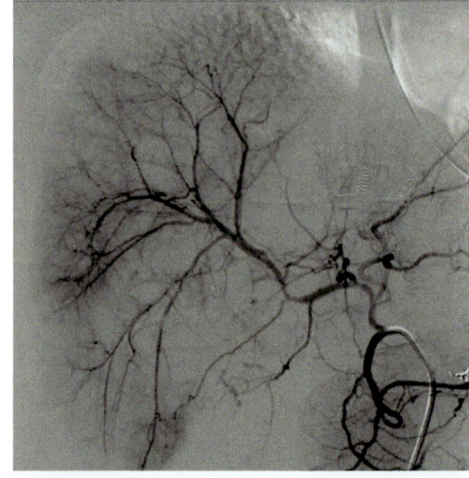

Figura 80-7. Embolizaciones múltiples de ramas de la arteria hepática derecha.

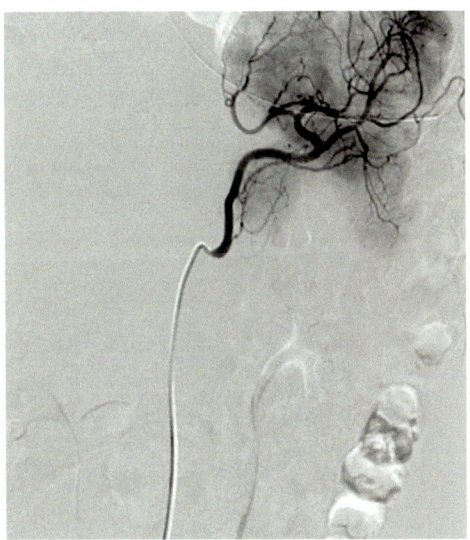

Figura 80-8. Embolización de la rama polar superior de la arteria esplénica.

Es una paciente politraumatizada secundaria a una precipitación de 10 m de altura con lesiones y sangrado múltiple en hígado, bazo, riñón izquierdo, retroperitoneo, glúteo izquierdo y fractura compleja de pelvis.

Desde el punto de vista hemodinámico, se ha comportado como un respondedor transitorio.

Se decide realizar arteriografía y angioembolización.

ARTERIOGRAFÍA Y ANGIOEMBOLIZACIÓN

Se realizan embolizaciones múltiples de ramas de la arteria hepática derecha (v. **Fig. 80-7**), rama polar superior de la arteria esplénica (**Fig. 80-8**), arteria polar superior renal izquierda, arteria glútea superior izquierda (**Fig. 80-9**) y arteria obturatriz izquierda.

EVOLUCIÓN POSTEMBOLIZACIÓN

Tras la embolización, la paciente es trasladada a la unidad de cuidados intensivos (UCI) y recupera su estado hemodinámico con PA en 110/70 mmHg y FC de 85 lpm, sin necesidad de fármacos vasoactivos.

A las 24 horas se realiza fijación externa supraacetabular de pelvis (**Fig. 80-10**).

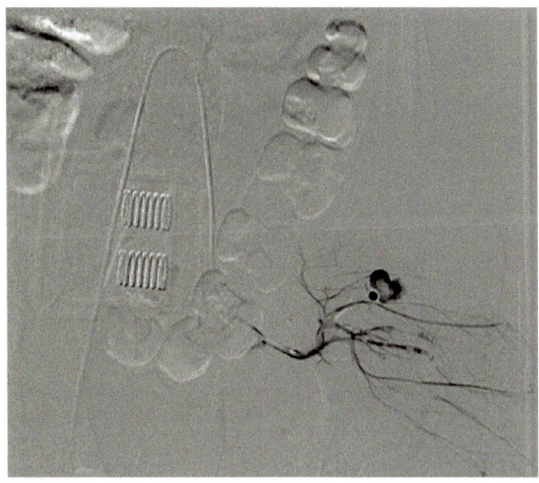

Figura 80-9. Embolización de la arteria glútea superior izquierda.

Se procede a extubar a las 48 horas y es dada de alta de la UCI al cuarto día con hematocrito del 34 % y hemoglobina de 10,2 g/dL mantenidos. Se produce el alta hospitalaria al décimo día con fijador externo.

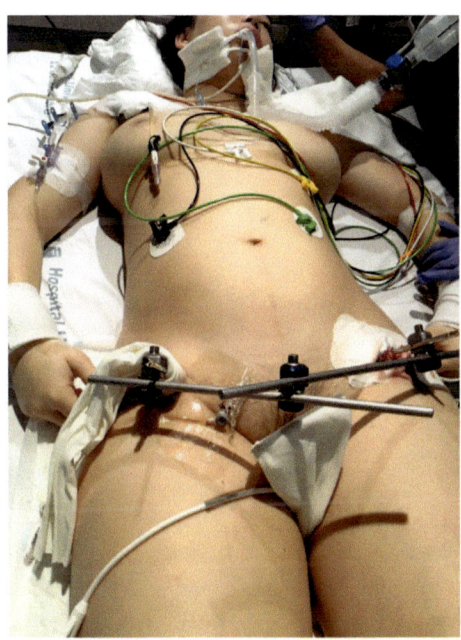

Figura 80-10. Fijación externa supraacetabular de la pelvis.

 CLAVES DEL CASO

- Siempre que se sospeche una fractura pélvica, se debe colocar dispositivo de fijación externa (faja/sábana).
- Aproximadamente, el 60 % de los pacientes politraumatizados con fractura pélvica grave secundaria a mecanismo lesional de alta energía asocian lesiones múltiples potencialmente hemorrágicas.

- Ante un paciente con *shock* hemorrágico y sangrado múltiple, la arteriografía con embolización se considera la primera opción de tratamiento.
- Si no se dispone de arteriografía y el paciente permanece hemodinámicamente inestable, se debe valorar la utilización de otras técnicas como la laparotomía de control de daños, el *packing* preperitoneal y la fijación externa de pelvis.

BIBLIOGRAFÍA

Abdelrahman H, El-Menyar A, Keil H, Alhammoud A, Ghouri SI, Babikir E, et al. Patterns, management, and outcomes of traumatic pelvic fracture: insights from a multicenter study. J Orthop Surg Res. 2020;15(1):249.

Martínez F, Alegret N, Carol F, Laso MJ, Zancajo J, García E, et al. Pelvic fracture in the patient with multiple injuries: factors and lesions associated with mortality. Emergencias. 2018;30(2):91-7.

Matsumoto S, Funabiki T, Hayashida K, Yamazaki M, Ebihara T, Moriya T. Effectiveness and usage trends of hemorrhage control interventions in patients with pelvic fracture in shock. World J Surg. 2020;44(7): 2229-36.

Parry JA, Smith WR, Moore EE, Burlew CCC, Mauffrey C. The past, present, and future management of hemodynamic instability in patients with unstable pelvic ring injuries. Injury. 2021;52(10):2693-6.

Sandhu J, Abrahams R, Miller Z, Bhatia S, Zakrison TL, Mohan P. Pelvic trauma: factors predicting arterial hemorrhage and the role of angiography and preperitoneal pelvic packing. Eur Radiol. 2020;30(11):6376-83.

Tran TL, Brasel KJ, Karmy-Jones R, Rowell S, Schreiber MA, Shatz DV, et al. Western Trauma Association critical decisions in trauma: management of pelvic fracture with hemodynamic instability-2016 updates. J Trauma Acute Care Surg. 2016;81(6):1171-4.

CASO
81

PRESENTACIÓN DEL CASO

Un varón de 45 años es trasladado en helicóptero al servicio de urgencias de un hospital terciario, tras sufrir una caída por una pendiente de 40 m, hasta un cortado de nieve de 2 m, cuando estaba caminando por el monte con raquetas. Durante la caída ha chocado con un árbol.

S. Montón Condón, J. Ruiz Lucea, A. Piñera Diaz, I. Arana Íñiguez y J. I. Otegi Altolagirre

ATENCIÓN PREHOSPITALARIA

La atención prehospitalaria se realiza a las 14:00 horas. En la valoración inicial se procede con la evaluación del mecanismo de la lesión (M), las lesiones identificadas (I), los signos y síntomas (S) y los tratamientos aplicados (E):

M: politraumatismo cerrado por caída por pendiente y choque contra árbol.
I: traumatismo encefálico, traumatismo lumbar y pélvico.
S: lenguaje repetitivo, amnesia del episodio, dolor lumbar y pélvico, temperatura 33,5 ºC, ausencia de pulsos periféricos.
T: collarín cervical, colchón de vacío, vía periférica y administración de 500 ml de suero fisiológico, fentanilo y ácido tranexámico i.v.

Se realiza una evaluación primaria, que consiste en la evaluación de la vía aérea (A), respiración (B), circulación (C), déficit neurológico (D) y exposición (E), y se encuentra:

A: habla, aunque confuso, por lo que la vía aérea está permeable.
B: saturación de oxígeno no registrada.
C: palidez de piel y mucosas. Relleno capilar enlentecido. Frecuencia cardíaca (FC): 125 lpm. No se detectan tensiones en ese momento.
D: pupilas isocóricas normorreactivas. Escala de coma de Glasgow (ECG): O: apertura de ojos espontánea: 4; V: conversación confusa: 4; M: obedece órdenes verbales: 6. Total: 14/15.
E: temperatura: 33,5 ºC.

ATENCIÓN HOSPITALARIA

La atención hospitalaria se realiza a las 16:44 horas. Avisan desde la prehospitalaria y se prealerta a la unidad de cuidados intensivos (UCI), traumatología y cirugía general. A su llegada a urgencias se traslada a la sala de reanimación. En la valoración inicial se procede con la evaluación del control de las hemorragias exanguinantes (X), de la vía aérea (A), la respiración (B), la circulación (C), el déficit neurológico (D) y la exposición (E) con los siguientes hallazgos:

X (control de las hemorragias exanguinantes): sin hemorragias exanguinantes.
A: vía aérea permeable con paciente consciente y quejumbroso.
B: buena ventilación bilateral con buena mecánica respiratoria. Saturaciones > 95 %. Primera ecografía pulmonar con deslizamiento pleural presente.
C: taquicárdico, con palidez y sudoración. Pulsos periféricos ausentes y centrales débiles. Dolor a la palpación de la pelvis. No hay hemorragias externas. Mal perfundido y relleno capilar enlentecido. Se coloca una segunda vía periférica (20 F); el paciente es portador de una única vía periférica. Se activa protocolo de transfusión masiva. Se saca analítica de sangre y una gasometría venosa (pH: 7,1; bicarbonato [HCO^3] 15 mEq/L; lactato: 8,7 mmol/L; presión parcial de CO$_2$ [pCO$_2$]: 50 mmHg). Se realiza ecografía abdominal enfocada para el traumatismo extendida (e-FAST) de abdomen y tórax.
D: está consciente y orientado. ECG de 14/15, pupilas isocóricas y normorreactivas.
E: hipotérmico (33,5 ºC).

En este paciente se realiza una e-FAST pulmonar. No se encuentran inicialmente signos de neumotórax ni hemotórax. La e-FAST abdominal no detecta líquido libre. No hay deformidad ni fracturas evidentes en las extremidades. En la radiografía pélvica se objetiva una fractura inestable del anillo pélvico y sacro (**Figs. 81-1** y **81-2**).

No se realiza radiografía de tórax (la e-FAST pulmonar es negativa inicialmente).

Todo paciente politraumatizado presenta una coagulopatía desde el inicio del traumatismo. Esta coagulopatía multifactorial es diferente a las otras causas de sangrado masivo y se denomina **coagulopatía asociada al traumatismo**. La hipotermia agrava y empeora su evolución si no se combate de forma precoz mediante la protección de esta.

La hipotermia, al igual que la acidosis, altera la funcionalidad de las plaquetas y los factores de la coagulación, por lo que favorece aún más el sangrado. El paciente desde el inicio está claramente hipotérmico, de ahí la importancia de su tratamiento precoz. Las principales medidas de control de la hipotermia son la colocación de una manta térmica, la

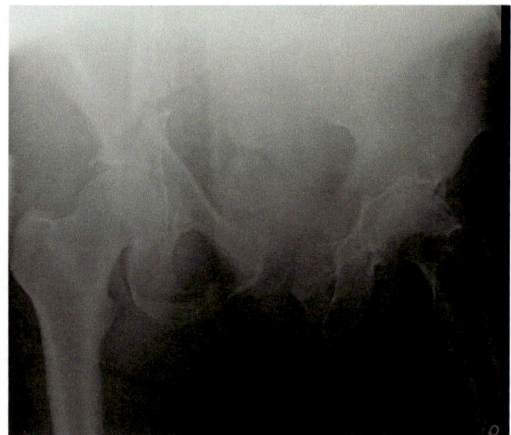

Figura 81-1. Radiografía de pelvis. Se objetiva fractura de pelvis compleja (mecanismo mixto anterolateral y vertical) con fractura de ambos huesos ilíacos, acetábulo derecho, fractura de ramas iliopubianas e isquiopubianas, diástasis de pubis, además de fractura de sacro con afectación de algunos agujeros de conjunción.

administración de sueros calientes y calentar la sala donde se va a tratar al paciente.

Tras completar la revisión primaria y, ante la sospecha de una fractura de pelvis, se coloca una faja pélvica, que es la medida inicial que se debe realizar de forma precoz para intentar cerrar al anillo pélvico y así controlar el posible sangrado.

Uno de los principales pilares en el manejo del *shock* hemorrágico, además del control del foco de sangrado, es la reposición del volumen intravascular, de ahí nacen recientemente los conceptos de «reposición equilibrada» y reanimación hemostática con el objetivo del control precoz de la coagulopatía del paciente politraumatizado, así como la reposición equilibrada del volumen intravascular.

¿Cómo se hace? Lo primero que hay que hacer ante la situación de inestabilidad hemodinámica y sospecha de *shock* hemorrágico es activar el protocolo de transfusión masiva (propio de cada hospital).

Posteriormente es fundamental:

- La **limitación de la fluidoterapia**. La sobrecarga con cristaloides ha demostrado contribuir a la alteración de la hemostasia y al edema de los principales órganos.
- La **transfusión precoz de hemoderivados en la proporción adecuada** (1:1, sangre y plasma, respectivamente y un *pool* de plaquetas).
- **Administración precoz de ácido tranexámico,** ya que disminuye la gravedad de la coagulación asociada y mejora la supervivencia sin observarse mayor riesgo de sufrir episodios trombóticos inicialmente si se administra en las primeras tres horas.
- **Administración precoz de fibrinógeno.** Se aconseja mantener concentraciones de entre 1,5 y 2 g/L, ya que es uno de los primeros parámetros en disminuir por su consumo, la dilución y la fibrinogenólisis.

Todo lo mencionado anteriormente se puede monitorizar con las pruebas viscoelásticas, ya que proporcionan información cualitativa y cuantitativa del equilibrio global entre destrucción y formación del trombo. Además, discriminan el mecanismo fisiopatológico de la hemorragia grave y guían de forma más precisa e individualizada en la reanimación hemostásica del enfermo politraumatizado.

Una vez finalizada la revisión primaria, descartadas las lesiones vitales y estabilizado el paciente, se procede a realizar la revisión secundaria, cuyo objetivo es diagnosticar cada una de las lesiones no vitales que puede presentar este tipo de pacientes.

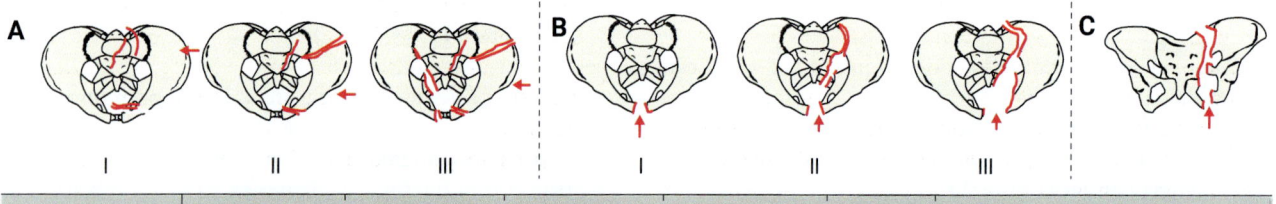

	Clasificación WSES	Clasificación Young-Bugess	Hemodinámica	Mecánica	TAC	Tratamiento inicial
Menor	WSES grado I	AP-I L-I	Estable	Estable	Sí	Manejo conservador
Moderado	WSES grado II	AP-II L-II	Estable	Inestable	Sí	Faja pélvica en el campo ± Angioembolización (si *blush* en TAC) Fijación externa anterior
	WSES grado III	V/C	Estable	Inestable	Sí	Faja pélvica en el campo ± Angioembolización (si *blush* en TAC) Fijación externa posterior
Severo	WSES grado IV	Cualquier tipo de fractura	Inestable	Cualquier tipo	No	Faja pélvica en el campo *Packing* preperitoneal ± Fijación externa ± REBOA ± Angioembolización

Figura 81-2. Clasificación de las fracturas pélvicas. AP: compresión anteroposterior; C: mecanismos combinados; L: compresión lateral; REBOA: oclusión endovascular con balón de la aorta para reanimación (del inglés, *resuscitative endovascular balloon occlusion of the aorta*); TC: tomografía computarizada; V: cizallamiento vertical;

REVISIÓN SECUNDARIA

Los hallazgos de la revisión secundaria son:

- **Mecanismo de lesión**: caída por precipitación accidental en la nieve. Traslado en helicóptero.
- **Exploración física**:
  - **Cabeza**: laceración frontal izquierda.
  - **Cuello**: sin dolor, crepitación ni hematomas. Buena movilidad. Portador de collarín cervical.
  - **Tórax**:
    - Inspección: hematoma en el hemitórax izquierdo sin heridas externas.
    - Auscultación: buena ventilación del hemitórax derecho, ligera hipoventilación en el hemitórax izquierdo.
    - Palpación: dolor en el hemitórax izquierdo, sin crepitación.
    - Percusión: matidez en el hemitórax izquierdo.
  - **Abdomen**: blando, depresible, no doloroso a la palpación. Dolor a la palpación de la pelvis. Portador de faja pélvica. Hematoma a nivel pélvico izquierdo.
  - **Extremidades**: sin lesiones ni deformidades. Pulsos periféricos ausentes. No hay heridas sugestivas de fracturas abiertas. Sin acortamiento de ninguna de las extremidades inferiores.
- **Exploración neurológica**: motilidad y sensibilidad conservadas.

En ese momento el paciente refiere mareo, malestar general, palidez cutánea extrema y ausencia de pulso central. Entra en parada cardiorrespiratoria con actividad eléctrica sin pulso (AESP). Se inician maniobras de reanimación cardiopulmonar (RCP). Se activa el protocolo de transfusión masiva ante la sospecha de *shock* hemorrágico.

El paciente recupera pulso, tras unos minutos vuelve a perderlo y se inicia de nuevo una segunda RCP, por lo que se intuba al paciente. La duración de la primera parada es de 20 minutos y la de la segunda es de 15 minutos.

Durante la reanimación se administran en total 13 ampollas de epinefrina (adrenalina). Se transfunden 12 concentrados de 0 negativo y un *pool* de plaquetas, 500 mg de ácido tranexámico y 1 g de fibrinógeno.

El paciente no puede ser trasladado a la tomografía computarizada (TC) porque mantiene inestabilidad hemodinámica. Ante la sospecha de que el principal foco de sangrado provenga de la pelvis (fractura compleja e inestable de pelvis por mecanismo combinado), se valora la posibilidad de realizar un *packing* preperitoneal pélvico o una fijación externa. Ante la persistencia de dicha inestabilidad, el paciente se traslada al quirófano para colocar fijador externo por parte del servicio de traumatología (**Fig. 81-3**).

EN EL QUIRÓFANO

En el quirófano se desliza la faja pélvica hacia las ingles y se comprueba que el paciente permanece estable hemodinámicamente. Se coloca fijador externo de tipo Hoffman con cuatro pines sobre ambas crestas ilíacas y se realiza doble montaje con barras, previa compresión de la pelvis. El paciente se mantiene estable hemodinámicamente y recupera la perfusión periférica de ambas extremidades inferiores.

Intraoperatoriamente se mantiene la transfusión de hemoderivados (3 concentrados de hematíes, 600 mL de plasma fresco congelado y 1.500 mL de suero fisiológico).

Tras la fijación pélvica, mejora la situación hemodinámica del paciente, por lo que se decide realizar una pan-TC más angio-TC (▶ **Vídeos 81-1, 81-2** y **81-3**).

Los datos del informe de la TC abdominal y la angio-TC son:

- **Tórax**: hemotórax izquierdo. Hemorragia pulmonar izquierda con consolidaciones sugestivas de laceraciones pulmonares. Fracturas de todas las costillas izquierdas con desplazamiento de fragmentos e importantes hematomas en la musculatura paraespinal y toracoabdominal izquierdas. *Volet* costal izquierdo.
- Fractura de la escápula izquierda.
- **Abdomen**: alteración de la densidad del bazo, sugestivo de contusiones-laceraciones esplénicas.
- **Pelvis**: hallazgos similares a los descritos en la radiografía pélvica, ahora artefactados por el material de fijación.
- **Columna vertebral**: fracturas de apófisis transversas izquierdas de C7 y T1. Acuñamiento del cuerpo vertebral de D8.
- **Cráneo**: hematomas de partes blandas extracraneales. Dudoso foco contusivo frontal izquierdo.
- No se visualiza sangrado activo en la actualidad.

INGRESO EN LA UNIDAD DE CUIDADOS INTENSIVOS (UCI)

Tras la angio-TC, el paciente ingresa en la UCI en situación de inestabilidad hemodinámica, con necesidad de soporte vasopresor y líquidos. Presión arterial (PA): 70/35 mmHg; FC: 115 lpm; temperatura: 32,2 °C.

A su llegada se realiza una nueva revaluación que se denomina **revisión terciaria** y que tiene como objetivo volver a realizar un examen exhaustivo del paciente para evitar cualquier lesión desapercibida. Se suele realizar a las 24 horas del accidente.

El paciente presenta la siguiente revisión terciaria:

- **A**: intubado y conectado a un respirador. Saturación de oxígeno (SatO$_2$): 99 % (fracción inspirada de oxígeno [FiO$_2$]: 100 %) y presión parcial de dióxido de carbono (pCO$_2$): 60 mmHg.
- **B**: hipoventilación en el hemitórax izquierdo por hemotórax masivo. Se coloca tubo de tórax izquierdo sin incidencias con salida de 700 mL; mejoran la ventilación y las necesidades de oxígeno.
- **C**: persiste la inestabilidad hemodinámica. Palidez de piel y mucosas. Livideces centrales. Relleno capilar superior a 3 segundos. Frialdad cutánea. Pulsos periféricos ausentes. No hay sangrados externos. Hematomas en la región pélvica y toracoabdominal izquierdas. Erosiones múltiples en la zona frontal izquierda y en la mano derecha. Signos ecográficos de hipovolemia. Acidosis mixta (metabólica y respiratoria), pH: 6,9. Lactato > 115 mg/dL. El lactato es un marcador del éxito de una reani-

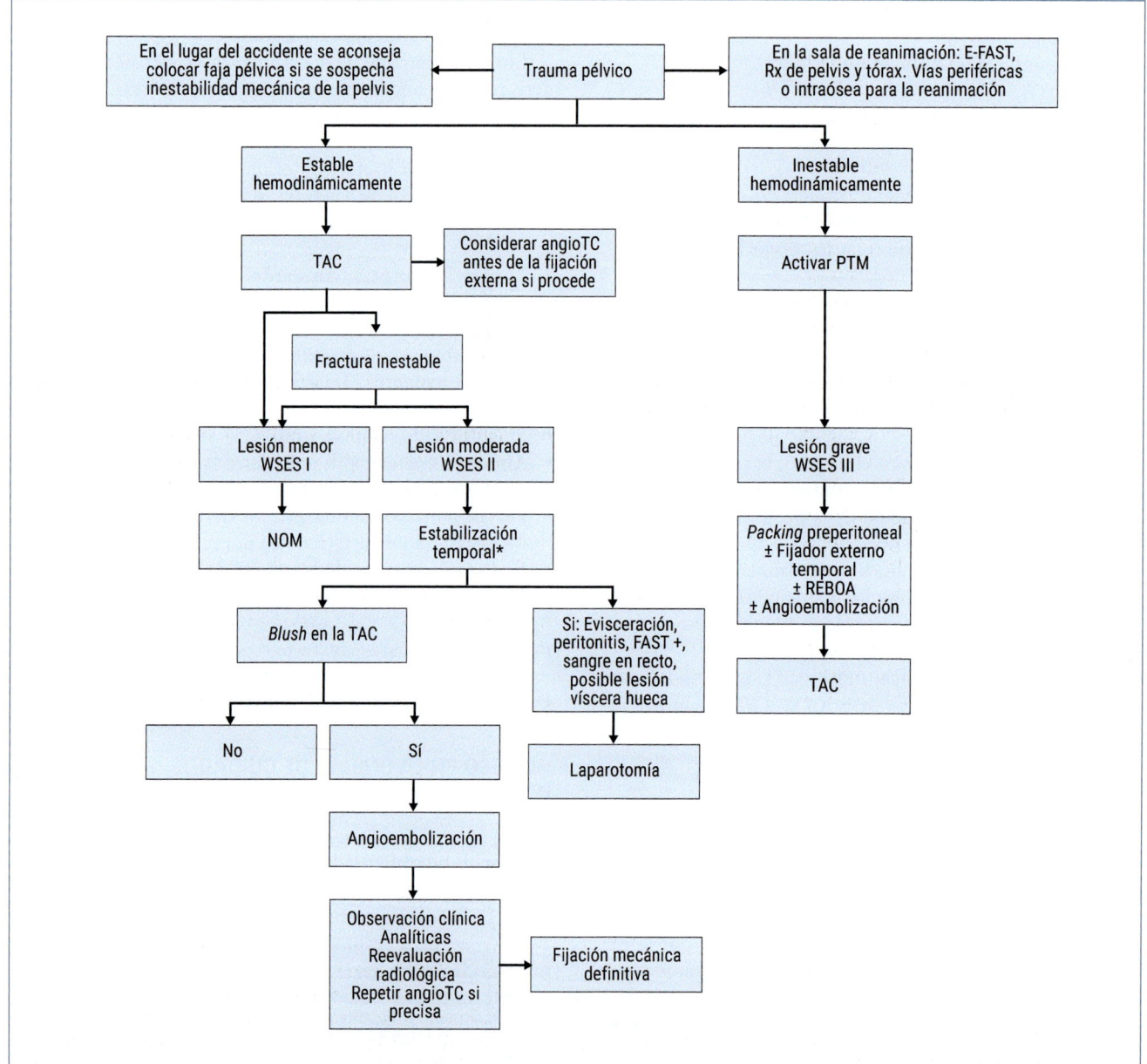

Figura 81-3. Algoritmo de la World Society of Emergency Surgery (WSES) para el tratamiento de la fractura de pelvis, incluida también en las guías ATLS. *Pacientes estables hemodinamicamente, pero con una fractura inestable, una vez descartadas otras lesiones asociadas en la TC, precisan una fijación definitiva. PTM: protocolo de transfusión masiva; NOM: *non operative management* (manejo conservador no quirúrgico); FAST: *focussed sonography for trauma*. **Estabilidad hemodinámica**: cuando el paciente mantiene una tensión arterial después de la fluidoterapia por encima de 90 mmHg de presión arterial sistólica asociado a una FC (frecuencia cardíaca < 100 lpm. **Inestabilidad hemodinámica**: paciente con una presión arterial sistólica menor de 90 mmHg que requiere fluidoterapia/hemoderivados/vasopresores. Acidosis mixta con exceso de bases > 6 mEq/L, o *Shock Index* > 1, la necesidad de transfundir al menos 4-6 concentrados de hematíes en las primeras 24 horas.

mación. Cifras tan elevadas son indicativas de mal pronóstico y mala respuesta a dicha reanimación. Diuresis conservada > 0,5 mL/kg/h. Todo sugestivo de *shock* hemorrágico/hipovolémico/síndrome inflamatorio de respuesta sistémica (SIRS) que requiere soporte vasopresor con norepinefrina (noradrenalina) en dosis elevadas y reanimación intensiva con cristaloides y hemoderivados. Se añaden dos ampollas de gluconato cálcico por hipocalcemia (transfusión masiva).

• **D**: intubación orotraqueal (IOT). Pupilas isocóricas con midriasis izquierda arreactiva que revierte con manitol.

EVOLUCIÓN EN LA UCI

Durante su ingreso en la UCI, el paciente permanece inestable hemodinámicamente y con anemización progresiva a pesar de la reanimación con hemoderivados. Dicha inestabilidad hace que el paciente precise dosis crecientes de vasopresores. Se mantiene durante todo el ingreso una reanimación agresiva, con respuesta parcial por parte del paciente.

A esto se le une una exploración abdominal en la que llama la atención un abdomen distendido, a nivel del flanco izquierdo coincidiendo con unos de los pines del fijador externo. El flanco izquierdo está empastado con importante hematoma a dicho nivel. Tras los hallazgos objetivados y la persistencia de la inestabilidad hemodinámica, se decide repetir una TC abdominal y angio-TC para descartar sangrado activo (▶**Vídeos 81-4, 81-5** y **81-6**).

La TC detecta menor derrame pleural izquierdo con tubo de drenaje pleural. Además, objetiva distensión del colon derecho con disminución del realce parietal sugestivo de isquemia incipiente secundaria a laceración del mesenterio con aumento de los hematomas retroperitoneales y del líquido libre perihepático. El resto no muestra cambios. No se aprecian signos concluyentes de sangrado activo.

En la analítica sanguínea se objetiva aumento de enzimas de citólisis (aspartato-transaminasa [AST]: 667 U/L, alanina-transaminasa [ALT]: 399 U/L) sin disfunción hepática asociada, así como aumento de enzimas de daño pancreático (lipasa: 97 U/L y amilasa: 500 U/L).

A nivel torácico, hay débito total por el tubo torácico de 1.600 mL serohemático, desde su colocación (**Figs. 81-4**). Se realiza control radiológico; revela mejor aireación del hemotórax izquierdo. En la auscultación del tórax persiste hipofonesis basal izquierda. Hay normoventilación en el hemitórax derecho.

A nivel neurológico, el paciente no presenta reflejo corneal, ni tusígeno ni respiratorio, por lo que se decide repetir la TC craneal. En ella se objetiva edema cerebral difuso por

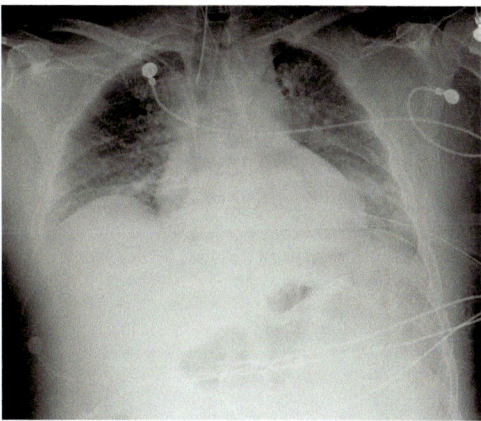

Figura 81-4. Radiografía de tórax tras la colocación de tubo de tórax.

hipertensión intracraneal y efecto de masa grave con hidrocefalia de nueva aparición. Hay lesiones hipoxicoisquémicas en la región parietal y temporal derechas. Se solicita estudio con electroencefalograma que confirma el mal pronóstico neurológico.

Ante los hallazgos de la TC abdominal, se solicita interconsulta al servicio de cirugía general, que desestima cualquier intervención quirúrgica abdominal dada la mala evolución del paciente en ese momento.

En las horas siguientes hay un deterioro progresivo que evoluciona a muerte encefálica y posterior fallecimiento.

 CLAVES DEL CASO

- La pelvis catastrófica supone el 1-4 % de todas las fracturas pélvicas con una mortalidad asociada de entre el 30 y el 60 % de los casos. La mayoría de esas muertes se producen por sangrados no controlados y el colapso fisiológico del paciente.

- En las fracturas de pelvis, el 80 % del sangrado es venoso (plexo venoso sacro y paravesical) y el 20 % es arterial (ilíaca interna, glúteas y sacras). Los huesos pélvicos también pueden ser otro foco de sangrado. Es importante tener en cuenta que el 100 % de los sangrados arteriales presentan sangrados venosos.

- Los tres puntos clave en el manejo de las pelvis catastróficas son: reanimación agresiva, estabilización mecánica y control del foco hemorrágico.

- Desde el punto de vista de una **reanimación agresiva**, en estas situaciones de *shock* hemorrágico es esencial una reanimación equilibrada y guiada por objetivos. En este caso se transfundió mucho concentrado de hematíes, poco cristaloide, pocas plaquetas y poco plasma. De ahí la importancia de la activación temprana del protocolo de transfusión masiva, que permite la administración proporcionada de los hemoderivados (1-1-1) (concentrados de hematíes-plasma-*pool* de plaquetas).

- Respecto a la estabilización mecánica, hay dos elementos, la **faja pélvica** y el **fijador externo**. Estos tienen como objetivo cerrar el anillo pélvico y evitar la progresión del sangrado y la formación de hematomas más estables. La faja pélvica se puede colocar ya en el mismo lugar del accidente, en cuanto se sospeche la presencia una fractura de pelvis. No aumenta la supervivencia global, pero reduce el consumo de hematíes.

- Para el control del foco hemorrágico se podrían utilizar tres herramientas: la **embolización**, el *packing* **preperitoneal** y el **REBOA** (*resuscitative endovascular balloon occlusion of the aorta*). La embolización es una medida efectiva cuando el paciente presenta un sangrado arterial. La presencia de extravasación de contraste en la pelvis, así como la presencia de un hematoma en esta son los dos signos predictivos más importantes de la necesidad de embolización. En todos aquellos pacientes que, tras la estabilización pélvica, la reanimación equilibrada y la exclusión de otros focos de sangrado, siguen comprometidos hemodinámicamente o con evidencia de un sangrado activo, debe considerarse la necesidad de realizar una angiografía.

- El *packing* preperitoneal está indicado en pacientes con inestabilidad hemodinámica solo o asociado a un fijador externo, sobre todo, en hospitales que no disponen de angiografía. La asociación de ambos, fijador externo y *packing* preperitoneal, maximiza el control del foco hemorrágico. El *packing* permite, en caso de lesiones asociadas abdominales, realizar una laparotomía media.

- El REBOA puede ser una alternativa al pinzamiento aórtico en una hemorragia exanguinante. En caso de una hemorragia pélvica, se debe colocar en la zona III por debajo de las renales. En pacientes inestables no respondedores con un sangrado evidente procedente de la pelvis, puede ser un tratamiento puente hasta el control definitivo del sangrado.

- Es definitiva, la pelvis catastrófica sigue siendo un reto difícil (se asocia a una mortalidad muy elevada todavía hoy) que precisa de un abordaje multidisciplinario precoz junto con la elaboración de protocolos de actuación.

BIBLIOGRAFÍA

Biffl WL, Smith WR, Moore EE, González RJ, Morgan SJ, Hennessey T, et al. Evolution of a multidisciplinary clinical pathway for the management of unstable patients with pelvic fractures. Ann Surg. 2001;233(6):843-50.

Blackmore CC, Cummings P, Jurkovich GJ, Linnau KF, Hoffer EK, Rivara FP. Predicting major hemorrhage in patients with pelvic fracture. J Trauma. 2006;61(2):346-52.

Coccolini F, Stahel PF, Montori G, Biffl W, Horer TM, Catena F, et al. Pelvic trauma: WSES classification and guidelines. World J Emerg Surg. 2017;12:5.

Committee of trauma of ACS. Advanced trauma life support (ATLS) student manual. 10ª ed. Chicago: ACS; 2017.

Cullinane DC, Schiller HJ, Zielinski MD, Bilaniuk JW, Collier BR, Como J, et al. Eastern Association for the Surgery of Trauma practice management guidelines for hemorrhage in pelvic fracture-update and systematic review. J Trauma. 2011;71(6):1850-68.

Da Luz LT, Nascimento B, Shankarakutty AK, Rizoli S, Adhikari NK. Effect of thromboelastography (TEG(R)) and rotational thromboelastometry (ROTEM(R)) on diagnosis of coagulopathy, transfusion guidance and mortality in trauma: descriptive systematic review. Crit Care. 2014;18(5):518.

Magnone S, Coccolini F, Manfredi R, Piazzalunga D, Agazzi R, Arici C, et al. Management of hemodynamically unstable pelvic trauma: results of the first Italian consensus conference (cooperative guidelines of the Italian Society of Surgery, the Italian Association of Hospital Surgeons, the Multi-specialist Italian Society of Young Surgeons, the Italian Society of Emergency Surgery and Trauma, the Italian Society of Anesthesia, Analgesia, Resuscitation and Intensive Care, the Italian Society of Orthopaedics and Traumatology, the Italian Society of Emergency Medicine, the Italian Society of Medical Radiology -Section of Vascular and Interventional Radiology- and the World Society of Emergency Surgery). World J Emerg Surg. 2014;9(1):18.

Ogura T, Lefor AT, Nakano M, Izawa Y, Morita H. Nonoperative management of hemodynamically unstable abdominal trauma patients with angioembolization and resuscitative endovascular balloon occlusion of the aorta. J Trauma Acute Care. 2015;78(1):132-5.

Rossaint R, Cerny V, Coats TJ, Duranteau J, Fernández-Mondéjar E, Gordini G, et al. Key issues in advanced bleeding care in trauma. Shock. 2006;26(4):322-31.

Stahel PF, Mauffrey C, Smith WR, McKean J, Hao J, Burlew CC, et al. External fixation for acute pelvic ring injuries: decision making and technical options. J Trauma Acute Care Surg. 2013;75(5):882-7.

 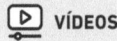 VÍDEOS

C. Rey Valcárcel

CASO
82

PRESENTACIÓN DEL CASO

Una mujer de 39 años sufre atropello de alta energía al intentar cruzar una autopista. Los servicios de emergencias informan de que la paciente ha quedado atrapada bajo las ruedas de un camión y presenta amputación traumática supracondílea del miembro inferior izquierdo y fracturas abiertas en el derecho. En la escena del incidente la paciente se encuentra consciente y colaboradora con unos signos vitales en el primer contacto de frecuencia cardíaca (FC) de 120 lpm, presión arterial sistólica (PAS) de 120 lpm, Shock Index (SI) de 1 y saturación de oxígeno (SatO$_2$) del 100 % sin oxígeno suplementario.

Dado que se trata de un incidente con múltiples víctimas y la paciente se considera estable se canalizan dos vías periféricas, se le administran 2.000 mL de cristaloides y es trasladada al centro por una ambulancia con soporte básico y preaviso al servicio de traumatología y ortopedia para valorar reimplante del miembro amputado.

REVISIÓN PRIMARIA

La paciente llega a nuestro centro tras 80 minutos de excarceración y traslado. No se realiza activación del equipo de traumatismo y la primera valoración es realizada por los traumatólogos y equipo de anestesia y consiste en la evaluación de la vía aérea (A), respiración (B), circulación (C), déficit neurológico (D) y exposición (E):

A: vía aérea permeable, paciente consciente y hablando, muy agitada por dolor, sin inmovilización cervical.
B: murmullo vesicular conservado en ambos hemitórax, SatO$_2$ del 100 % sin oxígeno suplementario. No se registra frecuencia respiratoria.
C: FC de 130 lpm, PAS de 95 mmHg y SI de 1,3. Amputación supracondílea del miembro inferior izquierdo y fractura abierta del derecho con sangrado abundante por muñón (**Fig. 82-1**). Sospecha de pelvis inestable con marca de neumático en el hipogastrio.
D: puntuación en la escala de coma de Glasgow (ECG) de 15/15, sin focalidad neurológica.
E: no se registra la temperatura de la paciente.

En la sala de críticos se procede a intubación orotraqueal (IOT) con inmovilización cervical por parte de anestesia, cierre de la pelvis con sábana y realización de ecografía abdominal enfocada para el traumatismo extendida (e-FAST) que no detecta líquido libre ni en espacios pleurales ni en el abdomen.

Tras la IOT y sedación mejora la taquicardia y los traumatólogos deciden trasladar a la paciente a quirófano para controlar los focos de sangrado del muñón y estabilizar las fracturas del miembro inferior izquierdo.

EN EL QUIRÓFANO

En quirófano los traumatólogos valoran el miembro izquierdo como catastrófico y se procede a hacer hemostasia, desbridamiento y regularización del muñón.

Tras la realineación de las fracturas del miembro derecho, contactan con cirugía vascular para realizar arteriografía intraoperatoria, ya que no palpan pulso distal. La arteriografía no revela defectos de repleción ni hallazgos patológicos, por lo que traumatología procede a desbridar y dar cobertura a las fracturas abiertas y a colocar fijadores externos.

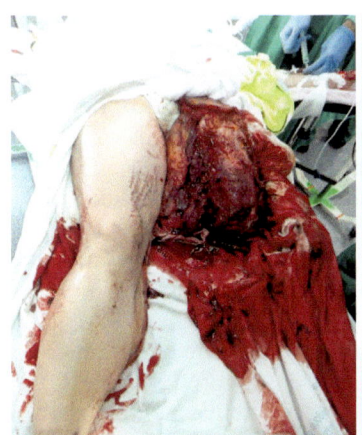
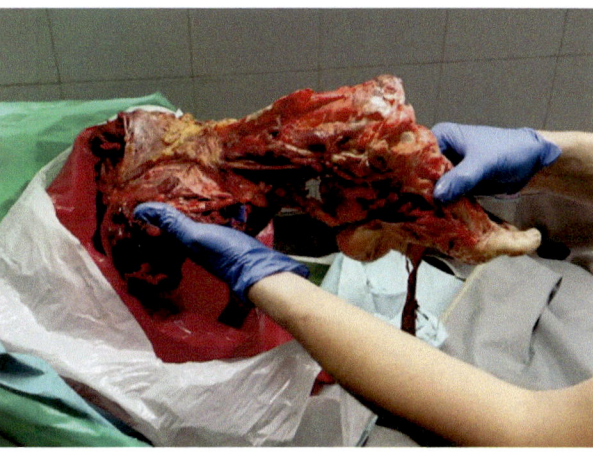

Figura 82-1. Amputación traumática del miembro inferior izquierdo; se trata de un miembro catastrófico sin posibilidad de reimplante.

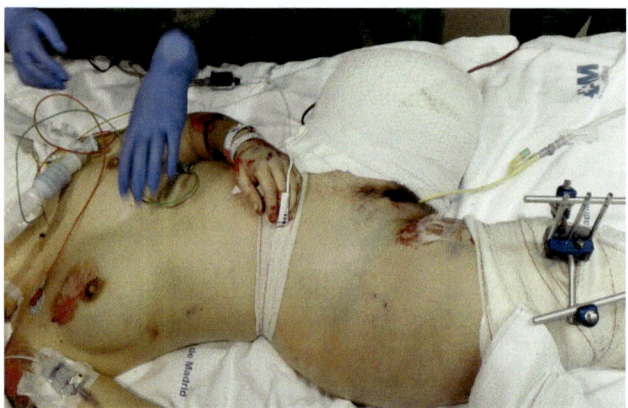

Figura 82-2. Imagen al finalizar la primera cirugía, que consiste en la regularización del muñón del miembro inferior izquierdo y desbridamiento, arteriografía y colocación de fijadores externos en el miembro inferior derecho. Apréciese la ausencia de cinturón pélvico y el hematoma evidente de la pelvis.

Durante la intervención, la paciente vuelve a hipotensarse y no responde a volumen con un SI en torno a 1,2. Se recibe el resultado de primera analítica realizada a su llegada a urgencias. Muestra una hemoglobina (Hb) de 6,2 g/dL, un cociente internacional normalizado (INR) de 1,49 y un lactato de 6 mmol/L. Ante la inestabilidad de la paciente y los resultados de laboratorio, el equipo de anestesia activa el protocolo de transfusión masiva y solicita valoración por el equipo de cirugía general, que acuerda valorar a la paciente una vez finalice el procedimiento de traumatología.

La cirugía finaliza tras tres horas y media de intervención (**Fig. 82-2**, apréciese la retirada de la faja pélvica). Durante el procedimiento, la paciente recibe 3.000 mL de cristaloides, 21 concentrados de hematíes (CH), 18 unidades de plasma fresco congelado, tres *pools* de plaquetas, dos gramos de ácido tranexámico, ocho gramos de fibrinógeno y se inicia perfusión de norepinefrina (noradrenalina). La analítica de control media hora antes de finalizar la intervención muestra Hb de 3,8 g/dL, plaquetas de 107.000/µL, INR de 1,21 y de lactato 8,5 mmol/L.

EVOLUCIÓN POSOPERATORIA

La paciente se traslada a radiología para realización de tomografía computarizada (TC) y descartar otros focos de sangrado por indicación del equipo de cirugía, que no coloca de nuevo la faja pélvica al suponer que los traumatólogos han valorado la pelvis durante su procedimiento y han descartado su inestabilidad.

En la TC se evidencian múltiples focos de contusión hemorrágica de predominio frontal, fracturas costales bilaterales con focos de contusión pulmonar, múltiples laceraciones hepáticas con un pequeño foco de sangrado activo venoso, gran hematoma retroperitoneal asociado a fractura compleja de pelvis con extravasación de contraste perifracturario y ausencia de sangrado activo en las fracturas del miembro inferior derecho (**Figs. 82-3**, **82-4** y **82-5**).

Al finalizar la TC, la paciente persiste muy inestable, a pesar de la perfusión de norepinefrina, administración de hemoderivados y factores purificados de la coagulación. Se coloca faja pélvica y se la traslada a la sala de radiología intervencionista,

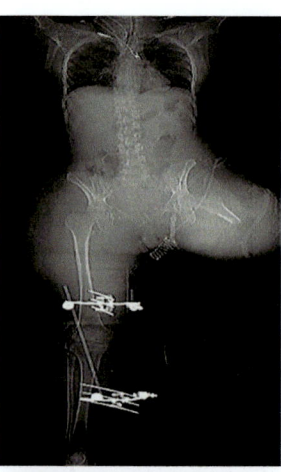

Figura 82-3. Escanograma de la TC.

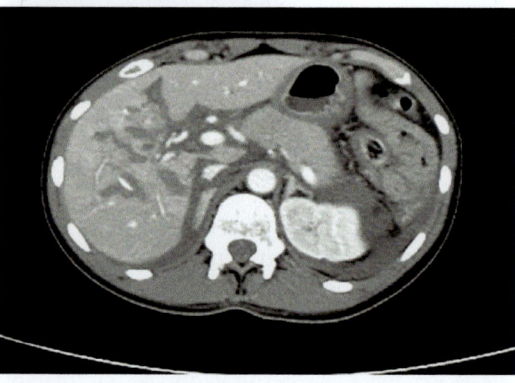

Figura 82-4. Laceración hepática central extensa con pequeño foco de extravasación de contraste.

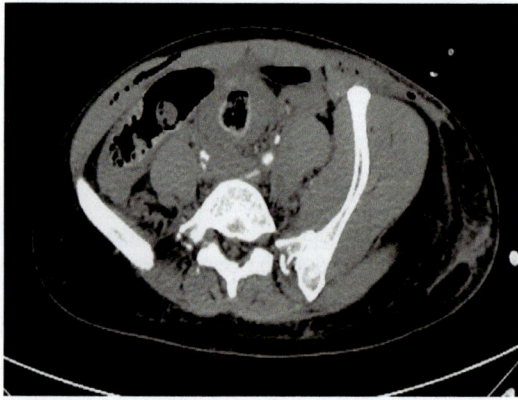

Figura 82-5. Fractura compleja de pelvis con extenso hematoma retroperitoneal.

donde se realiza arteriografía, que descarta sangrado activo arterial hepático, y embolización selectiva de una rama de la arteria pudenda con extravasación de contraste activo.

La paciente ingresa en reanimación casi 6 horas después de su llegada al hospital y se realiza la revisión secundaria:

• Paciente intubada con buena adaptación a la ventilación mecánica. Murmullo vesicular conservador en ambos hemitórax.
• Persiste taquicárdica con tendencia a la hipotensión, SI en torno a 1. Dependiente de perfusión de norepinefrina. No hay puntos de sangrado externo, apósitos quirúrgicos limpios y portadora de faja pélvica.

- En la analítica de ingreso en reanimación destaca Hb de 8,8 g/dL, plaquetas de 148.000/μL, tiempo de tromboplastina parcial activado (PTTa) de 30,7, INR incalculable y lactato de 5,6 mmol/L.
- Pupilas simétricas, paciente sedoanalgesiada, por lo que no se pueden valorar déficits neurológicos.
- No se objetivan otras lesiones más allá de las descritas en la TC y de las objetivadas en el quirófano.

A las 12 horas de ingreso en reanimación se consigue disminuir los requerimientos de norepinefrina, tras corregir la hipotermia y la acidosis metabólica. Se repite la TC craneal y se realiza angio-TC, que evidencia aumento de los focos de contusión hemorrágica en el lóbulo frontal, aparición de foco de hemorragia subaracnoidea, aumento del volumen de hematoma retroperitoneal sin focos de sangrado activo y estabilidad de la lesión hepática.

Se decide trasladar a la paciente a quirófano para colocar un sensor de presión intracraneal por parte de neurocirugía y un fijador externo de pelvis por parte del servicio de traumatología (**Fig. 82-6**).

Posteriormente, la paciente presenta una evolución tórpida en reanimación, pero progresivamente se va estabilizando. Desarrolla una osteomielitis polimicrobiana en la tibia y el peroné derechos que precisan múltiples reintervenciones para

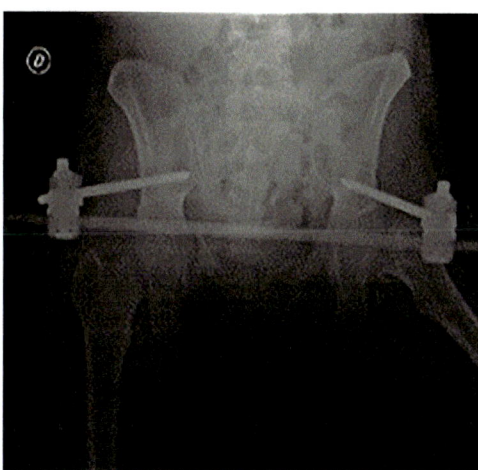

Figura 82-6. Radiografía de control tras colocación de fijador externo.

desbridamiento por traumatología y cirugía plástica para conseguir cobertura completa de las heridas. El sensor de presión intracraneal se retira el quinto día de ingreso y no se objetivan déficits neurológicos tras retirar la sedación. Puede extubarse a los 14 días de ingreso y es dada de alta a la planta tras 29 días en reanimación. Finalmente, puede trasladarse a un centro de rehabilitación tras cinco meses de ingreso en el centro.

 CLAVES DEL CASO

- Las fracturas inestables de pelvis constituyen una de las lesiones más complejas y mortales en el paciente politraumatizado. Deben sospecharse en traumatismos cerrados de alta energía y suelen asociar otras lesiones toracoabdominales graves.
- Las fracturas inestables aumentan el volumen de la pelvis y permiten que se acumulen litros de sangre en el retroperitoneo, lo que junto con la lesión de tejido blandos y estructuras vasculares, hace que estos pacientes se exanguinen. Una tercera parte de los pacientes con fracturas inestables de pelvis llegan hemodinámicamente inestables al centro hospitalario. En estos casos la mortalidad comunicada supera el 35 %.
- En el tratamiento de estos pacientes es clave el tratamiento multidisciplinario y va a estar guiado por la fisiología del paciente. En aquellos casos que lleguen inestables, una vez valorada la vía aérea y la ventilación, se deben centrar los esfuerzos en la reanimación hemostática y en el rápido control del foco de la hemorragia.
- La fractura de pelvis asociada a lesión vascular o sangrado significativo constituye una lesión potencialmente mortal. La sospecha inicial de este tipo de lesión es imprescindible para la activación precoz del equipo de traumatismo y un correcto manejo de estos pacientes. Un estudio reciente ha relacionado la edad ≥70 años, impacto de alta energía, fractura abierta o mecanismo penetrante, SI ≥1, necesidad de reanimación cardiopulmonar (RCP), intubación, fármacos vasoactivos o persistencia de una PAS ≤90 mmHg a pesar de la reanimación como factores asociados a la existencia de una lesión vascular o sangrado significativo [≥20 % del volumen circulatorio o necesidad de ≥6 CH previos al ingreso en la unidad de cuidados intensivos] en relación con la fractura de pelvis.

- La reanimación hemostática y el rápido tratamiento de la coagulopatía son clave en el tratamiento de estos pacientes. Las fracturas de pelvis son de las lesiones que asocian con más frecuencia coagulopatía inducida por traumatismo y consumo de plaquetas, en especial si coexisten con un traumatismo craneoencefálico grave.
- Se estima que más del 80 % del sangrado en una fractura de pelvis es de origen venoso y, por tanto, podría controlarse mediante compresión, y menos del 10-20 % de origen arterial. El cinturón pélvico ha demostrado ser una medida eficaz para estabilizar la pelvis y disminuir el sangrado en el ámbito prehospitalario y fases precoces de la reanimación. Debe ser colocado en todo paciente en el que se sospeche por la exploración clínica o radiografía inicial una fractura inestable.
- La rápida infusión de hemoderivados, gracias a los protocolos de transfusión masiva, y la correcta colocación del cinturón pélvico permite que algunos de los pacientes que llegan en *shock* se estabilicen, en ocasiones, de forma transitoria, tras la primera valoración y reanimación inicial en el servicio de urgencias. En este grupo de pacientes puede plantearse un rápido traslado para realizar angio-TC y realizar, posteriormente, un control definitivo del sangrado siempre y cuando se disponga de un equipo entrenado con disponibilidad permanente de embolización y capacidad inmediata de respuesta quirúrgica (*packing* preperitoneal y fijador externo) en caso de que el paciente vuelva a inestabilizarse. Esta estrategia permite un control definitivo del sangrado por angioembolización y posterior fijación interna o externa de la fractura, tras valoración anatómica de la lesión e identificación de sangrado arterial mediante angio-TC. De

(Continúa)

CLAVES DEL CASO (*Cont.*)

este modo, disminuye la morbilidad asociada al *packing* preperitoneal y permite el diagnóstico precoz de otras posibles lesiones.

- En el caso expuesto, la espectacularidad de las lesiones de los miembros inferiores y la respuesta inicial a la reanima-

ción hizo que pasara inadvertida la fractura de pelvis, que constituía la principal fuente de sangrado en la paciente. La falta de control precoz de esta lesión condicionó una elevada morbilidad y potencialmente podría haber supuesto el fallecimiento de la paciente.

BIBLIOGRAFÍA

Coccolini F, Stahel PF, Montori G, Biffl W, Horer TM, Catena F, et al. Pelvic trauma: WSES classification and guidelines. World J Emerg Surg. 2017;12:5.

Spering C, Lehmann W, Möller S, Bieler D, Schweigkofler U, Hackenberg L, et al; TraumaRegister DGU. The pelvic vascular injury score (P-VIS): a prehospital instrument to detect significant vascular injury in pelvic fractures. Eur J Trauma Emerg Surg. 2024;50(3):925-35.

Tesoriero RB, Bruns BR, Narayan M, Dubose J, Guliani SS, Brenner ML, et al. Angiographic embolization for hemorrhage following pelvic fracture: is it «time» for a paradigm shift? J Trauma Acute Care Surg. 2017;82(1):18-26.

Tran TL, Brasel KJ, Karmy-Jones R, Rowell S, Schreiber MA, Shatz DV, et al. Western Trauma Association critical decisions in trauma: management of pelvic fracture with hemodynamic instability-2016 updates. J Trauma Acute Care Surg. 2016;81(6):1171-4.

CASO	PRESENTACIÓN DEL CASO
83	Una paciente de 23 años acude a los 10 minutos de sufrir un arrollamiento por vehículo blindado. Los signos vitales en el traslado son: presión arterial (PA) de 70/30 mmHg, saturación de oxígeno (SatO$_2$) del 83 %, frecuencia cardíaca (FC) de 122 lpm y frecuencia respiratoria (FR) de 20 rpm. Los paramédicos colocan oxígeno húmedo por mascarilla simple, canalizan una vía periférica del calibre 14 G, colocan en esta 500 mL de solución de lactato de Ringer y 1 g de ácido tranexámico y se realiza inmovilización cervical.

L. M. Richard Sonences y P. R. Ottolino Lavarte

REVISIÓN PRIMARIA

A la llegada al centro hospitalario, se realiza la revisión primaria, que consiste en la evaluación de la vía aérea (A), respiración (B), circulación (C), déficit neurológico (D) y exposición (E), y se encuentra:

A: vía aérea permeable sin cuerpos extraños y tráquea central sin desviación.

B: disneica con ruidos respiratorios simétricos.

C: con taquicardia, abdomen no doloroso a la palpación; se realiza ecografía abdominal enfocada para el traumatismo extendida (e-FAST) negativa.

D: paciente combativa con una puntuación en la escala de coma de Glasgow (ECG) de 12/15 sin focalidad neurológica.

E: temperatura de 35 ºC; se evidencia lesión compleja del miembro inferior derecho, con áreas de avulsión, exposición muscular y tendinosa y con contaminación presente. El pulso pedio está disminuido en comparación con el contralateral. Esta lesión es compatible con un miembro gravemente lesionado con sangrado en capas de todo el tejido expuesto (**Fig. 83-1**).

Se procede a colocar oxígeno húmedo por mascarilla a 5 L/min y se canula una vía periférica del 14 en el brazo derecho. Se

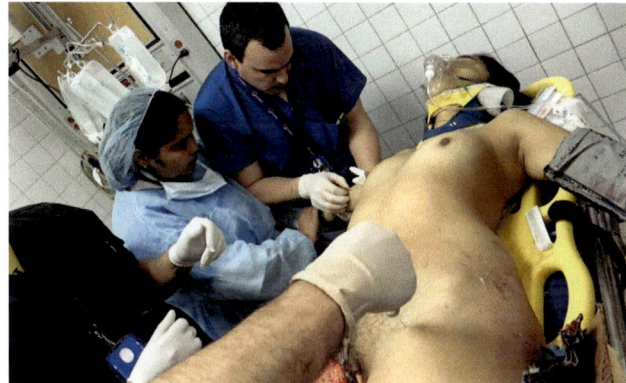
Figura 83-2. Ventilación, reanimación y analgesia.

reanima con 500 mL de solución de lactato de Ringer y 500 mg de cefazolina. Se coloca analgesia multimodal con antiinflamatorios no esteroideos (AINE) y fentanilo (**Fig. 83-2**).

Se realizan pruebas de laboratorio, hemoglobina, gasometría arterial y grupo sanguíneo, al igual que se solicitan hemoderivados al banco de sangre. A los 10 minutos de la reanimación inicial, las constantes vitales son las siguientes:

- PA: 60/30 mmHg; SatO$_2$: 87 %; FC: 128 lpm; FR: 23 rpm; y temperatura: 35 ºC.
- La gasometría denota acidosis metabólica con hipoxemia.

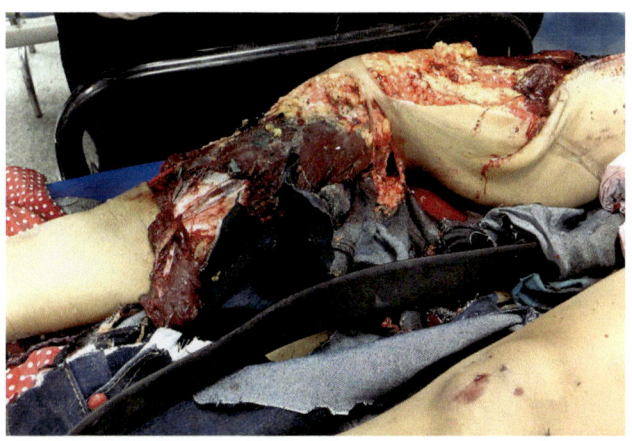
Figura 83-1. Lesión compleja del miembro inferior derecho.

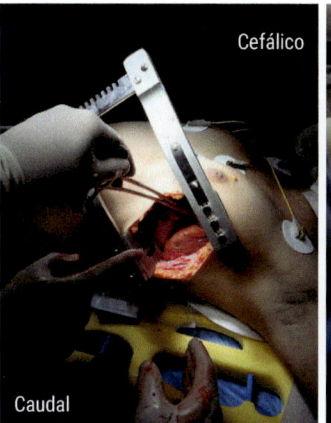
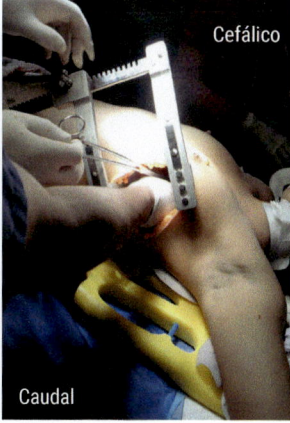
Figura 83-3. Toracotomía de reanimación.

EN EL QUIRÓFANO

En vista de no mejorar hemodinámicamente, se decide llevar a cirugía de urgencia. Se realiza escala de gravedad de una extremidad lesionada (MESS) que informa más de 14 puntos. Se mantiene hemodinámicamente inestable durante la cirugía. Se realiza amputación supracondílea alta, se deja el muñón abierto con un *packing* de cuatro compresas y se sella con adhesivo de tipo Ioban™. Sufre una parada cardíaca, por lo que se realiza toracotomía de reanimación (v. **Fig. 80-3**). Entra en fibrilación ventricular tras el masaje cardíaco y la administración de epinefrina (adrenalina) intracardíaca; sin embargo, cae de nuevo en parada cardíaca y fallece a los 60 minutos de haber empezado la cirugía.

CLAVES DEL CASO

- Los miembros gravemente lesionados deben clasificarse según la escala de MESS, que permite tomar una decisión precoz y objetiva sobre la conducta quirúrgica que seguir.
- Jamás se debe olvidar que, a pesar de ser este tipo lesiones de miembros gravemente lesionados muy llamativas, es precisamente esto lo que causa «distracción» de otras posibles lesiones letales; siempre debe cumplirse la evaluación inicial para minimizar las lesiones que pueden pasar desapercibidas.

- La evaluación macrohemodinámica y la microhemodinámica son cruciales; la decisión quirúrgica puede estar basada simplemente en esto, sin requerir ningún estudio adicional. En los pacientes no respondedores con reanimación la cirugía es imperativa.
- El concepto y las estrategias de control de daños pueden ser aplicadas en cualquier tipo de cirugía traumática; en los casos ortopédicos, el tratamiento, de ser necesario, debe llevar estrategias de fijación óseas rápidas, que no interfieran en el control de la hemorragia que realiza el cirujano de urgencias.

BIBLIOGRAFÍA

Kirkpatrick AW, Ball CG, D'Amours SK, Zygun D. Acute resuscitation of the unstable adult trauma patient: bedside diagnosis and therapy. Can J Surg. 2008 Feb;51(1):57-69.

Loggers SAI, Koedam TWA, Giannakopoulos GF, Vandewalle E, Erwteman M, Zuidema WP. Definition of hemodynamic stability in blunt trauma patients: a systematic review and assessment amongst Dutch trauma team members. Eur J Trauma Emerg Surg. 2017 Dec;43(6):823-33.

PRESENTACIÓN DEL CASO

Un varón de 61 años, con antecedentes personales de fibrilación auricular en tratamiento con anticoagulantes orales, sufre una colisión de tráfico en moto con traumatismo torácico, abdominal y ortopédico.

Los servicios de atención extrahospitalaria describen choque lateral derecho contra vehículo mientras conducía una moto por una vía de gran velocidad. En su valoración inicial objetivan estabilidad hemodinámica y respiratoria, con presión arterial (PA) de 130/70 mm Hg, frecuencia cardíaca (FC) de 77 lpm, frecuencia respiratoria (FR) de 16 rpm, saturación de oxígeno (SatO$_2$) del 100 % basal, con consciencia en la escala de coma de Glasgow (ECG) de 15/15.

Destacan crepitación en el hemitórax derecho y semiamputación traumática de pierna derecha por fractura abierta con visualización de foco de fractura a nivel medio-distal.

Tras canalizar dos vías intravenosas periféricas, inmovilizar con collarín cervical y colchón de vacío, proceden al transporte asistido en helicóptero medicalizado al centro. Durante el traslado presenta SatO$_2$ de 85 %, con agitación y caída de la presión arterial sistólica (PAS) a 90 mmHg.

El tiempo estimado de atención extrahospitalaria es de 30 minutos. Según el esquema MIST (mecanismo de la lesión, lesiones identificadas, signos y síntomas y tratamientos aplicados hasta la llegada al hospital, por sus siglas en inglés) de rescate informan de los siguientes datos:

- **M** (mecanismo de la lesión): colisión de tráfico (moto-coche).
- **I** (lesiones): traumatismo torácico, abdominal y ortopédico.
- **S** (signos vitales): PA de 130/70 mmHg, FC de 77 lpm, FR de 16 rpm, SatO$_2$ del 100 % basal, y puntuación en la GCS de 15/15.
- **T** (tratamientos aplicados): canalizar dos vías intravenosas periféricas, inmovilizar con collarín cervical y colchón de vacío.

P. Yuste García y M. Gutiérrez Andreu

REVISIÓN PRIMARIA

En la valoración inicial, que consiste en la evaluación de la vía aérea (A), respiración (B), circulación (C) y déficit neurológico (D), se encuentra:

A: vía aérea permeable. Portador de collarín cervical.

B: frecuencia respiratoria de 40 rpm. Hipofonesis bilateral con elevación simétrica de ambos hemitórax, aumento del trabajo respiratorio con intenso tiraje intercostal. SatO$_2$ del 80 % con reservorio a 15 L/min. Crepitación costal derecha.

C: hemodinámicamente inestable. PA en 62/27 mmHg, FC de 77 lpm, pulsos centrales débiles y con relleno capilar alargado (cuatro segundos). No se palpan pulsos periféricos. Dos vías periféricas canalizadas permeables de 18 G en ambas flexuras de los miembros superiores. Pelvis mecánicamente inestable.

D: ECG de 15/15. Pupilas isocóricas, reactivas y simétricas. Consciente, pero con agitación psicomotriz. No es posible evaluar la focalidad neurológica.

Se realiza monitorización respiratoria y hemodinámica y extracción de muestras de sangre arterial para gasometría y sangre venosa para analíticas. Primera gasometría: presión parcial de oxígeno (pO$_2$) de 71 mmHg, pH de 7, bicarbonato no calculable, ácido láctico de 5 mmol/L y sondaje vesical y nasogástrico.

En los resultados de la analítica destaca: hemoglobina de 15,9 g/dL, hematocrito del 42,6 %, plaquetas de $147 \times 1.000/\mu L$, actividad de la protrombina del 63 % y cociente internacional normalizado (INR) de 1,44.

Se realiza ecografía pulmonar no concluyente para neumotórax, pero ante el compromiso respiratorio y crepitación de la parrilla costal derecha, se procede a la colocación de tubo de tórax derecho, por el que drenan 400 mL hemáticos sin fuga aérea.

Se activa protocolo de trasfusión masiva y se procede a intubación orotraqueal y conexión a ventilación mecánica. A pesar de ello, el paciente continúa deteriorándose, en situación de periparada. Se inicia la administración de norepinefrina (noradrenalina) en dosis de hasta 0,4 µg/kg/min y se canaliza vía central subclavia derecha.

Presenta parada cardiorrespiratoria y recupera la circulación espontánea tras 10 minutos de reanimación cardiopulmonar.

Se realiza ecografía abdominal enfocada para el traumatismo extendida (e-FAST), que es positiva para líquido libre intraabdominal. No se detecta derrame pericárdico.

La radiografía de tórax muestra fracturas costales derechas, sin neumotórax ni neumomediastino, ni derrame pleural (**Fig. 84-1**).

La radiografía de pelvis muestra anillo pélvico desplazado con fractura de las cuatro ramas, fractura impactada de cótilo derecho y fractura del ala sacra izquierda. Se coloca faja pélvica y se reduce e inmoviliza provisionalmente la fractura del miembro inferior derecho.

Se avisa a cirugía y el paciente es trasladado a quirófano en situación de clara inestabilidad hemodinámica, tras la admi-

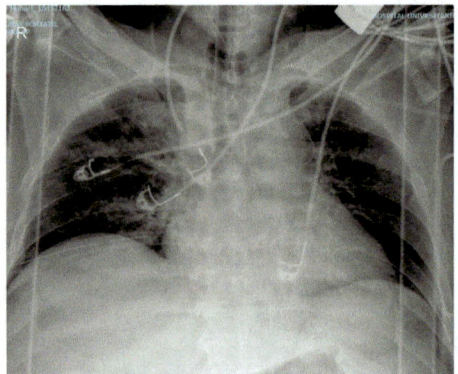

Figura 84-1. Radiografía de tórax con fracturas costales derechas.

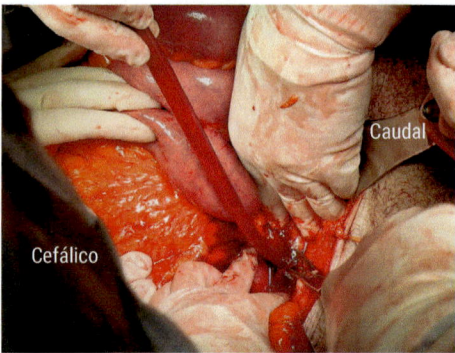

Figura 84-2. Retroperitoneo abierto a este nivel, con sangrado que parece provenir de la pelvis.

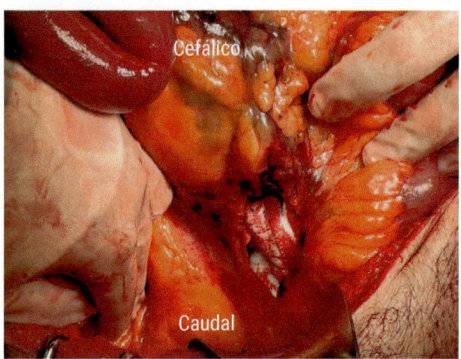

Figura 84-3. *Packing* con compresas.

nistración de 11 concentrados de hematíes, 4 unidades de plasma fresco congelado, 2 *pools* de plaquetas, 3 gramos de fibrinógeno y ácido tranexámico.

REVISIÓN SECUNDARIA

La revisión secundaria inicial es somera y se completa tras regreso de quirófano:

- Cabeza y cara: sin heridas, hemorragia ni deformidad. No hay dolor, crepitación ni escalones óseos durante la palpación. No se aprecian lesiones oculares, ni otolicuorrea, otorragia ni epistaxis.
- Cuello: sin heridas, hematomas ni deformidad a través del collarín. Carótidas con pulso simétrico. Sin ingurgitación yugular. Tráquea centrada, sin estridor.
- Tórax: no se detectan heridas. Deformidad en el hemitórax derecho con crepitación en la región superior y la clavícula. Los movimientos torácicos son simétricos. Auscultación pulmonar con hipofonesis bilateral. Auscultación cardíaca con tonos rítmicos, sin soplos.
- Abdomen: erosiones por arrastre en la región toracoabdominal. Blando, depresible, sin irritación peritoneal. Sin heridas ni sangrado. Ruidos hidroaéreos presentes.
- Periné: no hay signos de hematoma. La orina es ligeramente hematúrica tras sondaje vesical. Tacto rectal sin alteraciones.
- Espalda: sin heridas ni hemorragia. Deformidad y crepitación en parrilla costal derecha posterior. Sin crepitación en la región dorsolumbar.
- Extremidades: fractura abierta a nivel medial de tibia-peroné del miembro inferior derecho con pulso pedio abolido con frialdad y palidez. Erosión sobre la rótula izquierda.

EN EL QUIRÓFANO

El paciente es trasladado a quirófano con inestabilidad hemodinámica. Depende de norepinefrina a 0,25 µg/kg/min para mantener una PAS de 95 mmHg con PA media de 60 mmHg.

Se realiza laparotomía media con faja pélvica y se objetiva hemoperitoneo de unos 600 mL, deserosamiento en el ciego y sangrado mesentérico activo a nivel de válvula ileocecal que se sutura. Retroperitoneo abierto a este nivel, con sangrado que parece provenir de la pelvis (**Fig. 84-2**); se deja *packing*

con compresas (**Fig. 84-3**). Se decide *packing* preperitoneal con cinco compresas (**Fig. 84-4**).

El abdomen permanece abierto con terapia de presión negativa (**Fig. 84-5**).

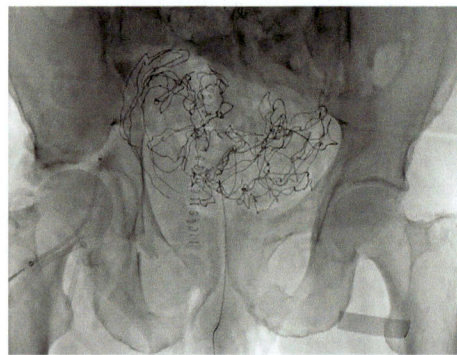

Figura 84-4. *Packing* preperitoneal con cinco compresas.

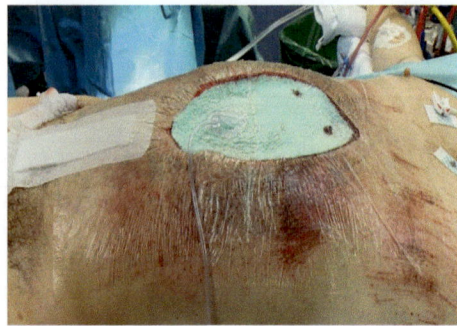

Figura 84-5. Abdomen abierto con terapia de presión negativa.

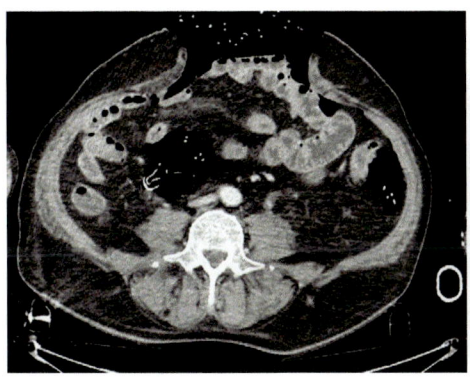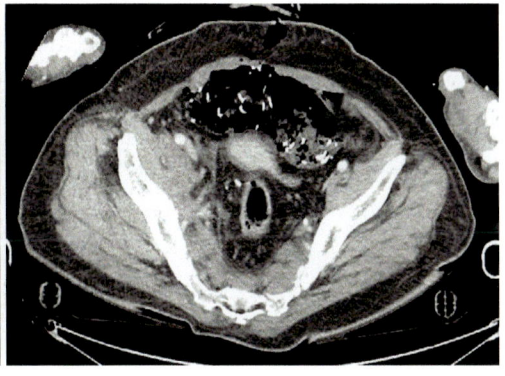

Figura 84-6. Tomografía computarizada (TC) postoperatoria.

Durante la intervención se trasfunden 4 concentrados de hematíes y 2 g de fibrinógeno, con leve mejoría hemodinámica.

Ante la persistencia de la inestabilidad hemodinámica y la sospecha de sangrado arterial pélvico, se decide el traslado a la sala de arteriografía, donde se realiza embolización de la rama de la arteria obturatriz derecha.

EVOLUCIÓN POSOPERATORIA

Tras la cirugía de control de daños, el paciente presenta PA de 90/60 mmHg y FC de 95 lpm (con fármacos vasoactivos) y se decide el trasladado a tomografía computarizada (TC). Se objetivan los siguientes hallazgos (**Fig. 84-6**):

- TC craneal: hemorragia subaracnoidea en cisterna interpeduncular y hemorragia intraventricular en las asas posteriores de los ventrículos laterales. Línea media centrada y cisternas basales permeables.
- TC de la columna cervical: fractura del margen cortical medial del cóndilo occipital izquierdo (tipo III de Anderson y Montesano). Fractura no desplazada de C4 y C5.
- TC de tórax: derrame pleural bilateral y atelectasias. Pequeño neumotórax anterior izquierdo. Atelectasia del segmento apical del lóbulo superior derecho. No hay laceraciones pulmonares, ni derrame pericárdico ni neumomediastino. Tampoco se aprecian alteraciones en los grandes vasos. Múltiples fracturas costales bilaterales. Fractura no desplazada del manubrio esternal. Fracturas vertebrales en T5 (tipo Chance), T6 y L1.
- TC de abdomen y pelvis: cambios posquirúrgicos, *packing* abdominal en la raíz del mesenterio y *packing* preperitoneal. No hay lesiones intraabdominales ni sangrado. Fractura de pelvis inestable (tipo C de Tile). Fractura conminuta de la rama isquiopubiana e ileopubiana derechas con extensión a la pala ilíaca ipsilateral. Fractura conminuta de rama isquiopubiana izquierda. Fractura del ala sacra izquierda con fractura de apófisis trasversa de L5 asociada.

Ante la presencia de atelectasia en el lóbulo superior derecho, se realiza broncofibroscopia con aspiración de secreciones hemáticas. Se coloca tubo de tórax izquierdo.

La evolución por problemas es la siguiente:

- Persistencia del *shock* postraumático con disfunción multiorgánica; acidosis metabólica y láctica, coagulo-

patía, insuficiencia respiratoria grave secundaria a traumatismo torácico con tórax inestable bilateral, contusión pulmonar y atelectasia (varias broncofibroscopias). Tubo de drenaje pleural con moderado drenaje hemático (100 mL/24 horas) sin fugas, inestabilidad hemodinámica. Fallo renal agudo que requirió hemofiltro.
- Traumatismo craneoencefálico leve: TC de control sin otros hallazgos. Neurológicamente estable. Tras retirada de sedorrelajación, se produce una mejoría progresiva con respuesta a órdenes sencillas en los siguientes días.
- Valoración por neurocirugía por importante traumatismo raquídeo que, debido a la necesidad de la sedorrelajación no pueden explorar. Se mantiene el collarín cervical por la fractura del cóndilo occipital y movilizaciones en bloque por fracturas vertebrales. Hay necesidad de fijación de la columna dorsal previa a completar estudio con resonancia magnética, cuando su situación clínica lo permita.
- Traumatismo abdominopélvico: a las 48 horas, tras el ingreso, se procede a la revisión quirúrgica. Retirada del *packing* preperitoneal sin objetivarse sangrado, retirada del *packing* abdominal sin sangrado, aunque se mantiene el abdomen abierto.

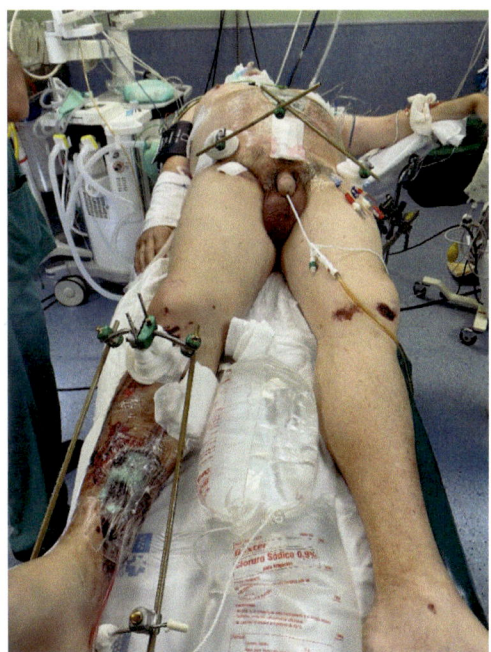

Figura 84-7. Paciente en la unidad de cuidados intensivos con cierre de la pared abdominal y fijaciones externas.

Fijación externa de pelvis con un pin subcrestal derecho y un pin supracetabular izquierdo. Fijador externo en la extremidad inferior derecha, desbridamiento y colocación de terapia de presión negativa. Pie con pulsos y bien perfundido. A los seis días del ingreso, nueva revisión, donde se cierra la pared abdominal sin incidencias (presiones intraabdominales menores de 10 mmHg tras el cierre) (v. **Fig. 84-7**).

- Evolución infecciosa: el paciente se mantiene afebril y sin reactantes de fase aguda. Está cubierto por antibioticoterapia de amplio espectro y, posteriormente, modificada según resultado de cultivos, meropenem en dosis de 2 g/8 horas.

- A los 15 días del ingreso y ante la estabilidad del paciente se decide intervención quirúrgica definitiva programada para fijación interna de la pelvis. Durante esta intervención presenta inestabilidad hemodinámica y precisa la transfusión de 2 concentrados de hematíes, así como fármacos vasoactivos.

- En las siguientes horas de evolución persiste en *shock* distributivo refractario a medidas enérgicas de reanimación y fármacos vasoactivos en ascenso, con acidosis metabólica y láctica con grave hipoperfusión, hasta presentar muerte por parada cardíaca.

CLAVES DEL CASO

- En un paciente politraumatizado grave por colisión de tráfico a gran velocidad, se debe evaluar la estabilidad pélvica y, ante la mínima sospecha de fractura pélvica, se debe colocar un dispositivo de fijación externa (faja/sábana) en la atención prehospitalaria. En este caso no se realizó.
- Todo paciente con traumatismo abdominopélvico con ecografía e-FAST positiva y hemodinámicamente inestable requiere laparotomía urgente.

- La secuencia de actuación en un paciente con traumatismo abdominal y fractura de pelvis mecánicamente inestable y que presenta inestabilidad hemodinámica debe ser la laparotomía urgente con faja pélvica más *packing* preperitoneal, como parte de la cirugía de control de daños y, posteriormente, angiografía con posible angioembolización.
- La fijación externa de la pelvis no debe demorarse más de 24-48 horas, una vez mejorado el estado hemodinámico del paciente, y se debe mantener la faja pélvica hasta su realización.

BIBLIOGRAFÍA

Bugaev N, Rattan R, Goodman M, Mukherjee K, Robinson BRH, McDonald AA, et al. Preperitoneal packing for pelvic fracture-associated hemorrhage: a systematic review, meta-analysis, and practice management guideline from the Eastern Association for the Surgery of Trauma. Am J Surg. 2020;220(4):873-88.

Frassini S, Gupta S, Granieri S, Cimbanassi S, Sammartano F, Scalea TM, et al. Extraperitoneal packing in unstable blunt pelvic trauma: a single-center study. J Trauma Acute Care Surg. 2020;88(5):597-606.

Lewis RH Jr, Sharpe JP, Berning B, Fabian TC, Croce MA, Magnotti LJ. Impact of a simplified management algorithm on outcome following exsanguinating pelvic fractures: a 10-year experience. J Trauma Acute Care Surg. 2019;86 (4):658-63.

Lin SS, Zhou SG, He LS, Zhang ZX, Zhang XM. The effect of preperitoneal pelvic packing for hemodynamically unstable patients with pelvic fractures. Chin J Traumatol. 2021;24(2):100-3.

Magnone S, Allievi N, Ceresoli M, Coccolini F, Pisano M, Ansaloni L. Prospective validation of a new protocol with preperitoneal pelvic packing as the mainstay for the treatment of hemodynamically unstable pelvic trauma: a 5-year experience. Eur J Trauma Emerg Surg. 2021;47(2):499-505.

Reitano E, Granieri S, Frassini S, Sammartano F, Cimbanassi S, Chiara O. Infectious complications of extra-peritoneal pelvic packing in emergency room. Updates Surg. 2021;73(1):331-7.

I. Rey Simó

CASO 85

PRESENTACIÓN DEL CASO

A las 12:00 horas avisan al equipo de prehospitalaria por un varón que ha sufrido una colisión de moto. A su llegada al lugar del accidente se encuentran a un paciente de 42 años, a cierta distancia de su vehículo, inconsciente, encajado a «horcajadas» en una de las estructuras metálicas que sujetan los quitamiedos de la carretera. Tras la retirada del casco, el equipo de la prehospitalaria evidencia un paciente arreactivo, con presión arterial (PA) de 85/50 mmHg, con frecuencia cardíaca (FC) de 95 lpm, frecuencia respiratoria (FR) de 25 rpm, con importante herida perineal, deformidad del miembro inferior derecho, evisceración en herida inguinal derecha y lesión en un dedo de la mano derecha. Se intuba, se administra 1 L de cristaloides por un par de vías venosas periféricas y se traslada en tabla espinal al hospital de la localidad. Es un centro sanitario de nivel II. Según el esquema MIST (mecanismo de la lesión, lesiones identificadas, signos y síntomas y tratamientos aplicados hasta la llegada al hospital, por sus siglas en inglés):

- **M**: colisión de moto.
- **I**: traumatismo pélvico-perineal con evisceración, traumatismo ortopédico con deformidad en el miembro inferior derecho y en la mano derecha.
- **S**: PAS: 90/60 mmHg; FC: 128 lpm.
- **T**: collarín cervical, tabla espinal, dos vías i.v. de calibre ancho con 1.000 mL de Ringer lactato, O_2 con reservorio al 100 %.

REVISIÓN PRIMARIA

A su llegada al hospital, a las 13:00 horas, se realiza una evaluación primaria por parte de los médicos de urgencias, según los criterios de soporte vital avanzado en traumatismo (ATLS) y que consiste en la evaluación de la vía aérea (A), respiración (B), circulación (C), déficit neurológico (D) y exposición (E):

A: intubado.
B: murmullo vesicular conservado, pero con tonos apagados. radiografía de tórax: normal.
C: PA: 80/4mmHg tras 2.000 mL de lactato de Ringer; FC: 160 lpm.

Se detecta herida inguinal derecha con evisceración de asas intestinales e hinchazón del muslo derecho con posible fractura del tercio medio del fémur derecho.

La radiografía de pelvis muestra fractura compleja de pelvis de ramas bilaterales ileopubianas e isquiopubianas, sacroilíacas y hueso sacro. La ecografía abdominal enfocada para el traumatismo extendida (e-FAST) muestra que no hay líquido libre intraperitoneal, ni neumotórax ni hemotórax.

D: la escala de coma de Glasgow (ECG) no es valorable al estar sedado e intubado. En el lugar del accidente se informó de un GCS de 6/15. Pupilas isocóricas y normorreactivas.
E: temperatura de 35,5 °C. Lesión por *degloving* del primer dedo de la mano derecha.

Ante la falta de respuesta hemodinámica, se decide traslado a quirófano de forma urgente sin realización de tomografía computarizada (TC). Se avisa a los servicios de traumatología, cirugía general y urología. Activado el protocolo de transfusión masiva, se inicia de camino al quirófano.

REVISIÓN SECUNDARIA

No se realiza la revisión secundaria ante la inestabilidad hemodinámica que presenta el paciente.

EN EL QUIRÓFANO

El equipo quirúrgico establece el orden de actuación. El paciente está muy inestable, y la transfusión masiva comenzada. Los extractos de los sucesivos partes de quirófano se comentan a continuación:

- **Primer tiempo: traumatología** (tiempo empleado: 2 horas y 15 minutos).
  «No disponemos de pruebas de imagen. A la exploración grosera: inestabilidad pélvica. Amplia herida perineal. Deformidad en rotación externa miembro inferior derecho (MID). Herida incisocontusa prácticamente circunferencial en el tercio proximal del MID con exposición del nervio ciático, sin sangrado. Herida incisocontusa profunda en cara medial del tercio distal del muslo sin sangrado. Pulsos distales positivos. Valoración neurológica imposible. *Degloving* de la falange distal del pulgar derecho. Tras somera exploración con escopia identificamos: fractura abierta de pelvis de tipo C. Fractura del tercio distal del fémur derecho».
  «Realizamos control de daños: fijador externo en pelvis. Fijador externo en puente en MID. Limpieza y sutura de heridas del MID».
- **Segundo tiempo: urología** (tiempo empleado: 2 horas y 45 minutos).

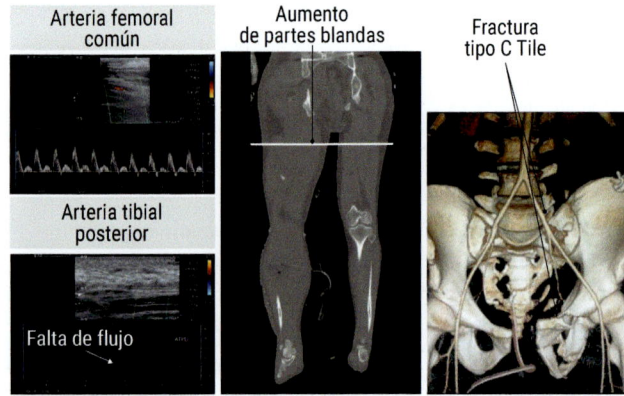

Figura 85-1. Reconstrucción en 3D a partir de la tomografía computarizada (TC) de la fractura pélvica. Obsérvense las fracturas de sínfisis del pubis, ramas ileopubianas e isquiopubianas izquierdas, sacro y articulaciones sacroilíacas.

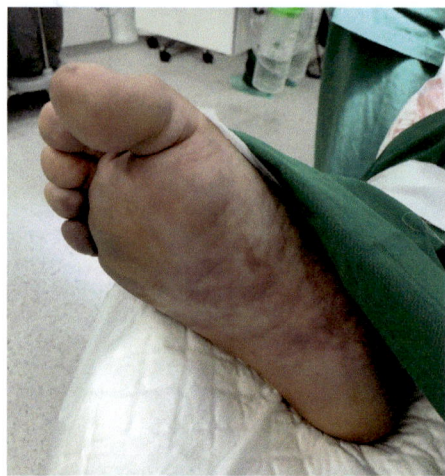

Figura 85-2. Isquemia del miembro inferior izquierdo.

«Hallazgos: estallido vesical. Laceración en la cara anterior del cuello vesical. Desinserción del uréter derecho. Luxación prostática. Luxación de test derecho. Avulsión de la parte inferior del escroto. Herida perineal profunda. Rotura de la cara anterior de recto. Diástasis de ramas pubianas de 5 cm. Daño en los ligamentos suspensorios del pene».

«Realizamos: reimplante del uréter derecho (doble J). Doble J en el uréter izquierdo. Reconstrucción del trígono. Reconstrucción de la cara anterior de la uretra con *flap* vesical. Fijación de la vejiga al psoas derecho. Fijación del test derecho. Cierre del escroto y periné».

- **Tercer tiempo: cirugía general** (tiempo empleado: 2 horas). «Hallazgos: sangrado en sábana en pelvis. Herida inciso-contusa en ingle derecha: rotura completa del conducto inguinal. Rotura completa de suelo pélvico en rafe medio, con afectación del aparato esfinteriano, comunicando cavidad abdominal con periné. Rotura completa de cara anterior de recto distal».

«Técnica: cierre de pared rectal anterior por vía perineal. Cierre de herida inguinal. Colostomía terminal. *Packing* en el espacio de Retzius por sangrado incoercible (seis compresas)».

El tiempo total de intervención es de 7 horas. Precisa soporte hemodinámico con fármacos vasoactivos en muy altas dosis. Transfusión total: 27 concentrados de hematíes, 3 *pools* de plaquetas, 7 unidades de plasma fresco congelado (PFC), fibrinógeno y Novoseven®.

EVOLUCIÓN POSTOPERATORIA

El paciente se traslada a la unidad de reanimación, donde se consigue estabilizar hemodinámicamente. Se realiza el estudio completo de TC (**Fig. 85-1**), en el que se evidencian múltiples lesiones en cuerpos y apófisis vertebrales, escápulas, peroné derecho, etc., pero no lesiones intracraneales, ni viscerales en tórax ni abdomen. Señala, además, disección no oclusiva de la arteria ilíaca externa hasta el inicio de la arteria femoral común, donde están permeables. Se visualiza solo la parte proximal de tibial anterior y tronco tibioperoneo, donde se detecta gran aumento de partes blandas en relación con hematoma.

Se realiza eco-Doppler del MID: flujo arterial de femoral común y superficial conservado. Ausencia de flujo en tibial anterior y posterior. Incidentalmente, aumento de calibre y contenido ecogénico con ausencia de flujo vascular detectable en venas femoral común y superficial, que puede ser secundario a trombosis venosa profunda (TVP) o bloqueo a nivel más craneal del flujo venoso (**Fig. 85-2**).

Ante estos hallazgos y la evidente isquemia distal del pie derecho, con la falta de especialista en cirugía vascular del centro, se decide su traslado al hospital de tercer nivel de referencia, donde llega a las 16:00 horas del día siguiente, más de 24 horas después del accidente.

Se realiza una arteriografía del miembro y pélvica, y se observa una lesión intimal de la arteria femoral común, pero con flujo distal conservado. No hay sangrado pélvico arterial.

El equipo de cirugía vascular decide intervención quirúrgica para «revascularizar» el MID a las 12:30 horas del día siguiente: se reemplaza la arteria dañada con prótesis de

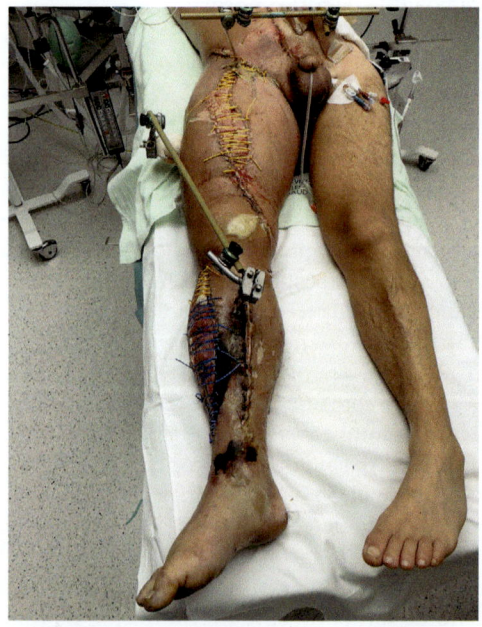

Figura 85-3. Fasciotomías de muslo y pierna derechas.

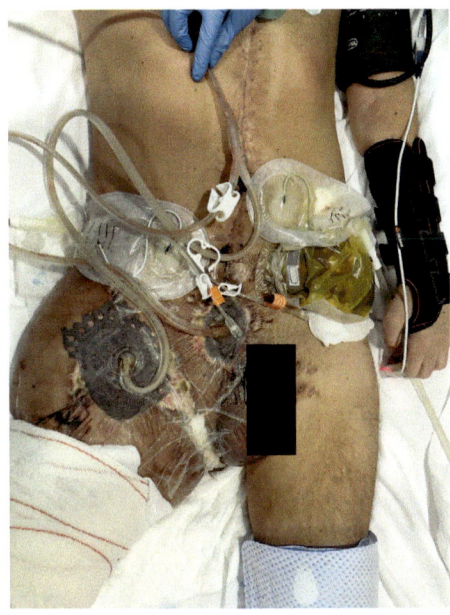

Figura 85-4. Aspecto de las curas con tratamiento con presión negativa tópica (TPNT) en la sala de reanimación. Los distintos dispositivos de aspiración se conectaron a la aspiración central del hospital en lugar de a las bombas comerciales de aspiración por la imposibilidad de conseguir estanqueidad con los apósitos en estas zonas anatómicas tan irregulares (ingle, periné, pubis, etcétera).

Dacron®. No se realiza fasciotomía femoral ni de los compartimentos tibiales o peroneos.

Posteriormente, el equipo de cirugía general revisa el *packing* del espacio de Retzius (no un «*packing* extraperitoneal» ortodoxo), reabre la laparotomía, retira las seis compresas, haciendo hemostasia de los vasos sangrantes y tiene que volver a poner un nuevo *packing*.

Finalmente, y con estabilidad hemodinámica en todo momento, los traumatólogos cambian los fijadores pélvicos y femorales y realizan fasciotomías del compartimento femoral y de los cuatro tibioperoneales. Han pasado más de 48 horas del accidente (**Fig. 85-3**).

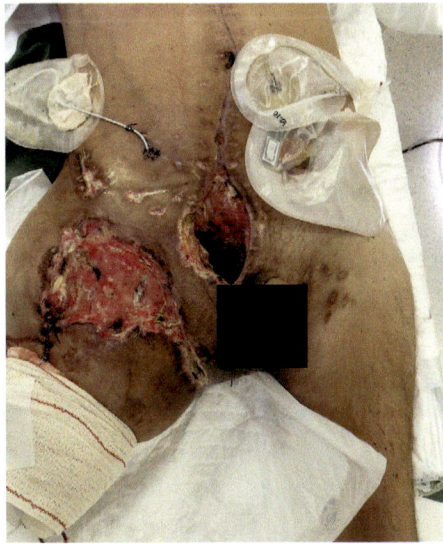

Figura 85-5. Aspecto de las heridas, urostomías y colostomía. Obsérvese el hueco retropúbico que se rellenará con un colgajo miocutáneo.

La evolución del paciente es tormentosa. A los tres días se puede retirar el *packing*, y al revisar la cavidad abdominal se lleva a cabo una colecistectomía por colecistitis isquémica. Imposible el cierre de la pared, se inicia una técnica de cierre con malla tractora y tratamiento con presión negativa tópica (TPNT) según describieron Petersson *et al.,* y se consigue el cierre definitivo a los seis días tras relaparotomías seriadas cada dos días.

Por otro lado, el MID sufre reintervenciones para curas de las fasciotomías por sangrado continuo, hasta que, finalmente, sin mejora en la isquemia distal del miembro se procede a la amputación supracondílea el día 19 postraumatismo.

Posteriormente, hay que realizar curas locales de todas las heridas, infectadas y dehiscentes con sistemas complejos de TPNT en la sala de reanimación, y reintervención por fístula urinaria inmanejable, que requiere urostomías bilaterales. Igualmente, la herida retropúbica necesita de un colgajo pediculado fasciocutáneo anterolateral de región femoral izquierda para su curación (**Figs. 85-4** y **85-5**).

Finalmente, se traslada a la unidad de cuidados continuos para continuar la rehabilitación, curas locales y apoyo de psiquiatría. Recibe el alta hospitalaria al sexto mes desde el momento del accidente. Las secuelas son pérdida de falange del primer dedo de la mano derecha, colostomía, dos urostomías, amputación supracondílea del MID con dolor de «miembro fantasma» y mala adherencia a la prótesis. El paciente sigue en rehabilitación ambulatoria (**Fig. 85-6**).

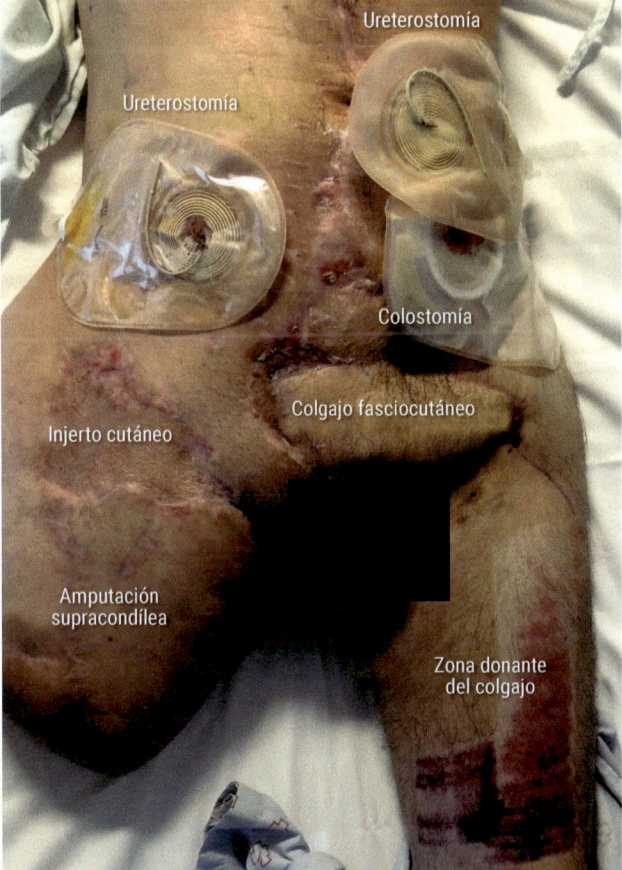

Figura 85-6. Visión general de las heridas tras cierre con tratamiento con presión negativa tópica (TPNT), injertos cutáneos y colgajo miocutáneo.

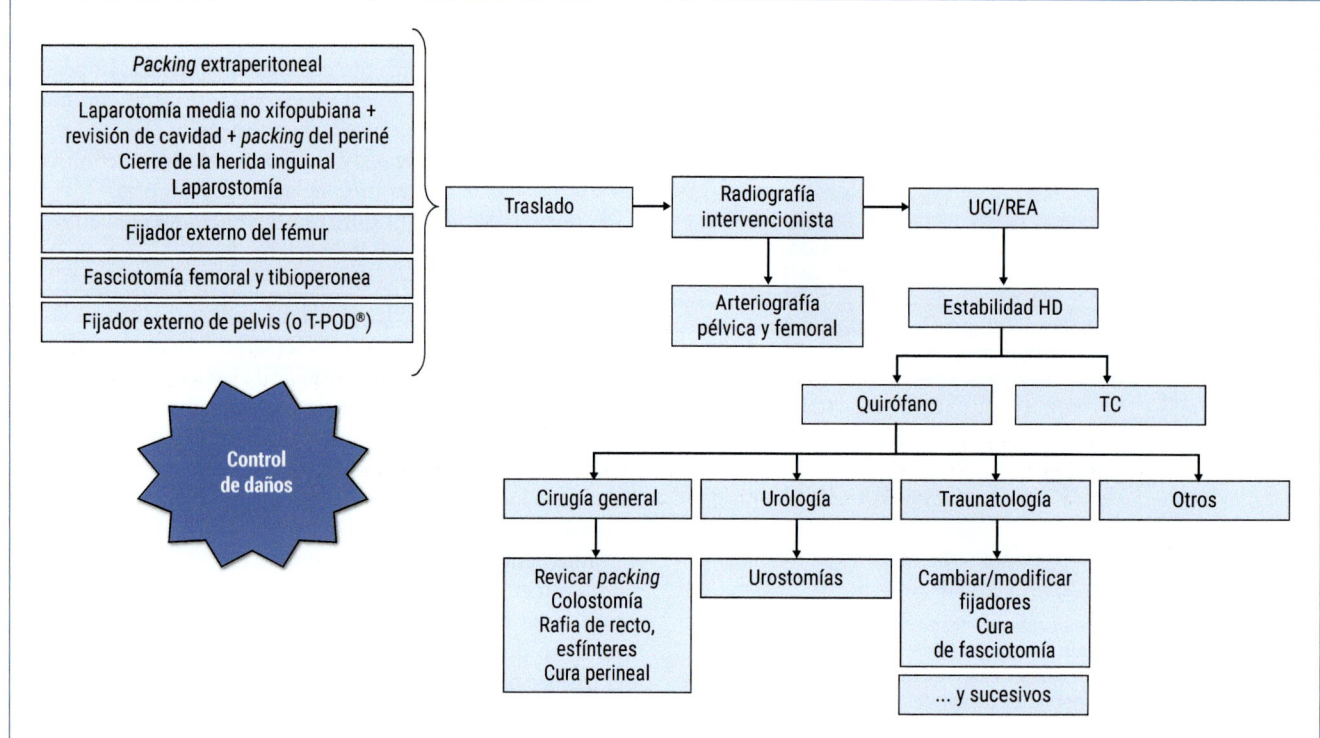

Figura 85-7. Esquema de actuación para las primeras horas. HD: hemodinámica; REA: reanimación; TC: tomografía computarizada; UCI: unidad de cuidados intensivos.

 CLAVES DEL CASO

- La pelvis tiene un continente, óseo, muy resistente que, cuando se fractura en un paciente joven (la «fractura que mata», por su capacidad de sangrar y producir una coagulopatía de consumo), implica un traumatismo de muy alta energía. Pero también tiene un contenido digestivo, urológico, vascular, nervioso y genital. En este caso clínico, todas las estructuras resultaron seriamente dañadas. Su manejo, que afecta a muchas especialidades, requiere una formación común en politraumatismos en ATLS® y en Definitive Surgery for Trauma Care (DSTC®) o cualquier otro curso específico.

- El tiempo de actuación fue manifiestamente mejorable al no haberse respetado los conceptos de la cirugía de control de daños y haberse realizado técnicas quirúrgicas de reconstrucción complejas en paciente muy inestable.

- Además, no se prestó la debida atención al desarrollo de un síndrome compartimental del MID, causa de su isquemia irreversible a pesar de todos los esfuerzos ulteriores, realizados cuando ya era tarde, más allá de las «seis horas de oro» del daño vascular.

- Como propuesta de mejora del caso, se ofrece un esquema de actuación para las primeras horas (**Fig. 85-7**).

BIBLIOGRAFÍA

Boffard KD. Manual of definitive surgical trauma care. 5ª ed. CRC Press; 2019.

Petersson U, Acosta S, Björck M. Vacuum-assisted wound closure and mesh-mediated fascial traction--a novel technique for late closure of the open abdomen. World J Surg. 2007;31(11):2133-7.

Rotondo MF, Schwab CW, McGonigal MD, Phillips GR 3rd, Fruchterman TM, Kauder DR, et al. 'Damage control': an approach for improved survival in exsanguinating penetrating abdominal injury. J Trauma. 1993;35(3):375-82; discussion 382-3.

<table>
<tr><td>

CASO

86

</td><td>

PRESENTACIÓN DEL CASO

Un paciente de 15 años, sin antecedentes personales de interés, sufre un atropello a gran velocidad mientras esperaba en la parada del autobús.

A la llegada de la unidad de asistencia extrahospitalaria al lugar del atropello, el paciente está en decúbito prono. Durante su traslado al centro hospitalario el paciente se mantiene inconsciente e inestable (presión arterial [PA] de 60-40 mmHg y frecuencia cardíaca [FC] de 53 lpm) con pupilas midriáticas arreactivas.

En el aspecto prehospitalario, informan según el acrónimo MIST (mecanismo de la lesión, lesiones identificadas, signos y síntomas y tratamientos aplicados hasta la llegada al hospital, por sus siglas en inglés) de rescate de los siguientes datos:

• **M**: atropello.
• **II**: traumatismo craneoencefálico (TCE), traumatismo toracoabdominopélvico.
• **S** (signos vitales): PA de 60/40 mmHg, FC de 53 lpm.

</td></tr>
</table>

F. Chana Rodríguez, R. Gresa Lliso y C. Sánchez Pérez

REVISIÓN PRIMARIA

A su llegada al cuarto de *shock* del servicio de urgencias, se le realiza la evaluación primaria, que consiste en la evaluación de la vía aérea (A), respiración (B), circulación (C), déficit neurológico (D) y exposición (E), y se encuentra:

A: intubación orotraqueal, portador de collarín cervical.
B: murmullo vesicular simétrico y conservado, movilización simétrica de ambos hemitórax con ventilación mecánica.
C: rítmico, inestable, pelvis estable. Abdomen: distendido, compresible, abrasión en la región de la pala ilíaca izquierda. Deformidad en ambos miembros inferiores. Miembro inferior derecho con aumento de volumen, palidez, frialdad cutánea y ausencia de pulsos pedios y poplíteos.
D: inconsciente, puntuación en la escala de coma de Glasgow (ECG) de 3/15, anisocoria, sin movilización activa de extremidades.
E: otorragia y rinorrea derechas.

Durante la revisión primaria, se realiza reanimación mediante expansión de volumen con 1.500 mL cristaloides, transfusión de 4 concentrados de hematíes, 3 unidades de plasma fresco congelado (PFC), 4 g de fibrinógeno y 150 mEq de bicarbonato:

• Analítica: hemoglobina (Hb) de 8 g/dL, plaquetas de 140.000/μL, leucocitos 8.270/μL, sodio (Na) de 149 mEq/L, potasio (K) de 3,1 mEq/L, creatinina (Cr) de 1,49 mg/dL y urea de 35 mg/dL.
• Coagulación: cociente internacional normalizado (INR) de 1,44, tiempo de tromboplastina parcial activado (TTPa) de 38,4 s, tiempo de protrombina (TP) de 17,5 s, fibrinógeno de 216 mmHg.
• Gasometría arterial: pH de 7,29, presión parcial de dióxido de carbono (pCO_2) de 50 mmHg, presión parcial de oxígeno (pO_2) de 75 mmHg, bicarbonato (HCO_3) de 24 mEq/L y lactato de 5,8 mmol/L.

La radiografía de tórax no muestra derrame ni neumotórax significativo. La ecografía abdominal enfocada para el traumatismo extendida (e-FAST) es positiva con escaso líquido en el espacio de Morrison.

Tras la reanimación, el paciente mejora hemodinámicamente y se realiza tomografía computarizada (TC). Se obtiene TC con contraste vascular y se describen en el informe las siguientes lesiones:

• Fracturas múltiples de la base craneal que afectan a ambos canales carotídeos y asocian imágenes de pseudoaneurismas cavernosos sin datos de sangrado activo (**Fig. 86-1**). Ocupación de luces bronquiales y áreas de consolidación que sugieren broncoaspiración, sin descartar pequeñas contusiones parenquimatosas.
• Neumotórax apical derecho pequeño.
• Fractura de las tres últimas costillas derechas. Extensa laceración hepática (10 cm) con hematoma subcapsular y en gotiera, sin evidencia radiológica de sangrado activo.

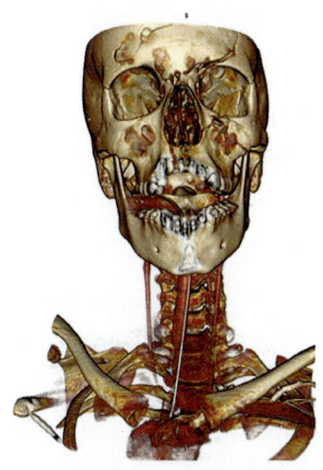

Figura 86-1. Fracturas múltiples faciales y de la base de cráneo.

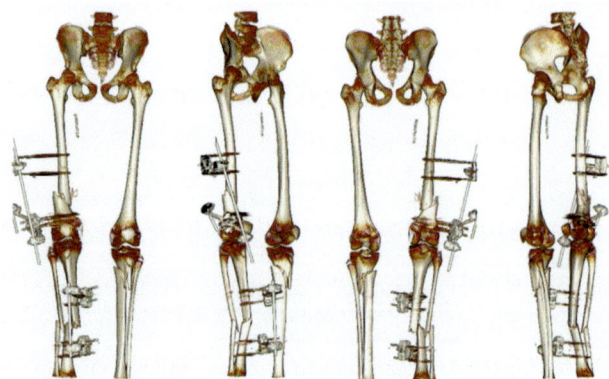

Figura 86-2. Reconstrucción en 3D volumétrica que muestra *stent* poplíteo y fijación externa de rodilla flotante derecha.

- Pequeña laceración renal.
- Fractura pélvica (Tile tipo A).
- Oclusión completa de la arteria poplítea derecha en el segmento P1 con repermeabilización en el segmento P3; no se replecionan más distalmente los infrapoplíteos, probablemente por oclusión proximal. El segmento ocluido es de 4,6 cm. Hematoma inmediatamente distal al punto de oclusión de unos 2 cm.
- Fractura simple del tercio distal diafisaria del fémur derecho sin extensión articular (Clasificación AO/OTA 33A2).
- Fractura simple oblicua del tercio medio distal de la tibia derecha (Clasificación AO/OTA 42A2) con fractura no desplazada de la diáfisis del peroné ipsilateral. Rodilla derecha flotante (Fraser de tipo 1).
- Fractura simple metafisaria proximal de la tibia izquierda sin extensión articular (Clasificación AO/OTA 41A2) (**Fig. 86-2**).

EVOLUCIÓN

Dada la ausencia de datos de sangrado activo en el momento del ingreso y la bilateralidad de las lesiones craneales (el tratamiento exigiría sacrificio de vasos portadores o la reconstrucción de ambas luces mediante endoprótesis con necesidad subsiguiente de doble antiagregación) se decide abstención terapéutica y vigilancia del traumatismo craneoencefálico grave por parte de neurocirugía, por lo que se traslada al paciente a la unidad de reanimación y se contraindica neurocirugía y cirugía general y la administración de heparina sistémica.

La inestabilidad hemodinámica precisa norepinefrina (noradrenalina) hasta dosis de 30 mL/h que posteriormente se pueden suspender.

EN EL QUIRÓFANO

Ante las lesiones óseas de los miembros inferiores asociadas a isquemia aguda del miembro inferior derecho por oclusión completa de arteria poplítea P1, se decide realizar intervención quirúrgica urgente combinando los equipos de cirugía ortopédica y vascular. Se procede a la implantación de un fijador externo para puentear la rodilla derecha con la ayuda de escopia de cuatro fichas (dos proximales y dos distales)

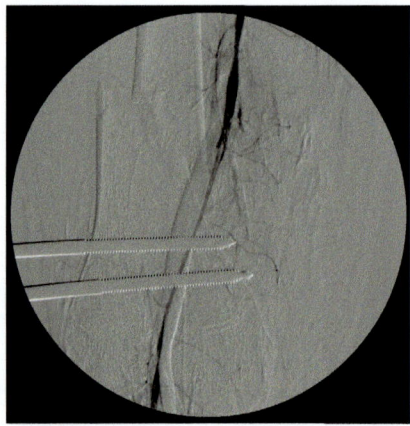

Figura 86-3. Arteriografía diagnóstica en la que se evidencia transición femoropoplítea permeable con ulterior ausencia de contraste en el sector infragenicular, secundario a trombosis aguda de los vasos infrapoplíteos.

de 6 mm en el fémur y cuatro fichas (dos proximales y dos distales) de 5 mm en la tibia. El montaje se completa con barras, conectores y rótulas.

En el quirófano se realiza una arteriografía diagnóstica y se evidencia transición femoropoplítea permeable unos 5 cm, pero posteriormente hay ausencia de contraste en el sector infragenicular. Se plantea la posibilidad de una disección frente a contusión con una posible trombosis distal. Ante la posibilidad de progresión de lesión abdominal y de la carótida derecha, los neurocirujanos consideran la necesidad de repetir la angio-TC antes de realizar la reparación vascular del miembro inferior derecho. Al no apreciarse cambios radiológicos significativos, se procede a la reparación vascular del miembro derecho, a las 5 horas del traumatismo inicial, mediante abordaje de la arteria femoral superficial, y se evidencia una zona de disección y trombosis en la zona del conducto de Hunter, con ausencia de flujo distal. Ante la inestabilidad del paciente y la imposibilidad de anticoagulación sistémica del paciente, se realiza un abordaje intravascular y se recanaliza la zona de la disección y se coloca un *stent* cubierto Viabahn® de 5 mm × 5 cm con buen resultado morfológico y recuperación de flujo por la arteria poplítea y salida por vasos distales, aunque con importante vasoespasmo a la manipulación (**Fig. 86-3**).

Durante la intervención, se aprecia empeoramiento hemodinámico y respiratorio respecto a las horas previas, (fracción inspiratoria de oxígeno [FiO_2]:1, saturación periférica de oxígeno [SpO_2]: 88 %), por lo que precisa aminas vasoactivas en dosis elevadas (norepinefrina a 1 µg/kg/min y epinefrina [adrenalina] a 0,7 µg/kg/min). Se realiza una ecografía Doppler al salir de quirófano que muestra flujo en la arteria poplítea en su segunda y tercera porciones.

Al finalizar la intervención, se traslada al paciente a reanimación, donde se realiza la evaluación secundaria del paciente. Presenta las siguientes constantes: PA: 95/60 mmHg; FC: 117 lpm; SpO_2: 91 %; variación del volumen sistólico (VVS): 14; saturación venosa de oxígeno (SvO_2): 73; gasto cardíaco (GC): 7,3; índice cardíaco (IC): 4; hemoglobina (Hb): 9,5 g/dL con norepinefrina y epinefrina en dosis elevadas.

A los 10 días el paciente fallece ante la mala evolución de las lesiones craneoencefálicas.

CLAVES DEL CASO

- Las lesiones traumáticas complejas de la rodilla incluyen las rodillas flotantes, las fracturas intraarticulares con lesión grave de partes blandas y las luxaciones de rodilla con lesiones vasculares. Se requiere un protocolo de manejo específico para estos casos incluyendo el tratamiento agudo mediante el empleo de fijadores externos. Posteriormente, las fracturas deben tratarse de manera definitiva con técnicas de reducción y fijación mínimamente invasivas que respeten los tejidos blandos para reducir la tasa de complicaciones.

- La rodilla flotante es mucho más que una fractura. El mecanismo suele ser un traumatismo de gran energía que afecta a hombres jóvenes, especialmente en ciclistas y peatones atropellados. Suelen estar asociadas a traumatismo craneoencefálico (14 %), y lesiones torácicas y abdominales (25 %).

- Suele haber una importante afectación de partes blandas, y es frecuente la presencia de fracturas abiertas de fémur o tibia (69 %).

- Las fracturas asociadas en otros miembros pueden estar presentes en el 44 % de los pacientes.

- También son comunes la embolia grasa y los síndromes compartimentales.

- Sorprendentemente, la incidencia de lesiones vasculares en las rodillas flotantes es baja (del 7 al 29 %); sin embargo, si están presentes, las secuelas funcionales son muy comunes.

- Las lesiones de la arteria poplítea y las fracturas abiertas pueden requerir amputación (9 %) durante las primeras 24 horas del ingreso.

- Se intentará fijar y revascularizar el miembro lo antes posible, dado que el tiempo de evolución y la limitación del empleo de tromboprofilaxis aumenta la posibilidad de un peor resultado.

- La tasa de mortalidad al ingreso en pacientes con rodillas flotantes es elevada (10 %).

- Las lesiones articulares y ligamentosas de la rodilla asociadas son frecuentes y pueden conllevar una laxitud residual (19 %).

BIBLIOGRAFÍA

Kulkarni MS, Aroor MN, Vijayan S, Shetty S, Tripathy SK, Rao SK. Variables affecting functional outcome in floating knee injuries. Injury. 2018;49(8):1594-601.

Muñoz Vives J, Bel JC, Capel Agundez A, Chana Rodríguez F, Palomo Traver J, Schultz-Larsen M, et al. The floating knee: a review on ipsilateral femoral and tibial fractures. EFORT Open Rev. 2016;1(11):375-82.

Vallier HA, Manzano GW. Management of the floating knee: ipsilateral fractures of the femur and tibia. J Am Acad Orthop Surg. 2020;28(2):e47-54.

CASO
87

PRESENTACIÓN DEL CASO

Un varón de 40 años es trasladado por los servicios de emergencia extrahospitalaria tras sufrir una colisión de motocicleta a unos 100 km por hora. El paciente es recibido según el protocolo de politraumatizado en el box vital por el servicio de cirugía general.

En el aspecto prehospitalario, informan según el acrónimo MIST (mecanismo de la lesión, lesiones identificadas, signos y síntomas y tratamientos aplicados hasta la llegada al hospital, por sus siglas en inglés) de rescate de los siguientes datos:

- **M** (mecanismo de la lesión): colisión de motocicleta.
- **I** (lesiones): politraumatismo, traumatismo en miembros superiores e inferiores.
- **S** (signos vitales): abrasiones en hombro izquierdo y en los miembros inferiores (MMII).
- **T** (tratamientos aplicados): collarín cervical.

F. Chana Rodríguez, R. Gresa Lliso y C. Sánchez Pérez

REVISIÓN PRIMARIA

En la valoración inicial, que consiste en la evaluación de la vía aérea (A), respiración (B), circulación (C), déficit neurológico (D) y exposición (E), no se objetivan lesiones que comprometan la vida. Por tanto, se procede a la revisión secundaria.

REVISIÓN SECUNDARIA

Tras evaluación inicial, se solicita valoración de las posibles lesiones musculoesqueléticas.

En box vital el paciente presenta:

- Columna: inmovilización cervical tipo Philadelphia; no refiere dolor en el esqueleto axial.
- Pelvis: sin lesiones cutáneas ni dolor en prominencias óseas. No hay inestabilidad pélvica.
- Miembros superiores (MMSS): abrasión en el hombro izquierdo sin deformidad ni crepitación. Exploración neurovascular conservada.
- Miembro inferior izquierdo: sin deformidad. No se puede explorar la estabilidad de la rodilla izquierda en los planos sagital y coronal por dolor y agitación del paciente. Los pulsos periféricos están presentes.

Se procede a la inmovilización del miembro inferior izquierdo mediante férula tipo Krammer (**Fig. 87-1**).

Siguiendo el protocolo de paciente politraumatizado, se procede a la realización de tomografía computarizada (TC) toracoabdominopélvica, y no se informa de lesiones agudas.

Durante la evaluación secundaria, el paciente presenta dolor intenso y progresivo en la pierna izquierda. En la exploración, la rodilla izquierda se encuentra más edematosa y tiene consistencia pétrea. Se palpa pulso femoral, pero no se palpa pulso poplíteo ni más distales. El pie tiene aspecto isquémico con frialdad, palidez marcada, colapso venoso, anestesia completa e impotencia funcional global.

Ante la sospecha clínica de lesión de la arteria poplítea tras luxación de rodilla autorreducida, se contacta con cirugía

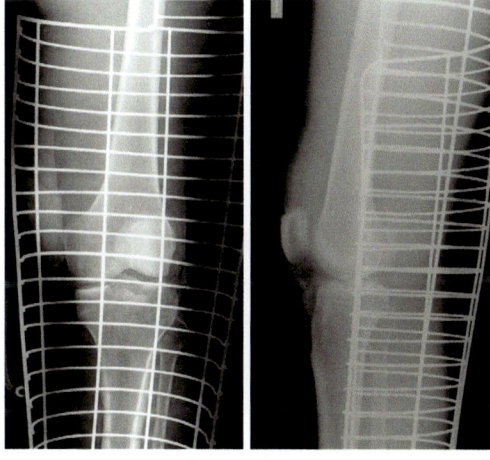

Figura 87-1. Radiografías anteroposterior y lateral de la rodilla izquierda obtenidas tras asistencia e inmovilización inicial en el hospital.

vascular que indica la realización de un estudio de angiotomografía computarizada (angio-TC) urgente del miembro afectado de cuyo informe se resumen los siguientes hallazgos (**Fig. 87-2**):

- Oclusión completa de la arteria poplítea en el segmento P1, de comienzo progresivo; hay una imagen lineal hipo-

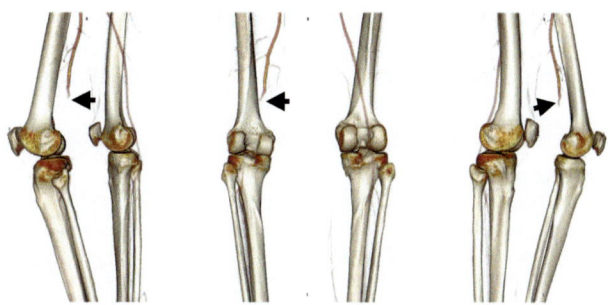

Figura 87-2. Angio-TC con reconstrucción 3D volumétrica que muestra cese de la perfusión arterial (flecha) a nivel de la arteria poplítea izquierda.

densa intraluminal, compatible con disección aguda postraumática. Repermeabilización filiforme en el segmento distal de P2 y completa en P3.

- La tibial anterior se muestra permeable en toda su extensión a excepción de un segmento de 5 cm en su tercio medio.
- La arteria peronea se muestra ocluida desde su origen.
- La tibial posterior se muestra ocluida en sus tercios proximal y medial, y muestra permeabilidad parcheada en su tercio distal.
- Voluminoso hematoma centrado en el hueco poplíteo, profundo al semimembranoso, con extensión subfascial craneal en dicho músculo y caudal en la musculatura sural, que ejerce importante efecto de masa tanto en el compartimento anterior como en el posterior de la pierna.
- Fractura de las espinas tibiales, con leve desplazamiento de los fragmentos (hasta 4 mm). Hemartros. Fractura transindesmal de tobillo derecho no desplazada.

EN EL QUIRÓFANO

Se decide intervención quirúrgica urgente conjunta por los servicios de cirugía ortopédica y traumatología y de cirugía vascular, que se realiza a las tres horas del traumatismo inicial.

En primer lugar, se constata la inestabilidad de la rodilla en todos los planos y se procede a la fijación externa de esta mediante montaje puente, con dos pines de 6×180 mm en el fémur y dos pines de 5×180 mm en la tibia, y se deja la articulación a 20 grados de flexión. Posteriormente, se realiza *bypass* poplíteo-poplíteo de P1 a P3 con vena safena interna del miembro contralateral y fasciotomía reglada de los cuatro compartimentos de la pierna. Una vez finalizada la cirugía, el paciente pasa a cargo del servicio de reanimación.

A las 24 horas de la intervención, ante la persistencia de frialdad y palidez en el pie, se decide revisión del *bypass*, y se obtiene arteriografía mediante punción en la arteria femoral superficial ipsilateral. Se objetiva permeabilidad del *bypass* con importante vasoespasmo de troncos distales y se realiza infusión de solinitrina intraarterial en el lecho.

Pasadas 48 horas, ante la mala evolución clínica, se realiza nueva intervención quirúrgica urgente mediante trombectomía de la arteria tibial anterior y *bypass* femorotibial anterior con vena safena interna *in situ* con porción de la vena safena invertida ipsilateral.

Al día siguiente, se constata trombosis del *bypass* mediante ecografía, con dolor y edema importante en la pierna y el pie, por lo que, finalmente, se decide realizar amputación supracondílea del miembro lesionado.

 CLAVES DEL CASO

- La arteria poplítea, debido a su fijación ligamentosa y a las relaciones anatómicas que establece con el fémur, la meseta tibial y demás estructuras que conforman la articulación de la rodilla, es muy sensible a lesionarse en traumatismos cerrados.
- La lesión de la arteria poplítea, bien sea por disección, oclusión o lesión de la íntima, si no se detecta y se trata a tiempo, tiene una comorbilidad muy significativa, es frecuente la amputación del miembro e, incluso, puede comprometer la vida del paciente.
- Afortunadamente, se trata de una entidad poco frecuente y supone tan solo del 0,001 al 0,013 % de todas las lesiones ortopédicas. La proporción de pacientes con lesión vascular tras luxación de rodilla por traumatismo cerrado varía mucho según las series (del 3,3 al 64 %).
- Como factores de riesgo de lesión vascular tras luxación de rodilla traumática, hay que incluir el sexo masculino, la obesidad y una edad entre 18 y 29 años.
- Además de la lesión arterial, la luxación de rodilla traumática puede asociarse a otros cuadros clínicos (trombosis venosa, lesiones neurológicas y síndrome compartimental). Algunas series describen parálisis concomitante del nervio peroneo común en el 10-25 % de los pacientes.
- En la actualidad, la mayoría de los autores defienden que la estrategia más oportuna para el diagnóstico precoz de

esta lesión consiste en realizar, en los pacientes con una sospecha clínica fundada, una angio-TC. Un pulso pedio y tibial posterior palpables junto con un índice tobillo-brazo >0,9 presenta una sensibilidad cercana al 100 % para la detección de lesión vascular.

- Hay controversia sobre el orden en que deben realizarse la reparación vascular y la reducción y fijación esquelética. Con un tiempo corto de isquemia, <1 hora, el procedimiento ortopédico debe realizarse en primer lugar y después la reparación de las lesiones vasculares. Si el tiempo de isquemia es más prolongado, >1 hora, debería realizarse, en primer lugar, la reparación vascular, con preferencia de un abordaje en «S» del hueco poplíteo. En pacientes con tiempo de isquemia de más de 6 horas, hay un elevado riesgo de lesión por reperfusión tras la revascularización del miembro con varias complicaciones potenciales (mioglobinuria, oliguria, fallo renal agudo, lesión pulmonar por reperfusión, fallo multiorgánico e infección), por lo que, en estos tiempos de isquemia, se debe plantear la amputación, lógicamente priorizando conservar la vida del paciente.
- En cuanto a la reparación ligamentosa definitiva de la rodilla, la reconstrucción temprana es la mejor estrategia, ya que los pacientes tratados en las primeras tres semanas alcanzan mejores puntuaciones en las escalas subjetivas y objetivas de estabilidad articular que los pacientes intervenidos de forma más diferida.

BIBLIOGRAFÍA

Anazor FC, Baryeh K, Davies NC. Knee joint dislocation: overview and current concepts. Br J Hosp Med (Lond). 2021;82(12):1-10.

Maslaris A, Brinkmann O, Bungartz M, Krettek C, Jagodzinski M, Liodakis E. Management of knee dislocation prior to ligament reconstruction: what

is the current evidence? Update of a universal treatment algorithm. Eur J Orthop Surg Traumatol. 2018;28(6):1001-15.

Matthewson G, Kwapisz A, Sasyniuk T, MacDonald P. Vascular injury in the multiligament injured knee. Clin Sports Med. 2019;38(2):199-213.

CASO

88

PRESENTACIÓN DEL CASO

Un varón de 34 años ha sufrido una colisión de tráfico. Según el acrónimo MIST (mecanismo de la lesión, lesiones identificadas, signos y síntomas y tratamientos aplicados hasta la llegada al hospital, por sus siglas en inglés) de rescate, se dispone de los siguientes datos:

- **M**: colisión de tráfico, coche contra coche con impacto frontal.
- **I**: dolor en el tórax y en la pelvis izquierda.
- **S**: presión arterial (PA): 90/60 mmHg; frecuencia cardíaca (FC) 115 lpm; frecuencia respiratoria (FR): 21 rpm; y puntuación en la escala de coma de Glasgow (ECG): 14/15 puntos.
- **T**: collar cervical, canalizan vía periférica y administran solución salina al 0,9 % y bolo de 300 mL.

Es trasladado a las urgencias del hospital.

F. D. Miñán Arana y J. C. Salamea Molina

REVISIÓN PRIMARIA

Al llegar a la zona de urgencias hospitalarias, se procede con la revisión primaria: evaluación de la vía aérea (A), respiración (B), circulación (C), déficit neurológico (D) y exposición (E):

A: vía aérea sin obstrucción.

B: dificultad respiratoria, disminución del murmullo vesicular en el hemitórax izquierdo más dolor a la palpación en la parrilla costal baja. Saturación de oxígeno (SatO$_2$): 89 % y FR: 28 rpm.

C: abdomen blando depresible, pelvis con dolor en el lado derecho, más ligero abultamiento región inguinal izquierda. Fractura de pierna izquierda, pulso poplíteo izquierdo disminuido con relación al lado derecho; PA: 90/70 mmHg, y FC: 118 lpm.

D: confuso, ECG: 14/15.

E: se aplica sistema de calentamiento externo.

Se coloca mascarilla con reservorio de oxígeno (O$_2$) a 12 L/min, se decide realizar ecografía abdominal enfocada para el traumatismo extendida (e-FAST), radiografía de tórax y pelvis, más hemograma, grupo sanguíneo, urea, creatinina y tiempos de coagulación, además de administrar bolo de suero salino al 0,9 %.

EVOLUCIÓN DEL CASO

Durante la realización de la e-FAST, el paciente presenta tendencia a la somnolencia más persistencia de la hipotensión, a pesar de la administración de bolos de 300 mL de suero salino al 0,9 %, y mayor dificultad respiratoria.

Se decide realizar intubación orotraqueal más colocación de tubo de tórax izquierdo (con salida de 800 mL de sangre) y transfusión de 1 concentrado de hematíes (CH). Se completa la e-FAST (**Fig. 88-1**), que es positiva en Douglas, ventana esplenorrenal y en el hemitórax izquierdo. Finalmente, se coloca férula posterior en la pierna izquierda y se realiza radio-

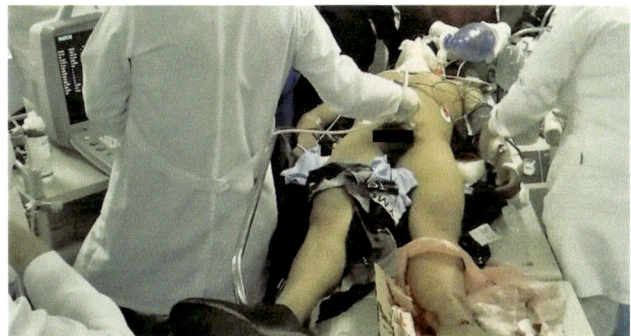

Figura 88-1. Realización de e-FAST.

grafía que muestra fractura de la diáfisis de la tibia izquierda (**Fig. 88-2**). En la radiografía de tórax se observa expansión pulmonar izquierda con tubo de tórax y en la radiografía de pelvis se observa fractura de la rama superior del isquion bilateral más pronunciada hacia el lado izquierdo.

Al realizar estas acciones y revaluar al paciente, presenta las siguientes constantes vitales: PA de 100/75 mmHg, FC de

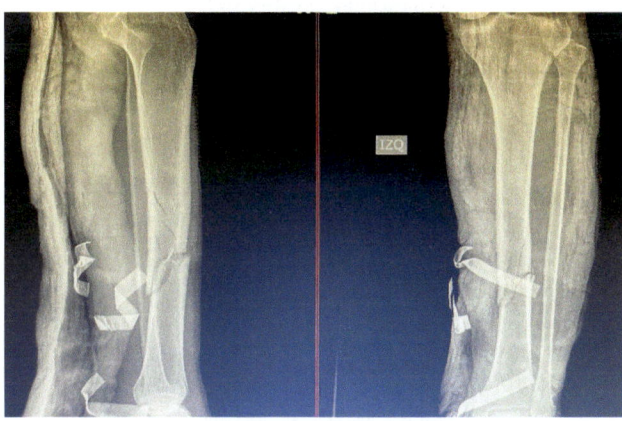

Figura 88-2. Radiografía que muestra fractura de la diáfisis de la tibia izquierda.

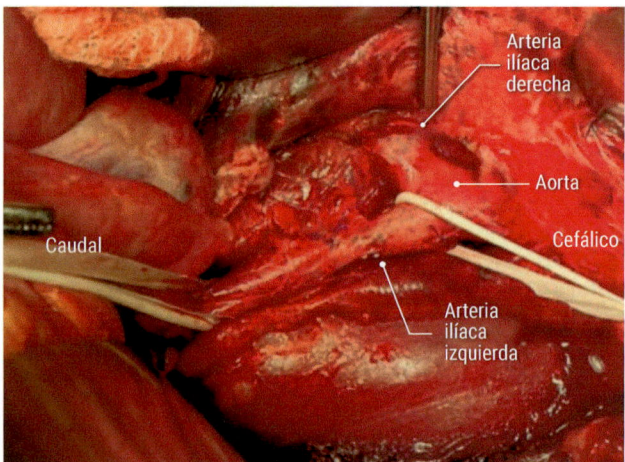

Figura 88-3. Reparación proximal a nivel de los vasos ilíacos izquierdos.

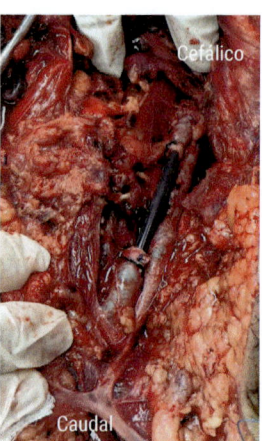

Figura 88-5. Colocación de tutor vascular artesanal (*shunt* vascular) en la arteria femoral.

105 lpm, $SatO_2$ del 97 %, intubado en ventilación mecánica, sin fármacos vasoactivos tras la trasfusión de 1 CH.

Se indica tomografía computarizada (TC) de cabeza, cuello, tórax, abdomen y pelvis con contraste intravenoso, y angiotomografía del miembro inferior izquierdo. Se indica desde el servicio de imágenes de urgencias que habrá que esperar 2 horas porque el tomógrafo está en mantenimiento. Durante la espera, el paciente presenta caída de la PA (85/55 mmHg) y taquicardia (114 lpm). El equipo de cirujanos generales de turno decide llevarlo a quirófano para realizar laparotomía exploradora.

Se traslada, pues, al quirófano y se avisa al banco de sangre para el protocolo de transfusión masiva (PTM).

EN EL QUIRÓFANO

Se realiza laparotomía media exploradora y se encuentran 800 mL de hemoperitoneo, sin observarse lesión en órganos intraabdominales ni hematoma retroperitoneal. Se objetiva hematoma inguinal izquierdo que se proyecta al canal femoral. Ante la sospecha de lesión de los vasos femorales, se decide realizar reparación proximal a nivel de los vasos ilíacos izquierdos (**Fig. 88-3**) mediante incisión a nivel del muslo para explorar los vasos femorales y se extiende hasta llegar a la región inguinal izquierda para realizar control vascular de los vasos ilíacos femorales. Durante la maniobra, se objetiva lesión de la arteria femoral derecha (**Fig. 88-4**).

Durante el control femoral vascular, se pierden 1.500 mL de sangre, por lo que se administran fármacos vasoactivos más reanimación hemostática durante el acto quirúrgico. Ante la situación hemodinámica del paciente, se decide realizar cirugía de control de daños con colocación de tutor vascular artesanal *(shunt* vascular) en la arteria femoral (**Fig. 88-5**) previa extracción de coágulos con catéter con balón de Fogarty (**Fig. 88-6**). Ingresa en la unidad de cuidados intensivos (UCI) para seguir con la reanimación hemostática y por metas.

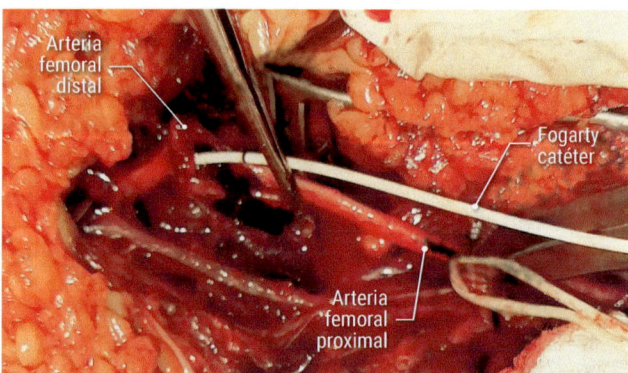

Figura 88-6. Extracción de coágulos con catéter con balón de Fogarty.

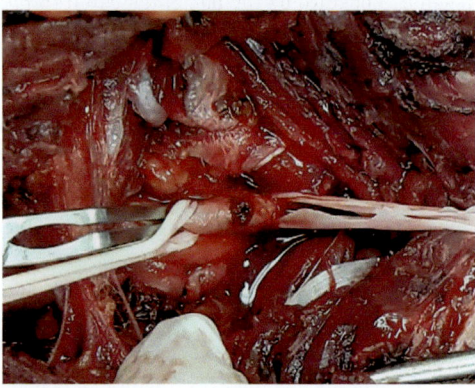

Figura 88-4. Lesión de la arteria femoral derecha.

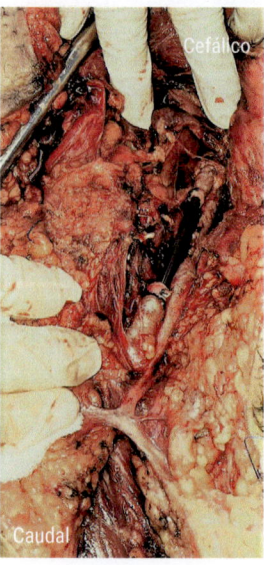

Figura 88-7. Tutor coagulado.

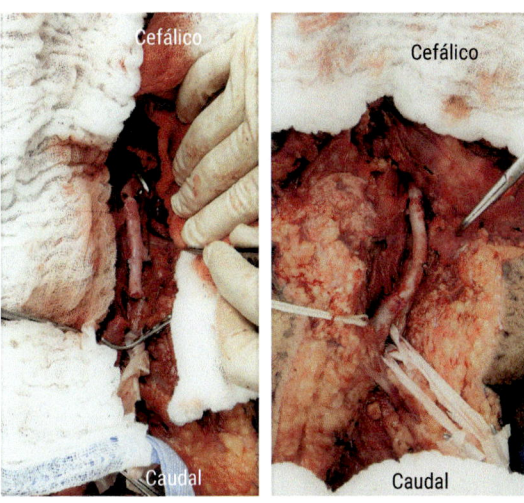

Figura 88-8. Colocación de un injerto invertido de vena safena en la arteria.

A las 30 horas se interviene de nuevo y se observa que el tutor está coagulado (**Fig. 88-7**), por lo que se coloca un injerto invertido de vena safena en la arteria (**Fig. 88-8**), previa extracción de coágulos con catéter con balón de Fogarty (**Fig. 88-9**). Se indica tratamiento con heparina de bajo peso molecular y se cierra por planos a nivel del abdomen, la pelvis y el muslo.

EVOLUCIÓN POSTOPERATORIA

El paciente ingresa en la UCI para el control posoperatorio. Durante su estancia en ella, desarrolla infección de la herida quirúrgica abdominal superficial que es tratada con curas sin necesitar desbridamiento ni cura en quirófano. En este período, se realiza osteosíntesis de la fractura de la tibia izquierda sin complicaciones. Tras siete días en la UCI, pasa a hospitalización.

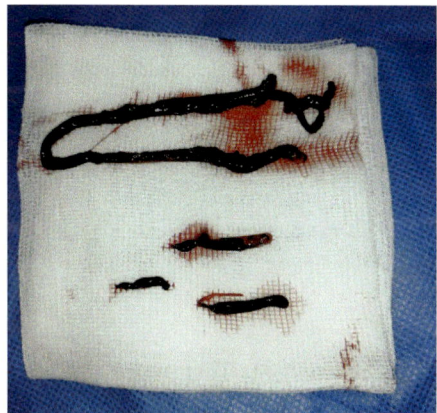

Figura 88-9. Extracción de coágulos con catéter con balón de Fogarty.

En una angiotomografía de control se detecta buen flujo a nivel de la arteria femoral izquierda (**Fig. 88-10**). Durante su estancia en hospitalización, desarrolla insomnio, por lo que el psiquiatra le administra ansiolíticos, y es dado de alta a los seis días de haber ingresado en hospitalización.

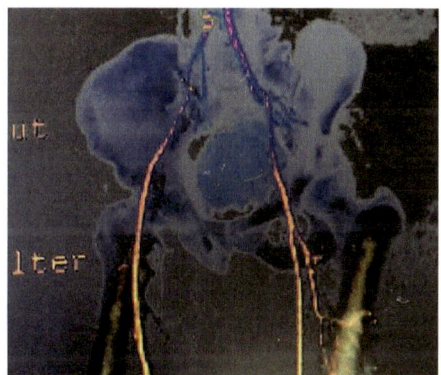

Figura 88-10. Angiotomografía de control.

 CLAVES DEL CASO

- La evaluación inicial en todo paciente es vital para poder detectar lesiones que puedan comprometer su vida.
- La evaluación de los pacientes con politraumatismo debe ser continua, y el cirujano debe tener un elevado índice de sospecha en pacientes con *shock* hemorrágico, para que sus decisiones sean contundentes.
- La utilización de un tutor artesanal vascular (p. ej., segmento de sonda nasogástrica) para crear puente (*shunt*)

en lesiones arteriales funciona, pero pueden coagularse tempranamente, por lo que la reanimación de estos pacientes en la UCI debe ser efectiva, y en el menor tiempo posible, para realizar la reparación definitiva vascular lo antes posible.
- El desenlace positivo de los pacientes con traumatismo vascular dependerá del trabajo multidisciplinario efectivo que se realice.

BIBLIOGRAFÍA

Huber GH, Manna B. Vascular extremity trauma. En: StatPearls. Treasure Island (FL): StatPearls Publishing; 2023.

Rasmussen TE, Sen I. Severe lower extremity injury in the adult patient. UpTo-Date. 2022.

Scalea T, DuBose J, Moore E, West M, Moore FA, McIntyre R, et al. Western Trauma Association critical decisions in trauma: management of the mangled extremity. J Trauma. 2011;72(1):86-93.

Scott H, Stuhlmiller D, Talavera F, Sheridan R, López V. Extremity vascular trauma. Medscape. 2021.

CASO
89

PRESENTACIÓN DEL CASO

Un varón de 34 años acude al centro sanitario 4 horas después de recibir un impacto por un proyectil de arma de fuego en la pierna derecha, motivo por el cual ingresa.

Las constantes vitales en el momento del ingreso son: presión arterial (PA): 100/70 mmHg; saturación de oxígeno (SatO$_2$): 97 %; frecuencia cardíaca (FC): 106 lpm, y frecuencia respiratoria (FR): 17 rpm. No ha recibido atención prehospitalaria, pues ha sido traído por familiares.

L. M. Richard Sonences, J. F. Vivas Arizaleta y L. González Heredia

REVISIÓN PRIMARIA

A la llegada al centro hospitalario se realiza la revisión primaria, que consiste en la evaluación de la vía aérea (A), respiración (B), circulación (C), déficit neurológico (D) y exposición (E), y se evidencia:

A: vía aérea permeable sin cuerpos extraños y tráquea central sin desviación.

B: eupneico con ruidos respiratorios simétricos en ambos hemitórax.

C: palidez cutaneomucosa, con tendencia a la hipotensión y taquicardia evidenciada por los signos vitales tomados al inicio.

D: paciente consciente, orientado, alerta con una puntuación en la escala de coma de Glasgow (ECG) de 15/15.

E: temperatura de 36,5 °C. Se evidencian dos orificios: ambos localizados en el tercio medio de la pierna, uno hacia la región posterior y otro hacia la región interna (**Fig. 89-1**) El pulso poplíteo, tibial posterior y medio se encuentran ausentes, la pierna está fría y se palpa dura y dolorosa. Este miembro da una saturación del 0 %. Los hallazgos son compatibles con síndrome compartimental.

PROCEDIMIENTOS DE LA VALORACIÓN PRIMARIA

Se procede a colocar oxígeno húmedo por mascarilla a 5 L/min y se canulan dos vías periféricas en ambos brazos. Se reanima con 1.000 mL de solución de lactato de Ringer y 500 mg de cefacidal.

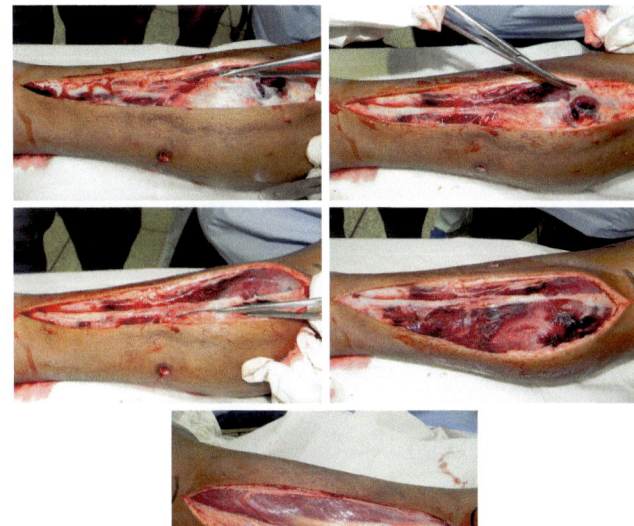

Figura 89-2. Fasciotomía amplia lateral y medial.

Se toman muestras de laboratorio para hemoglobina y grupo sanguíneo, así como gasometría arterial.

Tras la reanimación inicial, el paciente se mantiene estable hemodinámicamente.

En vista del hallazgo de síndrome compartimental de la pierna, se procede a realizar fasciotomía amplia lateral y medial (▶ **Vídeo 89-1** y **Fig. 89-2**).

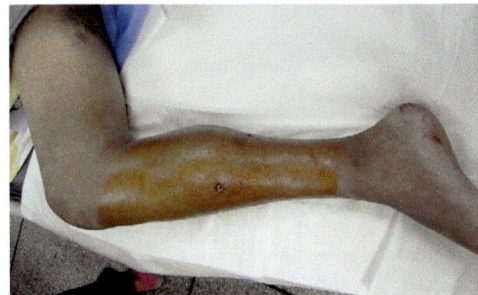

Figura 89-1. Vista de los orificios.

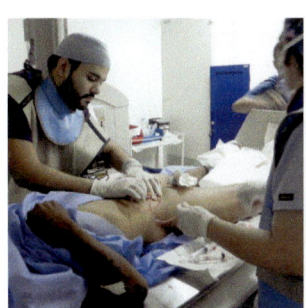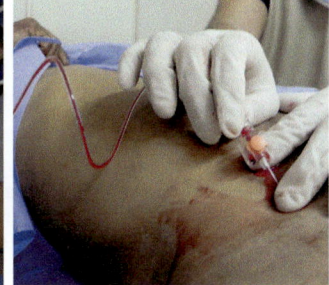

Figura 89-3. Arteriografía.

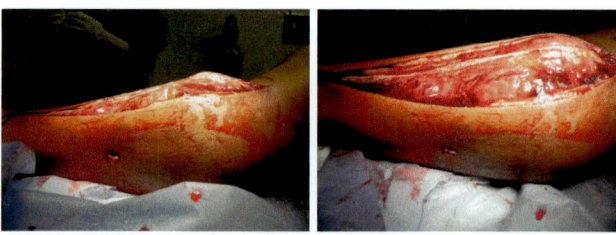

Figura 89-4. Fasciotomías con sangrado escaso y gran edema muscular.

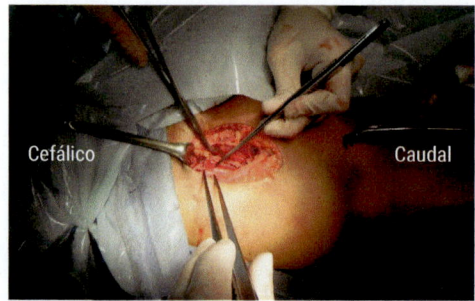

Figura 89-5. Control vascular proximal en el paquete vascular femoral.

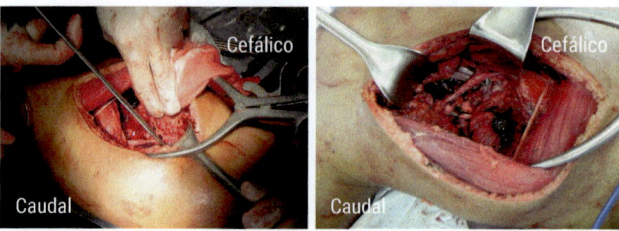

Figura 89-6. Hematoma en la región poplítea.

EVALUACIÓN SECUNDARIA

Tras la fasciotomía se palpa pulso pedio y tibial posterior disminuidos. Se realiza arteriografía en la sala de hemodinamia, pero no se evidencia paso de contraste a nivel de la arteria

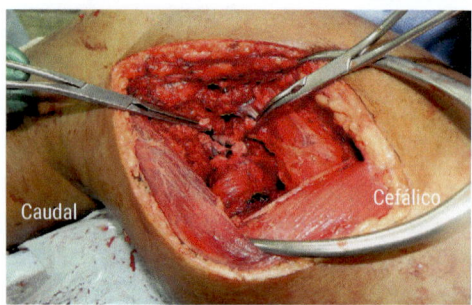

Figura 89-7. Resección del segmento de la arteria dañada.

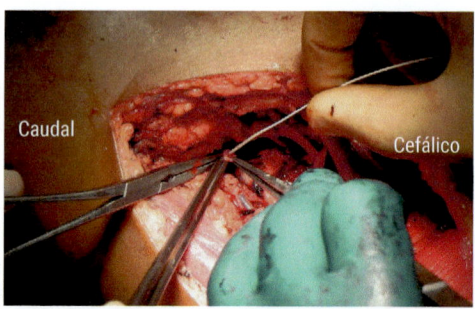

Figura 89-8. Embolectomía con catéter de Fogarty.

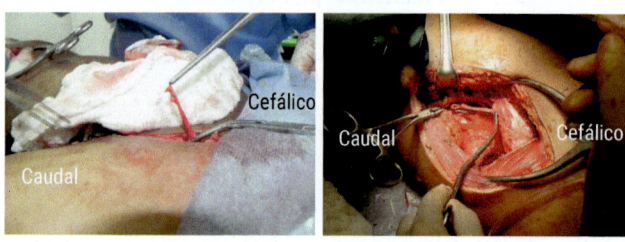

Figura 89-9. Injerto autólogo de la vena safena invertida.

poplítea. Con estos hallazgos se decide llevar a cirugía (**Fig. 89-3** y ▶ **Vídeo 89-2**).

Se evidencian fasciotomías con sangrado escaso y gran edema muscular (**Fig. 89-4**).

Se realiza control vascular proximal en el paquete vascular femoral (**Fig. 89-5**) y un abordaje lateral. Se detecta hematoma en la región poplítea (**Fig. 89-6**).

El paciente tiene una lesión por transección total de la arteria y la vena poplíteas. Se procede a realizar resección del segmento de la arteria dañada (**Fig. 89-7**) y ligadura de la vena. Posteriormente, se lleva a cabo una embolectomía con catéter de Fogarty (**Fig. 89-8**). Se realiza injerto autólogo de la vena safena invertida (**Figs. 89-9** y ▶ **Vídeo 89-3**).

Con el injerto completado (**Figs. 89-10**), se comprueba perfusión palpando el pulso pedio y tibial posterior y se coloca saturómetro, que arroja un resultado del 100 %.

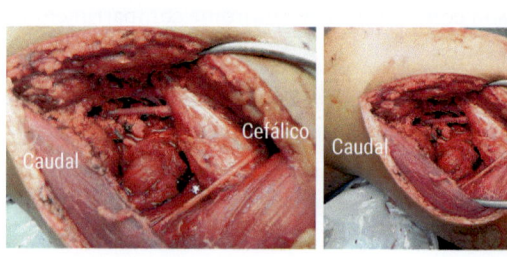

Figura 89-10. Injerto completado.

 CLAVES DEL CASO

- Los hallazgos clínicos en el traumatismo vascular son de suma importancia; la presencia de signos duros son indicativos de cirugía, ya que la posibilidad de lesión tiene un valor predictivo positivo cercano al 95 %.

- El síndrome compartimental del miembro inferior es una complicación muy grave. Se puede diagnosticar clínicamente con «las 6P»: parestesia, parálisis, pulso (ausencia), palidez, poiquilotermia y dolor (*pain*).

(Continúa)

CLAVES DEL CASO *(Cont.)*

- Al diagnosticar el síndrome compartimental, se debe liberar la presión prontamente. Eso debe hacerse mediante una fasciotomía amplia, teniendo siempre cuidado de no lesionar elementos anatómicos como la vena safena y el nervio peroneo superficial.
- Si existe la posibilidad de realizar estudios complementarios de evaluación de lesiones vasculares, siempre es mejor llevar al paciente con un plan. Esta posibilidad no solo está dada por la disponibilidad de poder hacerlo, sino que el paciente y su hemodinámica lo permitan, el ultrasonido Doppler es útil, pero el estudio más preciso y con más sensibilidad y especificidad es la angiotomografía computarizada (angio-TC).
- La angiografía sigue siendo un estudio útil, pero ha sido reemplazada por la angio-TC.
- Los abordajes de lesiones poplíteas deben tratar de hacerse por vía lateral, conservando el principio de todos los abordajes de pacientes politraumatizados, que deben ir en decúbito dorsal.
- Precisando el nivel de la lesión y sin limitar las exposiciones, se debe tratar de conservar la mayoría de los elementos anatómicos (superficiales y profundos) que involucran la región lateral de la rodilla, con el fin de evitar la limitación funcional posterior.
- La arteria poplítea siempre debe repararse. El porcentaje de isquemia y de necrosis al no hacerlo es elevadísimo; la vena puede considerar ligarse como en este caso. Sin embargo, si la estabilidad hemodinámica lo permite y la experiencia del cirujano lo dispone, también puede optarse por su reparación.
- El tipo de reparación tiene muchas variables. Por arma de fuego, siempre hay que realizar resección del segmento afectado. Si la resección no es tan extensa, puede intentarse hacer una anastomosis terminoterminal, pero implica, muchas veces, la liberación de los cabos arteriales para evitar la tensión. De hacer este procedimiento, hay que tratar de no ligar tantas arterias colaterales, ya que puede afectar a la circulación distal.
- Hay otras opciones de reparación. El injerto autólogo con vena safena es una de ellas y la colocación de injertos heterólogos es otra.

BIBLIOGRAFÍA

Kluckner M, Gratl A, Gruber L, Frech A, Gummerer M, Enzmann FK, et al. Predictors for the need for fasciotomy after arterial vascular trauma of the lower extremity. Injury. 2021;52:2160-5.

Romagnoli AN, Morrison JJ, DuBose JJ, Feliciano DV. Dichotomy in Fasciotomy: Practice Patterns Among Trauma/Acute Care Surgeons With Performing Fasciotomy With Peripheral Arterial Repair. Am Surg. 2020 Aug;86(8):1010-4.

 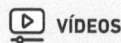 VÍDEOS

CASO
90

PRESENTACIÓN DEL CASO

Una varón de 35 años sin antecedentes de interés relevantes, salvo hábito tabáquico, es traído a urgencias tras sufrir un politraumatismo cerrado de alta energía y presenta fractura abierta de tibia y peroné derechos con pérdida de sustancia. No hay datos de reacciones alérgicas anteriores a medicamentos.

J. M. Lasso Vázquez e I. de la Cruz Arnanz

REVISIÓN PRIMARIA

En la revisión primaria, tras seguir la secuencia de evaluación inicial (**ABCDE**) no se objetivan lesiones que pongan en peligro la vida del paciente de forma inmediata. El paciente se encuentra hemodinamicamente estable.

REVISIÓN SECUNDARIA

A su llegada el paciente se encuentra consciente y orientado, con dolor intenso en el miembro inferior derecho. En el momento del ingreso no presenta ausencia de pulsos en la extremidad afectada y la perfusión del pie es correcta. No presenta tampoco signos de lesión nerviosa.

EN EL QUIRÓFANO

El paciente es intervenido por el servicio de cirugía ortopédica y traumatología, para reducción de los focos de fractura y colocación de un fijador externo (**Fig. 90-1**).

Se pauta un sistema de curas semioclusivas con sulfadiazina argéntica, tratamiento antibiótico intravenoso, analgesia y estudio radiológico completo.

Las curas son realizadas diariamente bajo la supervisión del equipo de cirugía plástica, estética y reparadora. El paciente presenta pérdida de cobertura anterior y posterior de la tibia

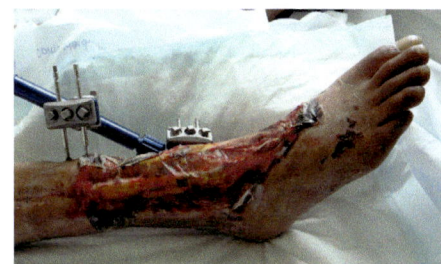

Figura 90-2. Aspecto de la herida, con exposición de la tibia y de los tendones extensores, con un fijador externo.

en los tercios medio y distal (**Fig. 90-2**) y exposición de los tendones extensores en el dorso del pie e impotencia funcional.

Se decide realizar una cobertura del hueso y los tendones por medio de un colgajo libre microvascularizado. Para decidir qué vasos receptores son utilizados se practica una arteriografía con fase venosa (**Fig. 90-3**). La arteriografía muestra la

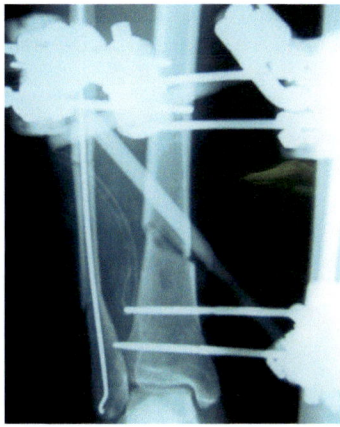

Figura 90-1. Fractura de tibia y peroné vista en radiografía convencional.

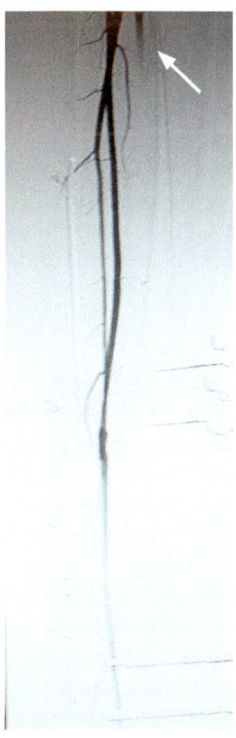

Figura 90-3. Arteriografía con supresión del eje peroneo (flecha negra).

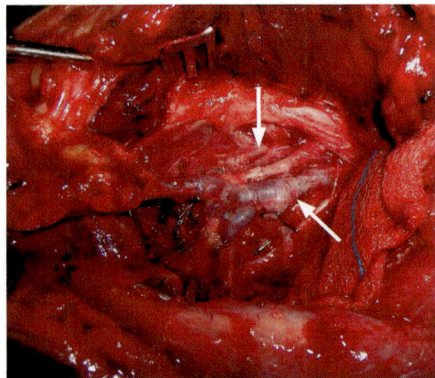

Figura 90-4. Anastomosis de los vasos toracodorsales con los vasos tibiales anteriores (flechas).

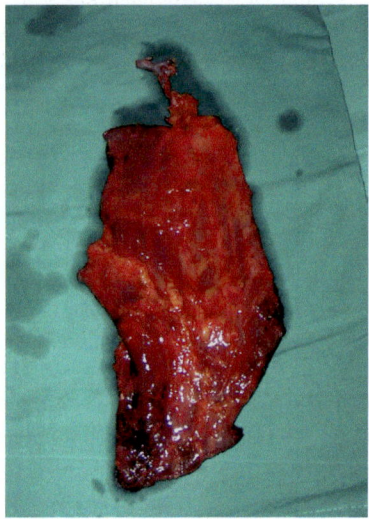

Figura 90-5. Colgajo libre dorsal ancho tras la disección.

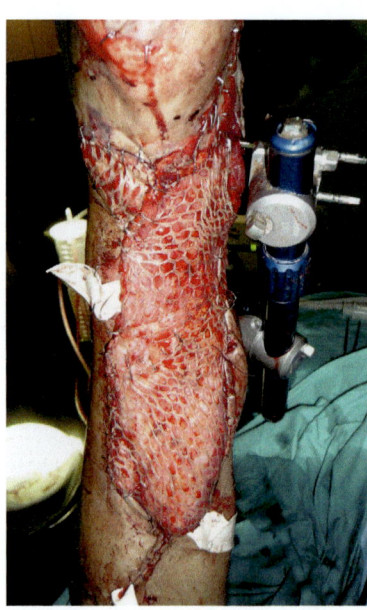

Figura 90-7. Colgajo libre dorsal ancho que envuelve el defecto. Sobre el colgajo se ha colocado un injerto cutáneo mallado.

EVOLUCIÓN POSOPERATORIA

En el posoperatorio inmediato (**Fig. 90-7**) se puede observar el aspecto de la extremidad con el colgajo dorsal, que envuelve la zona expuesta. Es de destacar la colocación de injertos cutáneos de espesor parcial mallados para dar cobertura al músculo. A los tres meses (**Fig. 90-8**), la cobertura está realizada con éxito y queda realizar la retirada de los fijadores externos y el enclavado de la tibia.

VALORACIONES GENERALES

La reconstrucción de la extremidad inferior tras traumatismos, especialmente los de alta energía, es parte esencial de la cirugía plástica y reparadora. Décadas atrás, las heridas complejas en las extremidades inferiores se trataban mediante amputaciones a distintos niveles, pero gracias a los avances en los diseños de colgajos y a las técnicas de microcirugía, es difícil pensar en la amputación como parte para resolver el problema. En este texto se realiza una revisión de las posibilidades de reconstrucción del miembro inferior tras traumatismos agudos.

Los traumatismos del miembro inferior que producen pérdida de sustancia, alteración de las partes blandas, daños en el sistema vasculonervioso o lesiones óseas, con o sin exposición de

presencia de los ejes tibiales anterior y posterior, pero no hay evidencia de permeabilidad del eje peroneo. Por esta razón, se decide efectuar las anastomosis en los vasos tibiales anteriores, respetando el eje posterior (**Fig. 90-4**).

Con el paciente en posición lateral derecha, se trabaja en dos campos. En el campo superior se realiza la disección de un colgajo de dorsal ancho, basado en el eje toracodorsal (**Fig. 90-5**). En el inferior se van preparando los vasos receptores. Posteriormente, mientras se efectúan las anastomosis microquirúrgicas (**Fig. 90-6**) se realiza el cierre de la zona donante del colgajo.

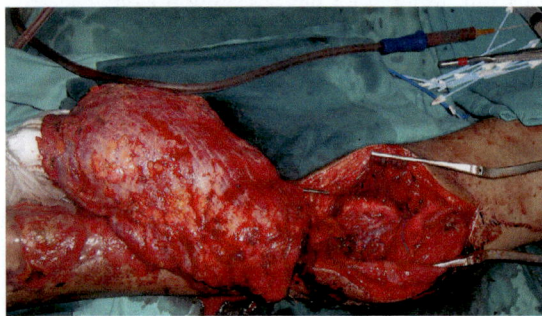

Figura 90-6. Colgajo libre dorsal ancho durante su adaptación al lecho (*inseting*).

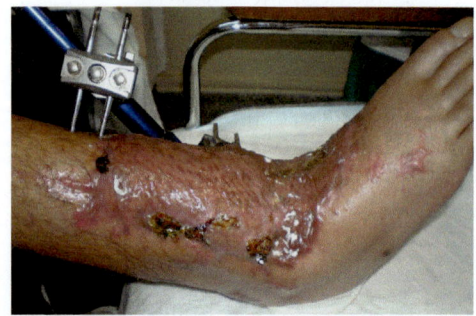

Figura 90-8. Cobertura del defecto a los 3 meses de la intervención. Todavía porta el fijador externo.

los huesos, se enfocan, actualmente, bajo la premisa de realizar una reconstrucción integral de la pierna, con el claro objetivo de proteger y cubrir defectos y heridas abiertas, curar las lesiones y facilitar la reincorporación a su modo de vida habitual.

El problema de las heridas con exposición ósea es la aparición de osteomielitis, necrosis del hueso y la posibilidad de desarrollar una sepsis cuyas consecuencias pueden ser muy negativas. Por otro lado, las heridas abiertas provocan dolor crónico, incapacidad de moverse con libertad y condicionan gravemente la vida de los pacientes.

Además de las repercusiones en los huesos, se pueden lesionar otras estructuras fundamentales de los miembros inferiores, como los tendones, los ejes vasculares, nervios y el sistema linfático. Cualquiera de estas estructuras puede condicionar la vida de los pacientes si se encuentran afectadas por un traumatismo.

Anatomía de la extremidad inferior

La parte inferior de la pierna está compuesta por dos huesos largos que van en paralelo, el peroné y la tibia. El peroné es delgado y largo y proporciona la inserción a muchos de los músculos de la pierna. La tibia es un hueso largo y grueso responsable de más del 80 % de la capacidad de soportar peso de la pierna inferior. La tibia y el peroné están conectados en todo su largo por una membrana interósea fibrosa. Estas tres estructuras juntas dividen la pierna en un compartimento anterior y posterior.

El compartimento anterior está, a su vez, dividido en compartimentos anterior y lateral por una fascia intermuscular. El compartimento anterior tiene cuatro músculos: extensor largo de los dedos, extensor largo del dedo gordo, peroneo anterior y tibial anterior. Estos músculos están vascularizados por vasos de la arteria tibial anterior e inervados por el nervio peroneo profundo.

El compartimento lateral tiene dos músculos: peroneo lateral corto y peroneo lateral largo. Su flujo sanguíneo está abastecido por la arteria peronea y están inervados por el nervio peroneo superficial.

El compartimento posterior está dividido en compartimentos superficiales y profundos por una fascia intermuscular. El compartimento superficial contiene los músculos gastrocnemio, sóleo, y plantar. El gastrocnemio y el sóleo se unen para formar el tendón de Aquiles, que se inserta en el hueso calcáneo. Están vascularizados por la arteria poplítea e inervados por el nervio tibial.

El compartimento profundo tiene cuatro músculos: poplíteo, flexor largo de los dedos, flexor largo del dedo gordo y tibial posterior. El flujo sanguíneo está suministrado por dos arterias, la tibial posterior y la peronea. El nervio tibial inerva el compartimento.

Obviamente, las lesiones traumáticas pueden afectar a estos compartimentos por separado, pero es más normal encontrar lesiones que afectan a segmentos anatómicos más extensos.

No se puede olvidar que las lesiones por traumatismos de alta energía pueden dañar directamente zonas de las piernas, pero también indirectamente áreas próximas que pueden condicionar de manera seria la futura reconstrucción. Por ello, se necesitan pruebas diagnósticas para poder evaluar con seguridad los distintos componentes de la extremidad.

Pruebas diagnósticas

La TC es una prueba esencial para poder determinar con exactitud el daño óseo y las lesiones asociadas de otros tejidos. Hoy día se utiliza sistemáticamente la angiotomografía computarizada (angio-TC) para poder determinar el estado de los grandes ejes vasculares de la pierna.

En algunos casos, estas pruebas son complementadas con la realización de arteriografías o venografías para poder asegurar el funcionamiento de los tres ejes vasculares.

Los estudios previos son complementarios y pueden ser asociados a estudios de dinamismo vascular como la ecografía Doppler.

La resonancia magnética (RM) permite evaluar el estado de las estructuras anatómicas, pero, además, permite evaluar lesiones nerviosas que podrían pasar desapercibidas y también el estado de las articulaciones con gran precisión.

Cuando hay signos evidentes de lesiones del sistema linfático, las pruebas de estudio van desde la linfografía con verde de indocianina, a la linfogammagrafía con TC y la linfotomografía de emisión monofotónica (linfo-SPECT).

Es importante tener en cuenta que en lesiones graves se puede dañar de forma irreversible el sistema linfático, si no se repara en el momento adecuado.

La escalera reconstructiva

La escalera reconstructiva ha sido durante años el método de enfoque de las lesiones en las piernas, pero hoy día se recurre a técnicas de reconstrucción más anatómicas y funcionales que favorecen el uso precoz de colgajos, antes que recurrir a costosas curas, que pueden dejar secuelas funcionales en los pacientes. Las opciones para la reconstrucción, de lo más simple a lo más complejo, son las siguientes (**Tabla 90-1**).

Cierre por segunda intención

El cierre por segunda intención es el método más simple de reconstrucción y se concentra en permitir que la herida granule y se contraiga naturalmente mediante curas, que sirvan para mantener la higiene de las heridas y que favorezcan el crecimiento del tejido de granulación. Esto puede realizarse cambiando apósitos húmedos o secos, o con otro tipo de materiales de cura más avanzados, como los dispositivos de terapia por vacío. Estos métodos (hay distintas marcas comerciales en el mercado) favorecen el crecimiento del tejido de granulación, limpian las heridas, quitan carga bacteriana y preparan el lecho quirúrgico para una futura intervención. Gracias a estos métodos, se ha favorecido el poder demorar unos días el tratamiento quirúrgico de las heridas complejas de las extremidades inferiores.

Tabla 90-1. Opciones de reconstrucción en las piernas, de más simple a más compleja				
Cierre por segunda intención	Cierre por primera intención	Injertos cutáneos	Colgajos locales	Colgajos microquirúrgicos

Cierre directo (cierre por primera intención)

Muchas heridas pueden curarse mediante un cierre directo, intentando evitar una mínima tensión en la herida y cuando los bordes de esta no estén traumatizados ni tengan irregularidades. En el miembro inferior puede ser una solución ideal, sobre todo, en heridas superficiales, pero, por desgracia, son pocos los casos de traumatismos de alta energía que se puedan solucionar de esta manera.

Injertos de piel

Los injertos de piel de espesor completo o espesor parcial pueden utilizarse para la reconstrucción de extremidades inferiores. Los injertos de piel se usan preferentemente para cubrir músculo expuesto, fascia o tejido subcutáneo (en este caso, la grasa tiene que formar previamente tejido de granulación). También se puede injertar piel en el paratendón y excepcionalmente en el periostio.

Los injertos de piel son usados en mayor medida sobre injertos musculares, para poder solucionar heridas más complejas.

Colgajos locorregionales y colgajos en hélice

Los colgajos locales usan tejido adyacente a la herida, y los colgajos regionales usan tejido cercano a la pierna colocado sobre irrigación sanguínea aleatoria o fija. Por otro lado, los colgajos en hélice son colgajos regionales que rotan sobre vasos perforantes cutáneos. Todos ellos sirven para dar cobertura a defectos moderados o pequeños de la pierna, y pueden cubrir hueso o vasos sanguíneos expuestos o tendones. Los colgajos locales y regionales pueden cubrir más fácilmente defectos del tercio próximo o medio de la pierna; mientras que los defectos en el tercio inferior de la pierna tienen opciones más limitadas de colgajos locales, pero son heridas más susceptibles de ser tratadas con colgajos en hélice.

Por su composición, normalmente son colgajos cutáneos, fasciocutáneos y musculares. En función del aporte vascular, se distinguen colgajos de flujo anterógrado y retrógrado. Gracias a las interconexiones del sistema vascular, se pueden obtener flujos retrógrados para colgajos de localización distal, siempre que, al menos, dos ejes vasculares estén permeables (**Tabla 90-2**).

Colgajos libres microvascularizados

La transferencia de tejido microvascularizado ha sido la gran revolución en el tratamiento de las heridas complejas de los miembros inferiores, puesto que ha permitido hacer reconstrucciones anatómicas, más adaptadas a la morfología de la zona alterada, y, además, ha permitido aportar distintos tipos de tejidos como músculo, hueso e incluso ejes vasculares (como ocurre al usar los colgajos *flow-through*).

La transferencia de tejido libre es un procedimiento complejo que implica elevar un segmento de tejido con sus propios vasos sanguíneos (vasos nutricios) de una parte concreta de la anatomía, para ser trasladado a la zona receptora de la pierna (**Fig. 90-9**). La zona receptora ha de presentar vasos receptores en buen estado. De esta forma, se puede aportar

Tabla 90-2. Colgajos locales, regionales y en hélice más utilizados en la reconstrucción del miembro inferior	
Colgajo	**Indicaciones**
Colgajo fasciocutáneo bipediculado	Pequeñas heridas en toda la pierna inferior usando tejido blando adyacente, no dañado
Colgajo del músculo gastrocnemio (existe versión extendida, con perforante cutánea distal)	Defecto en la región de la rodilla y en el tercio proximal de la tibia
Colgajo del músculo sóleo (es más frecuente la versión hemisóleo)	Defectos en el tercio medio de la tibia
Colgajo de la arteria sural de flujo inverso	Defectos de la región del tobillo, talón, dorso del pie
Colgajo perforante de la arteria tibial posterior	Defectos entre medianos y pequeños del tercio medio y distal de la pierna anteromedial
Colgajo plantar medial	Defectos del talón y del tobillo lateral
Colgajo dorsal del pie	Defectos del tobillo medial y lateral

tejido viable, ya sea muscular, musculocutáneo u óseo, entre otros. El nuevo tejido evitará la amputación y proporcionará una protección al hueso. En determinados casos aportará una función a la pierna si fuera necesario (**Tabla 90-3**).

Clasificación de los traumatismos del miembro inferior

Las fracturas de la tibia son las fracturas más comunes de huesos largos del cuerpo. La parte anteromedial de la tibia solo está cubierta por piel y grasa subcutánea. Esta anatomía relativamente poco protegida conduce a muchas instancias de exposición del hueso, el cual requiere cobertura de tejido blando. Por otro lado, los traumatismos de la extremidad inferior producidos por lesiones abiertas de alta energía en la

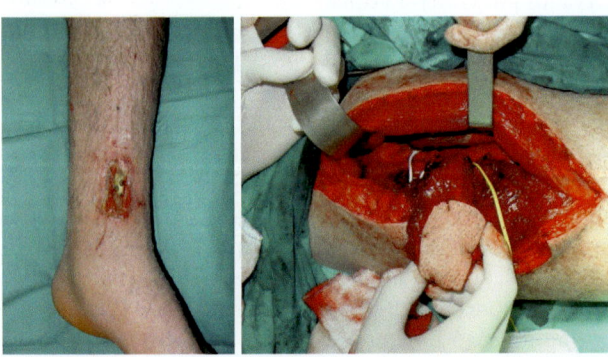

Figura 90-9. Exposición de placa de osteosíntesis tras cirugía por fractura abierta. La reconstrucción secundaria precisó una cobertura con colgajo libre microvascularizado ALT.

Tabla 90-3. Lista de colgajos libres microvascularizados para los miembros inferiores

Colgajo	Tipo de colgajo	Aporte sanguíneo
Colgajo de recto abdominal	Colgajo muscular del abdomen	Arteria epigástrica inferior profunda
Colgajo DIEP y SIEA	Vasos perforantes del abdomen	Arteria epigástrica inferior profunda y superficial
Colgajo de rector interno (*gracilis*)	Colgajo muscular o miocutáneo del muslo interno	Vasos circunflejos femorales mediales
Colgajo de dorsal ancho	Colgajo muscular de la espalda	Vasos toracodorsales
Colgajo TDAP	Colgajo perforante de la espalda	Rama perforante de los vasos toracodorsales
Colgajo del muslo anterolateral	Colgajo fascial y de la piel del muslo	Rama descendente de la arteria circunfleja femoral lateral
Colgajo radial del antebrazo	Colgajo fascial y de la piel del antebrazo	Arteria radial
Colgajo SCIP	Colgajo de perforante de la zona baja del abdomen	Perforantes del sistema circunflejo superficial
Colgajo de peroné	Óseo o compuesto con piel	Vasos peroneos

Tabla 90-4. Clasificación de Gustilo

Grado	Descripción del defecto
Grado I	Herida abierta menor de 1 cm²; fractura ósea simple con fraccionamiento mínimo
Grado II	Herida de 1 a 10 cm², no hay daño mayor al tejido blando; destrucción mínima, fragmentación y contaminación moderadas
Grado III	Heridas mayores de 10 cm², con gran daño al tejido; resulta difícil cubrir hueso o elementos de osteosíntesis expuestos; fragmentación de hueso. Se distinguen tres subgrupos:
Grado IIIA	Suficiente tejido blando para cubrir hueso
Grado IIIB	Gran daño al tejido con separación del periostio (periosteal *stripping*), haciendo que la cobertura con tejido blando local no sea suficiente; necesidad de cierre del colgajo
Grado IIIC	Lesiones de grado IIIB con daño vascular mayor que requiere reparación

tibia y en el tejido blando pueden afectar, además, al tejido vascular, nervioso y tendinoso, lo cual puede ser el inicio de graves problemas futuros para la deambulación correcta.

Las fracturas abiertas de la tibia presentan una elevada incidencia de mala unión e igualmente de infección, y requieren de un desbridamiento en la sala de operaciones para extraer tejido blando y el hueso desvitalizado. Muchas veces se mantienen las heridas abiertas para practicar diversos desbridamientos, realizar toma de cultivos e, incluso, aplicar terapia de vacío.

La clasificación de Gustilo para las fracturas de la extremidad inferior es una de las más utilizadas en todo el mundo, con el fin de enfocar correctamente el tratamiento combinado de los traumatismos en la extremidad inferior (**Tabla 90-4**).

Tratamiento inicial de heridas traumáticas de la extremidad inferior

El abordaje de la extremidad inferior con grave traumatismo requiere del trabajo coordinado de cirujanos traumatológicos, vasculares, ortopédicos y plásticos. Generalmente, los traumatismos de alta energía están relacionados con otras lesiones que amenazan la vida. Por tanto, las prioridades son siempre salvar la vida del paciente, y no necesariamente salvar o tratar la extremidad. A veces puede ser más prudente ampu-

tar una extremidad mutilada en un paciente clínicamente inestable que recorrer un extenso camino de reconstrucción. Este tipo de decisiones debe tomarse en la evaluación inicial del paciente.

Una vez que el paciente está estabilizado, la evaluación inicial es determinar si la extremidad es viable (**Fig. 90-10**). Una lesión total de la función neurológica de la extremidad inferior puede ser una contraindicación para salvar la extremidad, puesto que la reparación del nervio en la extremidad inferior tiene malos resultados funcionales, aunque hoy día se pueden ofrecer tratamientos de reconstrucción del nervio que contraindican las amputaciones.

La pérdida del nervio tibial posterior con pérdida de sensación del aspecto plantar del pie resulta ser una contraindicación relativa para salvar la extremidad inferior. Si se estima que la extremidad es insalvable, la amputación es lo indicado. Si la extremidad es viable, se sigue el protocolo de reconstrucción.

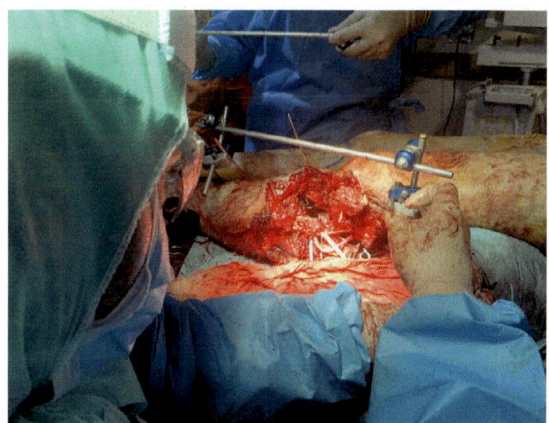

Figura 90-10. Herida de alta energía en miembro inferior por colisión de tráfico: momento de la exploración de los ejes vasculares antes de decidir si es preciso realizar una cobertura con un colgajo libre microvascularizado.

Reconstrucción de defectos de tejido blando

La reconstrucción de una extremidad inferior ha de realizarse solo después de reparar la lesión vascular, fijar el hueso y extirpar todo el tejido debilitado y contaminado. El principio básico de desbridamiento de todo tejido debilitado es crucial para el éxito final de cualquier reconstrucción y, a menudo, requiere de desbridamientos operativos seriados antes de cualquier cobertura final, sobre todo, cuando se precisan colgajos.

La cobertura temprana de tejido blando está asociada a un bajo porcentaje de complicación. En el mejor de los casos es preciso realizar la cobertura dentro de siete o 10 días para disminuir el riesgo de infección. Byrd *et al.* descubrieron que el porcentaje de complicación general de heridas cerradas dentro de la primera semana de lesión era del 18 % comparado con el 50 % en las heridas cerradas en la fase subaguda de una a seis semanas.

Las áreas de músculo expuesto, fascia o periostio pueden ser reconstruidas con un injerto de piel. Este debe ser colocado sobre tejido limpio y viable, y debe mantenerse en el lugar al menos cinco días. En este tiempo el paciente debe reposar con la pierna elevada de modo que esta no soporte ningún peso. Los injertos no se integrarán si se mueven las articulaciones, por tanto, la inmovilización de ellas es crucial. Los injertos de piel no pueden utilizarse sobre tendón, hueso, ni estructuras neurovasculares expuestas.

Los colgajos locales son una opción en la cobertura de áreas de hueso, tendones, nervios y vasos sanguíneos expuestos. Estos colgajos pueden usarse en defectos pequeños o medianos, cuando el flujo sanguíneo del tejido local está intacto.

La transferencia de colgajos libres (**Figs. 90-11** y **90-12**) generalmente está indicada cuando hay una pérdida significativa de tejidos blandos en la extremidad inferior con hueso,

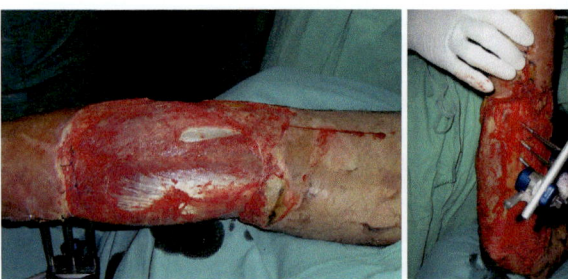

Figura 90-11. Fijador externo en defecto amplio por traumatismo de alta energía en miembro inferior: la coordinación con cirugía ortopédica y traumatología es fundamental en estos casos. El lecho fue tratado con curas para mejorar la reconstrucción.

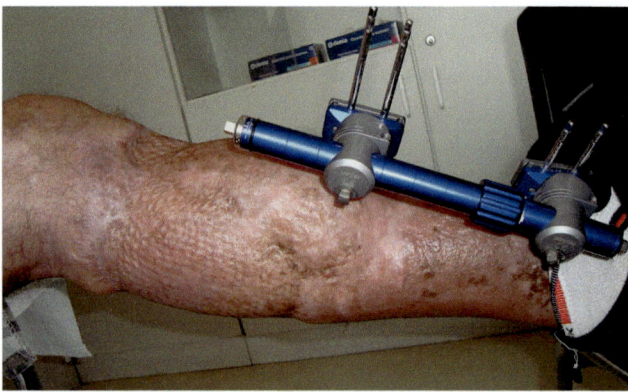

Figura 90-12. Resultado en el paciente tras cobertura con colgajo libre de dorsal ancho, con injertos cutáneos sobre este.

tendón o elementos de osteosíntesis expuestos (Gustilo III B/C). Es crucial hacer en la extremidad inferior un adecuado examen físico y con imágenes antes de la operación, para poder evaluar el flujo sanguíneo y determinar dónde se podrán anastomosar los vasos.

Defectos en los huesos

Hay tres formas de tratar los defectos óseos: mediante injertos de hueso esponjoso no vascularizados, mediante fijadores externos y con el método Ilizarov o con injertos de huesos vascularizados. Los injertos de hueso esponjoso no vascularizados se usan principalmente en defectos pequeños (de menos de 5 cm).

Cuando los defectos óseos son más grandes, el éxito de injertos no vascularizados es menor y se recomienda la necesidad de injertos de hueso vascularizado o bien la elongación ósea. Los colgajos de peroné microvascularizados se utilizan para defectos mayores de 6 cm y se pueden introducir en aloinjertos óseos o en doble barra para dar más firmeza al hueso reconstruido.

Defectos en el sistema linfático

En muchas ocasiones se producen lesiones serias en el propio sistema linfático, que pueden desembocar en problemas a medio y largo plazo y originar linfedemas secundarios. Hoy día existe la opción de utilizar colgajos fasciocutáneos con componentes linfáticos que, correctamente orientados, pueden favorecer la reperfusión linfática.

 CLAVES DEL CASO

- Las lesiones de huesos largos de miembros inferiores pueden producir compromiso hemodinámico en el paciente politraumatizado.
- Si el traumatismo de miembro inferior no es causa de *shock*, debe abordarse en la evaluación secundaria.
- El peligro de las heridas con exposición ósea es el riesgo de osteomielitis, necrosis y sepsis.

- El abordaje actual es la reconstrucción integral del miembro.
- Los colgajos locales son una opción en la cobertura de áreas de hueso, tendones, nervios y vasos sanguíneos expuestos. Estos colgajos pueden usarse en defectos pequeños o medianos, cuando el flujo sanguíneo del tejido local está intacto.

BIBLIOGRAFÍA

Byrd HS, Cierny G 3rd, Tebbetts JB. The management of open tibial fractures with associated soft-tissue loss: external pin fixation with early flap coverage. Plast Reconstr Surg. 1981;68(1):73-82.

Ferreira N, Tanwar YS. Systematic approach to the management of post-traumatic segmental diaphyseal long bone defects: treatment algorithm and comprehensive classification system. Strategies Trauma Limb Reconstr. 2020;15(2):106-16.

Gopal S, Majumder S, Batchelor AG, Knight SL, De Boer P, Smith RM. Fix and flap: the radical orthopaedic and plastic treatment of severe open fractures of the tibia. J Bone Joint Surg Br. 2000;82(7):959-66.

Gustilo RB, Simpson L, Nixon R, Ruiz A, Indeck W. Analysis of 511 open fractures. Clin Orthop Relat Res. 1969;66:148-54.

Parrett BM, Matros E, Pribaz JJ, Orgill DP. Lower extremity trauma: trends in the management of soft-tissue reconstruction of open tibia-fibula fractures. Plast Reconstr Surg. 2006;117(4):1315-22; discussion 1323-4.

Tennyson M, Krzak AM, Krkovic M, Abdulkarim A. Cambridge protocol for management of segmental bone loss. J Orthop Case Rep. 2021;11(1):45-50.

Yazar S, Lin CH, Wei FC. One-stage reconstruction of composite bone and soft-tissue defects in traumatic lower extremities. Plast Reconstr Surg. 2004;114(6):1457-66.

Zhen P, Hu YY, Luo ZJ, Liu XY, Lu H, Li XS. One-stage treatment and reconstruction of Gustilo Type III open tibial shaft fractures with a vascularized fibular osteoseptocutaneous flap graft. J Orthop Trauma. 2010;24(12):745-51.

CASO 91

PRESENTACIÓN DEL CASO

Un varón de 55 años se precipita desde 2,5 m de altura mientras trabajaba y es traído por una unidad de asistencia extrahospitalaria al servicio de urgencias del centro.

En el aspecto prehospitalario, informan según el acrónimo MIST (mecanismo de la lesión, lesiones identificadas, signos y síntomas y tratamientos aplicados hasta la llegada al hospital, por sus siglas en inglés) de rescate de los siguientes datos:

- **M** (mecanismo de la lesión): precipitado de 2,5 m.
- **I** (lesiones): traumatismo en el miembro superior.
- **S** (signos vitales): deformidad en charretera.
- **T** (tratamientos aplicados): collarín cervical y faja pélvica.

F. Chana Rodríguez, R. Gresa Lliso y C. Sánchez Pérez

REVISIÓN PRIMARIA

En la revisión primaria no se objetivan alteraciones según la secuencia de la vía aérea (A), respiración (B), circulación (C), déficit neurológico (D) y exposición (E).

REVISIÓN SECUNDARIA

El paciente se encuentra consciente y orientado, con una puntuación en la escala de coma de Glasgow (ECG) de 15, porta una inmovilización con collarín Philadelphia, cabestrillo derecho y cinturón pélvico.

En la exploración física destaca deformidad evidente en charretera en el hombro derecho, con déficit para la extensión de muñeca. La exploración de columna toracolumbar, pelvis y el resto de miembros es normal.

Se procede a la realización de tomografía computarizada (TC) toracoabdominopélvica, en la que se detectan las siguientes lesiones (**Fig. 91-1**):

- Líneas de fractura sin desplazamiento de fragmentos de la masa lateral y canal de la arteria vertebral derechos de C1.
- Luxación anterior de la cabeza humeral derecha con mínimo Bankart óseo.

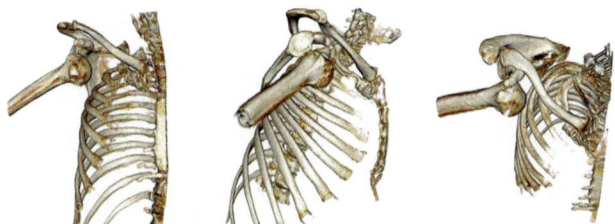

Figura 91-1. Reconstrucción en 3D volumétrica de estudio con tomografía computarizada (TC) que muestra luxación anterior glenohumeral derecha.

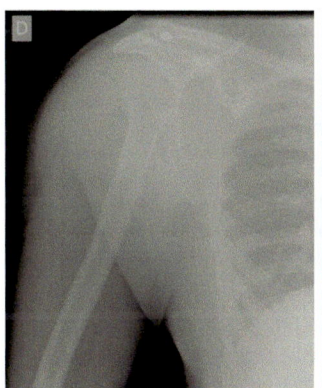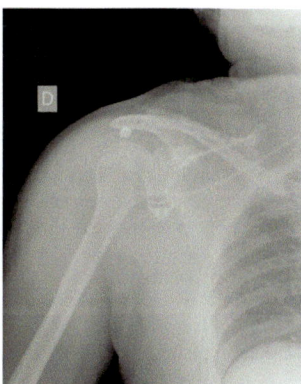

Figura 91-2. Control radiológico simple con proyecciones axial y anteroposterior que evidencian reducción de la luxación del hombro derecho.

En el servicio de urgencias se procede a la reducción cerrada de la luxación glenohumeral anterior mediante maniobra de tracción, abducción y rotación externa del miembro afectado y se comprueba su reducción anatómica con un estudio radiológico simple (**Fig. 91-2**). Tras la reducción, el paciente relata hiperestesia en los territorios C6-C7. Conserva la función de deltoides, bíceps, tríceps y flexores de los dedos y predomina el déficit radial para la extensión de la muñeca evidenciada en la recepción del paciente.

Durante el ingreso en el servicio de cirugía ortopédica y traumatología, el paciente permanece estable, se mantiene la inmovilización con collarín cervical y cabestrillo y persisten las alteraciones en la exploración neurológica anteriormente descritas hasta el día del alta.

En la revisión en consultas externas a los tres meses de la lesión, el paciente no relata inestabilidad articular y presenta unos arcos de movilidad similares en ambos hombros, pero persisten las hiperestesias en la zona C6-C7. Ha recuperado la función motora del nervio radial de manera completa.

CLAVES DEL CASO

- La luxación traumática glenohumeral anterior constituye la luxación más frecuente, con una incidencia del 2 % en la población general.
- La luxación se asocia a numerosas lesiones, resultantes tanto del traumatismo inicial como de las maniobras que se emplean para la reducción de la luxación. Las complicaciones neurológicas, con una incidencia del 14 %, varían desde lesiones de un solo nervio hasta lesiones más complejas del plexo braquial, producen una sintomatología variada desde la pérdida de fuerza transitoria hasta la parálisis total y permanente del miembro con dolor crónico asociado.
- Como factores de riesgo para la instauración de la lesión neurológica en una luxación de hombro, se debería considerar la edad avanzada, un mayor lapso de tiempo desde el traumatismo inicial hasta la reducción, un primer episodio de luxación frente a episodios recurrentes y la aparición de lesiones asociadas, fundamentalmente, fractura de la tuberosidad mayor y rotura del manguito de los rotadores.
- La lesión neurológica puede instaurarse por atrapamiento del nervio entre la cabeza humeral y el borde axilar de la escápula, o por un mecanismo de tracción, lo que explicaría la rápida recuperación espontánea en la mayor parte de pacientes y el predominio de sintomatología de origen motor. Otros mecanismos lesionales están asociados a daño vascular acompañante. La sintomatología neurológica se instaura de manera tardía y progresiva al producirse la lesión por un hematoma en expansión en la región axilar que provocaría la compresión y distensión de las estructuras neurológicas durante los primeros días o semanas tras el traumatismo. Menos frecuentemente el desarrollo de un pseudoaneurisma de la arteria axilar provocaría la compresión tardía de las estructuras del plexo braquial. Otro mecanismo más inusual sería la lesión del *vasa nervorum* con la consecuente isquemia y disfunción neurológica asociada. En algunas ocasiones, la lesión neurovas-

cular es secundaria a las maniobras de reducción cerrada empleadas en el servicio de urgencias, dado que la tracción violenta junto con la compresión en la región axilar puede producir estas lesiones neurológicas. De ahí la importancia médico-legal de hacer una exploración detallada y documentarla en la historia clínica antes de realizar cualquier intento de reducción.
- Tras una luxación glenohumeral anterior la porción infraclavicular del plexo es la que se va a ver lesionada con mayor frecuencia, desde los troncos secundarios hasta los nervios terminales. Cuando la lesión se produce en un solo nervio, en orden descendente de frecuencia se tiene la afectación del axilar, cubital, mediano, radial y musculocutáneo. La lesión neurológica aislada aparece con mayor frecuencia en pacientes más jóvenes tras traumatismos de alta energía, mientras que las lesiones neurológicas múltiples aparecen más típicamente en pacientes añosos tras caídas desde su propia altura.
- La mayor parte de lesiones neurológicas secundarias a la luxación glenohumeral anterior son neuroapraxias o axonotmesis. La disrupción completa y la avulsión son raras (3 %), debido a que la fuerza de tracción se produce en un punto distante a la salida del nervio.
- En la mayor parte de los casos se puede esperar la mejoría espontánea o tras un período de observación y rehabilitación. Los porcentajes de mejoría con tratamiento conservador llegan al 75 %. Las lesiones infraclaviculares del plexo braquial requieren tratamiento quirúrgico con mucha menor frecuencia que las lesiones supraclaviculares. En aquellos casos en que se precise tratamiento quirúrgico, no hay un gran consenso sobre el momento ideal de realizarlo, y es necesario encontrar un equilibrio entre permitir la recuperación espontánea de la lesión y no permitir la instauración de la denervación y atrofia. En la actualidad, se acepta un tiempo de espera en torno a los tres meses.

BIBLIOGRAFÍA

Gutkowska O, Martynkiewicz J, Urban M, Gosk J. Brachial plexus injury after shoulder dislocation: a literature review. Neurosurg Rev. 2020;43(2):407-23.
Pak T, Kim AM. Anterior glenohumeral joint dislocation. StatPearls. Treasure Island: StatPearls; 2022.

Wu F, Dhir R, Ng CY. Patterns of nerve injury and recovery rates of infraclavicular brachial plexus lesions following anterior shoulder dislocation. J Hand Surg Am. 2022;47(12):1227.e1-

CASO

92

PRESENTACIÓN DEL CASO

Paciente mujer de 54 años que acude a los 20 minutos de recibir un impacto por proyectil de arma de fuego en la región axilar derecha, motivo por el cual se ingresa.

Las constances vitales en el momento del ingreso son presión arterial (PA): 117/80 mmHg; saturación de oxígeno (SatO$_2$): 93 %; frecuencia cardíaca (FC): 98 lpm; frecuencia respiratoria (FR): 14 rpm. No ha recibido atención prehospitalaria; ha sido traída por familiares.

L. M. Richard Sonences, J. F. Vivas Arizaleta y L. González Heredia

REVISIÓN PRIMARIA

A la llegada al centro hospitalario se realizó la revisión primaria. Se procede con la evaluación de la vía aérea (A), la respiración (B), la circulación (C), el déficit neurológico (D) y la exposición (E):

A: vía aérea permeable sin cuerpos extraños y tráquea central sin desviación.

B: eupneica con ruidos respiratorios simétricos en ambos hemitórax.

C: palidez cutaneomucosa, con normalidad hemodinámica evidenciada por los signos vitales tomados al inicio.

D: paciente consciente, orientada, alerta con una escala de coma de Glasgow (ECG) de 15/15.

E: temperatura: 36 °C. Se evidencian dos orificios: uno justo en la región axilar derecha y otro hacia el músculo deltoides. No se evidencia sangrado activo cercano a las lesiones, ni hematomas expansivos. El pulso radial derecho se encuentra ausente en comparación con el miembro contralateral. Ese miembro da una saturación del 0 % (**Fig. 92-1**).

PROCEDIMIENTOS DE LA VALORACIÓN PRIMARIA

Se procede a colocar oxígeno húmedo por mascarilla a 5 L/min, se anulan dos vías periféricas, una en el brazo contralateral a la lesión y otra en la yugular externa. Se reanima

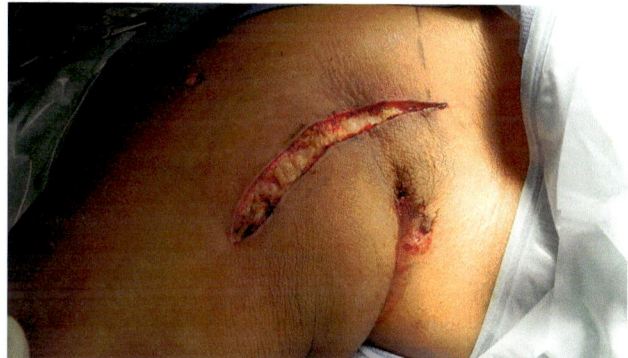

Figura 92-2. Incisión por el surco deltopectoral. Aquí también se evidencia el orificio en la región deltoidea.

con 500 mL de solución de lactato de Ringer. Se administra adicionalmente 1 g de ácido tranexámico y 500 mg de cefazolina.

Se toman muestras de laboratorio para recuento de hemoglobina y grupo sanguíneo, así como gasometría arterial.

La paciente se mantiene estable hemodinámicamente tras la reanimación inicial.

EVALUACIÓN SECUNDARIA

Se mantiene sin pulso radial en el miembro superior afectado y sin saturación. No hay presencia de hematoma expansivo

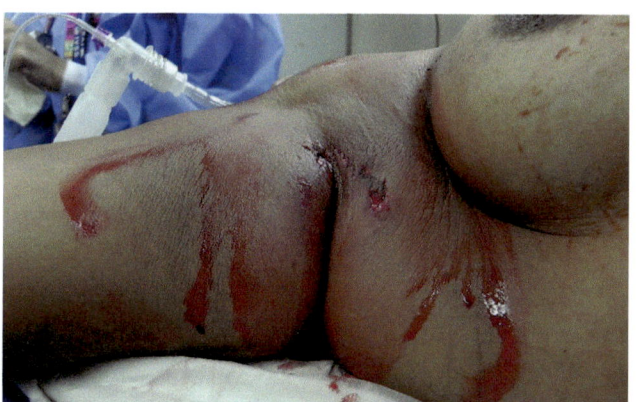

Figura 92-1. Imagen en la que se evidencia orificio en región axilar.

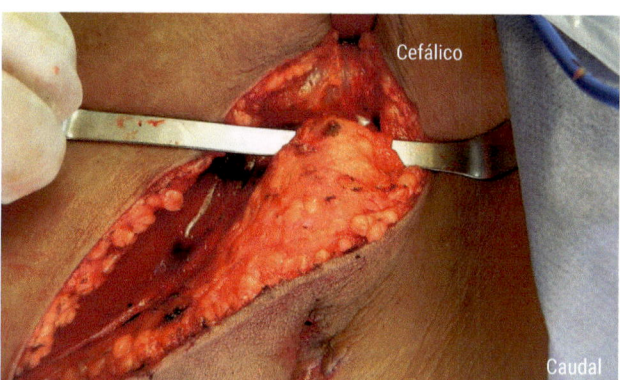

Figura 92-3. Sección del músculo pectoral menor para exposición de los vasos axilares.

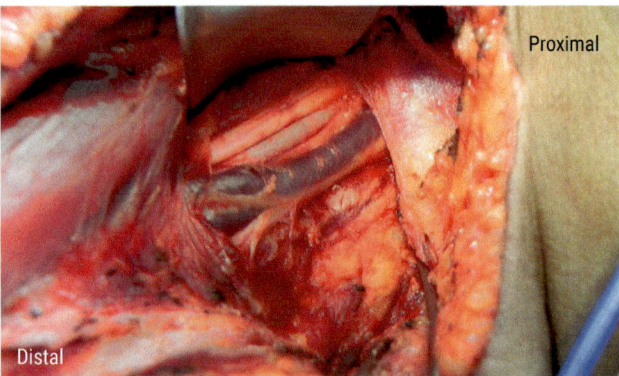

Figura 92-4. Visualización del paquete vasculonervioso axilar al separar un poco la parte superior del músculo bíceps braquial.

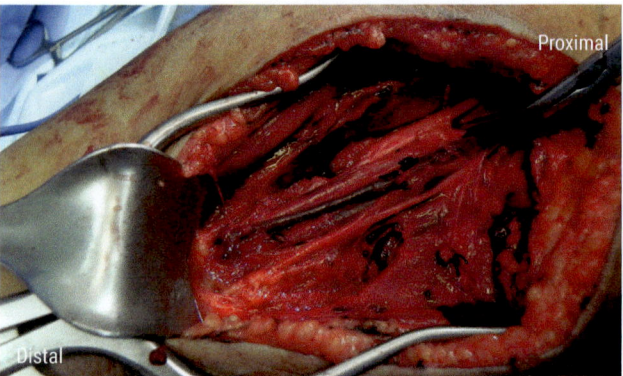

Figura 92-5. Se realiza control vascular arterial proximal.

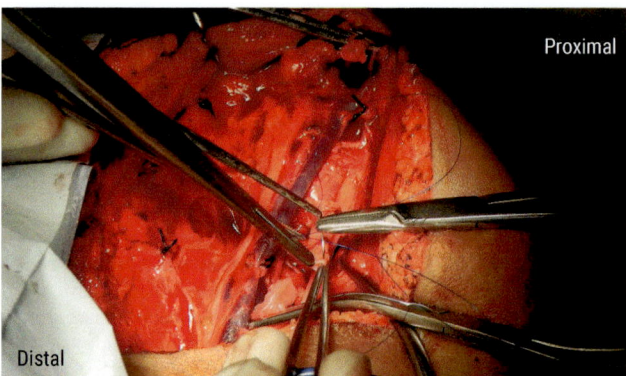

Figura 92-7. Se realiza revascularización con injerto autólogo de vena safena con anastomosis terminoterminal, primero del cabo proximal a la arteria axilar a puntos continuos con polipropileno de 4/0.

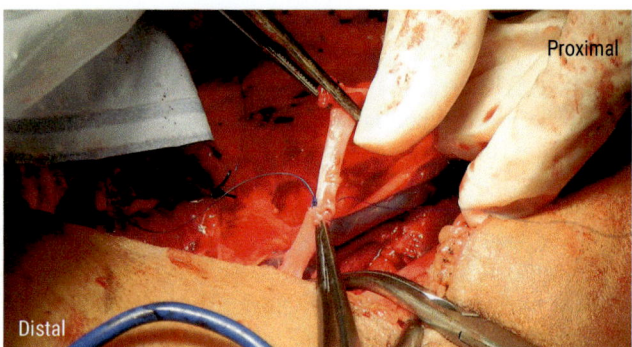

Figura 92-8. Anastomosis proximal con polipropileno de 4/0.

ni pulsátil. Se realiza radiología torácica y del brazo y no se evidencian alteraciones, ni facturas ni proyectiles. En función de la estabilidad hemodinámica y por la disponibilidad del recurso, se procede a realizar ecografía Doppler del miembro superior (▶ **Vídeos 92-1** y **92-2**).

En vista de los hallazgos clínicos y de las imágenes, se decide llevar a la paciente a cirugía, donde se realiza un abordaje a través del surco deltopectoral (**Fig. 92-2**).

Se evidencia la saturación antes de la cirugía en el miembro afectado, que es del 0 % (▶ **Vídeo 92-3**).

Se procede a realizar arteriotomía y resección de la arteria lesionada (▶ **Vídeo 92-4**). No hay flujo retrógrado; se pro-

cede a realizar embolectomía con catéter de Fogarty (▶ **Vídeo 92-5**). Posterior a esto se realiza lavado distal con solución salina (200 mL) diluida con 10 unidades de heparina sódica (▶ **Vídeo 92-6**). Se decide realizar injerto de vena safena.

Se evidencia saturación del 100 % del miembro reparado (▶ **Vídeo 92-7**). La paciente sale estable de la cirugía, es trasladada a la unidad de cuidados intermedios estucada y pasa a planta con anticoagulación con heparina de bajo peso molecular. A los cuatro días se le da el alta sin complicaciones.

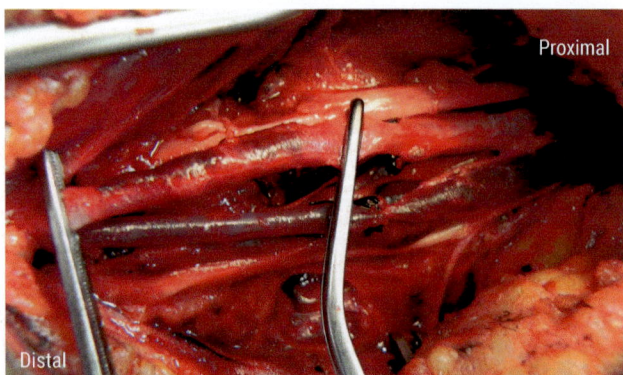

Figura 92-6. Se evidencia lesión trombótica por disección de la arteria axilar de unos 4 cm sin discontinuidad de la pared del vaso; vena y nervio mediano sin alteraciones.

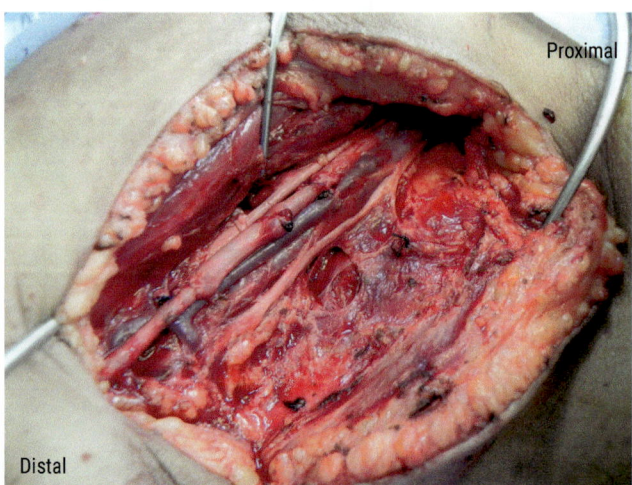

Figura 92-9. Resultado final del injerto autólogo con safena no invertida terminoterminal de arteria axilar a arteria braquial.

CLAVES DEL CASO

- Las lesiones vasculares de las extremidades pueden representar alrededor del 3 % de todos los traumatismos, la lesión de la arteria axilar por su corta longitud es una lesión poco común.
- Los signos clínicos son de suma importancia. Se pueden mencionar los signos duros que se ven representados por:
  - Hematoma expansivo o pulsátil.
  - Ausencia de pulsos distales a la lesión.
  - Sangrado activo con o sin *shock*.
  - Soplo o frémito en el área de la lesión.
- Estos signos tienen una sensibilidad de alrededor del 95 % para detectar lesiones vasculares. La paciente no presentaba pulso y fue este uno de los parámetros más importantes para decidir la cirugía.
- Los estudios complementarios de imágenes son de gran ayuda siempre y cuando la estabilidad hemodinámica del paciente los permita hacer. Esta paciente se mantuvo estable en toda su evaluación y se pudo realizar el ultrasonido Doppler que evidenció la lesión.
- El abordaje quirúrgico es uno de los pasos más importantes en toda cirugía; la incisión por el surco deltopectoral es el indicado y puede extenderse en caso de ser necesario.
- La sección del músculo pectoral menor permite una correcta visualización de todo el paquete vascular axilar.
- Hay muchos tipos de lesiones vasculares. Esta es de las más complicadas: lesión por disección en la que no hay rotura de la pared del vaso propiamente dicha. La resolución debe ser la resección del vaso desvitalizado y la revascularización oportuna.
- La embolectomía con el catéter de Fogarty es un procedimiento obligatorio en todo traumatismo vascular; los émbolos distales a la lesión no permitirán que las reparaciones tengan una evolución beneficiosa.

BIBLIOGRAFÍA

Orcutt MB, Levine BA, Gaskill HV, Sirinek KR. Civilian vascular trauma of the upper extremity. J Trauma. 1986 Jan;26(1):63-7.

Scerbo MH, Holcomb JB, Taub E, Gates K, Love JD, Wade CE, Cotton BA. The trauma center is too late: Major limb trauma without a pre-hospital tourniquet has increased death from hemorrhagic shock. J Trauma Acute Care Surg. 2017;83:1165-72.

 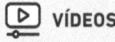 VÍDEOS

Miscelánea

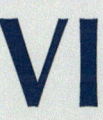

93 • Traumatismo cerrado por explosión (lesiones primarias)

94 • Traumatismo penetrante por explosión (lesiones secundarias) (I)

95 • Traumatismo penetrante por explosión (lesiones secundarias) (II)

96 • Quemaduras graves

97 • Herida por asta de toro (I)

98 • Herida por asta de toro (II)

99 • Traumatismo pediátrico cerrado

100 • Traumatismo pediátrico penetrante

CASO
93

PRESENTACIÓN DEL CASO

Un paciente de 50 años es llevado a un centro de traumatismo de nivel II tras una explosión. En la fase pre-hospitalaria los servicios de emergencias médicas (SEM) intuban al paciente tras inducción con midazolam y un relajante muscular. A la llegada a urgencias el paciente está inestable.

I. Ashkenazi y F. J. Turégano Fuentes

REVISIÓN PRIMARIA

Durante la revisión primaria se aprecia ventilación unipulmonar por introducción excesiva del tubo orotraqueal. Se retira un poco el tubo hasta auscultación bilateral normal y se evidencia una hemoptisis importante, así como sangrado grave por la boca y la nariz. La saturación de oxígeno (SatO$_2$) oscila entre el 80 y el 95 % con una fracción inspirada de oxígeno (FiO$_2$) de 1,0. La presión arterial (PA) es de 70/40 mmHg y la frecuencia cardíaca (FC) de 110 lpm (Shock Index [SI] de 1,5). El sangrado nasal es controlado con un *packing* bilateral con Merocel, y se comienza la transfusión de concentrados de hematíes.

REVISIÓN SECUNDARIA

Durante la revisión secundaria se aprecian muchas laceraciones en los pabellones auriculares, el tronco, el escroto y los miembros inferiores, incluyendo una laceración profunda en la ingle con pérdida de sustancia, y otra en el muslo. Presenta quemaduras en toda la superficie corporal, sobre todo, en las manos. Algunas laceraciones presentan fragmentos penetrantes. Tiene también lesiones oculares y un tobillo hinchado.

Una radiografía de tórax en el servicio de urgencias revela contusiones pulmonares bilaterales sin evidencia de hemotórax ni neumotórax. La ecografía abdominal enfocada para el traumatismo extendida (e-FAST) resulta negativa.

Durante su manejo en urgencias se administran fluidos i.v. y 3 unidades de plasma fresco congelado. La primera hemoglobina (Hb) tras la transfusión es de 9,3 g/dL. Tras la reanimación inicial, las constantes vitales mejoran, con una PA de 140/80 mmHg, y FC de 100 lpm (SI de 0,7). La anestesia se mantiene con medazolam, ketamina y bromuro de pancuronio.

A los 50 minutos del ingreso es llevado a la tomografía computarizada (TC), que revela los siguientes hallazgos : edema cerebral moderado sin sangrado intracraneal; perforación de córnea y hemorragia intravítrea, con cuerpos extraños periorbitarios. A nivel torácico, hay sangrado intraparenquimatoso, sobre todo en el hemitórax derecho, con un pequeño derrame o hemotórax (**Fig. 93-1**). No hay hallazgos cervicales ni abdominales.

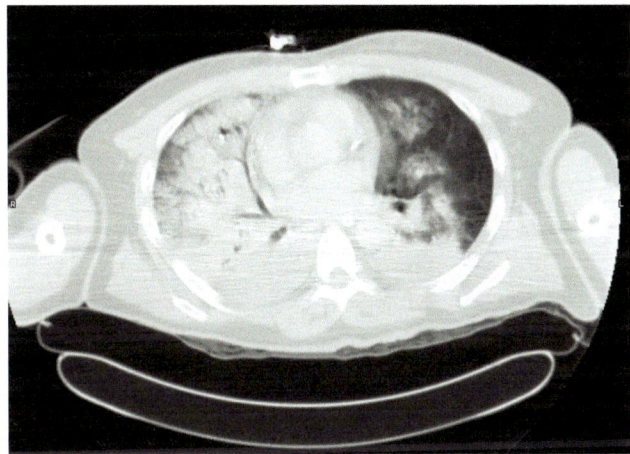

Figura 93-1. Sangrado intraparenquimatoso, sobre todo, en el hemitórax derecho, con un pequeño derrame o hemotórax.

EN EL QUIRÓFANO

El paciente es trasladado al quirófano desde la TC. Se le colocan dos drenajes torácicos profilácticos y sale escasa cantidad de sangre por el derecho. Se realiza una intervención de 5 horas que incluye una exploración periorbitaria bilateral con sutura corneal, una traqueostomía y exploración de las lesiones de partes blandas. Se realiza desbridamiento de las lesiones de la ingle y el muslo, con inmovilización parcial de este.

Durante la cirugía recibe 16 L de fluidos, con una diuresis total de 12 L. La analítica durante la cirugía revela una Hb de 10,2 g/dL, pH de 7,23, presión parcial de dióxido de carbono (pCO$_2$) de 50mmHg, presión parcial de oxígeno (pO$_2$) de 57mmHg, bicarbonato (HCO$_3$) de 21,2 mEq/L, SatO$_2$ del 82,5 % y exceso de bases (EB) de –6,2 mEq/L. Tiene los siguientes parámetros ventilatorios: presión positiva al final de la espiración (PEEP) de 8-10 cmH$_2$O, fracción inspirada en oxígeno (FiO$_2$) de 1,0, SatO$_2$ del 89-93 %, presión inspiratoria pico de 28 cmH$_2$O, con unos valores sucesivos de pO$_2$ de 57, 51,3, y 64.

A su ingreso en la unidad de cuidados intensivos (UCI) el paciente está hipotérmico (30°), acidótico (pH de 7,18) y sus constantes vitales son: PA de 53/39 mmHg, FC de 115 lpm, y SatO$_2$ del 78 %. El tratamiento inicial incluye fluidos, dopamina y norepinefrina (noradrenalina) y con ventilación controlada por presión (FiO$_2$ de 1,0, PEEP de 5 cmH$_2$O, respiraciones 16 min). Su gasometría es: SatO$_2$ del 87 %, EB de –7,8 mEqL, HCO$_3$ de 20,3 mEq/L, pO$_2$ de 56 mmHg, pCO$_2$ de 55 mmHg, pH de 7,8. Se sube la PEEP hasta 17 cmH$_2$O, y una nueva gasometría aporta los siguientes valores (con FiO$_2$ de 0,8): SatO$_2$ del 97 %, EB de –8,7 mEq/L, HCO$_3$ de 18,8 mEq/L, pO$_2$ de 126 mmHg, pCO$_2$ de 48 mmHg, pH de 7,21. Se inicia óxido nítrico (NO) y se consigue bajar la FiO$_2$. Con una FiO$_2$ de 0,5 la gasometría es: EB de –7,1 mEq/L, HCO$_3$ de 18,6 mEq/L, pO$_2$ de 61 mmHg, pCO$_2$ 37 mmHg, pH de 7,3. Esta mejoría de la ventilación es apreciable dentro de las dos primeras horas del tratamiento.

Se mantiene la ventilación con control de presión y NO durante cuatro días, en los cuales van mejorando los parámetros ventilatorios y la hemoptisis. Luego se inicia ventilación sincronizada intermitente (SIMV). Se consigue estabilizar la situación hemodinámica y suspender los fármacos inotrópicos. En total tiene ventilación asistida durante nueve días. Comienza con fiebre, que es tratada conservadoramente tras repetir una TC que descarta un absceso. También desarrolla una hemorragia digestiva alta que es tratada mediante endoscopia y medicación antiácida.

Es reintervenido en varias ocasiones por el servicio de oftalmología, se le extirpan varios cuerpos extraños y se le realiza una vitrectomía. Se le retira la traqueostomía y las heridas cutáneas curan sin incidencias. A los pocos meses es intervenido de nuevo para cerrar una perforación del tímpano que no había cerrado espontáneamente. Su Injury Severity Score (ISS) y New Injury Severity Score (NISS) son de 29.

El resumen de sus lesiones es el siguiente:

- *Blast* pulmonar bilateral.
- Hemotórax.
- Perforación ocular derecha.
- Herida corneal penetrante en el ojo izquierdo.
- Perforación bilateral del tímpano.
- Fractura del cuarto metatarso, esguince de tobillo izquierdo.
- Quemaduras de segundo grado en el 20 %, en la cara, las manos y las piernas.
- Contusión escrotal y orquitis secundaria.

CLAVES DEL CASO

- En todos los traumatizados llevados a urgencias tras haber sido tratados por otros equipos se debe repetir siempre la revisión primaria, pues puede haber problemas no resueltos como el tubo orotraqueal mal colocado y el sangrado continuo por nariz y oído.
- Las explosiones pueden producir una combinación de muchas lesiones en un mismo paciente, por lo que hacen complicado su tratamiento. Este paciente entró en la UCI con acidosis e hipotermia significativas. Puesto que solo el *blast* pulmonar (lesiones primarias por explosión) comprometía de manera aguda su vida, el tratamiento de las otras lesiones (lesiones secundarias, terciarias y cuaternarias) se debería haber retrasado unas horas. El control de daños de las lesiones de partes blandas se debería haber hecho inicialmente con irrigación copiosa, vendajes y antibióticos. El control de daños de las lesiones oculares se debería haber hecho con cierre simple de las perforaciones durante las primeras 24 horas, retrasando el tratamiento definitivo hasta más tarde.

- El *blast* pulmonar puede producir hipoxia grave, que se debe tratar inicialmente con oxígeno mediante mascarilla y presión positiva continua (CPAP). Si esto no resulta suficiente se debe proceder a IOT y ventilación mecánica. Se debe disminuir la FiO$_2$ y aumentar la PEEP. En el *blast* pulmonar grave no es infrecuente tener que usar niveles de PEEP >10 cmH$_2$O. Sin embargo, el aumento de la PEEP puede exacerbar el barotrauma. Se tomarán otras medidas si el paciente persiste hipoxémico, como la hipercapnia permisiva, la pronación del paciente, el óxido nítrico (NO) y otras.
- Resulta controvertida la colocación de drenajes torácicos profilácticos en estos pacientes con *blast* pulmonar que van a ser ventilados mecánicamente con presiones positivas. A diferencia de otros escenarios, el parénquima pulmonar es extremadamente friable y los tubos torácicos pueden exacerbar el sangrado. Los autores preconizan su colocación si hay indicación clínica, más que por profilaxis. Siempre se debe usar la técnica abierta para su colocación.

BIBLIOGRAFÍA

Pizov R, Oppenheim-Eden A, Matot I, Weiss YG, Eidelman LA, Rivkind AI, et al. Blast lung injury from an explosion on a civilian bus. Chest. 1999;115(1):165-72.

Sorkine P, Szold O, Kluger Y, Halpern P, Weinbroum A, Fleishon R, et al. Permissive hypercapnia ventilation in patients with severe pulmonary blast injury. J Trauma. 1998;45(1):35-8.

Yu B, Ichinose F, Bloch DB, Zapol WM. Inhaled nitric oxide. Br J Pharmacol. 2019;176(2):246-55.

Traumatismo penetrante por explosión (lesiones secundarias) (I)

CASO
94

PRESENTACIÓN DEL CASO

Una paciente de 20 años es traída a urgencias tras resultar herida en una explosión ocurrida en la entrada de un centro comercial. Hay una llegada simultánea de muchos otros pacientes en ese momento.

I. Ashkenazi y F. J. Turégano Fuentes

REVISIÓN PRIMARIA

En la revisión primaria, que consiste en la evaluación de la vía aérea (A), respiración (B), circulación (C), déficit neurológico (D) y exposición (E), se aprecia lo siguiente:

A: la paciente tiene la vía aérea permeable.
B: la frecuencia respiratoria (FR) es de 18 rpm, con una buena ventilación pulmonar bilateral. Su saturación de oxígeno (SatO$_2$) es del 99 %.
C: tiene una presión arterial (PA) de 120/65 mmHg y una frecuencia cardíaca (FC) de 100 lpm (Shock Index [IS] de 0,8).
D: la paciente está consciente y orientada, en un gran estado de ansiedad. Su puntuación en la escala de coma de Glasgow (eCG) es de 15/15.
E: presenta diversas heridas y quemaduras en los miembros y su pelo aparece también quemado.

REVISIÓN SECUNDARIA

En la revisión secundaria se aprecian heridas superficiales en la cara y otras penetrantes en la espalda a la altura de D10, así como una herida amplia y profunda en el miembro superior izquierdo (MSI) con músculo expuesto. Presenta quemaduras en ambas manos y abrasiones y quemaduras de primer y segundo grados en los miembros inferiores (MMII). Se palpan bien los pulsos distales. Se queja de dolor abdominal, aunque el abdomen aparece blando y depresible en la palpación. Se realiza una otoscopia que revela perforación bilateral del tímpano.

La analítica revela los siguientes datos: hemoglobina (Hb) de 11,9 g/dL, leucocitos de 17.200, plaquetas de 317.000/μL. La bioquímica resulta normal. Se realiza una radiografía portátil de tórax que evidencia contusión del lóbulo inferior izquierdo (LII) (**Fig. 94-1**). Una ecografía abdominal enfocada para el traumatismo extendida (e-FAST) revela, como único hallazgo, algo de líquido libre en el espacio de Morrison.

La paciente queda ingresada en el servicio de cirugía ortopédica y traumatología a la espera de poder realizar curas en el quirófano, debido a la ocupación de estos por otros pacientes más urgentes. En el momento del ingreso en planta su PA es de 90/50 mmHg, FC de 85 lpm (SI de 0,94) y su temperatura corporal es de 37,3 ºC.

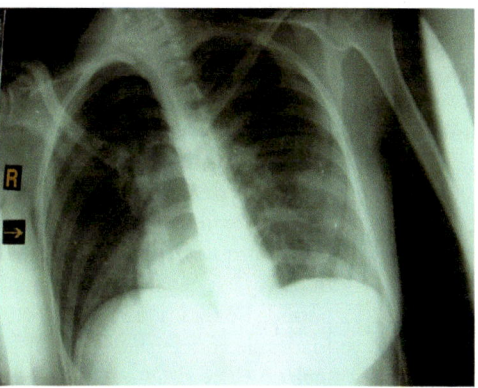

Figura 94-1. Contusión en el lóbulo inferior izquierdo y varios cuerpos extraños.

EN EL QUIRÓFANO

En el quirófano se exploran las heridas bajo anestesia general, suturando una herida en la cara. En la herida del brazo se aprecia sección del nervio radial que se repara.

A las 9 horas de su ingreso es evaluada por cirugía debido a dolor abdominal persistente. No se encuentra la exploración patológica y es trasladada a la planta de cirugía para observación. A la mañana siguiente se sigue quejando de dolor abdominal, y sus constantes vitales permanecen estables. Una analítica repetida revela una amilasa de 3.321 U/L (normal hasta 110 U/L), Hb de 9,3 g/dL, y 6.600 leucocitos/μL.

Se decide realizar una tomografía computarizada (TC) que revela un neumotórax izquierdo mínimo y contusiones pulmonares bilaterales, además de atelectasia del lóbulo inferior derecho (LID). Se aprecian, asimismo, varios cuerpos extraños en los pulmones y en la pared torácica. En el abdomen aparece una cantidad significativa de líquido libre y una sección del cuerpo del páncreas (**Fig. 94-2**), además de cuerpos extraños en la pared abdominal e intraperitoneales adyacentes al ciego y al recto. No se aprecia extravasación oral del contraste administrado y se decide intervención quirúrgica.

En el quirófano, antes de la laparotomía, sus gases arteriales revelan pH de 7,4, presión parcial de oxígeno (pO$_2$) de 87 mmHg, presión parcial de dióxido de carbono (pCO$_2$) de 35 mmHg, bicarbonato (HCO$_3$) de 22,7 mEq/L, y exceso de bases (EB) de −0,8 mEq/L. Un hemograma repetido no encuentra cambios.

337

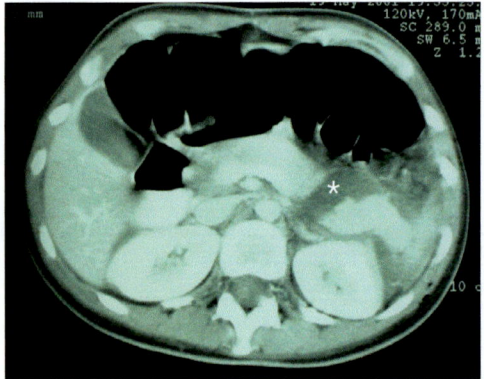

Figura 94-2. Corte de tomografía computarizada (TC) en el que se aprecia la lesión del cuerpo del páncreas (asterisco).

Antes de la abertura del abdomen se coloca un drenaje torácico izquierdo, con salida de 230 mL de sangre. Se realiza, asimismo, un tacto rectal y no se aprecia sangre. A la abertura del abdomen se drenan 250 mL de sangre y se aprecia un hematoma retroperitoneal en la zona I que se extiende desde el páncreas hasta la gotiera izquierda. Se confirma la transección del páncreas a la izquierda de los vasos mesentéricos y se realiza pancreatectomía distal con conservación del bazo. Se movilizan el colon derecho e izquierdo para exploración detallada; no se encuentran perforaciones. Se dejan drenajes en la celda pancreática. La pérdida hemática total fue de 1.200 mL, y se trasfunden 2 unidades de concentrado de hematíes y 2 de plasma fresco congelado (PFC). La paciente permanece estable durante la intervención y es llevada, a continuación, a la unidad de cuidados intensivos (UCI).

En su ingreso en la UCI permanece estable, y es extubada a las pocas horas. El drenaje torácico es retirado a las 24 horas, pero desarrolla un neumotórax masivo que obliga a la colocación de dos nuevos drenajes torácicos. Una broncoscopia extrae un gran coágulo de su vía aérea, sin apreciar lesiones.

En la planta de cirugía desarrolla cuadro febril, se repite la TC abdominal y se evidencia un absceso en la celda pancreática. Los intentos de drenaje percutáneo son infructuosos, por lo que es reintervenida para drenaje quirúrgico. Con posterioridad aparece escasa cantidad de material fecaloideo por los drenajes dejados. Es tratada con dieta absoluta, nutrición parenteral total (NPT) y somatostatina (octreotida).

Una fistulografía evidencia una comunicación fistulosa larga con el colon izquierdo. Debido a la persistencia del drenaje fecaloideo es de nuevo intervenida. Es necesaria la exéresis del colon izquierdo, parte del estómago y el bazo debido al gran bloque inflamatorio encontrado. El nuevo curso posoperatorio transcurre sin incidencias. Su Injury Severity Score (ISS) y New Injury Severity Score (NISS) son de 17.

El resumen de lesiones es el siguiente:

- Fractura del cuerpo del páncreas.
- Quemaduras en la cara y las extremidades.
- Múltiples laceraciones y abrasiones.
- Perforación bilateral del tímpano.
- Lesión del nervio radial.
- Reacción aguda de estrés.
- Complicaciones posoperatorias: absceso intraabdominal y fístula colocutánea.

 CLAVES DEL CASO

- Una mayoría de publicaciones sobre lesiones por explosión hacen referencia a los mecanismos causantes de lesiones primarias y secundarias (*blast* y penetrantes). Sin embargo, el desplazamiento de la víctima puede causar lesiones terciarias (traumatismos cerrados) que son frecuentes. En esta paciente se obtuvo una historia clínica detallada después de la cirugía. Esta reveló que sufrió un desplazamiento brusco por la explosión mientras esperaba a la entrada del centro comercial, y cayó sobre su espalda.
- El retraso diagnóstico de la lesión pancreática no habría ocurrido probablemente si su traumatismo no hubiera tenido lugar en el contexto de un incidente con múltiples víctimas (IMV). Se cometieron varios errores. El primero fue no dar importancia a su dolor abdominal y al hallazgo ecográfico de líquido libre en el abdomen. Muchas personas están implicadas en la respuesta hospitalaria a un IMV, y no todas son expertas. La TC se emplea en pacientes seleccionados cuando hay una gran llegada de víctimas.

Además, la causa más frecuente de fallos diagnósticos es la presencia de lesiones de distracción. En el caso de esta paciente era una herida grave en el brazo, con pérdida de sustancia. En situaciones de IMV se deben anticipar las posibles lesiones no diagnosticadas inicialmente, mediante la realización de una revisión terciaria en los pacientes hospitalizados unas pocas horas después del ingreso. En esta paciente no se hizo porque estaba siendo intervenida de su lesión en el brazo.

- La perforación bilateral del tímpano ocurre con mucha frecuencia y causa sordera. La mayoría suelen cerrar espontáneamente sin tratamiento quirúrgico.
- El tratamiento de la transección del páncreas a la izquierda de los vasos mesentéricos es la pancreatectomía distal, como se hizo en este caso. La preservación esplénica solo se debe realizar si hay estabilidad hemodinámica. El retraso diagnóstico de esta lesión aumenta la morbimortalidad.

BIBLIOGRAFÍA

Ashkenazi I, Turégano-Fuentes F, Einav S, Kessel B, Aflici R, Olsha O. Pitfalls to avoid in the medical management of mass casualty incidents following terrorist bombings: the hospital perspective. Eur J Trauma Emerg Surg. 2014;40(4):445-50.

Cogbill TH, Moore EE, Morris Jr. JA, Hoyt DB, Jurkovich GJ, Mucha Jr. P, et al. Distal pancreatectomy for trauma: a multicenter experience. J Trauma. 1991;31(12):1600-6.

Olah A, Issekutz A, Haulik L, Makay R. Pancreatic transection from blunt abdominal trauma: early versus delayed diagnosis and surgical management. Dig Surg. 2003;20(5):408-14.

Rozich NS, Morris KT, Garwe T, Sarwar Z, Landmann A, Siems CB, et al. Blame it on the injury: Trauma is a risk factor for pancreatic fistula following distal pancreatectomy compared with elective resection. J Trauma Acute Care Surg. 2019;87(6):1289-300.

CASO

95

PRESENTACIÓN DEL CASO

Un paciente varón de 40 años es trasladado al hospital tras quedar herido por una explosión al aire libre en la que ha habido muchas víctimas.

I. Ashkenazi y F. J. Turégano Fuentes

REVISIÓN PRIMARIA

A su llegada al servicio de urgencias (SU) se realiza la revisión primaria. Sus constantes son: presión arterial (PA) de 140/90 mmHg, frecuencia cardíaca (FC) de 120 lpm (Shock Index [SI] de 0,85), saturación de oxígeno (SatO$_2$) del 99 %. Se procede a una intubación orotraqueal (IOT) debido a agitación no controlable. Después de la IOT la PA cae hasta 77/55 mmHg. Se canaliza la subclavia izquierda y se coloca un catéter arterial en la radial.

REVISIÓN SECUNDARIA

Durante la revisión secundaria se aprecian múltiples heridas en la cara, con laceraciones en la frente, sobre la mandíbula y cerca de la boca. Presenta un sangrado activo en el ojo izquierdo, con edema periorbitario. La tráquea está en línea media y la auscultación bilateral es simétrica. Se aprecian también múltiples abrasiones sobre el tórax. El abdomen no aparece distendido, y presenta una herida abierta en la fosa ilíaca izquierda (FII) con discreto sangrado. El tacto rectal evidencia un tono esfinteriano algo disminuido, y el resto es normal. En el brazo derecho hay una deformación clara, con un torniquete colocado proximal a una herida en el mismo. No se palpan pulsos periféricos. Los dedos de la mano derecha aparecen aplastados y hay hinchazón del tobillo izquierdo.

Como pruebas de imagen se hacen una radiografía de tórax y una ecografía abdominal enfocada para el traumatismo extendida (e-FAST) que resultan negativas.

La primera analítica muestra una hemoglobina (Hb) de 13 g/dL. Tras la reposición de fluidos la PA sube a 107/61 mmHg, con una FC de 128 lpm (SI de 1,2). Sin embargo, a los 50 minutos desde el ingreso, la PA cae hasta 85/67 mmHg, con una FC de 134 lpm (SI de 1,5). Se comienza la transfusión de sangre, con recuperación lenta de las constantes (PA de 90/60 mmHg y FC de 111 lpm, SI de 1,2).

El paciente es llevado a realizar una tomografía computarizada (TC) de cuerpo entero (**Fig. 95-1**) tras la estabilización hemodinámica. A nivel craneal aparece un área pequeña (2,0 × 0,5 cm) hipodensa, frontal, sospechosa de hematoma epidural. Se aprecian fragmentos metálicos penetrantes en ambos ojos, así como un pequeño neumotórax y contusiones mínimas en ambos pulmones. Hay también fragmentos metálicos incrustados en las partes blandas superficiales del abdomen y no se aprecian lesiones viscerales en esta cavidad.

Finalizada la TC el paciente es ingresado en la unidad de reanimación. Su PA inicial al ingreso en la unidad es de 60/30 mmHg, pero remonta hasta 140/80 mmHg con la reanimación progresiva, con una FC de 115-100 lpm durante ese tiempo (v. **Figs. 95-1** y **95-2**).

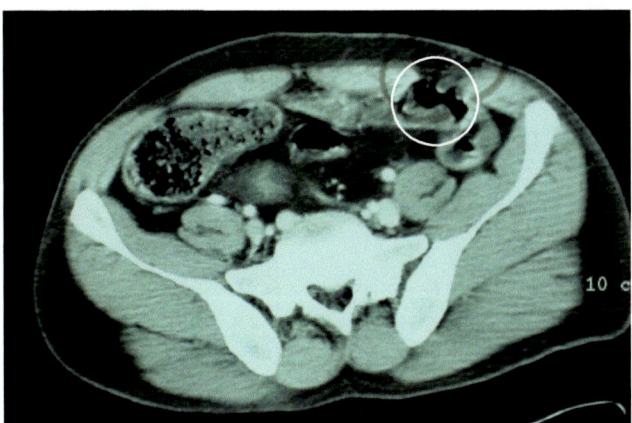

Figura 95-1. Lesión penetrante en abdomen en la fosa ilíaca izquierda. El círculo señala la lesión penetrante en abdomen en la fosa ilíaca izquierda.

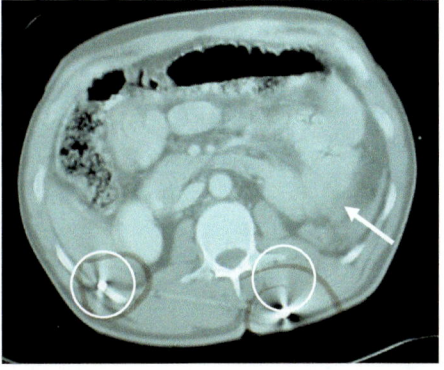

Figura 95-2. Fragmentos metálicos y líquido libre. Los círculos señalan fragmentos metálicos penetrantes en partes blandas del dorso en el lado izquierdo, mientras que en el derecho el fragmento parece haber penetrado. La flecha señala líquido libre acumulado en la gotiera izquierda.

En total se le han administrado 4 unidades de plasma congelado (PC) y 4 de plasma fresco congelado (PFC) hasta ese momento.

TRASLADO

Debido al diagnóstico de hematoma epidural y a la falta de un servicio de neurocirugía en ese centro, se traslada al paciente a un centro de traumatismos de nivel I, localizado a 30-40 minutos en ambulancia. Los responsables del tratamiento del paciente concluyen que la inestabilidad hemodinámica observada es secundaria al sangrado del miembro superior derecho, controlado con un torniquete.

El paciente llega al centro de traumatismos de nivel I en estado de *shock* hemodinámico, con una PA de 90/60 mmHg y una FC de 150 lpm (SI de 1,66). Se realiza un lavado peritoneal diagnóstico (LPD) que evidencia la presencia de sangre.

Es sometido a una laparotomía de control de daños en la que se confirma un hemoperitoneo y lesiones penetrantes en el intestino delgado y el colon. Se controla el sangrado y se resecan las áreas intestinales dañadas, sin reanastomosis. Se evalúa el brazo derecho y se coloca un *shunt* temporal en la arteria braquial desgarrada.

El paciente es trasladado a la unidad de cuidados intensivos (UCI) para recalentamiento y reanimación. Se realiza la cirugía definitiva del abdomen, brazo y ojos a las 24 horas. La revisión de la TC realizada en el primer hospital no confirmó el hematoma epidural, y evidenció líquido libre en el abdomen. El paciente siguió un curso evolutivo favorable hasta el alta. Su Injury Severity Score (ISS) era de 22, y la New Injury Severity Score (NISS) de 27.

El resumen de lesiones es el siguiente:

- Traumatismo abdominal penetrante.
- Laceración del intestino delgado y sangrado intraabdominal.
- Traumatismo penetrante del globo ocular.
- Fractura de diáfisis humeral.
- Fractura de tibia izquierda.
- Fractura de metacarpos en la mano derecha.
- Varias heridas penetrantes por cuerpos extraños en el brazo derecho, codo, miembro superior izquierdo (MSI), clavícula derecha, tobillo y zona pelviana.

CLAVES DEL CASO

- Los centros de traumatismos que no son de nivel I pueden recibir muchos pacientes, incluyendo pacientes graves, si están situados cerca del lugar de la explosión. Estos hospitales deben estar preparados para tratar y hacer el triaje para un traslado secundario. En el caso descrito se decidió el traslado secundario debido a un diagnóstico erróneo de hematoma epidural.
- Muchos sanitarios acuden a escenarios con múltiples víctimas, pero no todos tienen experiencia en el manejo de traumatizados. Tanto el cirujano que acompañó a este paciente descrito como el radiólogo que interpretó la TC eran poco expertos. El cirujano atribuyó la inestabilidad hemodinámica a un sangrado importante de la herida del brazo derecho. Aunque eso podía ser parcialmente cierto, no explicaba el deterioro recurrente durante la reanimación y con un torniquete colocado. Se debería haber excluido un sangrado del torso, ya que el paciente presentaba una herida penetrante en la pared anterior del abdomen. En contra de ello estaba el informe normal de la TC. Puesto que el traslado entre hospitales requiere estabilidad hemodinámica, la decisión de traslado urgente fue precipitada. Los datos del paciente debieron haber sido evaluados por alguien con más experiencia en traumatismos.

BIBLIOGRAFÍA

Ashkenazi I, Kessel B, Olsha O, Khashan T, Oren M, Haspel J, et al. Defining the problem, main objective and strategies of medical management in mass casualty incidents caused by terrorist events. Prehospital Disast Med. 2008;23(1):82-7.

Einav S, Feigenberg Z, Weissman C, Zaichik D, Caspi G, Kotler D, et al. Evacuation priorities in mass casualty terror-related events. Implications for contingency planning. Ann Surg. 2004;239(3):304-10.

CASO

96

PRESENTACIÓN DEL CASO

Una mujer de 30 años ingresa en el Servicio de Urgencias del Hospital General Universitario Gregorio Marañón tras unas explosiones múltiples por atentado terrorista en trenes de cercanías en la ciudad de Madrid en el contexto de múltiples víctimas afectadas.

J. M. Lasso Vázquez y M. Olivares Quílez

REVISIÓN PRIMARIA

En la primera valoración de la paciente en el box de urgencias del Hospital General Universitario Gregorio Marañón, que consiste en la evaluación de la vía aérea (A), respiración (B), circulación (C), déficit neurológico (D) y exposición (E), destacan:

A: se realiza una intubación tras objetivarse un sangrado de la vía respiratoria por contusión torácica bilateral producida por la onda expansiva con inducción de secuencia rápida, con collarín cervical colocado durante el traslado en ambulancia.

B: se comprueba la adecuada ventilación mecánica invasiva mediante capnografía, auscultación y visualización de movilidad de ambos hemitórax, con parámetros ajustados por posible síndrome de inhalación (fracción inspirada de oxígeno [FiO$_2$] del 100 %).

C: hemodinámicamente inestable con presión arterial media (PAM) de 50 mmHg, por lo que se realiza soporte vasoactivo con objetivo de PAM de 65 mmHg, con ritmo sinusal.

D: paciente inconsciente en contexto de inducción anestésica para intubación, con escala de coma de Glasgow (ECG) no valorable, con pupilas isocóricas y normorreactivas, y sin focalidad.

E: evaluación primaria de las quemaduras que presentaba, que afectan a la cara, al cuero cabelludo y a la extremidad inferior derecha, sin signos de circunferencialismo en extremidades ni restricción torácica. Revisión de toda la superficie corporal sin otras lesiones.

REVISIÓN SECUNDARIA

Tras la evaluación inicial del estado de la paciente, se procede a lavar las quemaduras y flictenectomías (para valorar la profundidad) con suero templado y clorhexidina jabonosa. A falta de un desbridamiento inicial, se objetiva que la quemadura facial y la del cuero cabelludo presentan una extensión del 8 % (segundo grado profundo y superficial en la periferia), mientras que la quemadura de la extremidad se extiende en un 18 % (segundo grado profundo y tercer grado). La superficie corporal quemada (SCQ) es del 26 %, en el contexto de una contusión pulmonar bilateral con pronóstico grave.

Se realiza control del dolor con analgésicos opiáceos (de elección en el paciente gran quemado por la acción gastrolesiva de los antiinflamatorios no esteroideos [AINE]) y tratamiento con omeprazol en dosis de 20 mg i.v. cada 12 horas, como prevención de las úlceras de Curling.

La fluidoterapia, que puede incluirse en el apartado F del protocolo ABCDEF, se realiza con lactato de Ringer siguiendo la fórmula de Parkland (4 mL × peso de la paciente × % SCQ), en la que no se incluyen las áreas quemadas de primer grado. El 50 % se administra en las primeras 8 horas, y el 50 % restante durante las siguientes 16 horas, para un objetivo de diuresis de 1 mL/kg/h, monitorizado con sonda vesical.

La paciente está en dieta absoluta por la posibilidad de cirugía urgente, y se realiza profilaxis:

- Antitetánica, ante el desconocimiento de la inmunización previa.
- De trombosis venosa profunda (TVP), con enoxaparina sódica en dosis de 40 UI s.c. al día.
- Antibiótica con penicilina en dosis de 20.000 U/día i.v., puesto que cumple que se sospecha inhalación de humos (la infección respiratoria es la causa más frecuente de mortalidad en el síndrome de inhalación), y requerirá desbridamiento quirúrgico. Además, esta profilaxis se realiza en pacientes con quemaduras eléctricas.

Se realizan analítica sanguínea completa con hemograma, coagulación, gases con lactato, iones, creatinina, nitrógeno ureico en sangre (BUN) y creatina-fosfocinasa (CPK); radiografía de tórax para descartar o valorar lesiones pulmonares y torácicas y medidas para evitar el enfriamiento por tratarse de una paciente con alteración extensa de la piel, lo que favorece la pérdida hidroelectrolítica, de calor y de proteínas.

EN EL QUIRÓFANO

Se decide efectuar una intervención quirúrgica urgente bajo anestesia general e intubación orotraqueal. Se practica una escarotomía a lo largo de la pierna derecha, puesto que la quemadura profunda afecta circunferencialmente a la rodilla y al compartimento anterior. Se realiza una limpieza de las quemaduras craneofaciales y se aplica sulfadiacina argéntica.

EVOLUCIÓN POSTOPERATORIA

La paciente es trasladada a la unidad de reanimación tras la intervención, dado el mal estado general que presenta y en el que destaca inestabilidad hemodinámica que requiere el uso de fármacos vasoactivos. En esa unidad permanece varias semanas. Durante el ingreso en reanimación se procede a realizar un estudio completo de pruebas de imagen para descartar otras lesiones que puedan haber pasado desapercibidas tras la fase de estabilización aguda (tomografía computarizada (TC) de cabeza, tórax, abdomen y pelvis). Además, se realiza seguimiento exhaustivo de la evaluación del daño pulmonar por inhalación y por el daño producido por la onda expansiva (**Figs. 96-1, 96-2** y **96-3**).

En los días posteriores, se realiza un tratamiento conservador de las quemaduras con curas periódicas con sulfadiacina argéntica. El estado general de la paciente sigue siendo inestable.

En cuanto el equipo de reanimación lo estima posible, se realizan desbridamientos quirúrgicos tangenciales de la cara el séptimo día de ingreso, extirpación del esqueleto de la oreja derecha (que está carbonizado) y una escarectomía completa de la zona afectada de la extremidad inferior. Las zonas quemadas se cubren con Biobrane® (un material biosintético que

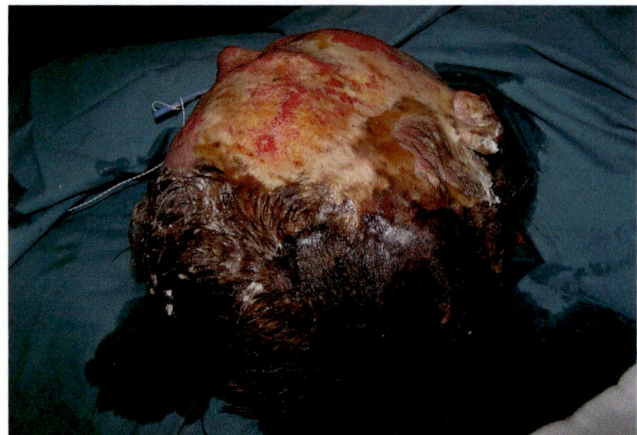

Figura 96-3. Aspecto de las quemaduras faciales y del cuero cabelludo durante una de las curas iniciales.

actúa como inductor de la epitelización en heridas que presentan un lecho con potencial de regeneración cutánea al tiempo que actúa como barrera física) y sulfadiacina argéntica. En cada cura, se realizan cultivos de las zonas de desbridamiento.

El pabellón auricular derecho ha desaparecido por la quemadura y el desbridamiento del cartílago asociado, así como el hélix del izquierdo. Las siguientes curas se efectúan en la unidad de cuidados intensivos (UCI) cada día.

Una semana más tarde del ingreso, se intenta realizar una cobertura con injertos autólogos, pero la paciente sufre una parada cardiorrespiratoria en su traslado a quirófano y necesita maniobras de reanimación. La intervención tiene que ser pospuesta hasta que días más tarde su estado general lo permite.

Finalmente, se efectúa una cobertura de las quemaduras faciales y también de parte de las quemaduras del cráneo, con injertos autólogos de espesor parcial por subunidades estéticas (basado en el principio que divide la cara en subunidades que muestran color, textura, grosor y flexibilidad constantes y cuyos límites deben respetarse para minimizar la apariencia de la cicatriz de la cara) con zona donante de la cara interna del muslo derecho. En la extremidad, se mantienen las coberturas con Biobrane®, tras limpieza de la zona. Se decide también realizar una traqueotomía, dado el estado de intubación prolongada que presenta. Posteriormente, se extrae una elipse cutánea de 2 × 2 cm de la ingle, para realizar cultivos cutáneos, con el fin de obtener piel autóloga procesada en el Centro de Transfusiones de Asturias. En total, son 20 láminas de queratinocitos cultivados sobre plasma humano y fibroblastos de la misma paciente con una superficie de 10 × 10 cm. El gel del cultivo de queratinocitos se obtiene a partir de plasma inactivado con azul de metileno/cuarentenado procedente de donantes altruistas del banco de sangre del propio centro (**Figs. 96-4, 96-5, 96-6** y **96-7**).

Globalmente, la evolución de la paciente es satisfactoria y presenta una mejoría paulatina de su estado general desde su ingreso en el servicio de cirugía plástica y reparadora.

En el momento del ingreso en este servicio, la situación de las quemaduras es la siguiente:

- Las quemaduras en el cuero cabelludo están injertadas, aunque todavía persiste el 2 % de superficie cruenta, que

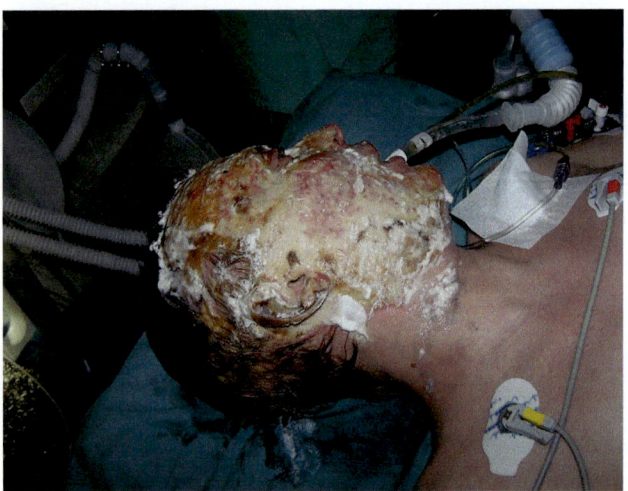

Figura 96-1. Aspecto inicial de la cara. Se aprecian zonas de quemadura de segundo grado superficial y profundo, además de quemaduras de tercer grado en la totalidad del pabellón auricular. Las curas iniciales se realizaron con sulfadiacina argéntica.

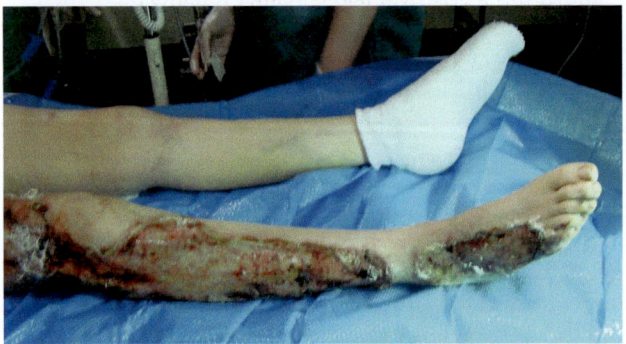

Figura 96-2. Quemaduras del miembro inferior derecho, de segundo grado profundo y tercer grado.

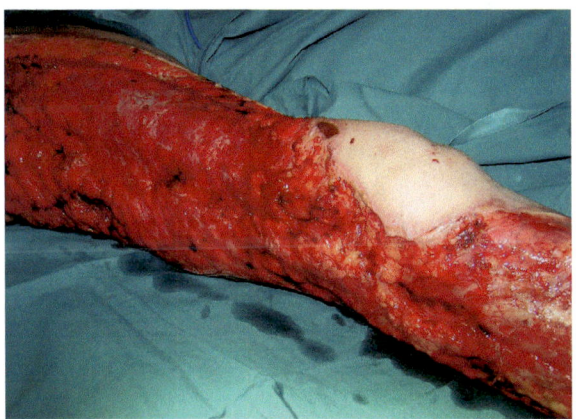

Figura 96-4. Aspecto de la extremidad después de realizar desbridamientos seriados. Hay exposición de las fascias musculares, con algunos segmentos de grasa subcutánea.

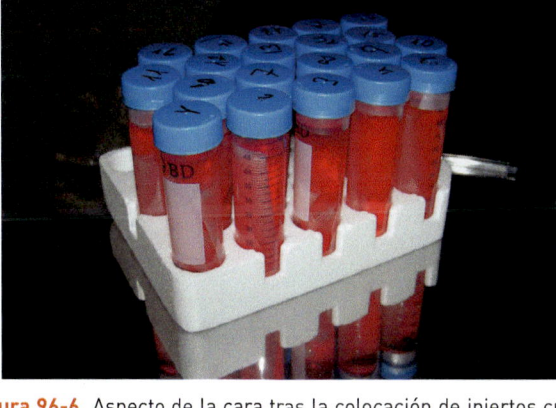

Figura 96-6. Aspecto de la cara tras la colocación de injertos cutáneos de espesor parcial, procedentes del muslo. Colocaron los injertos unidades estéticas. Se efectuó también un desbridamiento del pabellón auricular.

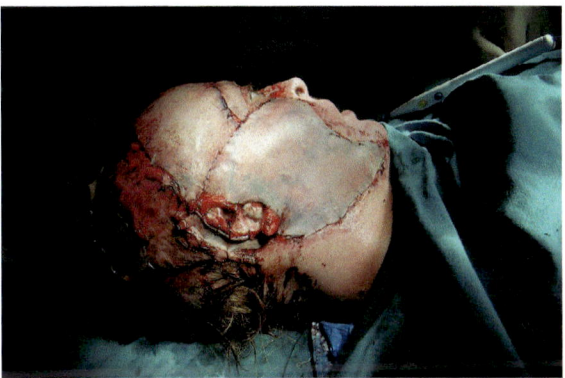

Figura 96-5. Aspecto de la cara tras la colocación de injertos cutáneos de espesor parcial, procedentes del muslo. Colocaron los injertos unidades estéticas. Se efectuó también un desbridamiento del pabellón auricular.

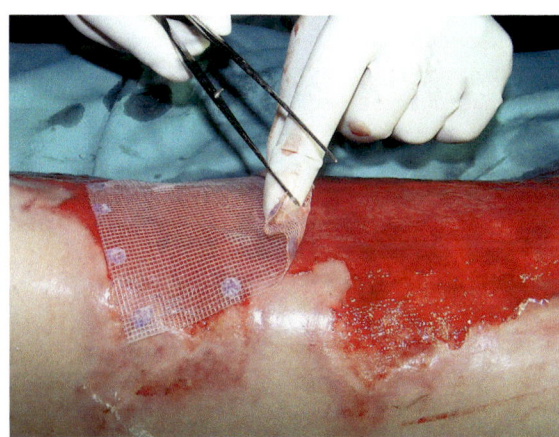

Figura 96-7. Colocación de los injertos de piel cultivada de la propia paciente sobre un lecho que ha sido tratado previamente con Biobrane®.

corresponde a parte de las zonas que han sido injertadas con piel autóloga.

- Buena evolución de la hemicara derecha injertada.
- Presenta, por otro lado, una retracción del párpado superior derecho, con un lagoftalmos de unos 2 mm de hendidura palpebral al cerrar los párpados. El injerto del párpado superior presenta un escalón leve.
- Se puede observar también una brida cicatricial de la transición entre la pirámide nasal derecha y el canto interno del ojo derecho y una cicatriz hipertrófica de la zona del mentón; también una retracción del ala nasal derecha y pérdida de la mitad del cabello por la quemadura.
- Retracción del labio superior en su vertiente derecha, secundaria a la quemadura.
- Cicatrices por injerto de la extremidad inferior derecha, con zonas de hipertrofia, en el dorso del pie y en el tercio medio de la pierna.
- Tercio proximal del muslo derecho cruento.
- Cicatrices secundarias a zonas de decúbito en la espalda y brazo derecho.
- Quemadura en el pulpejo del primer dedo de la pierna izquierda.

Se mantienen los cuidados de la paciente hasta el día del alta, cuatro meses después del ingreso hospitalario. El plan de actuación que se decide es el siguiente:

- Establecer citas periódicas en consultas de cirugía plástica para curas y seguimiento evolutivo.
- Se pauta presoterapia continua domiciliaria, con la ayuda de prendas de presión para la cara y las extremidades.
- Se programan nuevas intervenciones quirúrgicas en los próximos meses, con los siguientes objetivos:

  – Corrección de la retracción palpebral, mediante realización de injerto de piel de espesor completo.
  – Corrección de la retracción del ala nasal, con injerto condrocutáneo.
  – Reconstrucción del hélix izquierdo con colgajo tubular.
  – Cobertura y reconstrucción del pulpejo del primer dedo del pie izquierdo con colgajo Atasoy.
  – Reconstrucción del cuero cabelludo con colgajos locales y, posteriormente, expansión tisular (**Figs. 96-8**, **96-9**, **96-10** y **96-11**).
  – Reconstrucción del pabellón auricular derecho con epítesis osteoimplantada (**Figs. 96-12** y **96-13**).

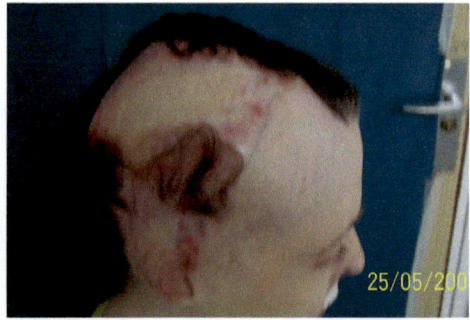

Figura 96-8. Aspecto del cuero cabelludo tras reconstrucción con injertos cutáneos. A partir de ese momento se planteó la necesidad de expandir el cuero cabelludo en la zona pilosa.

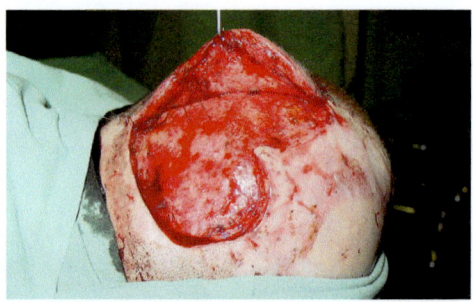

Figura 96-9. Levantamiento de un colgajo de cuero cabelludo para reducir la zona de alopecia por quemadura.

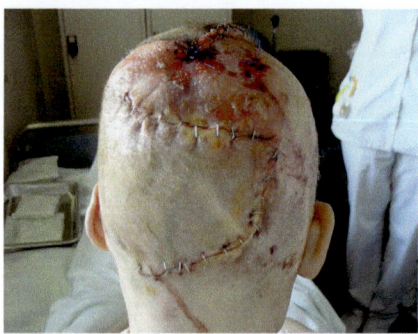

Figura 96-10. Aspecto del cuero cabelludo tras la realización de un gran colgajo de rotación desde la zona pilosa.

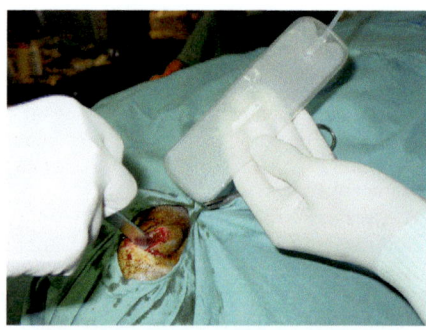

Figura 96-11. Introducción de un expansor cutáneo para aumentar la superficie pilosa del cuero cabelludo.

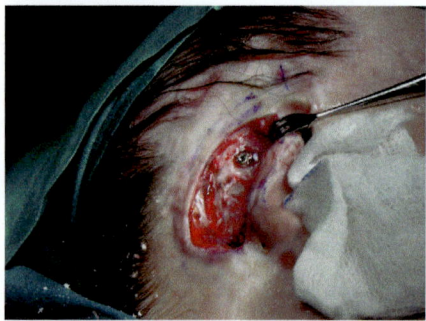

Figura 96-12. Colocación de implantes osteointegrados para realizar la reconstrucción de la oreja, por medio de una epítesis.

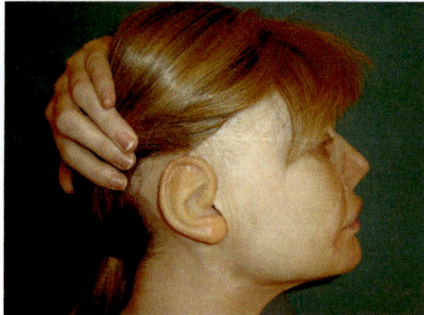

Figura 96-13. Obtenido al año del traumatismo. Se aprecia el pabellón auricular implantado y la calidad de los injertos cutáneos. La paciente porta una prótesis capilar.

 CLAVES DEL CASO

- La atención del paciente gran quemado en el contexto de paciente politraumatizado requiere como esquema básico de abordaje y tratamiento:

  - Atención en el lugar del accidente, eliminando las causas de lesiones.
  - Mantener la vida del paciente centrándose en el ABCDE. En este contexto y de forma específica, es importante excluir el traumatismo asociado y el daño por inhalación, teniendo en cuenta que las quemaduras faciales pueden ser un indicador de este problema más grave y potencialmente mortal. El patrón clínico común de lesión por inhalación significativa es un gran requerimiento de líquidos, presiones arteriales pulmonares elevadas y un gran gradiente de ventilación-perfusión de oxígeno. Se debe tomar una decisión temprana con respecto a la intubación o a la traqueostomía electiva antes de que los signos de edema laríngeo se vuelvan evidentes.
  - Realizar todo tratamiento urgente, prestando especial atención a la reposición de líquidos, según la fórmula de Parkland, a la prevención de problemas médicos, a la monitorización y a la realización de pruebas complementarias.
  - Valorar la necesidad de cirugía urgente, en forma de escarotomías en quemaduras circunferenciales en miembros o cuello o insuficiencia restrictiva en el tórax y fasciotomías en el caso de sospecha clínica de síndrome compartimental.
  - Valoración de tratamiento definitivo de las quemaduras, en forma de curas dirigidas o cirugía.

- El control de las vías respiratorias y el cuidado tópico de las heridas son los pilares del tratamiento temprano de

(Continúa)

CLAVES DEL CASO *(Cont.)*

las quemaduras en general y de las faciales en particular, por el mayor potencial de epitelización en esta zona corporal. Por ello, y por las posibles secuelas estéticas, las quemaduras en esta región requieren unas consideraciones especiales.

- El desbridamiento quirúrgico o enzimático de la escara por quemadura y la cobertura con tejidos propios del paciente se aceptan como el procedimiento estándar en los casos de quemaduras susceptibles de tratamiento quirúrgico, que son aquellas con escaso o nulo potencial de reepitelización sin dejar secuelas estéticas ni funcionales importantes.

- En el caso de quemaduras epidérmicas y de espesor parcial superficial, o aquellas con potencial de reepitelización tras un adecuado desbridamiento, la regla es la curación espontánea. El pilar del tratamiento consiste en el cuidado con agentes tópicos y la cobertura con apósitos o sustitutos dérmicos, los cuales favorecen la homeostasis y resumen los factores que hay que tener en cuenta para la curación de los pacientes en este contexto: protección frente a infecciones, control del intercambio hidroelectrolítico, hemostasia, analgesia, protección mecánica y favorecer el entorno para la regeneración de los tejidos.

BIBLIOGRAFÍA

Bargues L, Vaylet F, Le Bever H, L'Her P, Carsin H. Respiratory dysfunction in burned patients. Rev Mal Respir.;22(3):449-60.

De Barros MEPM, Coltro PS, Hetem CMC, Vilalva KH, Farina JA. Revisiting escharotomy in patients with burns in extremities. J Burn Care Res Off Publ Am Burn Assoc. 2017;38(4):e691-8.

Grunwald TB, Garner WL. Acute burns. Plast Reconstr Surg. 2008;121(5):311e.

Neligan P (ed.). Plastic surgery 4ª ed. Londres: Elsevier; 2018.

Trupkovic T, Gille J, Fischer H, Kleinschmidt S. Antimicrobial treatment in burn injury patients. Anaesthesist. 2012;61(3):249-58.

Vivó C, Galeiras R, Del Caz MDP. Initial evaluation and management of the critical burn patient. Med Intensiva. 2016;40(1):49-59.

CASO
97

PRESENTACIÓN DEL CASO

Se recibe el siguiente preaviso hospitalario: un varón de 41 años sufre múltiples heridas por asta de toro. Los servicios de emergencias encuentran a un paciente con una herida soplante en el hemitórax izquierdo, con otra herida en el glúteo izquierdo y otra en el escroto. El paciente está taquipneico y saturando al 75 %, con una puntuación en la escala de coma de Glasgow (ECG) 12/15 y hemodinámicamente estable. Realizan oclusión de la herida torácica, colocan un tubo de tórax e intubación orotraqueal, por lo que mejora la saturación y lo trasladan al hospital (50 minutos de traslado).

M. D. Pérez Díaz y T. Moreno Salazar

REVISIÓN PRIMARIA

A su llegada a la sala de la urgencias del hospital se le realiza la revisión primaria, que consiste en la evaluación de la vía aérea (A), respiración (B), circulación (C) y déficit neurológico (D), y se encuentra:

A: fetor enólico. El paciente satura al 65 %, por lo que lo primero que se hace es comprobar el tubo endotraqueal y se observa que está en el esófago, por lo que se recoloca.
B: hipoventilación izquierda. Drenaje por el tubo de tórax unos 750 mL.
C: presión arterial sistólica (PAS) de 70 mmHg, frecuencia cardíaca (FC) de 120 lpm (hock Index [SI] de: 1,71) tras un episodio de bradicardia que precisa de atropina y epinefrina (adrenalina).
D: puntuación en la ECG: 3T.

REVISIÓN SECUNDARIA

Se realiza ecografía abdominal enfocada para el traumatismo extendida (e-FAST), que es positiva y se activa el protocolo de transfusión masiva.

EN EL QUIRÓFANO

Se decide realizar primero toracotomía anterolateral izquierda y se encuentra un hemotórax de 500 mL, laceración pulmonar de 8 cm en la língula, laceración pericárdica, contusión miocárdica y fractura conminuta de la tercera, cuarta y quinta costillas izquierdas. Se lleva a cabo la reparación de la laceración pulmonar y pericárdica y el cierre de la pared torácica con placas.

Posteriormente, se realiza laparotomía y se encuentra hemoperitoneo escaso, herida transfixiante de los segmentos II y III hepáticos (**Fig. 97-1**), herida que atraviesa el colon transverso, cuatro heridas puntiformes en el yeyuno y rotura diafragmática de unos 8 cm (**Fig. 97-2**). Se lleva a cabo hemostasia hepática, resección de 10 cm del intestino delgado y anastomosis, sutura de la lesión del colon transverso, sutura de la lesión diafragmática y cierre de la laparotomía.

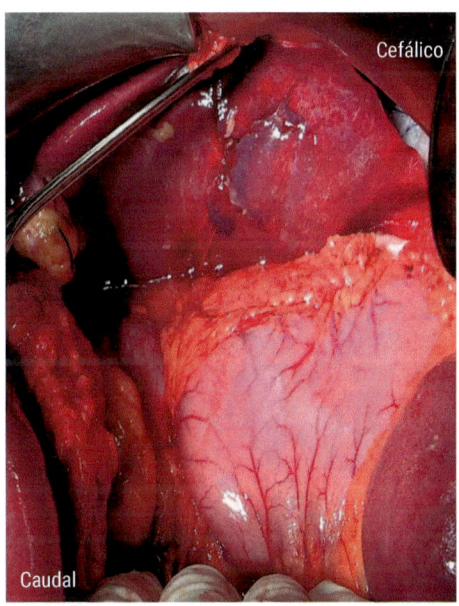

Figura 97-1. Lesión transfixiante de los segmentos II y III hepáticos.

En el quirófano el paciente permanece inestable y precisa perfusión de norepinefrina (noradrenalina), transfusión de 10 concentrados de hematíes, 3 de plasma, 1 *pool* de plaquetas, 2 g de fibrinógeno y 1 g de ácido tranexámico.

El paciente ingresa en reanimación, donde permanece inestable con perfusión de fármacos vasoactivos, pero sin

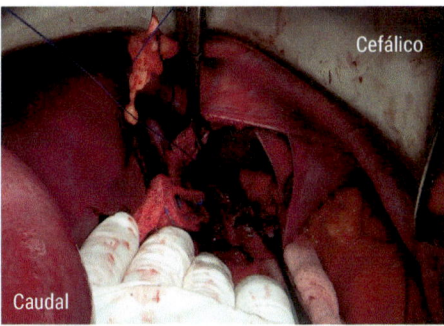

Figura 97-2. Laceración diafragmática a nivel del hemitórax izquierdo.

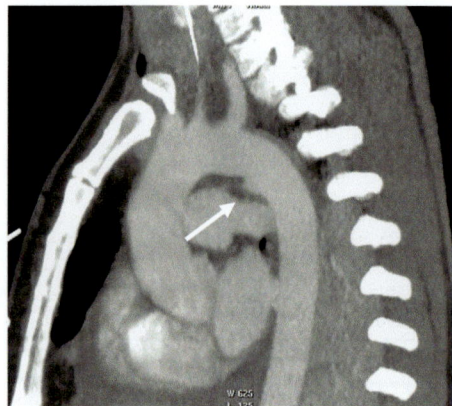

Figura 97-3. TC toracoabdominal. La flecha blanca señala la irregularidad y la saculación en la parte inferior de la pared aórtica, después de la salida de la arteria subclavia izquierda, compatible con pseudoaneurisma traumático.

datos de sangrado. Se realiza un ecocardiograma que no encuentra lesiones valvulares, ni septales, ni disfunción miocárdica, pero detecta una imagen que no se puede identificar bien, por lo que se realiza una tomografía computarizada (TC) toracoabdominal (**Fig. 97-3**) que evidencia una irregularidad y saculación en la parte inferior de la pared aórtica, justo después de la salida de la arteria subclavia izquierda de unos 12 mm, compatible con pseudoaneurisma postraumático.

En consecuencia, se realiza una arteriografía que confirma la lesión y se coloca una endoprótesis aórtica por vía femoral (**Fig. 97-4**).

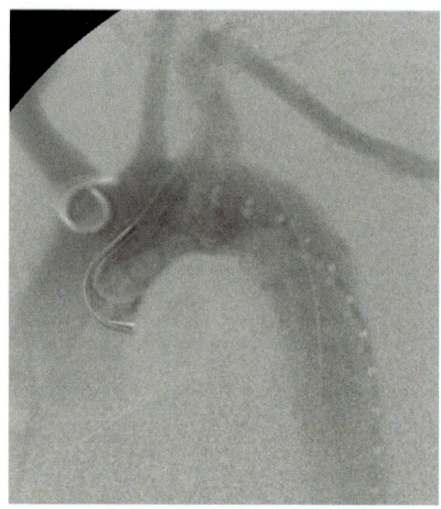

Figura 97-4. Imagen de la prótesis de aorta torácica colocada.

EVOLUCIÓN

La evolución postoperatoria es muy tórpida, con intubación prolongada que precisa traqueostomía, atelectasias pulmonares que necesitan repetidas broncoscopias, hemofiltración por fallo renal e infección de las heridas quirúrgicas, de las que la del tórax precisa desbridamiento y retirada de las placas costales y polineuropatía del paciente crítico.

Es dado de alta a los 66 días del ingreso.

La Injury Severity Score (ISS) es de 41 y la New Injury Severity Score (NISS), de 50.

 CLAVES DEL CASO

- En este caso, probablemente, se debería haber realizado la laparotomía previa a la toracotomía, puesto que la e-FAST era positiva en el abdomen y el débito del tubo de tórax no era muy abundante. Sin embargo, siempre es difícil decidir qué cavidad abrir primero.

- En este caso, el paciente permaneció inestable toda la cirugía y precisó politransfusión y, a pesar de ello, no se realizó cirugía de control de daños.
- La inestabilidad posoperatoria probablemente fue debida al agotamiento fisiológico.

BIBLIOGRAFÍA

García-Marín A, Turégano-Fuentes F, Sánchez-Arteaga A, Franco-Herrera R, Simón-Adiego C, Sanz-Sánchez M. Bullhorn and bullfighting injuries. Eur J Trauma Emerg Surg. 2014;40(6):687-91.

Martínez-Ramos D, Miralles-Tena JM, Escrig-Sos J, Traver-Martínez G, Cisneros-Reig I, Salvador-Sanchís JL. Heridas por asta de toro en el Hospital General de Castellón. Estudio de 387 pacientes. Cir Esp. 2006;80(1):16-22.

Reguera-Teba A, Martínez-Casas I, Torné-Poyatos P, Hernández-Cortés P. Eight-year analysis of bullfighting injuries in Spain, Portugal and southern France. Sci Rep. 2021;11(1):16006.

Rudloff U, González V, Fernández E, Holguin E, Rubio G, Lomelin J, et al. Chirurgica taurina: a 10-year experience of bullfight injuries. J Trauma. 2006;61(4):970-4.

CASO
98

PRESENTACIÓN DEL CASO

Se recibe el siguiente preaviso hospitalario: un varón de 16 años sufre herida por asta de toro y policontusiones durante un encierro. El informe de la valoración en la enfermería de la plaza de toros es de herida por asta de toro en el tercio superior del muslo derecho que afecta a la piel y al tejido subcutáneo que se sutura. Tiene también contusión costal y nasal, por lo que se deriva para valoración radiológica. Es trasladado al servicio de urgencias por una ambulancia convencional.

M. D. Pérez Díaz y T. Moreno Salazar

REVISIÓN PRIMARIA

A su llegada a la sala de la urgencias del hospital se le realiza la revisión primaria, que consiste en la evaluación de la vía aérea (A), respiración (B), circulación (C) y déficit neurológico (D), y se encuentra:

A: agitado, poco colaborador, con fetor enólico.
B: murmullo vesicular conservado en ambos campos; la saturación de oxígeno (SatO$_2$) es del 100 %.
C: presión arterial (PA) de 128/76 mmHg, frecuencia cardíaca (FC) de 73 lpm (Shock Index [SI]: 0,57).
D: escala de coma de Glasgow (ECG) de 15/15.

Se realizan radiografía de tórax y anteroposterior (AP) de pelvis y no presentan alteraciones significativas.

REVISIÓN SECUNDARIA

Se realiza la revisión secundaria y se observa inflamación y deformidad nasal, erosión en el costado izquierdo sin deformidad y un abdomen globuloso, blando, depresible, doloroso a la palpación en la fosa ilíaca derecha, sin defensa ni signos de irritación peritoneal. La exploración pélvica no aporta ningún dato patológico. Se observa la herida suturada en el muslo derecho con crepitación que alcanza hasta la región inguinal.

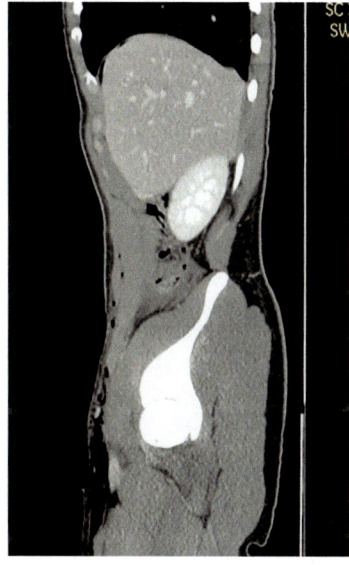

Figura 98-2. Corte coronal de TC toracoabdominal en el que se observa el gas en la pared abdominal.

En la analítica destaca una leucocitosis de 16.000/µL y la presencia de tóxicos (cocaína y cannabinoides) en orina.

Se realiza tomografía computarizada (TC) toracoabdominal (**Figs. 98-1** y **98-2**) y se observa abundante gas en la pared abdominal y neumoperitoneo.

EN EL QUIRÓFANO

Tras los hallazgos de la TC, se lleva al paciente a quirófano y se encuentra una doble perforación del yeyuno (**Fig. 98-3**),

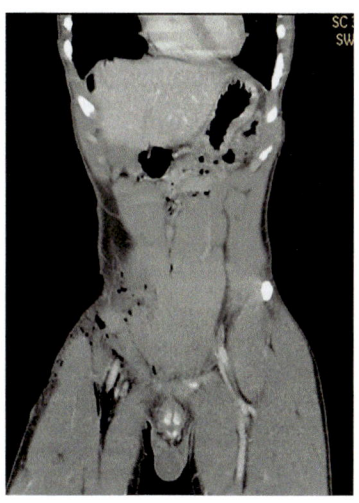

Figura 98-1. Corte coronal de TC toracoabdominal en el que se observa el gas en la pared abdominal.

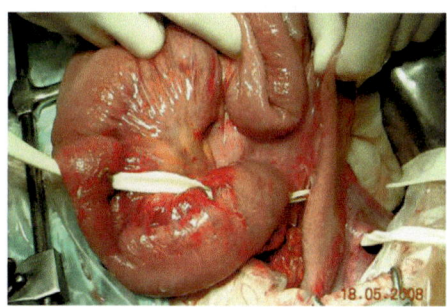

Figura 98-3. Doble perforación yeyunal que está cogida con un Penrose.

por lo que se realiza una resección de 10 cm de intestino delgado y anastomosis y Friedreich de la herida del muslo. Se comprueba que tiene la vacunación antitetánica actualizada.

EVOLUCIÓN

El paciente evoluciona de forma favorable con tratamiento antibiótico y es dado de alta el séptimo día posoperatorio.

 CLAVES DEL CASO

- En el caso de heridas por asta de toro, aunque sean en la parte proximal de las extremidades, siempre hay que pensar que pueden afectar al abdomen porque tienen una trayectoria semicircular en múltiples direcciones.
- Las heridas que son penetrantes tienen varias trayectorias y una gran contaminación, por lo que es muy importante el tratamiento antibiótico de infecciones polimicrobianas y valorar la vacunación antitetánica del paciente.

- Las lesiones por cornada envainada se consideran traumatismo cerrado porque se conserva la integridad de la piel, pero existe el riesgo de daños graves en los tejidos profundos.
- El paciente debe ser valorado como un paciente politraumatizado siguiendo las recomendaciones del soporte vital avanzado en traumatismo (ATLS).

BIBLIOGRAFÍA

García-Marín A, Turégano-Fuentes F, Sánchez-Arteaga A, Franco-Herrera R, Simón-Adiego C, Sanz-Sánchez M. Bullhorn and bullfighting injuries. Eur J Trauma Emerg Surg. 2014;40(6):687-91.

Martínez-Ramos D, Miralles-Tena JM, Escrig-Sos J, Traver-Martínez G, Cisneros-Reig I, Salvador-Sanchís JL. Heridas por asta de toro en el Hospital General de Castellón. Estudio de 387 pacientes. Cir Esp. 2006;80(1):16-22.

Reguera-Teba A, Martínez-Casas I, Torné-Poyatos P, Hernández-Cortés P. Eight-year analysis of bullfighting injuries in Spain, Portugal and southern France. Sci Rep. 2021;11(1):16006.

Rudloff U, González V, Fernández E, Holguin E, Rubio G, Lomelin J, et al. Chirurgica taurina: a 10-year experience of bullfight injuries. J Trauma. 2006;61(4):970-4.

CASO 99

PRESENTACIÓN DEL CASO

Un varón de 6 años de edad acude 10 horas después de una caída en bicicleta. Fue llevado, inicialmente, a un dispensario de medicina general donde fue examinado y dado de alta. Por empeoramiento clínico acude al hospital, donde se valora y se ingresa.

Las constantes vitales en el momento del ingreso son presión arterial: 60/40 mmHg, saturación de oxígeno: 90 %, frecuencia cardíaca: 140 lpm y frecuencia respiratoria: 28 rpm. No ha recibido atención prehospitalaria y es traído por familiares.

L. M. Richard Sonences y L. González Heredia

REVISIÓN PRIMARIA

A la llegada al centro hospitalario se realiza la revisión primaria, que consiste en la evaluación de la vía aérea (A), respiración (B), circulación (C), déficit neurológico (D) y exposición (E), y se encuentra:

A: vía aérea permeable sin cuerpos extraños y tráquea central sin desviación.

B: disneico con ruidos respiratorios simétricos en ambos hemitórax.

C: palidez cutaneomucosa, con tendencia a la hipotensión y taquicardia evidenciada por los signos vitales tomados al inicio, con trastornos vasomotores. Abdomen doloroso, distendido, con signos francos de irritación peritoneal. Ecografía abdominal enfocada para el traumatismo extendida (e-FAST) positiva.

D: paciente irritable con trastornos del sensorio.

E: temperatura de 36 grados.

Entre los procedimientos de la valoración primaria, se coloca oxígeno húmedo por mascarilla a 5 L/min y se canulan dos vías periféricas en ambos brazos del calibre 22 G. Se reanima con 200 mL de solución de lactato de Ringer y 50 mg de cefacidal. Se toman muestras de laboratorio para hemoglobina y grupo sanguíneo, así como gasometría arterial.

EN EL QUIRÓFANO

En vista de los hallazgos clínicos, se decide llevar a cirugía para exploración abdominal (**Fig. 99-1**). Se realiza laparotomía media y se evidencia (**Fig. 99-2**):

- 300 mL de líquido intestinal libre en la cavidad (▶ **Vídeo 99-1**).
- Adherencias interasas con fibrina.
- Lesión única de 2 cm en el yeyuno a 60 cm del asa fija.
- El resto de las vísceras no presentan alteraciones.

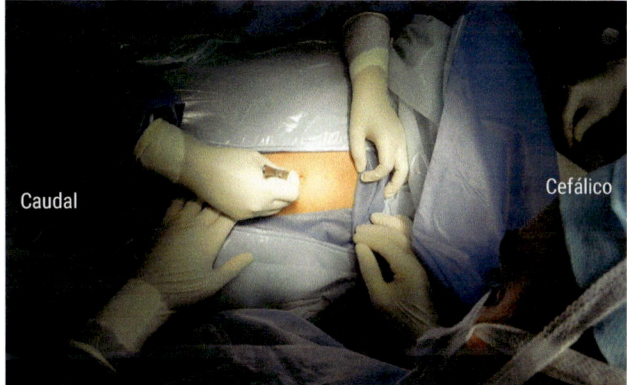

Figura 99-1. Exploración abdominal.

Se realiza rafia de asa delgada a puntos continuos con polipropileno de 3/0. Se lava con abundante solución salina la cavidad y se cierra por planos.

Pasa a la unidad de cuidados intensivos en regulares condiciones generales, con acidosis respiratoria.

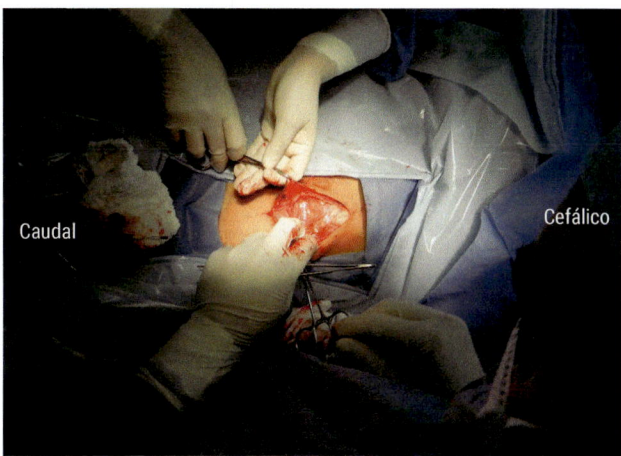

Figura 99-2. Laparotomía media.

CLAVES DEL CASO

- El traumatismo en pediatría es de los motivos de consulta más frecuentes y, de estos el traumatismo cerrado representa el mayor número de pacientes.
- Se deben considerar las características anatómicas y fisiológicas propias de la infancia. Por eso, estos pacientes deben ser atendidos de forma integral por un especialista en pediatría que realice el cálculo exacto de todos los medicamentos.
- Al tratar a un paciente pediátrico politraumatizado, se debe tener en cuenta su esfera psicológica. Quizás el acompañamiento de uno de sus padres debe formar parte de la atención, pues permite atender al niño de forma más calmada y se llega al diagnóstico definitivo de manera más optima.
- El traumatismo cerrado es engañoso. Si no hay un sangrado cuantioso y rápido, el examen físico puede ser negativo, incluso la e-FAST (limitante en la edad pediátrica). Por eso, la revaluación abdominal y general de paciente pediátrico politraumatizado es uno de los pilares fundamentales.
- La indicación de cirugía de urgencia no debe dudarse cuando hay hallazgos clínicos positivos de irritación peritoneal; el retraso en el tratamiento definitivo está asociado a aumento de las complicaciones y la mortalidad.
- Las lesiones de intestino por traumatismo cerrado no tienen una elevada frecuencia, en comparación con el hígado y el bazo. Sin embargo, en la edad pediátrica la frecuencia de lesión de este órgano aumenta, y es por caída de bicicleta que involucra el manillar, que puede impactar directamente sobre el epigastrio.
- La arteria poplítea siempre debe repararse. El porcentaje de isquemia y necrosis al no hacerlo es elevadísimo. Puede considerarse ligar la vena como en este caso. Sin embargo, si la estabilidad hemodinámica lo permite y la experiencia del cirujano lo dispone, también puede optarse por su reparación.
- La laparotomía por traumatismo de un paciente pediátrico politraumatizado es reglada, al igual que en un paciente adulto, y la incisión debe ser lo suficientemente amplia para la correcta exposición y exploración de toda la cavidad abdominal y la reparación de las lesiones.

BIBLIOGRAFÍA

Aguirre J, Pérez L, Retamal A, Medina C. Lesiones gastrointestinales en trauma abdominal contuso en niños. Rev Chil Radio. 2014;20(3);105-11.

Mauricio PPR, Moran AEA, Alejandro CVM, Vera AAP, Gabriela VFK, Stefania VQ, et al. Revisión bibliográfica: manejo del abdomen agudo por trauma cerrado en pacientes pediátricos. Braz J Health Rev. 2023;6(1):1790-805.

 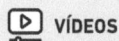 VÍDEOS

CASO
100

PRESENTACIÓN DEL CASO

Un varón de 10 años acude a los 20 minutos de recibir un impacto por proyectil de arma de fuego en el hipocondrio derecho, motivo por el cual se ingresa.
Las constantes vitales al ingresar son presión arterial: 90/50 mmHg, saturación de oxígeno: 83 %, frecuencia cardíaca: 112 lpm, frecuencia respiratoria: 22 rpm. No ha recibido atención prehospitalaria, ha sido traído por familiares.

L. M. Richard Sonences y J. F. Vivas Arizaleta

REVISIÓN PRIMARIA

A la llegada al centro hospitalario se realiza la revisión primaria, que consiste en la evaluación de la vía aérea (A), respiración (B), circulación (C), déficit neurológico (D) y exposición (E), y se encuentra:

A: vía aérea permeable sin cuerpos extraños y tráquea central sin desviación.

B: disneico con ruidos respiratorios disminuidos en la base del hemitórax derecho.

C: palidez cutaneomucosa, con hipotensión y taquicardia, abdomen doloroso a la palpación con signos de irritación peritoneal. Se realiza ecografía abdominal enfocada para el traumatismo extendida (e-FAST) que evidencia neumotórax derecho y líquido libre intraabdominal.

D: paciente desorientado, combativo, con una puntuación en la escala de coma de Glasgow de 12/15.

E: temperatura: 36 °C. Se evidencia un orificio localizado en el hipocondrio derecho, en la línea axilar anterior con el noveno espacio intercostal (**Fig. 100-1**).

Entre los procedimientos de la valoración primaria, se coloca oxígeno húmedo por mascarilla a 5 L/min y se canulan dos vías periféricas el n.º 20 en ambos brazos. Se reanima con 500 mL de solución de lactato de Ringer. Se administran adicionalmente 1 g de ácido tranexámico y 500 mg de cefacidal.

Se toman muestras de laboratorio para la determinación de hemoglobina y grupo sanguíneo, así como gasometría arterial.

Se coloca tubo de toracotomía (24 F) en el quinto espacio intercostal con línea axilar derecha y se obtienen 200 mL de hemotórax, con burbujeo moderado y oscilación de 6 cm (**Fig. 100-2** y ▶ **Vídeos 100-1** y **100-2**).

Se decide llevar a cirugía por signos clínicos de irritación peritoneal e inestabilidad hemodinámica.

EN EL QUIRÓFANO

Se realiza laparotomía mediana xifopúbica y se procede a realizar empaquetamiento abdominal (▶ **Vídeo 100-3**).

Se evidencia:

- Hemoperitoneo de 1.500 mL.
- No hay contaminación de la cavidad.
- Hematoma retroperitoneal en la zona II derecha.
- Hematoma en la región posterior del ligamento hepatoduodenal (**Fig. 100-3**).
- Lesión hepática de grado III.
- Lesión renal de grado II.
- Lesión diafragmática de grado II.

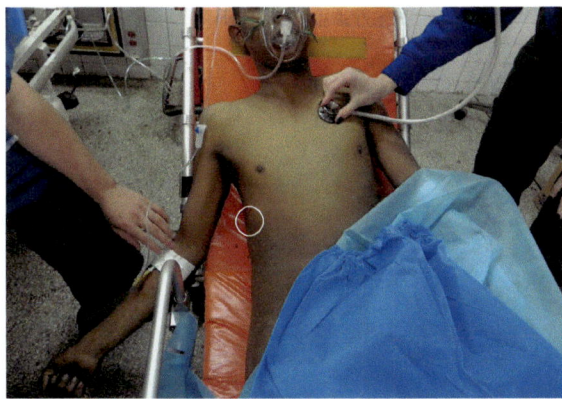

Figura 100-1. Orificio en el hipocondrio derecho.

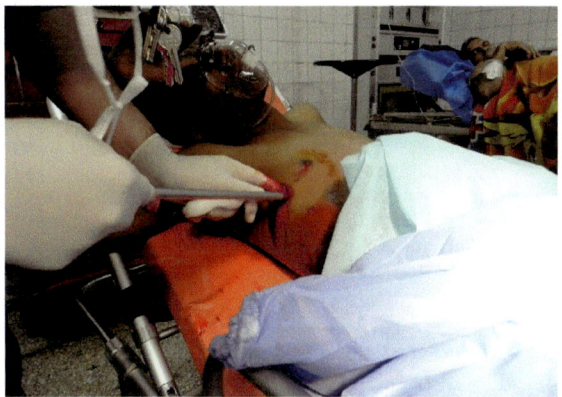

Figura 100-2. Colocación de tubo de toracotomía derecho.

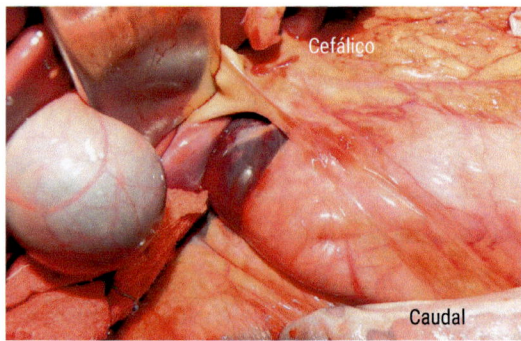

Figura 100-3. Hematoma en la región posterior del ligamento hepatoduodenal.

Se realiza *packing* hepático momentáneo que controla el sangrado hepático parcialmente (▶**Vídeo 100-4**).

Se explora el hematoma del ligamento hepatoduodenal y no se evidencian lesiones. Se explora hematoma retroperito-

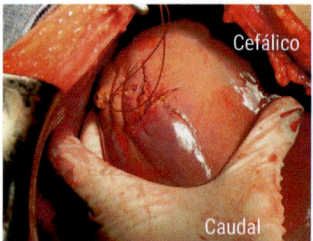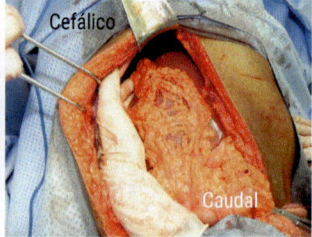

Figura 100-4. Se realiza rafia hepática con crómico 1 y se coloca parche de epiplón.

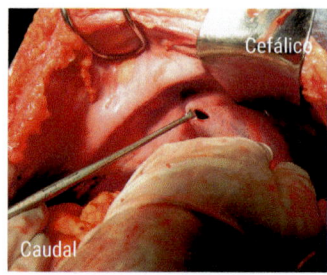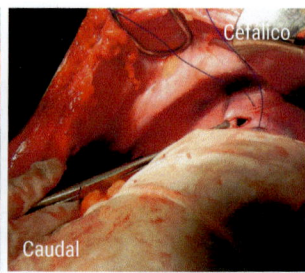

Figura 100-5. Se realiza rafia diafragmática con polipropileno de 2/0 a puntos separados.

neal derecho, donde se evidencia lesión renal de grado II. Se procede a la reparación del riñón con crómico de 2/0 y se confecciona parche de epiplón (▶**Vídeo 100-5**).

Se realiza rafia hepática con crómico 1 y se coloca parche de epiplón (**Fig. 100-4**).

Se realiza rafia diafragmática con polipropileno de 2/0 a puntos separados (**Figs. 100-5**).

Se administran 4 unidades de concentrado de hematíes, 4 unidades de plaquetas y otras 4 de plasma fresco congelado en el transoperatorio. Pasa a la unidad de cuidados intensivos extubado para manejo posoperatorio.

En 48 horas es llevado a planta e inicia la vía oral. Clínicamente se encuentra en condiciones generales estables, con ruidos respiratorios audibles bilaterales. Se realiza radiografía torácica que muestra expansión pulmonar, por lo que se decide retirar el tubo de tórax y se mantiene 24 horas más en planta. Se le da el alta sin complicaciones.

 CLAVES DEL CASO

- El examen físico es de vital importancia para el diagnóstico y la toma de decisiones. La colocación de la sonda de toracotomía se realizó en función de esto y, además, se añade la e-FAST como extensión clara del examen físico, la cual tiene una sensibilidad y especificidad muy elevadas para neumotórax.
- La colocación de un tubo torácico es un procedimiento sencillo y muy común en las emergencias. Sin embargo, deben tenerse en cuenta las referencias anatómicas adecuadas para evitar complicaciones. Por lo general, se coloca en el quinto espacio intercostal con la línea axilar anterior o media, y luego debe comprobarse la oscilación, el gasto o débito y el burbujeo que este produce. De este modo, el cirujano puede decidir si realiza una cirugía de emergencia que involucre el tórax.
- La presencia de inestabilidad hemodinámica es una gran alerta de sangrado (puede no ser visible externamente, como en este caso, que es de cavidades). En este caso, el *shock* es representado por parámetros macro como la hipotensión y la taquicardia. Esto, sumado a los signos clínicos de irritación peritoneal, hace decidir la cirugía de emergencia.
- El abordaje quirúrgico en el traumatismo toracoabdominal es, muchas veces, controvertido. El cirujano puede preguntarse qué cavidad abrir. Puede asumirse por la colocación de un tubo de drenaje torácico que el origen de la hemorragia proviene del tórax. Sin embargo, también existe la

posibilidad de que haya una lesión diafragmática y la hemorragia provenga del abdomen, por ejemplo, de una lesión hepática y ha pasado al tórax por medio de la lesión del diafragma. En sí, la gran mayoría de las veces, la hemorragia proviene del abdomen en el traumatismo toracoabdominal, la presión positiva del abdomen y el declive hacen que la sangre vaya del abdomen al tórax. Por eso es aconsejable en la mayoría de los casos iniciar el abordaje quirúrgico con una laparotomía media, y, de ser necesario, abrir el tórax en segundo orden.

- Las lesiones hepáticas tienen una elevada frecuencia, tanto por traumatismo cerrado como por traumatismo penetrante. Aprender a tratarlas es vital. El empaquetamiento momentáneo da tiempo para evaluar el tipo de lesión que hay y planificar una estrategia definitiva de reparación. En lesiones menores, la rafia es útil, y si se puede complementar con parches de epiplón o algún hemostático comercial absorbible es mejor.
- El diafragma es de los órganos más lesionados por traumatismo penetrante en el área toracoabdominal, y también de los que cursa con más lesiones desapercibidas. Por eso es vital siempre en la laparotomía por traumatismo ser sistemáticos, y revisar cada órgano aunque la lesión no sea visible.
- Las reparaciones diafragmáticas deben hacerse de manera sencilla y rápida. Es aconsejable realizarlas con puntos separados con sutura no absorbible, ya que por su función

(Continúa)

CLAVES DEL CASO (*Cont.*)

siempre estará en constante movimiento. Por su forma y ubicación anatómica, es dificultoso pasar un punto para su reparación. Una maniobra válida es tomar el diafragma con una pinza de Allis y hacer tracción hacia el cirujano para, así, estar más cerca y realizar el punto con seguridad y eficacia.

- Los hematomas retroperitoneales se dividen por zonas, y a partir de esto, se puede pensar en el órgano afectado. Los hematomas de la zona II implican la mayoría de las veces lesiones renales. La conducta ante el traumatismo penetrante es abrir el hematoma, para abordar el órgano y decidir dependiendo del grado de lesión, de las lesiones asociadas y de la estabilidad hemodinámica.

- En el caso de que se presente una lesión renal que requiera una nefrectomía, nunca se debe olvidar revisar el riñón contralateral, ya que puede tener una lesión igual o peor o simplemente que no tenga riñón por alguna causa.

BIBLIOGRAFÍA

Khumalo-Mugabi L, Moffatt S, Bekker W, Smith M, Bruce JL, Laing G, et al. Penetrating trauma in children and adolescents in Pietermaritzburg. S Afr J Surg. 2020;58(1):33-6.

Moreno A, Guillén G, Marhuenda C, Barceló C, Molino JA, Lloret J, et al. Tratamiento actual de los traumatismos penetrantes pediátricos. Cir Pediatr. 2009;22(4):193-6.

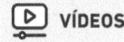 VÍDEOS

Índice analítico

Los números de página seguidos de *f* o de *t* indican figura o tabla.

A

AMPLIA, 23
Amputación traumática del miembro
  inferior, 291
Angioembolización, 171f, 193f, 200f,
  212f, 283
AO Spine; véase *Clasificación AO*
  Spine
ASIA; véase *Escala(s) ASIA*

B

Blast, 338
- pulmonar, 336
Bolsa de Borráez, 176

C

Catéter
- doble J, 155, 205f
- de Fogarty, 316, 313f
Cattell-Braasch; véase *Maniobra de*
  Cattell-Braasch
- abdominal temporal, 179
- directo, 322
- por primera intención, 322
- por segunda intención, 321
Cirugía reconstructiva del miembro
  inferior, 321t
- con cierre
- - directo, 322
- - por primera intención, 322
- - por segunda intención, 321
- con colgajos
- - libres microvascularizados, 322
- - locorregionales y en hélice, 322
- con injertos de piel, 322
Cistostomía, 238
Clasificación
- AO Spine, 47
- de Gustilo, 323t
- de Schaefer-Fuhrman, 44t

- de Young-Burgess, 145f, 286f
- WSES, 286f
Clip and drop, 227
Coagulopatía asociada al
  traumatismo, 286
Colangiografía trans-Kehr, 213f
Colcistectomía, 177f
Colgajo(s)
- locales, regionales y en hélice en
  reconstrucción del miembro inferior,
  322t
- microvascularizados para los
  miembros inferiores, 323t
Contusión(es)
- cerebrales, 8t
- hepática, 282f
- renal, 199f

D

Derrame pericárdico, 79, 109
Deserosamiento del colon transverso,
  224f
Drenaje
- guiado por imagen, 162f
- *pig-tai*l, 155

E

Embolización
- de arteria
- - esplénica, 283f
- - glútea, 283f
- - hepática, 282f
Empaquetamiento; véase *Packing*
Endoprótesis aórtica, 76f
Epiploplastia, 158
Escala(s)
- ASIA, 47
- de coma de Glasgow, 3t
- MESS; véase *Mangled Extremity*
  Severity Score

- TLICS; véase *Thoraco-Lumbar Injury*
  Classification Severity and Score
Esplenectomía, 189f, 196f
Esternotomía, 24f
- media, 107f
Estrecho cervicotorácico, 60
- incisiones para la exposición
  vascular, 60f
EVTM, 251

F

Fasciotomía, 302f, 315f
Férula de Kramer, 309
Ferulización de Wirsung, 221f
Fistulografía, 338
Fogarty; véase *Catéter de Fogarty*
Fórmula de Parkland, 341
Fractura(s)
- costales, 86f, 87f, 90f
- del hioides, 43
- de hueso frontal, 12f
- pélvicas, 145, 283
- - clasificación, 145f, 286f
- - tratamiento, 288f
- pélvicas, 285
- vertebral, 48

G

Glasgow; véase *Escala(s) de coma de*
  Glasgow
Gustilo; véase *Clasificación de Gustilo*

H

Hematoma(s)
- epidural(es), 4t
- mesentérico, 233
- pericárdico, 99f
- en la región poplítea, 316

Hematoma(s) (*cont.*)
- retroperitoneal, 154f, 158f, 204f
- - central, 243
- - en la zona I, 255
- - en la zona II, 259, 267
- subdural, 5
Hemobilia traumática, 180f
Hemoneumotórax, 109f
Hemoperitoneo, 109, 138f, 188f
Hemotórax, 86f, 101
Hepatectomía, 173f
Hepaticoyeyunostomía, 222f
Hepatorrafia, 173f
Hepatotomía, 176
- cortopunzante, 157f
- por arma blanca, 157, 267
- por asta de toro, 347, 349

I

Incidente con múltiples víctimas,
   339, 338
Injerto(s)
- de Goretex®, 61f
- de piel, 322

K

Kocher; véase *Maniobra de Koher*
Kramer; véase *Férula de Kramer*

L

Laceración
- hepática, 138f, 150f
- mesentérica, 233
- renal, 159f
- de la unión gastroesofágica, 110f
- uterina, 277f
Laparotomía
- de control de daños, 227
- exploradora, 196f
- media, 351f
Láser argón, 166
Lesión(es)
- de la aorta, 245f
- - abdominal, 245f
- - descendente, 68
- por arma blanca, 249
- de la arteria
- - carótida interna, 35f
- - femoral, 312
- - vertebral, 22
- arteriales, 246f
- cardíaca, 79, 99, 101, 105
- cólica, 231

- de colon sigmoide, 134
- por cornada envainada, 350
- diafragmática, 119, 123, 125,
   131,134
- esplénica, 191, 195
- por explosión
- - primarias, 355
- - secundarias, 337, 339
- - terciarias, 338
- gastrointestinal, 223, 225
- hepática, 134, 144, 150, 161, 169,
   173, 175, 179, 183
- intestinales, 154
- laríngea, 44
- - clasificación, 44t
- - tratamiento, 44t
- - penetrante vascular, 329
- de la pared abdominal, 271
- pancreatoduodenal, 207, 211, 215,
   219, 221
- pleuropulmonar, 81, 85, 109, 113
- renal, 199, 203
- del tronco braquiocefálico, 71
- de vasos
- - subclavios, 24f, 53, 55, 59
- de la vena cava inferior, 219f, 250
- vertebromedular, 47
- vesical, 233, 237

M

Manejo no operatorio, 265
Mangled Extremity Severity Score,
   53, 296
Maniobra
- de Cattell-Braasch, 158f, 208
- de Kocher, 158, 208; véase *Artefactos
   del ultrasonido*
- de Pringle, 170, 176f, 185f
- de rotación visceral derecha,
   250f
MESS; véase *Mangled Extremity
   Severity Score*

N

Neumoencéfalo, 11f
Neumomediastino, 109
Neumopericardio, 109
Neumotórax, 146f

P

Paciente(s)
- no respondedor(es), 295, 297
- pediátrico politraumatizado, 352,
   353

- respondedor(es) transitorio(s), 281,
   285, 291
Packing
- del espacio de Retzius, 303
- hepático, 151, 153f, 170, 176
- pélvico intraperitoneal, 227, 146,
   147f
- perihepático, 154, 184, 208, 298f
- pulmonar, 98f
- suprahepático, 184f
Pancreatectomía, 208f
Parkland; véase *Fórmula de Parkland*
Perforación
- intestinal, 154
- del tímpano, 338
Pinza(s)
- Babcock, 154
- de Satinsky, 176, 208, 250f, 255, 260
Pringle; véase *Maniobra de Pringle*

Q

Quemadura(s)
- fórmula de Parkland, 341
- graves, 341

R

Reanimación
- de control de daños, 243
- hemostática, 293
REBOA, 93, 153, 251, 289
Reparaciones arteriales, 246f
ROTEM, 200
Rotura aórtica, 68f
Rummel; véase *Torniquete de Rummel*

S

Satinski; véase *Pinza(s) de Satinsky*
Schaefer-Fuhrman; véase *Clasificación
   de Schaefer-Fuhrman*
SCQ; véase *Superficie corporal
   quemada*
Sengstaken-Blackemore; véase
   Sonda(s) de Sengstaken-Blackemore
Shock hemorrágico, 283
Sigmoidectomía, 227
Signo del cinturón de seguridad, 79f,
   271f
Sonda(s)
- de Sengstaken-Blackemore, 176
- Foley, 159f
Stent, 38f
Superficie corporal quemada, 341
- fórmula de Parkland, 341

T

Taponamiento cardíaco, 79
Técnica del sándwich, 179, 255
TEVAR, 68, 69f
Thoraco-Lumbar Injury Classification
  Severity and Score, 47, 48t
TLICS; véase *Thoraco-Lumbar Injury
  Classification Severity and Score*
Toracotomía, 60, 114f, 134f
- de reanimación, 295f
Torniquete de Rummel, 185f
TPNT, 303f
Tractotomía, 61, 114f
Tratamiento intravascular con
  endoprótesis; véase *TEVAR*
Trauma flap, 5
Traumatismo(s), 4
- abdominal
- - cerrado
- - - con hematoma retroperitoneal
- - - - en la zona I, 255
- - - - en la zona II, 263
- - - con hemoperitoneo y control de
  daños, 144, 145, 149
- - - con lesión
- - - - colorrectal, 227
- - - - de la pared abdominal, 271
- - - - esplénica, 187, 191
- - - - gastrointestinal, 223
- - - - hepática, 161, 165, 169, 173
- - - - pancreatoduodenal, 207, 211,
  215
- - - - renal, 199
- - - - vascular mayor, 241
- - - - vesical, 233
- - - en paciente embarazada, 273
- - penetrante
- - - con hematoma retroperitoneal en
  la zona II, 259, 267
- - - con hemoperitoneo y control de
  daños, 153, 157
- - - con lesión
- - - - cólica, 231
- - - - esplénica, 195
- - - - gastrointestinal, 225
- - - - hepática, 175, 179, 183

- - - - pancreatoduodenal, 219, 221
- - - - renal, 203
- - - - vascular mayor, 245, 249, 253
- - - - vesical, 237
- - - en paciente embarazada, 277
- cervical
- - cerrado
- - penetrante
- - - con lesión
- - - - de la vía aérea, 43
- - - - vascular, 35, 37
- - - - vertebromedular, 47
- - - con lesión
- - - - faringoesofágica, 33
- - - - vascular, 23, 27
- - - - de la vía aérea, 31
- - vascular, 21
- cervicotorácico cerrado, 53
- - con lesión de vasos subclavios, 53
- craneoencefálico
- - cerrado
- - - manejo, 8f
- - - no quirúrgico, 7
- - - quirúrgico, 3
- - - - descartado por edad, 13
- - en pacientes geriátricos, 15t
- - penetrante, 11
- por explosión
- - cerrado, 355
- - penetrante, 337, 339
- hepático, 166f
- maxilofacial, 17
- - penetrante, 17
- de miembro inferior
- - tratamiento, 323
- - cerrado
- - - con fracturas y lesión
  neurovascular, 305, 309
- - - con fractura y lesión
  neurovascular, 311
- - penetrante
- - - con cirugía reconstructiva, 319
- - - con/sin fracturas y lesión
  neurovascular, 315
- de miembro superior cerrado con
  fracturas y lesión neurovascular, 327
- pediátrico

- - cerrado, 351
- - penetrante, 353
- de pelvis penetrante con
  inestabilidad hemodinámica, 301
- torácico
- - cerrado, 55, 67
- - - con lesión
- - - - cardíaca, 79
- - - - de grandes vasos, 67, 71, 75
- - - - pleuropulmonar, 81, 85, 89
- - - - de vasos subclavios, 55
- - penetrante, 59
- - - con lesión
- - - - cardíaca, 99, 101, 105
- - - - de grandes vasos, 93
- - - - pleuropulmonar, 109, 113
- - - - vascular, 97
- - - - de vasos subclavios, 59, 63
- toracoabdominal
- - cerrado
- - - con abordaje bicavitario
  simultáneo, 127
- - - con lesión diafragmática, 119
- - contuso con abordaje bicavitario
  simultáneo, 129
- - penetrante
- - - con abordaje bicavitario
  simultáneo, 133, 137
- - - con lesión diafragmática, 123, 125
Tromboelastografía, 200

V

Vena cava inferior, 250f
Ventana subxifoidea, 106f

W

WSES, 286f, 288f

Y

Young-Burgess; véase *Clasificación de
  Young-Burgess*